普通高等教育中医药类"十三五"规划教材
全国普通高等教育中医药类精编教材

# 中药化学

## （第2版）

（供中药学、药学等专业用）

主 编
李医明

U0188501

副主编
王 炜 刘 斌 罗永明
胡立宏 夏永刚 王 瑞

主 审
王峥涛

上海科学技术出版社

**图书在版编目(CIP)数据**

中药化学 / 李医明主编. —2 版. —上海：上海
科学技术出版社，2018.8（2020.1 重印）

普通高等教育中医药类"十三五"规划教材　全国普
通高等教育中医药类精编教材

ISBN 978 - 7 - 5478 - 4131 - 0

Ⅰ. ①中… Ⅱ. ①李… Ⅲ. ①中药化学－中医学院－
教材 Ⅳ. ①R284

中国版本图书馆 CIP 数据核字(2018)第 159966 号

**中药化学（第 2 版）**

主编　李医明

上海世纪出版（集团）有限公司
上 海 科 学 技 术 出 版 社　出版、发行
（上海钦州南路 71 号　邮政编码 200235　www.sstp.cn）
浙江新华印刷技术有限公司印刷
开本 787×1092　1/16　印张 26
字数 590 千字
2009 年 9 月第 1 版
2018 年 8 月第 2 版　2020 年 1 月第 7 次印刷
ISBN 978 - 7 - 5478 - 4131 - 0/R·1687
定价：55.00 元

普通高等教育中医药类"十三五"规划教材
全国普通高等教育中医药类精编教材

普通高等教育中医药类"十三五"规划教材
全国普通高等教育中医药类精编教材

普通高等教育中医药类"十三五"规划教材
全国普通高等教育中医药类精编教材

前　言

新中国高等中医药教育开创至今历六十年。一甲子朝花夕拾,六十年砥砺前行,实现了长足发展,不仅健全了中医药高等教育体系,创新了中医药高等教育模式,也培养了一大批中医药人才,履行了人才培养、科技创新、社会服务、文化传承的职能和使命。高等中医药院校的教材作为中医药知识传播的重要载体,也伴随着中医药高等教育改革发展的进程,从少到多,从粗到精,一纲多本,形式多样,始终发挥着至关重要的作用。

上海科学技术出版社于1964年受国家卫生部委托出版全国中医院校试用教材迄今,肩负了半个多世纪的中医院校教材建设和出版的重任,产生了一大批学术深厚、内涵丰富、文辞隽永、具有重要影响力的优秀教材。尤其是1985年出版的全国统编高等医学院校中医教材(第五版),至今仍被誉为中医教材之经典而蜚声海内外。

2006年,上海科学技术出版社在全国中医药高等教育学会教学管理研究会的精心指导下,在全国各中医药院校的积极参与下,组织出版了供中医药院校本科生使用的"全国普通高等教育中医药类精编教材"(以下简称"精编教材"),并于2011年进行了修订和完善。这套教材融汇了历版优秀教材之精华,遵循"三基""五性""三特定"的教材编写原则,同时高度契合国家执业医师考核制度改革和国家创新型人才培养战略的要求,在组织策划、编写和出版过程中,反复论证,层层把关,使"精编教材"在内容编写、版式设计和质量控制等方面均达到了预期的要求,凸显了"精炼、创新、适用"的编写初衷,获得了全国中医药院校师生的一致好评。

2016年8月,党中央、国务院召开了新世纪以来第一次全国卫生与健康大会,印发实施《"健康中国2030"规划纲要》,并颁布了《中医药法》和《〈中国的中医药〉白皮书》,把发展中医药事业作为打造健康中国的重要内容。实施创新驱动发展、文化强国、"走出去"战略以及"一带一路"倡议,推动经济转型升级,都需要中医药发挥资源优势和核心作用。面对新时期中医药"创造性转化,创新性发展"的总体要求,中医药高等教育必须牢牢把握经济社会发展的大势,更加主动地服务和融入国家发展战略。为此,精编教材的编写将继续秉持"为院校提供服务、为行业打造精品"的工作要旨,在全国中医院校中广泛征求意见,多方听取要求,全面汲取经验,经过近一年的精心准备工作,在"十三五"开局之年启动了第三版的修订工作。

本次修订和完善将在保持"精编教材"原有特色和优势的基础上,进一步突出"经典、精炼、新颖、实用"的特点,并将贯彻习近平总书记在全国卫生与健康大会、全国高校思想政治工作会议等系列讲话精神,以及《国家中长期教育改革和发展规划纲要(2010—2020)》《中医药发展战略规划纲要(2016—2030年)》和《关于医教协同深化中医药教育改革与发展的指导意见》等文件要求,坚持高等教育立德树人这一根本任务,立足中医药教育改革发展要求,遵循我国中医药事业发展规律和中医药教育规律,深化中医药特色的人文素养和思想情操教育,从而达到以文化人、以文育人的效果。

同时,全国中医药高等教育学会教学管理研究会和上海科学技术出版社将不断深化高等中医药教材研究,在新版精编教材的编写组织中,努力将教材的编写出版工作与中医药发展的现实目标及未来方向紧密联系在一起,促进中医药人才培养与"健康中国"战略紧密结合起来,实现全程育人、全方位育人,不断完善高等中医药教材体系和丰富教材品种,创新、拓展相关课程教材,以更好地适应"十三五"时期及今后高等中医药院校的教学实践要求,从而进一步地提高我国高等中医药人才的培养能力,为建设健康中国贡献力量!

教材的编写出版需要在实践检验中不断完善,诚恳地希望广大中医药院校师生和读者在教学实践或使用中对本套教材提出宝贵意见,以敦促我们不断提高。

全国中医药高等教育学会常务理事、教学管理研究会理事长

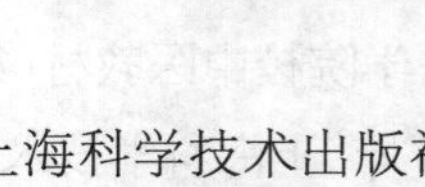

胡鸿毅

2016年12月

本教材为普通高等教育中医药类"十三五"规划教材、全国普通高等教育中医药类精编教材,适用对象以中医药院校和其他院校的中药学专业和药学专业的本科生为主,也可作为成人本科教育或自学参考教材。

本教材是在上一版教材(王峥涛、梁光义主编,上海科学技术出版社,2009年)的基础上编写而成。在严格按照教学大纲精选内容、体现教材继承性的同时,尽量反映中药、天然药物化学研究的最新进展,如新的结构类型、新的活性、新的研究方法、化学成分与中药药性理论、生物活性以及质量控制的相关性,希望对学生掌握中药化学成分的基本知识、对将来从事相关的工作、对准备研究生考试提供有益的帮助。同时,结合国家执业药师资格考试大纲对中药化学的要求,加强了对相关中药化学成分和作用的介绍,特别是大纲中涉及所有中药实例的介绍。

本教材从便于学习、掌握、应用的角度出发,以化学成分的结构类型为主,兼顾生源途径和来源,并体现中药学的特点。根据使用反馈,本教材沿革了上版教材的编写体例。第一章概要介绍中药化学的研究对象、任务和主要研究内容,重点强调了中药化学与天然药物化学、植物化学的主要区别,中药化学成分研究在中医药继承、发展、提升、创新中的作用,以及药用植物次生代谢产物的生物合成途径。第二章主要介绍中药化学成分提取、分离和结构鉴定的一般研究方法。在保留主要经典研究方法的基础上,吸收了很多中药化学成分的现代分离、分析技术。第三章~第十三章分别介绍了中药中常见的各类化学成分。第十四章介绍中药活性成分的筛选与评价,中药化学成分活性研究的意义、基本思路和常见的研究方法。书末附药用活性成分。

本教材编委会由23所中医药院校及其他高等学府的专家组成。绪论由李医明撰写,中药化学成分的一般研究方法由夏永刚、武孔云撰写,糖和苷类由卢汝梅、刘育辰撰写,苯丙素类由陈建真、刘鹰翔撰写,醌类由胡立宏、宋小妹撰写,黄酮类由王瑞、热娜·卡斯木撰写,鞣质及其他酚类由罗永明、陈辉撰写,萜类和挥发油由王炜、周红雷撰写,三萜及其苷类由邓雁如、贾琦撰写,甾体及其苷类由刘斌、谭玉柱撰写,生物碱类由窦德强、裴妙荣、杨鸣华撰写,其他类成分由刘鹰翔、关树光撰写,动物药及矿物药的化学成分由华会明撰写，中药活性成分的筛选与评价由李医明、穆青撰写，附录药用活性成分由贾琦撰写。全书的校对、统稿、清稿由李医明、王瑞、贾琦负责，由王峥涛负责主审。

本教材在编写过程中，得到了各参编院校的大力支持和鼓励，在审稿、定稿过程中还得到了很多学界同仁、研究生的支持和帮助，在此一并深表谢意。教材中如有不足或疏漏，诚恳希望广大中医药院校的师生和读者提出宝贵意见，以便修正完善。

《中药化学》编委会
2018 年 6 月

目 录

# 第一章 绪　论

导学

1. 掌握中药化学学科的研究对象和任务。
2. 熟悉中药化学成分研究意义。
3. 了解植物次生代谢产物的生物合成途径。

中医药是中华民族卓越的历史文化和文明的重要组成部分，为中华民族的繁衍和健康做出了不可磨灭的贡献。人类进入21世纪，回归自然成为新的世界潮流，中医药必将再次焕发出强大的生命力，中药现代化的发展将显示出广阔前景。

中药来自天然，但又不同于其他国家的天然药物或民族药物，它是我国独特的医学体系——中医学的重要组成部分，是中医防病治病的物质基础。人类进入21世纪，随着生活方式的变化，疾病谱的改变，回归自然的呼声日益强烈，中药作为治疗药或保健品、食品补充剂，其独到的防病治病效果和较低的毒、副作用，成为全球医药工业研究开发的热点。半个多世纪以来，我国在中药的研究与开发领域取得了举世公认的成就，新的药效成分的发现，作用机制的阐明，质量标准的提升，新药用资源、新制剂的开发，新工艺、新技术的应用，都为中药的现代化、产业化、国际化奠定了坚实的基础。

然而，应该看到，相比于化学药、生物制品，中药的研究水平和产品的科技水平都还有相当大的差距。在中药研究与开发的各个环节中，中药药效物质基础与作用机制的阐明是最关键的一环。因此，运用中医药学、化学、生物学等多学科理论和技术，开展系统的中药化学成分研究，阐明反映中医临床疗效的药效成分，对于中药药性理论的诠释，作用机制和配伍规律的阐明，药材、饮片、制剂生产过程的控制，科学质量标准的建立，创新药物的开发，都具有重要的理论意义和应用价值。

## 第一节 中药化学的研究对象和任务

中药化学(chemistry of Chinese medicines)是基于中医药学基本理论和实践，运用现代化学、物理学、分离分析科学、生命科学的理论和技术来研究中药化学成分的一门学科。

## 一、中药化学的研究对象

中药(Chinese medicines)是来自天然界的植物、动物、矿物,或其加工、制成品,但又不同于西方国家的植物药(plant medicines)、天然药物(natural medicines)或民族药(ethnic medicines)。中药是中医药学的重要组成部分,经过长期临床实践的总结与归纳,形成了独特的中药药性理论,用于指导中药的采收、加工、炮制、配伍、制剂和临床应用。概言之,中药是指在中医药理论指导下应用,一般经过加工、炮制,疗效明确可靠,为国家标准所收载,且在全国大部分地区广泛应用的药物,包括中药材、饮片、提取物、制剂。

人们对中药的认识是逐渐积累、丰富、完善的,经过长期的临床实践和现代医药学的实验研究和验证,不断地去粗取精、去伪存真。《神农本草经》收载药物365种,《本草纲目》收载药物1 892种。迄今记载药物最全的《中华本草》共收载中草药达8 980种。另外,在其后出版的《民族药卷》还分别收载藏药396种、蒙药422种、维吾尔药423种和傣药400种。

《中华人民共和国药典》(以下简称《中国药典》)1953年版(第一版)收载植物药与油脂类65种,动物药13种,成方制剂46种;《中国药典》1963年版(一部)收载中药材446种、中药成方制剂197种;《中国药典》1977年版(一部)收载中药材、提取物、植物油脂和一些单味药材制剂等882种,复方制剂270种,共1 152种;《中国药典》2015年版(一部)收载中药材及饮片、植物油及提取物、成方制剂和单味制剂等共2 598种,与2010年版《中国药典》比较,新增品种440种、修订品种517种、不收载品种7种。药典的沿革也体现了人们对中药认识的不断加深。

## 二、中药的化学成分

广义的中药化学成分,包括中药中所含有的全部的化学物质。狭义的中药化学成分则指那些在中药的生产、应用、检验等过程中具有特定意义的成分,主要包括活性成分(bioactive constituents)、有效成分(effective constituents)、毒性成分(toxic constituents)、特征性成分(characteristic chemical constituents)、指标性成分(marker constituents,chemical markers)等。

活性成分是指那些作用于生命有机体或组织、细胞、分子,会引起某些(某种)生理、生化功能变化的化学物质。很多来自中药、天然药物中的次生代谢产物,如生物碱、黄酮、皂苷、萜类等,都具有不同程度的生理活性。活性成分包括有效成分和毒性成分。

中药的有效成分一般是指具有明确的临床疗效,或在整体动物水平上具有某种药效,且其药效与中医临床疗效相吻合或相关的活性成分。中药的有效成分很少仅为一种成分,常常是同一结构类型的多种成分,甚至是不同结构类型的多种成分。在中药化学中,常将含有一种主要有效成分或一组结构相近的有效成分的提取分离部位称为有效部位。毒性成分是指在很低的剂量或浓度下即具有明显毒性或副作用的成分。当然,有效成分与毒性成分也是相对的。有效成分如果使用不当,也会产生毒副作用,而毒性成分在某种意义上讲,是活性非常强的成分,如果使用得当,会产生意想不到的效果。

特征性成分是指某种中药所独有或某些亲缘关系相近的物种所特有的成分,可作为中药化学分类、理化鉴别的依据。指标性成分则是指可用来进行真伪鉴别和质量控制的成分。

对于中药的有效成分与无效成分、活性成分与非活性成分、有效成分或毒性成分、特征成分与非特征成分的认识,实际上是随着现代医学和现代生命科学的发展而不断深化的。某些过去认为是无效的成分,常被作为"杂质"而去掉,如多糖、蛋白质、核苷酸和脂肪酸等,现已证明是某些中药的有效成分。相反,某些曾被认为是主要有效成分的化合物,随着中药化学、药理活性研究的深入而被认为是无效成分或非主要有效成分。如麝香的抗炎活性成分,近年来的实验证明是其所含的多肽而不是麝香酮。山茱萸的质量控制曾经以熊果酸作为指标性成分,现在则修订为马钱苷。五加科、桔梗科、菊科植物中的多烯炔类成分,近年来被发现具有较强的生物活性。人参中的多炔类成分具有神经细胞保护作用,党参中的多炔类成分具有胃黏膜损伤保护作用。

因此,中药化学成分的研究应在中医药理论的指导下进行,并借鉴、吸收现代医学和系统生物学的理论和技术,运用现代分离、分析手段进行系统、全面的研究,最大限度地揭示其可能含有的各类化学成分,以阐明其药效物质基础,并对其药理作用和毒性进行系统的筛选和评价,阐明其作用机制;并对其物理、化学性质、专属性等进行研究,为中药的生产和应用提供科学依据。

### 三、中药化学研究的任务与主要研究内容

中药是中医防治疾病的物质基础,而中药的化学成分则是中药发挥药效的物质基础。因此,中药化学以中药为研究对象,主要研究其理化性质及提取、分离、检识、结构鉴定方法。广义的中药化学研究,还应包括中药在加工、炮制、制剂过程中化学成分的变化,结构或组分与药效(毒性)之间的关系,以及次生代谢途径与积累动态,结构修饰等。

中药化学(chemistry of Chinese medicines)与天然产物化学(natural products chemistry)和植物化学(phytochemistry)虽然在研究手段上基本相同,但其研究内容和任务有自身的特色和内涵。

根据中药的属性和特点,中药化学研究总体上可概括为如下三项主要内容。

1. **中药资源化学**(resources chemistry of Chinese medicines)　中药中植物药占绝大多数,其所含有的化学成分按生源可分为初生代谢产物(primary metabolites)和次生代谢产物(secondary metabolites)。通常所指的有效成分或活性成分,主要是次生代谢产物,如生物碱、皂苷、黄酮等。这些次生代谢产物的生成和积累,主要是受遗传基因的调控。不同的植物类群,往往含有特定的、具有系统分类特征的成分,如防己科、罂粟科植物含有异喹啉类生物碱,龙胆科植物含有裂环烯醚萜,豆科植物多含有黄酮,伞形科植物多含有香豆素等。次生代谢产物的积累也受生态、环境因素的影响,因此中药有道地、非道地之别。很多中药因产地、采收时间不同,其化学成分会有很大差异。

根据药用植物的近缘关系,对各类中药按其所在的科属进行系统的化学成分研究,最大限度地发现、阐明常用中药的主要活性成分、特征性成分,为现代中药的研究与产业化开发奠定物质基础;或对基原相近、药性不同的中药,进行化学成分的比较研究,发现并鉴定其各自的特征性成分,为其专属性鉴别方法的建立提供科学依据;或从近缘植物中寻找具有较强生物活性的成分,扩大药用资源;或利用现代生物技术,根据其代谢途径,开展次生代谢调控、生物合成与生物转化研究,定向生产目标产物,实现资源的可持续利用。

2. **中药工艺化学**(process chemistry of Chinese medicines)　中药来自天然,但并非以"生药"的形式直接应用,而是根据中医药理论进行加工、炮制,并按各自不同的工艺进行提取、制备。不同的产地加工方法、炮制工艺、煎煮方式,会导致其化学成分发生量甚至质的变化。如生川乌与制川乌、生大黄与熟大黄、生地黄与熟地黄,因炮制工艺不同,其化学成分发生了质的变化,药性也相应改变。中药在传统上多以水煎剂入药,在煎煮过程中也可能发生化学成分的变化。如穿心莲在煎煮过程中其主要成分穿心莲内酯会转化成去氧穿心莲内酯,丹参中的丹酚酸B会降解生成丹参素与原儿茶醛。

　　因此,研究中药在加工、炮制、制剂过程中的化学成分,特别是活性成分的变化及其规律,是中药化学研究的另一重要内容,也是中药化学有别于天然产物化学、植物化学的重要特色之一。

　　3. **中药药物化学**(medicinal chemistry of Chinese medicines)　中药有数千种,每一种都含有多种化学成分,结构类型多样,是一个巨大的天然化合物库。不同结构类型的化合物,或骨架相同,但取代模式不同,往往具有不同的生物活性。开展生物活性的筛选与评价,构效关系研究,药效、药代动力学研究等,是发现新的先导化合物、候选药物、开发创新药物的源泉。

　　中药的化学成分,很多是作为前药(pro-drug)而存在的,须经体内代谢活化而发挥药效;中药除少数外,均以复方形式应用,可看成是化学实体的集合(integrated chemicals)或组合(combinatorial chemicals),体现多成分、多靶点的多价效应(polyvalent effects)或整合效应(integrated effects)。因此,分析、鉴定,必要时制备体外或体内代谢产物,研究前体与代谢产物,单体化合物与组分、总提取物的药效差别,以及药物配伍而产生的相互作用等,也是中药化学的重要研究内容。

# 第二节　中药化学成分研究的作用

## 一、阐明中药的药效物质基础,探索中药防病治病的机制

　　基于中医药学理论与实践,以活性为导向,对中药化学成分进行系统的筛选、分离、鉴定,明确其主要有效成分、活性成分、毒性成分,阐明反映中药临床功效的药效物质基础,并运用细胞、分子模型和系统生物学理论、技术,探索其作用机制,促进中药学、中药药理学的发展。

　　迄今为止,已对一些常用中药进行了深入的有效成分研究,其药效物质基础已基本阐明。

　　麻黄具有发汗散寒、宣肺平喘、利水消肿等功效。现代研究证明,麻黄中的挥发油成分 $\alpha$-松油醇($\alpha$-terpineol)能降低小鼠体温,是其发汗散寒的有效成分;麻黄碱(ephedrine)具有肾上腺素样作用,能收缩血管、兴奋中枢,去甲麻黄碱(norephedrine)亦有松弛支气管平滑肌的作用,是其平喘的有效成分;伪麻黄碱(pseudoephedrine)为升压、利尿的活性成分。

　　丹参具有较广泛的药理作用,如有保护心肌缺血、缺氧,增加冠状动脉血流量,改善微循环,抑制血小板聚集和血栓形成,中枢镇静,调节肝肾功能,增强免疫力和抗炎、抗菌、抗氧化等药理作用。化学成分研究表明,丹参中脂溶性的丹参酮类和水溶性的丹酚酸类成分为其主要的药效物质。

　　蟾酥为蟾蜍科动物中华大蟾蜍 *Bufo gargarijans* 或黑框蟾蜍 *Bufo melanostictus* 的干燥分泌物,具有解毒、止痛、开窍醒神的功能。现代医学研究证实,蟾酥具有多种药理活性,主要包括对心血管系统作用、镇痛作用、抗肿瘤作用等。蟾蜍内酯类成分为甾类化合物,总称蟾蜍毒素,包括华蟾酥毒基、脂蟾毒配基、蟾蜍灵、华蟾毒它灵等,这些成分具有强心、升压、细胞毒活性等,被认为是蟾酥的有效成分。

## 二、研究中药化学成分间的相互作用,阐明复方中药配伍原理

　　中药在临床上大多以复方的形式应用。中药的配伍不是方中组成药物的简单累积相加,而是

根据辨证施治的思想,按照中药配伍理论进行优化组合而成。中药的配伍,可能存在着一种中药的有效成分与他种中药有效成分之间产生物理、化学的相互作用,这种变化可发生在中药方剂的煎煮或制剂过程中,从而使方剂中的有效成分发生量或质的变化;或者某些成分在体内产生协同或相互的作用。

甘草与甘遂配伍是中药"十八反"之一。研究结果表明,在煎煮过程中,甘草中的有效成分甘草皂苷(glycyrrhizin)能增加甘遂的毒性成分甾萜类成分的溶出率,使其毒性增加,故甘草不宜与甘遂配伍是有道理的。

四逆汤由附子、干姜和甘草三味中药组成,其煎液的毒性比单味附子煎液的毒性明显减小,半数致死量($LD_{50}$)约为后者的 5 倍,表明干姜、甘草与附子配伍,可减低附子的毒性。进一步的研究发现,乌头和甘草合煎,毒性成分乌头碱(aconitine)的溶出率降低了 22%,故推测四逆汤的毒性较低,是由于乌头碱与甘草皂苷生成了难溶于水的物质,导致煎液中乌头碱的溶出率降低。

### 三、探索中药加工炮制过程中的化学成分变化,阐明饮片炮制机制

中药炮制是中医药学的一门独特的制药技术,很多中药需经过炮制后才能应用,以达到提高疗效、降低毒副作用,或改变药物功效,便于储藏和服用等目的。研究中药炮制前后有效成分的变化,有助于揭示中药饮片炮制的原理,简化、规范炮制过程,控制炮制品的质量。

如延胡素的有效成分为生物碱类化合物,用水煎煮溶出量较少,醋炒后,其生物碱与醋酸形成易溶于水的醋酸盐,使水煎液中总生物碱溶出量增加,从而增强延胡索的镇痛作用。又如乌头和附子均为剧毒药,其毒性成分主要为乌头碱等双酯型生物碱。将乌头用蒸、煮等方法进行炮制,使乌头碱的酯键水解,生成毒性较低的单酯型乌头原碱、乌头原碱(aconine)。制乌头仍保留镇痛消炎的作用,但毒性却大大降低。

### 四、鉴定与活性相关的特征性成分或指标性成分,为中药质量标准的建立与提升提供科学依据

科学质量标准的建立、国家中药标准的提升对于保证临床用药的安全有效、提高中医药的国际地位,具有重要意义。现代分析技术的发展为中药品质评价和质量标准制定提供了有力的保障。然而,真正反映中药功效的有效成分不清楚,对照品缺乏,严重制约了中药质量标准的提升。开展系统的中药化学成分研究,以活性为先导,筛选、分离、鉴定与疗效相关的具有种属专一性的活性成分,为指标性成分的确定奠定科学基础;同时,采用制备色谱等分离制备技术,批量制备目标化合物,为中药国家、地方、企业标准的制定、修订和执行提供充足的标准对照品,是中药化学学科的历史使命。

通过中药、天然药物化学工作者的不懈努力,越来越多中药的有效成分被阐明,并应用于质量标准制定。《中国药典》2000 年版(一部)中有 204 种法定中药对照品,2005 年版药典增加到 259 种。如人参中的人参皂苷 $Rg_1$、Re、$Rb_1$,甘草中的甘草酸等。随着中药化学研究的不断深入,很多中药的法定对照品也相应修订,如何首乌的质量控制原来采用大黄素,现在采用与其药效相关且有高度专属性的二苯乙烯苷类;人参、黄连、大黄等均采用多个指标成分进行质量控制。

### 五、揭示制剂工艺过程化学成分的变化,研究设计中药新剂型,提高临床疗效

中药化学在中药制剂的研制中,起着十分重要的作用。如中药有效成分或有效部位的溶解

性、酸碱性、挥发性、稳定性、生物利用度等是中药制剂剂型选择的主要依据。如果成分水溶性较好,可制成口服液、颗粒剂或注射液等。如果成分难溶于水,可考虑制成片剂、胶囊剂、滴丸等。

中药制剂备过程中所采取的提取、纯化、浓缩、干燥、灭菌等步骤无不涉及中药化学成分的理化性质。换言之,只有在原料药的化学成分的结构、理化性质清楚或基本清楚的前提下,才能有的放矢地进行制剂工艺、剂型的设计和参数优化。

除目标成分的得率、净化程度外,化学成分在制剂中的稳定性也是需要控制的重要因素。如中药制剂在整个制备加工及储存放置过程中,有的成分不稳定,受光、热、空气、温度、酸碱度等影响可能会发生水解、聚合、氧化、酶解等反应,导致化学成分发生质和量的变化;或制剂发生变色、混浊、沉淀等物理变化,使药效降低或消失,甚至产生毒副作用。因此,对中药进行系统的化学成分研究,掌握哪些是有效的成分,哪些是无用的或有毒、有害的成分,对于制剂工艺、剂型、包装材料的选择和确定,是至关重要的。

中药药效物质基础的阐明,对于研究其主成分的吸收、分布、代谢、排除途径,明确其体内过程,以及中药新药剂型、剂量的设计有重要指导作用。

## 六、研究开发创新中药与新的药用资源

中医药学是一个伟大的宝库,不仅是中华民族宝贵的文化遗产,也是创新药物研制与开发的源泉。中药化学成分研究是发现新药的基础,包括从中草药中直接分离制备具有显著生物活性的单体药物,筛选发现具有潜在生物活性的先导化合物,传统药物的二次开发,研制具有中医药特色的有效组分、有效部位,从近缘植物中寻找活性化合物的替代资源等。

1. **从中草药、民族药中直接筛选、分离、制备单体药物** 从经过长期临床实践证明疗效可靠且资源丰富的中药中寻找有效成分,通过药效学、毒理学、制剂学研究和临床验证,研制出疗效高、毒副作用小、使用方便的新药,是新药研制开发的重要途径之一,也是一条事半功倍的新药研制途径,如麻黄碱(麻黄素,ephedrine)、小檗碱(黄连素,berberine)、阿托品(atropine)、利血平(reserpine)、洋地黄毒苷(digitoxin)、青蒿素(artemisinin)等药物。

2. **以中药化学成分为先导化合物或前体药物,进行生物转化或化学修饰,研发创新药物** 我国拥有丰富的生物多样性资源,从中分离、鉴定出的大量结构类型多样的次生代谢产物,成为天然先导化合物的源泉。对这些化学成分,结合活性研究,进行结构修饰或改造,以提高生物活性,降低毒副作用,或提高溶解度、生物利用度、化学稳定性等,使之成为新的药物。如青蒿素为具有过氧桥结构的倍半萜内酯,在水和油中的溶解度都不好,影响疗效的发挥。通过对青蒿素进行一系列的化学结构修饰,将青蒿素结构中的羰基还原成羟基,再制备成水溶性的青蒿琥珀单酯钠(artesuante)和油溶性的蒿甲醚(artemether),这两个衍生物都有速效、低毒、溶解性好、生物利用度高的优点,并均已实现了工业化生产。

喜树碱具有较强的抗肿瘤活性,但毒副作用很强,如有胃肠毒性、骨髓抑制和出血性膀胱炎等。而10-羟基喜树碱对多种癌症具有显著疗效,其抗癌作用比喜树碱高30倍,且毒性作用很低,但在喜树中的含量仅为十万分之二,无法作为药物原料利用。采用生物转化技术将喜树碱转化为10-羟基喜树碱,转化率达50%以上,可解决其原料药供应的问题。

3. **天然药物资源的开发利用研究** 有些中药有效成分在中药中属于微量成分,或该中药在自然界分布局限,又难于人工驯化、栽培,可以运用植物系统学、化学分类学知识,从其他植物中寻找其代用品,扩大药源,或开发新的药用资源,以保证原料药的供应。如黄连素是黄连的有效成分,但

用黄连为原料生产黄连素成本很高。通过调查和研究发现,三颗针、黄柏等植物中均含有高含量的小檗碱,现已作为生产黄连素的原料。

紫杉醇(taxol)是目前临床上用于治疗晚期卵巢癌、乳腺癌的有效药物之一。红豆杉属 *Taxus* 植物是获得紫杉醇的主要来源,由于其含量极低,故资源匮乏问题一直是全世界关注的热点。研究发现,在多种红豆杉属植物的叶子中含有大量的紫杉烷木糖苷类化合物,如 7 -木糖- 10 -去乙酰基紫杉醇,其含量达到了 0.1%。运用生物转化技术,去除木糖基,得到 10 -去乙酰紫杉醇,再通过简单的化学反应,就可以得到紫杉醇。

4. **基于中医药学理论,以有效部位、有效组分为原料,研发创新中药** 基于中医药学理论和实践,通过系统的化学成分、药效、毒理学研究,从中药中富集、精制有效部位,或有效成分的组合,再通过现代制剂、工艺技术,研制中药新药,更符合中医药学的特点,发挥多成分、多靶点协同作用的优势。

如以雷公藤二萜类成分为主制备的雷公藤多苷片,具有很强的抗炎、免疫抑制作用。以银杏叶为原料制备的银杏总黄酮、总内酯,具有良好的心血管疾病防治效果。

总之,采用现代分离、分析科学技术,对中药的化学成分进行系统、深入的研究,了解各类成分的物理、化学性质,运用现代药理学、生物学技术,对其活性进行评价,结合制备工艺、制剂技术,达到去粗取精、去伪存真的目的,对于传统中药的品质提升,经典方剂、医院制剂的二次开发,都具有重要的意义。

# 第三节 中药化学成分简介

## 一、中药化学成分分类

中药化学成分复杂,结构类型多样,至今没有一个公认的分类系统。不同的中药化学教科书、参考书中,也都有其各自的分类方法。

1. **按照化合物结构类型分类** 是最常见的一种分类方法,如黄酮、蒽醌、香豆素、木脂素、萜类、甾体、生物碱、糖类等。同一种骨架类型的化合物,其理化性质、光谱特征都有相对特征的规律,便于学习、掌握和应用。但这种分类方法也有不足,如生物碱是一大类含氮的化合物,并没有固定的基本骨架。

2. **按照植物次生代谢产物的生物合成途径分类** 植物次生代谢产物的生物合成,主要有四个途径,即异戊二烯途径、莽草酸途径、氨基酸途径和多聚乙酰途径,以及一些分支途径和复合途径,分别产生萜类与甾体、苯丙素和酚类、生物碱类以及含硫化合物等。

萜类主要来自异戊二烯途径(isoprene pathway),又称类萜途径(terpenoid pathway)。以异戊烯基焦磷酸(IPP)为前体,提供 C_5 结构单元,在酶的催化下依次头尾连接形成单萜、倍半萜和二萜。两分子的倍半萜尾尾相连形成鲨烯,再衍化成甾体和三萜;两分子二萜尾尾相连则形成四萜(类胡萝卜素)。

苯丙素和酚类来自莽草酸途径(shikimate pathway),又称苯丙烷途径(phenylpropanoid

pathway)。以莽草酸为前体,在酶的作用下产生苯丙氨酸和酪氨酸的 C₉ 结构单元,进一步合成一系列的苯丙素和酚类代谢产物,如黄酮、木脂素、香豆素、芳香族生物碱及其他酚酸类化合物。

生物碱种类繁多,化学结构复杂,根据化合物结构类型及生物合成途径大致可以分为异喹啉类(isoquinoline alkaloids)、喹喏啉类(quinoline alkaloids)、吡咯烷类(pyrrolidine alkaloids)、类萜吲哚类(terpenoid indole alkaloids)等几大类。大部分芳香族的生物碱,如异喹啉类、吲哚类生物碱来自莽草酸代谢途径中的酪氨酸、色氨酸;也有的来自其他氨基酸,如赖氨酸(喹喏里西啶类)、鸟氨酸(吡咯烷类)。因此,生物碱类的生物合成是来自氨基酸途径(amino acid pathway),即由氨基酸脱羧成为胺类,再经过甲基化、氧化、还原、重排等一系列化学反应转变为生物碱。

微生物以及部分植物中的次生代谢产物来自多聚乙酰途径(polyketides pathway),又称聚酮途径,如蒽醌、萘醌、苯甲酸衍生物、哌啶生物碱等。

**3. 按照化合物的理化性质分类**　中药的化学成分,往往有其特有的理化性质,如挥发油、色素、皂苷、有机酸、生物碱、鞣质、油脂和蜡类等。这种分类方法,便于掌握其在植物中的存在状态,物理、化学性质,提取、分离、检识方法,与其应用也有较密切的关系。如鞣质可与蛋白质结合,鞣皮为革,故名之。但这种分类方法不能反映出各类成分的结构特征,如色素不仅包括了胡萝卜素、叶绿素,也包括了黄酮、蒽醌等。

**4. 按照化合物的生理功能分类**　不同类型的化合物,往往具有不同的生理功能或活性,如维生素、蜕皮激素、抗生素、强心苷、凝集素、昆虫拒食剂、微量元素等。这种分类方法与生物活性有密切关系,便于作为药物而开发利用。缺点是不能包括所有的天然化合物,因为到目前为止,人类关于天然化合物的生物活性的认识只是初步的。

**5. 按照中药的来源分类**　中药来自天然界的植物(菌物)、动物、矿物,因此中药的化学成分按来源可分为植物药(菌物药)化学成分、动物药化学成分、矿物药化学成分。但这种分类方法太过于笼统,且植物、动物的化学成分也有很多交叉,矿物药的化学成分则主要是无机盐类。

本教材综合考虑上述各种分类方法的特点,从便于学习、掌握、应用的角度出发,以化学成分的结构类型为主,兼顾生物合成途径和来源,分为糖及苷类、苯丙素类、醌类、黄酮类、鞣质及其他酚类、萜类和挥发油、三萜及其苷类、甾体及其苷类、生物碱类、其他类、动物药及矿物药化学成分,共12 大类。

## 二、中药化学成分简介

**1. 糖及苷类**　糖是植物、动物能量储存的基本形式,也是中药中普遍存在的成分。糖根据聚合度的大小,分为单糖、低聚糖(寡糖)和多聚糖(多糖)。单糖是糖的基本单元,根据端基碳原子的差别,分为醛糖、酮醛、糖醇;根据碳原子的数目,分为六碳糖、五碳糖、四碳糖等;根据衍生化的情况,分为去氧糖、甲基糖、氨基糖等;根据是否具有还原性,分为还原糖、非还原糖。本教材中重点介绍植物多糖,包括其理化性质、提取、分离、纯化、结构测定方法,因很多中药含有多糖,其多方面的药理活性已引起广泛的关注。

苷类是糖的端基碳通过苷键与配基结合而成的一大类成分。根据苷键原子不同,分为氧苷、氮苷、硫苷、碳苷,其中氧苷占绝大多数。苷多为无色、无臭的晶体或粉末,能溶于水,可溶于乙醇、甲醇、丁醇等大极性的有机溶剂,有些苷元分子量较小的苷可溶于乙酸乙酯、氯仿。糖苷键的构型,苷元与糖、糖与糖之间的连接位置、连接方式是苷类化合物结构研究的重点。苷类广泛分布于植物类中药中,苷元的类型多种多样,因而将在各有关章节中加以介绍。

2. **苯丙素类** 苯丙素是一类以苯丙基($C_6$-$C_3$)为基本骨架单位构成的化合物,其中香豆素和木脂素为其代表性成分。

香豆素是顺式邻羟基桂皮酸脱水形成的内酯,在稀碱溶液中内酯环可水解开环,生成能溶于水的顺式邻羟桂皮酸的盐,加酸后可环合成为原来的内酯。

木脂素是由反式香豆酸衍生、聚合而形成的一类具有 $C_6$-$C_3$ 结构单元的化合物,多数为二聚体,也有三聚体或四聚体。一般呈游离状态存在,少数与糖结合成苷。木脂素通常分布于植物的树脂和木质部中,故名木脂素。

3. **醌类** 醌类是分子中具有芳香二酮类结构的化合物。其中,酮基在对位者(1,4-二酮)称为对醌,酮基在邻位者(1,2-二酮)称为邻醌。根据芳香环稠合程度的不同,主要分为苯醌、萘醌、菲醌和蒽醌四种类型,以蒽醌及其衍生物最为常见。醌类分子中多具有酚羟基,有一定的酸性。

4. **黄酮类** 黄酮类泛指具有两个苯环通过中间三碳链连接而成的一类化学成分,具有($C_6$-$C_3$-$C_6$)基本骨架。根据 C 环的取代模式和是否开裂,又分为黄酮、黄酮醇、二氢黄酮、二氢黄酮醇、异黄酮、查耳酮,以及橙酮、㕆酮、黄烷醇、花色素类等,是天然酚类化合物中数量最多的一类成分。黄酮多呈黄色,在植物体内大多以苷的形式存在。黄酮多具有游离酚羟基,显酸性。但因其分子中具有碱性氧原子,能与矿酸形成锌盐,故又称为黄碱素,呈微弱的碱性。

5. **鞣质及其他酚类** 鞣质又称丹宁或鞣酸,是一类复杂的多元酚类化合物的总称。由没食子酸或其聚合物与葡萄糖及多元醇所形成的酯称为可水解鞣质,由黄烷醇及其衍生物形成的聚合物称为缩合鞣质,由两者共同组成的植物聚合物称为复合鞣质。鞣质大多为无定形粉末,其水溶液遇重金属盐如醋酸铅、醋酸铜等能产生沉淀,还能与蛋白质、多种生物碱盐类形成沉淀。

其他酚类主要包括二苯乙烯类、缩酚酸类、苯乙醇苷类、多聚间苯三酚类等几类中药中常见的、具有较强生理活性的化合物。

6. **萜类和挥发油** 萜类基本碳架多具有 2 个或 2 个以上异戊二烯单位($C_5$ 单位),包括单萜、环烯醚萜、倍半萜、二萜及二倍半萜、三萜、四萜、多萜类等,是天然产物中数量最多的一类化合物。单萜、倍半萜多具有挥发性,为挥发油的主要构成成分。含氧较多的倍半萜不具有挥发性。环烯醚萜、二萜和二倍半萜多为结晶性固体。游离萜类化合物亲脂性强,易溶于醇及脂溶性有机溶剂。三萜及其苷类性质特殊,故单列一章介绍。

挥发油又称精油,是一类可随水蒸气蒸馏、与水不相混溶的油状液体物质。这类成分主要是单萜、倍半萜和芳香族化合物,以及脂肪酸酯、含氮及含硫化合物。挥发油为无色或淡黄色的透明油状液体,具有芳香味,常温下能挥发,有较强的折光性和旋光性。

7. **三萜及其苷类** 三萜由 6 个异戊二烯单位构成,常以苷的形式存在,称为三萜皂苷。三萜类化合物结构类型很多,多数为四环三萜和五环三萜,也有少数为链状、单环、双环和三环三萜。三萜皂苷分子量较大,不易结晶,多为无色或白色无定形粉末,仅少数为晶体,但苷元多有完好的结晶。三萜皂苷因含有糖,故大多具有吸湿性。大多数三萜皂苷极性较大,可溶于水,易溶于热水、烯醇、热甲醇和热乙醇中,在含水丁醇或戊醇中溶解度较好。三萜皂苷的水溶液经强烈振摇能产生持久性的泡沫,且有溶血性。

8. **甾体及其苷类** 甾体及其苷类化合物分子结构中都具有环戊烷骈多氢菲的甾体母核,主要包括甾体皂苷、强心苷、植物甾醇、胆汁酸、$C_{21}$ 甾体、昆虫变态激素等。甾体皂苷的水溶液也多具有发泡性、溶血性。

9. **生物碱类** 生物碱是一类含氮的小分子有机化合物,氮原子多在环上,有类似碱的性质,可与酸结合成盐。多数生物碱在较低的剂量下就具有明显的生理活性。

生物碱种类繁多,化学结构复杂。根据化合物结构类型及生物合成途径大致可以分为异喹啉类、喹喏啉类、吡咯烷类、吲哚萜类等几大类。

游离的生物碱大多不溶或难溶于水,能溶于乙醇、氯仿、丙酮、乙醚和苯等有机溶剂。而生物碱盐尤其是无机酸盐和小分子有机酸盐则易溶于水及乙醇,不溶或难溶于常见的有机溶剂。

**10. 其他类成分** 除上面介绍的各类成分,有些中药中尚含有脂肪酸、有机含硫化合物、天然色素、氨基酸、肽类和酶、核苷类,以及无机元素。其理化性质各异,不做详细介绍。

**11. 动物药与矿物药的成分** 动物药、矿物药是中药的重要构成部分,因此,本教材亦简要予以介绍。

# 第四节 植物次生代谢产物的生物合成途径

## 一、概述

植物的次生代谢是指植物体利用初生代谢产物,在一系列酶的催化下,生成小分子化合物的过程。这些酶及其催化的反应过程即形成代谢途径(metabolic pathway),产生的小分子化合物即为次生代谢产物(secondary metabolites)。

根据植物的生源学说,亲缘关系相近的植物类群,往往具有相同或相近的代谢途径,产生相同或相近的代谢产物。如小檗科、防己科、罂粟科都含有异喹啉生物碱,蓼科植物多含蒽醌,伞形科植物含香豆素,豆科植物含有黄酮、皂苷等。

次生代谢产物往往不是生物有机体或细胞生长所必需的,但对于植物自身在复杂的生态环境中的生存和繁衍有着重要的作用,如作为虫媒的挥发油,抵抗昆虫的生物碱和倍半萜,作为植物激素的脱落酸和赤霉素等。次生代谢产物通常情况下含量都很低,但这些微量的化合物往往具有显著的生物活性,具有重要的经济价值,如用于药物、保健食品、香料、杀虫剂和染料的原料或前体等。

因此,了解次生代谢产物的生源途径,参与次生代谢的关键酶及相应基因的结构与功能,对于掌握天然化学成分在不同植物类群中的分布和积累动态,具有重要的意义。

在植物体内,异戊二烯途径(isoprene pathway)、莽草酸途径(shikimic acid pathway)、氨基酸途径(amino acid pathway)和多聚乙酰途径(polyketide pathway)是次生代谢的主要途径。异戊二烯途径提供 $C_5$ 结构单元,主要生成萜类与甾体化合物;莽草酸途径提供 $C_6$ - $C_3$ 结构单元,主要生成苯丙素类、酚类化合物;氨基酸途径提供氮原子,主要生成生物碱类化合物;多聚乙酰途径提供 $C_2$ 结构单元,是脂肪酸生物合成的前体,并在微生物的次生代谢中发挥重要作用,也参与部分植物的次生代谢。几乎所有次生代谢产物都是以这四条途径产生的化合物为基本母核(basic skeleton),经一系列不同的分支途径的化学修饰而生成。这些化学修饰作用主要包括甲基化、甲氧基化、羟化、醛化、羧基的聚合与取代,碳原子基团如异戊二烯基、丙二酰基、葡萄糖基等的加成。此外,不同的氧化反应也会造成基本母核分子片段的丢失或发生重排,产生新的结构单元。

这四条代谢途径几乎在所有植物中都存在,但各物种发挥修饰作用的酶及相应的基因却是千差万别的,在这些化学修饰过程中,P450酶系发挥主要作用,形成了种类繁多、物种特异的次生代谢产物。药用植物中,萜类及甾体、苯丙素及酚类化合物、生物碱是最具代表性的三大类次生代谢产物。

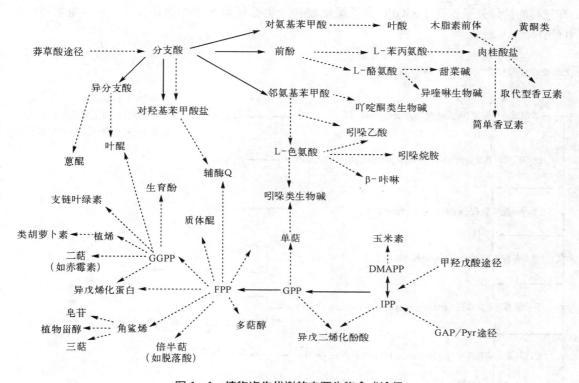

**图 1-1　植物次生代谢的主要生物合成途径**

DMAPP: 二甲基烯丙基焦磷酸(dimethylallyl pyrophosphate)　IPP: 异戊烯基焦磷酸(isopentenyl pyrophosphate)
GPP: 香叶基焦磷酸(geranyl pyrophosphate)　GGPP: 香叶基香叶基焦磷酸(geranylgeranyl pyrophosphate)
FPP: 法呢基焦磷酸(farriesyl pyrophosphate)　GAP/Pyr: 磷酸甘油醛/丙酮酸途径

## 二、萜类及甾体化合物的生物合成途径

萜类化合物是一类由异戊二烯单位头尾或尾尾相连成链状或环状的化合物。因分子中常含有双键,故又称为萜烯类化合物。萜类在结构上的共同特征是分子中的碳原子数都是5的整倍数。而甾类化合物分子中,都含有一个称为甾核的四环碳骨架,环上一般带有3个侧链。

萜类化合物由类萜途径(terpenoid pathway),又称类异戊二烯生物合成途径(isoprenoid biosynthetic pathway)产生,起始分子是异戊烯基焦磷酸(isopentenyl pyrophosphate,IPP),在酶的作用下依次形成 $C_{10}$(单萜)、$C_{15}$(倍半萜)、$C_{20}$(二萜)、$C_{30}$(甾体和三萜)和 $C_{40}$(类胡萝卜素)系列化合物,也有少量的 $C_5$(半萜)、$C_{25}$(二倍半萜)结构生成。

IPP分子经异构酶作用生成二甲基烯丙基焦磷酸(dimethylallyl pyrophosphate,DMAPP),是类异戊二烯生物合成途径的起始分子。DMAPP分子中的烯丙基焦磷酸基团高度活化,极易失去电子而生成稳定的正碳离子。烯丙基焦磷酸正碳离子是活泼的烷化剂,很容易与IPP分子头尾缩合生成香叶基焦磷酸(geranyl pyrophosphate,GPP)。GPP 也带有活化的烯丙基磷酸基团,可继续加上第二个 IPP 单元而形成法呢基焦磷酸(farriesyl pyrophosphate,FPP)。继而再加上第三个 IPP 单元形成香叶基香叶基焦磷酸(geranylgeranyl pyrophosphate,GGPP)。上述聚合反应由烯丙基转移酶所催化,分别产生单萜、倍半萜和二萜。两个反式的 FPP 分子尾尾聚合而形成鲨烯——甾体和三萜的前体分子。两个 GGPP 分子尾尾聚合产生类胡萝卜素的前体分子——八氢番茄红素(phytoene,$C_{40}$)。

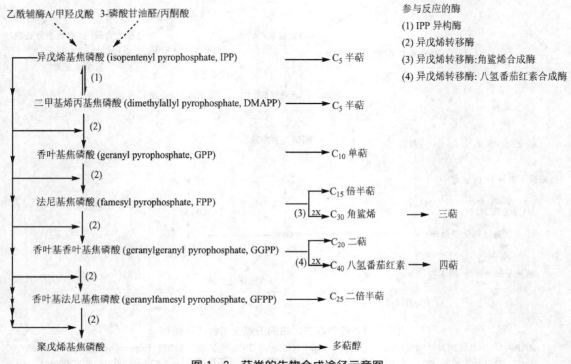

图 1-2 萜类的生物合成途径示意图

过去一直认为,所有的萜类均来自甲羟戊酸(mevalonate),称为萜类生物合成的甲羟戊酸途径(mevalonic acid pathway)。该途径起始于乙酰辅酶 A,经一系列作用生成甲羟戊酸,在 3-羟基-3-甲基戊二酰辅酶还原酶(3-hydroxy-3-methylglutaryl-CoA reductase,HMGR)的作用下生成 IPP。

最近的研究发现,某些微生物、植物中的萜类并非来自甲羟戊酸,而是来自一个完全不同的途径,也能最终产生 IPP/DMAPP。这一途径起始于 3-磷酸甘油醛(glyceraldehyde-3-phosphate)和丙酮酸(pyruvate),在转酮酶作用下缩合形成 5-磷酸-1-去氧木酮糖(1-deoxyxylulose-5-phosphate,DXP),再生成 4-磷酸-2-甲基赤藓醇(2-methylerythritol 4-phosphate,MEP),最后生成 IPP,称之为磷酸甘油醛/丙酮酸途径(GAP/Pyr pathway),又称 5-磷酸-1-去氧木酮糖/4-磷酸-2-甲基赤藓醇途径(MEP/DXP pathway)。这一途径是单萜、二萜、四萜的生物合成途径。而经典的甲羟戊酸途径是倍半萜、三萜和甾体的生物合成途径。

IPP 还与其他结构单元如 $C_6$-$C_3$、$C_2$ 单元结合,或被加到其他结构单元上,进一步形成多种化合物,如蒽醌(anthraquinones)、大麻醇(cannabinol)、萘醌(naphthoquinones)、呋喃香豆素(furanocoumarines)、萜类吲哚生物碱(terpenoid indole alkaloids)、黄酮(flavonoids)、异黄酮(isoflavonoids)等。

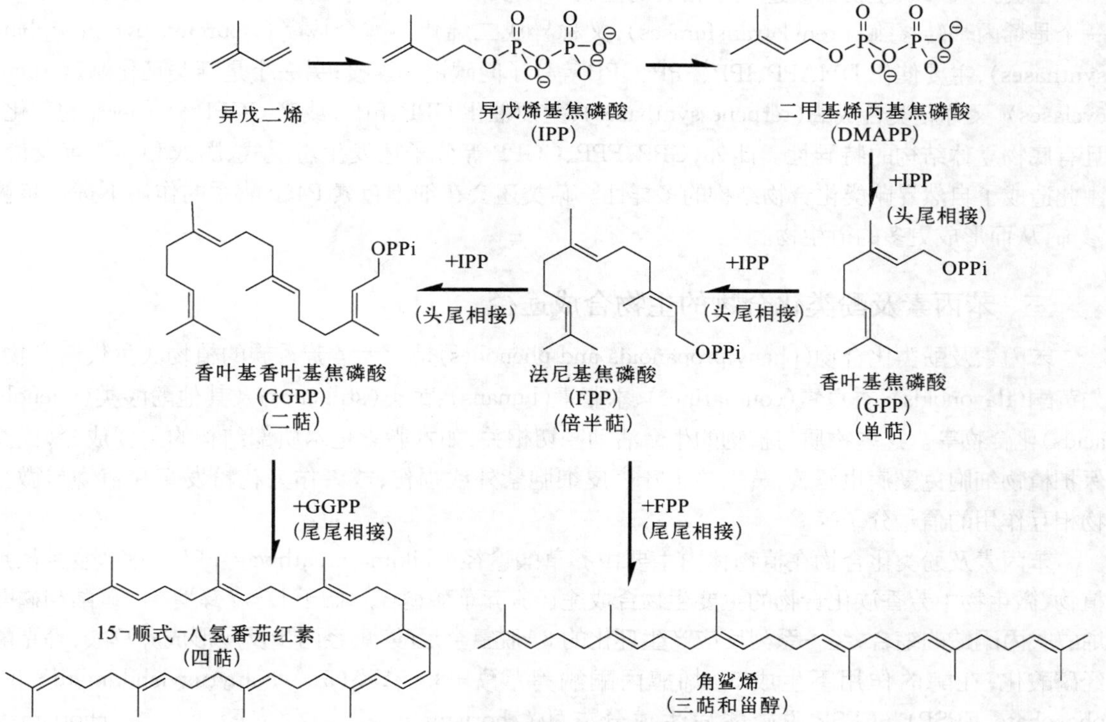

图 1-3　萜类生物合成中的重要中间体

OPPi：焦磷酸根，$OP_2O_6^{3-}$

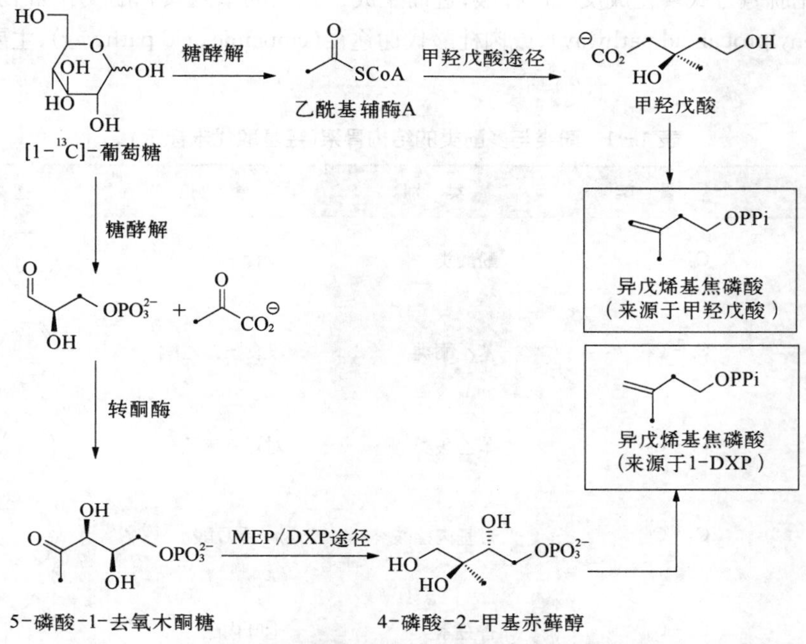

图 1-4　萜类化合物的甲羟戊酸与磷酸甘油醛／丙酮酸生物合成途径

在类异戊二烯生物合成途径中萜类的生物合成反应中,有两个主要的酶系发挥重要的作用。一个是烯丙基转移酶(prenyl transferases),又称异戊二烯焦磷酸合成酶(isoprenyl pyrophosphate synthases),主要催化 DMAPP、IPP、FPP、GPP 等分子间碳链的连接;另一个是萜类环化酶(terpene cyclases),又称萜类合成酶(terpene synthases),主要催化 GPP、FPP,或者 GGPP 分子内部的环化,且有底物立体结构的特异性。此外,GPP、FPP、GGPP 等分子还发生着反式、顺式和异构等反应,由此造成了自然界萜类化合物结构的多样性。萜类还会在细胞色素 P450 酶系的作用下进一步被修饰,从而形成更多的衍生物。

### 三、苯丙素及酚类化合物的生物合成途径

苯丙素及酚类化合物(phenylpropanoids and phenolics)是一大类芳香族的植物次生代谢产物,如黄酮(flavonoids)、香豆素(coumarines)、木脂素(lignans)、芪类(stilbenes)及其他酚酸类(phenolic acids)化合物等。这些物质与植物的生命活动密切相关,如木脂素是木质部结构的主要成分,芪类保护植物细胞免受病虫侵袭,黄酮防止叶表皮细胞紫外线损伤,或者作为花粉发育和植物与微生物相互作用的信号分子等。

苯丙素及酚类化合物在植物体内主要由莽草酸途径(shikimate pathway)产生,莽草酸途径是植物、微生物中芳香族化合物的主要生物合成途径。莽草酸途径起始于 D-赤藓糖-4-磷酸与磷酸烯醇式丙酮酸的缩合,经一系列反应产生环化的 3-脱氢奎尼酸,再经两步反应形成莽草酸,莽草酸经磷酸化,在酶的作用下生成 5-烯醇丙酮酰莽草酰-3-磷酸(5-enolpyruvylshikimate-3-phosphate,EPSP)。EPSP 脱磷酸后生成分支酸(chorismate),再由分支酸变位酶(chorismate mutase)和氨基苯甲酸合成酶(anthranilate synthase)的催化,形成两个分支:苯丙氨酸/酪氨酸途径和色氨酸途径。其中,苯丙氨酸在苯丙氨酸氨裂解酶(phenylalanine ammonialyase,PAL)的催化下,通过非氧化脱氨方式转化成反式肉桂酸,进而生成一系列的苯丙素和酚类化合物,称为苯丙烷代谢途径(phenylpropanoid pathway),或肉桂酸代谢途径(cinnamic acid pathway),主要提供 $C_6$-$C_3$ 结构单元。

表 1-1 酚类与多酚类的结构骨架(羟基取代未标示)

| 碳原子数 | 骨 架 | 类 别 | 举 例 | 基 本 结 构 |
|---|---|---|---|---|
| 7 | $C_6$-$C_1$ | 酚酸类 | 没食子酸 | |
| 8 | $C_6$-$C_2$ | 苯乙酮类 | 没食子苯乙酮 | |
| 8 | $C_6$-$C_2$ | 苯乙酸类 | 对羟基苯乙酸 | |
| 9 | $C_6$-$C_3$ | 羟基肉桂酸类 | $p$-香豆酸 | |
| 9 | $C_6$-$C_3$ | 香豆素类 | 七叶内酯 | |

续 表

| 碳原子数 | 骨 架 | 类 别 | 举 例 | 基本结构 |
|---|---|---|---|---|
| 10 | $C_6 - C_4$ | 萘醌类 | 胡桃醌 | 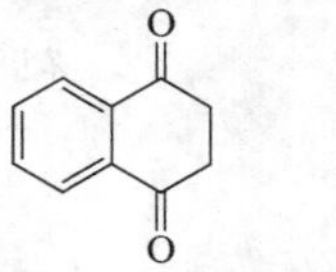 |
| 13 | $C_6 - C_1 - C_6$ | 氧杂蒽酮类 | 杧果苷 | 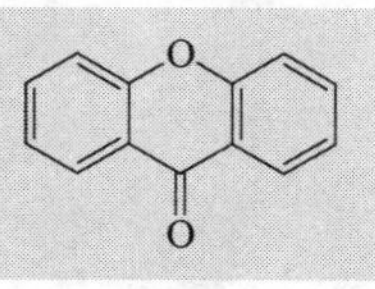 |
| 14 | $C_6 - C_2 - C_6$ | 二苯乙烯类 | 白藜芦醇 | 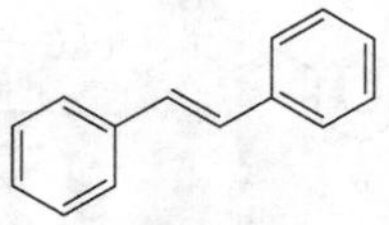 |
| 15 | $C_6 - C_3 - C_6$ | 黄酮类 | 柚皮素 | 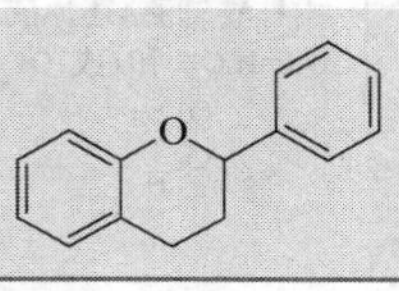 |

黄酮及芪类生物合成途径是苯丙素代谢中最主要的分支途径,也是目前研究得最清楚的次生代谢途径之一。查耳酮合成酶(chalcone synthase,CHS)是黄酮类化合物生物合成的第一个限速酶,它催化 1 分子的 $p$ -香豆酰- CoA 与 3 分子丙二酰辅酶 A(malonyl-CoA)结合生成柚皮查尔酮(naringenin chalcone),经查耳酮异构酶(chalcone isomerase,CHI)催化变构,环化生成柚皮素。柚皮素(naringenin)是黄酮的基本结构单元,也是黄酮生物合成途径中重要的中间产物,由此经不同的次分支途径衍生出异黄酮(isoflavones)、黄烷酮(flavanones)、黄酮(flavones)、黄酮醇(flavonols)、黄烷 - 3 -醇(flavan - 3 - ols)和花青素(anthocyanins)等黄酮类化合物。柚皮素也是黄酮类化合物出现种间差异的分界点,由于不同物种所具有的次分支代谢途径不同,从而导致了物种间黄酮类化合物种类和数量的差异。

有些次生代谢产物来自多聚乙酰途径,以乙酰辅酶 A 为前体,提供 $C_2$ 结构单元,主要参与脂肪酸的生物合成。其次生代谢主要发生在微生物中,但也参与部分植物的次生代谢。部分植物中的蒽醌、萘醌、苯甲酸衍生物,及哌啶生物碱如欧毒芹碱(coniine)来自多聚乙酰途径。

## 四、生物碱类化合物的生物合成途径

生物碱种类繁多,化学结构复杂。大部分芳香族的生物碱,如异喹啉类、吲哚类生物碱来自莽草酸代谢途径的酪氨酸、色氨酸,也有的来自其他氨基酸,如赖氨酸(喹喏里西啶类)、鸟氨酸(吡咯烷类)。因此,生物碱类的生物合成是来自氨基酸途径,即由氨基酸脱羧成为胺类,再经过甲基化、氧化、还原、重排等一系列化学反应转变为生物碱。下面分别对这几类生物碱的生物合成予以概述。

**1. 异喹啉类生物碱** 异喹啉类生物碱以异喹啉或四氢异喹啉为母核,根据连接基团的不同又可分为:简单异喹啉类、苄基异喹啉、双苄基异喹啉类、阿扑菲类、原小檗碱类、普罗托品类和吗啡类等。

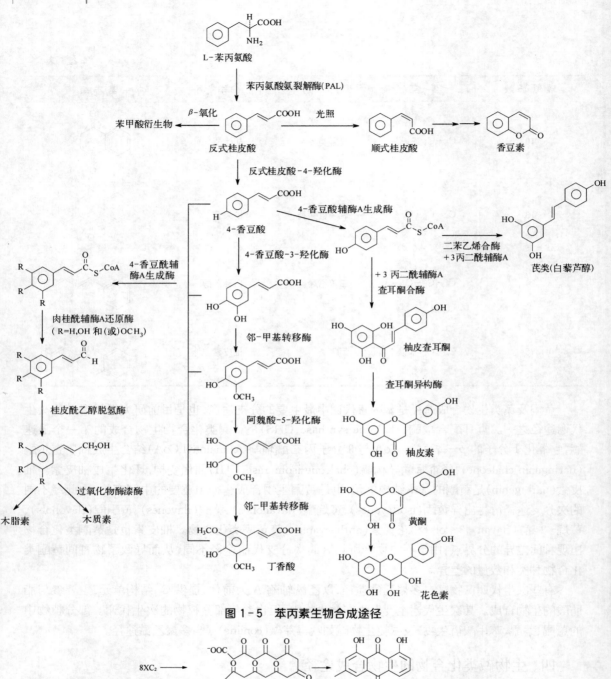

图1-5　苯丙素生物合成途径

图1-6　聚酮生物合成途径

异喹啉类生物碱的生物合成起始于酪氨酸。在芳香酸-1-氨基酸脱羧酶(aromatic 1-amino acid decarboxylase,TYDC)作用下发生异位羟基化、去羧基、脱氨基等反应,形成多巴胺(dopamine,DA)和4-羟基苯乳酸(4-hydroxyphenylacetaldehyde,4-HPAA),DA与4-HPAA在 norcoclaurine synthase(NCS)催化下缩合生成该途径主要的前体化合物——去甲乌药碱[(S)-norcoclaurine],再经甲基转移酶、N-甲基转移酶、P450羟化酶催化生成牛心果碱[(S)-reticuline]。牛心果碱是许多异喹啉类生物碱生物合成的中间产物,也是许多双苄基异喹啉生物碱(bisbenzyliso quinoline)的前体分子,如筒箭毒碱、N-甲基乌药碱,及其聚合物二苯并异喹啉类生物碱。

2. **喹喏里西啶类生物碱**　此类生物碱生物合成起始于赖氨酸。赖氨酸在叶绿体中经赖氨酸脱羧酶生成尸胺(cadaverine),再经环化形成喹诺里西啶骨架(quinolizidine skeleton)。喹诺里西啶骨架一旦形成,就会发生脱氢、羟化或酯化等修饰作用,从而生成多种不同的喹啉类生物碱。其既可以产生四环喹喏里西啶类生物碱,如羽扇豆烷宁(lupanine),又可以产生双环喹喏里西啶生物碱,如羽扇豆宁(lupinine)。该类生物碱大多与巴豆酸、p-香豆酸、乙酸和阿魏酸结合成酯的形式存在。

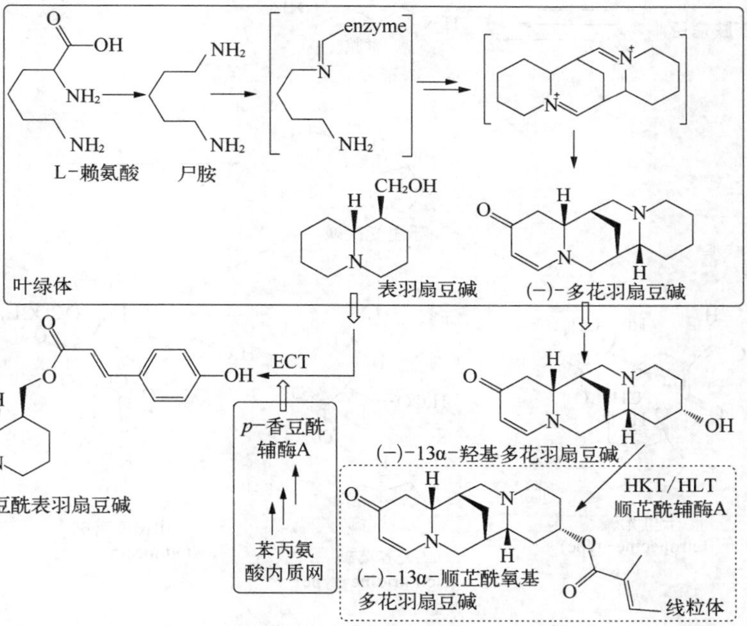

图1-7　喹喏里西啶类生物碱的生物合成途径

3. **吡咯里西啶类生物碱**　吡咯里西啶类生物碱主要分布在紫草科(Boraginaceae)大多数属种、菊科(Compositae)中千里光族(Senecionae)和泽兰族(Eupatoriae)、豆科(Fabaceae)的猪屎豆属(Crotalaria),以及兰科(Orchidaceae)的几个属种。

大多数吡咯里西啶类生物碱是大环生物碱,一般为千里光次碱(necine bases)与千里光酸缩合成的双酯或单酯类生物碱,常见的有倒千里光裂碱(retronecine)型的千里光碱(senecionine)、天芥菜碱(heliotridine)型的天芥菜碱或otonecine型的山冈囊吾碱(clivorine)。

吡咯里西啶类来自多胺——腐胺(putrescine)和精脒(spermidine),前者来自鸟氨酸(ornithine)或精氨酸—胍丁胺途径(arginine-agmatine pathway),后者起始于S-腺苷甲硫氨酸(SAM)。腐胺和精胀经高精胀合成酶(homospermidine synthase, HSS)催化生成高精胀,是吡咯烷类生物碱生物合成途径的第一个特征性中间产物。再经连续氧化脱氨形成千里光次碱,随后被转化为千里光碱(senecionine)。

**4. 萜类吲哚生物碱**  萜类吲哚生物碱是一大类次生代谢产物,主要存在于夹竹桃科(Apocynaceae)、马钱科(Loganiaceae)和茜草科(Rubiaceae)。吲哚生物碱通常含有一个来自色胺的吲哚基团和一个来自环烯醚萜苷的萜类组分。

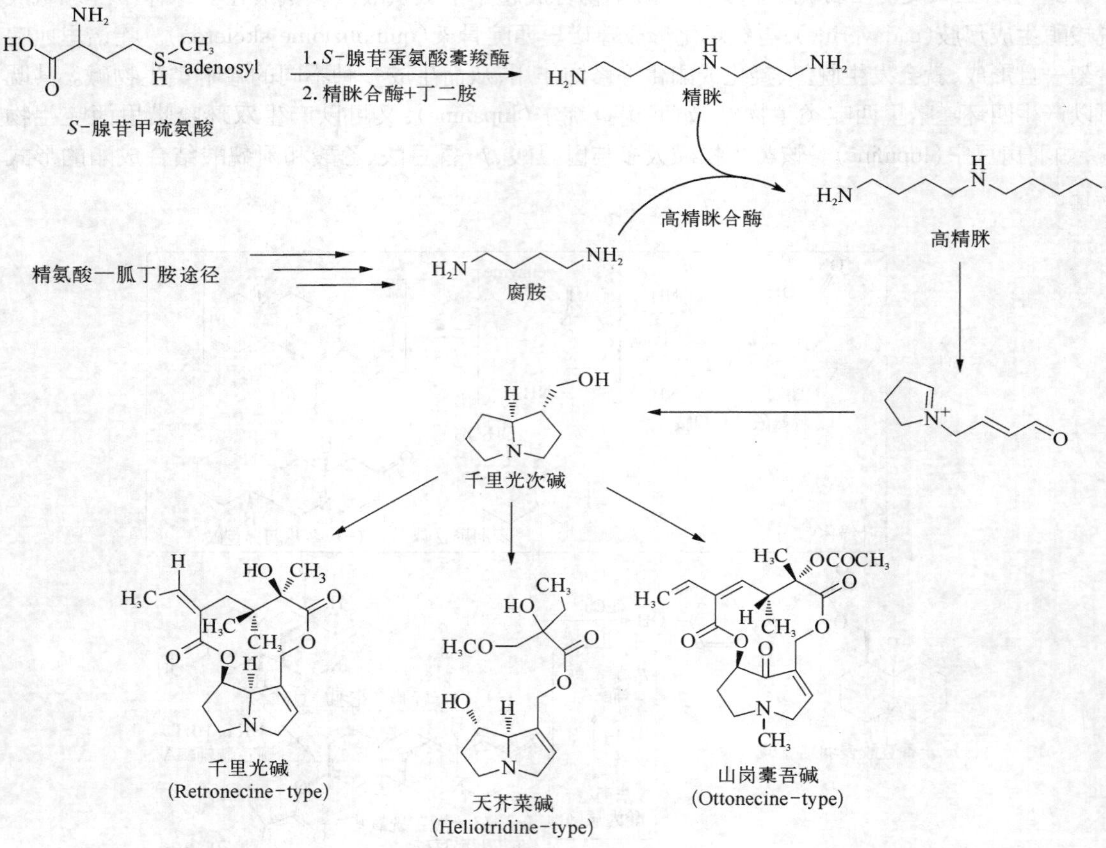

图 1-8  吡咯里西啶类生物碱的生物合成途径

来自长春花的长春碱是典型的吲哚萜类生物碱(terpenoid indole alkaloids)。经莽草酸途径生成的含吲哚环的色胺和由甲羟戊酸途径经多步反应生成的环烯醚萜类化合物——裂环马钱子苷(secologanin)是长春花生物碱生物合成途径的前体化合物。它们经异胡豆苷合成酶(STR)催化耦合生成异胡豆苷(strictosidine)——长春花所有吲哚生物碱的生物合成的共同前体。

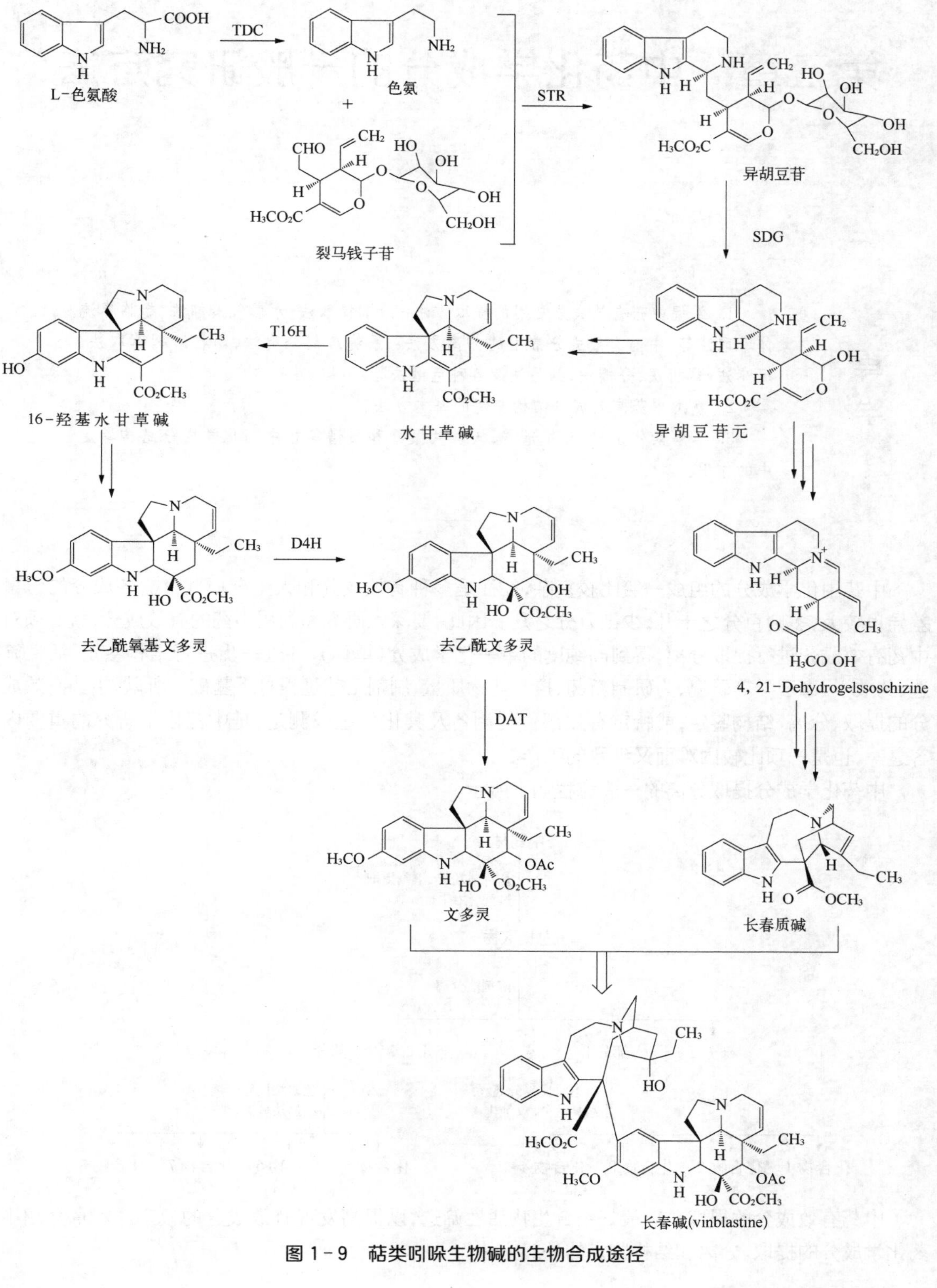

图1-9 萜类吲哚生物碱的生物合成途径

# 第二章 中药化学成分的一般研究方法

**导学**

1. 掌握中药有效成分常用的提取方法：溶剂提取法、水蒸气蒸馏法、超临界流体萃取法等；中药有效成分常用的分离方法：系统溶剂分离法、两相溶剂萃取法、沉淀法、盐析法、分馏法、结晶法及各种色谱法等。

2. 熟悉中药有效成分结构鉴定的基本方法。

3. 了解紫外光谱、红外光谱、核磁共振谱和质谱等在中药化学成分结构鉴定中的作用。

中药中化学成分的组成一般比较复杂，往往是多种有效成分和大量杂质共存。各成分的含量差异也较大，多则百分之十几，少则万分之几。因此，要深入研究和利用中药的有效成分，就必须对中药有效成分进行提取分离，得到高纯度的单一化学成分（单体），并进一步进行结构鉴定、活性筛选、药效学、毒理学等研究，为研制新药、控制药物质量、制剂工艺过程打下基础。所以，中药有效成分的提取、分离、结构鉴定，或特定有效部位的制备及其化学组成测定，是中药化学研究的重要内容之一，也是一项比较困难而又细致的工作。

中药化学成分提取分离的一般流程如下所示。

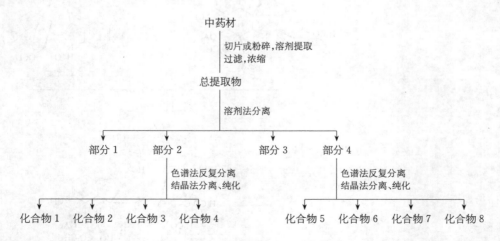

中药有效成分的提取分离最好结合生物活性筛选，以提高发现有效成分的效率。本章介绍中药化学成分的提取、分离和结构鉴定的一般方法。

# 第一节　中药化学成分的提取方法

提取是指用适当的溶剂和适当的方法将中药的化学成分从中药材组织中提出的过程。提取时要将目标成分尽可能完全地提出，而将不需要的成分尽可能少提出。但用任何一种溶剂、任何一种方法提取而得到的提取物，称总提取物，其仍然是含有多种化学成分和杂质的混合物，尚需进一步分离和精制。

提取前，一般将中药材切细或粉碎，以提高提取效率。为了给后续的分离工作带来方便，常需进行一些预处理，如种子类药材常含有大量油脂，通常进行脱脂处理，叶、茎类药材因含较多叶绿素，可先除去叶绿素等。

常用的提取方法有溶剂提取法、水蒸气蒸馏法和超临界流体萃取法。此外，还有升华法、压榨法、吸收法和酶提取法等。

## 一、常用提取法

### （一）溶剂提取法

溶剂提取法是依据目标化合物的极性、溶解性的差异，利用某种溶剂将化学成分从中药材组织中溶解、抽提出来，而对不需要的成分不溶出或少溶出。溶剂提取法是中药化学成分提取最常用的方法。

当溶剂加入经适当粉碎的中药材中后，由于扩散、渗透作用，溶剂逐渐通过细胞壁透入到细胞内，溶解可溶性成分并产生细胞内外的浓度差，于是一方面细胞内的溶质不断向外扩散，另一方面溶剂又不断进入到药材组织细胞中。至细胞内外溶质浓度达到动态平衡时，将溶液滤出，继续加入新的溶剂，如此反复多次，就可以将所需的成分近于完全或大部分溶出。

1. **提取溶剂的选择**　中药材中的化学成分在溶剂中的溶解度大小遵循"相似相溶"规律，即亲脂性的化学成分易溶于亲脂性的溶剂，难溶于亲水性的溶剂；反之，亲水性的化学成分易溶于亲水性的溶剂，难溶于亲脂性的溶剂。

化学成分和溶剂可通过其极性的大小来估计它的亲脂性或亲水性。一般说来，成分的基本母核相似，其分子中功能基的极性越大、数目越多，则整个分子的极性也越大，亲水性也越强，而亲脂性就越弱；成分的功能基相似，分子的非极性部分越多，则极性越小，亲脂性越强，而亲水性就越弱。

常见溶剂极性由弱到强的顺序如下：石油醚＜四氯化碳＜苯＜乙醚＜氯仿＜乙酸乙酯＜正丁醇＜丙酮＜乙醇＜甲醇＜水。

按照"相似相溶"规律，根据目标成分及其共存杂质的亲脂性和亲水性大小的差别，选择适当的溶剂，以使所需成分尽量多地提取出来而杂质尽量少地提取出来，这是溶剂提取法的关键。同时，在选择溶剂时还要注意溶剂不能与目标成分起化学反应，并要经济易得、使用安全方便等。因苯、氯仿等溶剂毒性较强，一般情况下宜用甲苯代替苯，用二氯甲烷代替氯仿。

常见的提取溶剂可分为三类。

（1）水：水是一种强极性溶剂，可用于提取亲水性强的中药化学成分，如苷类、生物碱盐、鞣质、氨基酸、有机酸盐等。

为了增加某些成分的溶解度,也常采用酸水或碱水作为提取溶剂。用酸水提取时,可使生物碱等碱性物质与酸作用生成盐而被提出;用碱水提取时,可使有机酸、黄酮、蒽醌等酚酸性成分生成盐而被提出。

由于水具有价廉易得、使用安全等特点,使其在工业上得以广泛应用。但水提取液易发霉变质、不易保存、黏度大、过滤困难,且水的沸点高,水提取液蒸发浓缩时间较长,用水提取苷类时易产生酶解等。此外,用水煎煮提取时,药材不宜粉碎得太细。

(2) 亲水性有机溶剂:指能与水混溶的、有较强极性的有机溶剂,如甲醇、乙醇、丙酮等。以乙醇最为常用,乙醇对植物细胞穿透能力强,对许多不同类型成分的溶解性能好,植物中的亲水性成分除蛋白质、黏液质、果胶、淀粉和部分多糖外,大多数能在乙醇中溶解。大多数难溶于水的亲脂性成分,在乙醇中溶解度也较大。还可以根据被提取成分的性质,采用不同浓度的乙醇进行提取。

乙醇提取还具有浓缩回收方便、毒性小、较经济、提取液不易发霉变质、提取苷类不易发生水解等优点,是使用最广泛的提取溶剂。甲醇的性质与乙醇相似,沸点较低(64℃),但毒性较大,使用受到限制。

(3) 亲脂性有机溶剂:指不能与水混溶的极性较小的有机溶剂,如石油醚、苯、氯仿、乙醚、乙酸乙酯等。这些溶剂可提出亲脂性成分,不能或不易提出亲水性成分,选择性强,且沸点低,浓缩回收方便。但这类溶剂挥发性大、多易燃、有毒、价格较贵,不易透入植物组织,提取时间长,用量大。

2. **提取方法**　用溶剂法提取时,常采用浸渍、渗漉、煎煮、回流提取及连续回流提取等操作方法。

(1) 浸渍法:将中药材粗粉或碎块装入容器中,加入适当的溶剂(一般用稀乙醇或水),以浸没药材稍过量为度,时常振摇或搅拌,放置一段时间后,滤出提取液,药渣另加新溶剂再进行同样操作,如此反复数次,合并提取液并浓缩即得总提取物。用水作为溶剂浸渍时,有时要加适量防腐剂以防霉变。

本法简单易行,但提取效率较差,提取时间较长。因此有时在浸渍时,采用加热温浸、动态温浸等方法以缩短提取时间,提高提取效率。

(2) 渗漉法:将中药材粉末润湿膨胀后装入渗漉器中,不断在药材粉末上添加新溶剂,使其自上而下渗透过药材粉末,提取液从渗漉器的下部流出。渗漉装置见图2-1。本法提取时由于药材和溶液之间保持了较大的浓度差,故提取效率较高,但溶剂消耗亦较大,操作时间较长。

(3) 煎煮法:将中药材切成小段、薄片或粉碎成粗粉装入容器中,加水浸没药材并充分浸泡后,加热至沸,保持微沸一定时间,滤出药液,药渣再依法煎煮数次,合并煎煮液,过滤,浓缩后得到总提取物。本法简便易行,但杂质溶出较多,且不宜用于有效成分遇热易被破坏或具挥发性成分的中药的提取。

(4) 回流提取法:回流提取是用有机溶剂提取时最常用的一种方法。采用加热回流装置,以免溶剂挥发损失。小量中药材提取时,可在圆底烧瓶上连接回流冷凝器。操作时将药材粗粉装入烧瓶中,装入药材粗粉的量为烧瓶容量的1/3~1/2,再加溶剂浸没药材表面1~2 cm。在水浴上加热回流,提取一定时间后,滤出提取液,药渣加入新溶剂再次加热回流,如此提取数次,至有效成分基本提尽为止。合并提取液,回收溶剂即得总提取物。大量提取时,一般使用有隔层的提取罐,用蒸

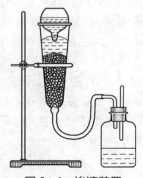

图2-1　渗漉装置

汽加热提取。本法提取效率较高,但溶剂消耗较大,且含受热易被破坏有效成分的中药不宜用此法。

(5) 连续回流提取法:为了改进回流提取法中溶剂需要量较大的缺点,可采用连续回流提取法。实验室常用的连续回流提取装置为索氏提取器,见图2-2。将中药材粗粉放入滤纸筒后再置于索氏提取器内,下端所接烧瓶内盛溶剂。在水浴上加热后,溶剂蒸发,通过上端的冷凝管使溶剂冷凝流入药粉内。当流入的溶剂达到一定高度(浸过药材面),通过虹吸管借虹吸作用流入下端的烧瓶内,如此反复,使有效成分不断被提出。该法所需溶剂量较少,提取也较完全,适合于用低沸点溶剂进行提取。但由于成分受热时间较长,有效成分遇热不稳定的中药不宜采用此法,该法也不适用于工业化生产。

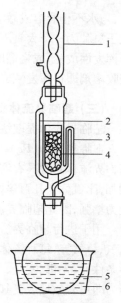

**图2-2　索氏提取器**
1. 冷凝管　2. 通气侧管
3. 虹吸管　4. 药材
5. 溶剂　6. 水浴

(6) 微波提取法(microwave assisted extraction):微波是波长介于1 mm至1 m(频率介于$3\times10^8\sim3\times10^{11}$ Hz)的电磁波。在微波提取的过程中,微波加热导致植物细胞内的极性物质,尤其是水分子吸收微波能,产生大量热量,使细胞内温度迅速上升,水汽化产生的压力将细胞膜和细胞壁冲破,形成微小的孔洞。进一步加热,导致细胞内部和细胞壁水分减少,细胞收缩,表面出现裂纹。小孔洞和裂纹的存在使细胞外溶剂容易进入细胞内,溶解出细胞内化合物并扩散到细胞外。此外,当样品与溶剂混合并被微波辐射时,由于不同物质的结构不同,吸收微波的能力各异,因此,在某些中药细胞内的组分被微波选择性地加热,进入吸收微波能力较差的溶剂中。

常用于微波提取的溶剂有甲醇、乙醇、丙酮、乙酸、二氯甲烷、甲苯、正己烷等有机溶剂,硝酸、盐酸、磷酸等无机酸类溶剂,以及己烷—丙酮、二氯甲烷—甲醇、水—甲苯等混合溶剂。

微波提取技术可用于提取挥发油、苷类、多糖、萜类、生物碱、黄酮、鞣质、甾体及有机酸等化合物。

(7) 超声波提取法(ultrasonic assisted extraction):超声波是频率>20 kHz 的声波。超声波提取的基本原理是利用超声波在振动时能产生大量的能量,使介质产生空化现象。当大量的超声波作用于提取介质时,介质被撕裂成许多小空化泡,空化泡在瞬间迅速涨大并破裂,破裂时把吸收的声能在极短的时间和极小的空间内释放出来,形成高温和高压,并产生较强的冲击波和微声流,使药材的细胞壁组织在瞬间破裂,细胞内的有效成分得以从细胞内释放出来,进入提取溶剂中,从而提高提取效率。此外,超声波的许多次级效应如热效应、乳化效应、扩散效应等也能加速中药有效成分在溶剂中的溶解和扩散,有利于提取。

一般可选用甲醇、乙醇、乙酸乙酯、水、酸水、碱水等为超声波提取的溶剂。超声波与常规提取相比,具有时间短、产率高和不需要加热等优点。但超声波提取的缺点是对容器壁的厚薄及容器放置位置要求较高,目前处于实验研究阶段,要用于大规模生产,还有待进一步解决有关工程设备等方面的问题。

### (二) 水蒸气蒸馏法

水蒸气蒸馏法(steam distillation)适用于能随水蒸气蒸馏且不被破坏的挥发性成分的提取,主要用于中药材中挥发油、某些小分子生物碱和小分子酚性物质的提取。这类成分沸点在100℃以上,与水不相混溶或微溶于水,且在100℃时有一定蒸汽压,当与水一起加热时,其蒸汽压和水的蒸汽压总和为一个大气压时,水蒸气将挥发性成分带出。馏出液往往分出油水两层,将油层分出即得挥发性成分;或将馏出液经盐析法并用低沸点溶剂(常用乙醚、环己烷)将挥发性成分萃取出来,回收溶剂即得挥发性成分。

### (三)超临界流体提取法

超临界流体提取法(supercritical fluid extraction,SFE)是提取中药化学成分的新技术。

在临界压力($Pc$)和临界温度($Tc$)以上,介于液体和气体之间的流体,称为超临界流体(SF)。超临界流体同时具有液体和气体的双重特性,它的扩散系数和黏度接近气体,而分子密度却大大增加,比气体大几百倍,几乎与液体接近,密度的增加使分子间相互作用力增大,对化合物的溶解能力增强,因此超临界流体的溶解性能类似液体,可以用来提取中药的化学成分。

用于进行超临界流体提取的流体物质,通常有二氧化碳、氧化二氮、乙烯、三氯甲烷、六氟化硫、氮气、氩气等,每种流体物质都有其最佳工作条件。最常用的流体物质是二氧化碳,因为它具有临界条件好、无毒、安全、无污染等优点。二氧化碳的最佳提取温度为40℃,在这个温度条件下,改变压力即可有效地改变其密度和溶解特性。高于此温度时,改变压力,其密度和溶解特性变化小,提取效果差;低于此温度时,很容易低于临界温度,失去其超临界流体的溶解特性。

此外,还可在超临界流体中少量加入某些溶剂,如甲醇、乙醇、丙酮等,这些溶剂的加入可以改善超临界流体的溶解性能,这些溶剂通常称为夹带剂。夹带剂对提高溶解度,改善选择性和增加收取率都起重要作用。

操作时,二氧化碳在高于临界温度和临界压力的条件下,成为超临界流体,溶出中药原料中的化学成分,将溶有化学成分的超临界流体与原料残渣分开后,使压力和温度恢复至常温和常压时,溶解在超临界流体二氧化碳中的化学成分立刻与气态二氧化碳分开,达到提取化学成分的目的。工艺过程见图2-3。

超临界流体用于中药化学成分提取时,一般对亲脂性强的成分提取效果较好,可用于生物碱、香豆素、芳香有机酸、酚、内脂类化合物和挥发油的提取。

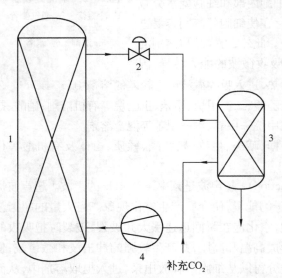

补充CO₂

**图2-3　超临界二氧化碳萃取工艺过程**
1. 萃取釜　2. 减压阀　3. 分离釜　4. 加压釜

## 二、其他提取方法

### (一)升华法

某些固体化学成分受热直接变成气态、遇冷后又直接凝固为固体的性质,称为升华。有些中药化学成分具有升华的性质,利用升华的方法可将这些成分直接从中药材粉末中提取出来,如茶叶中的咖啡因在178℃以上就可升华而不分解。此法简单易行,但具有升华性的中药化学成分较少,仅见于少数单萜类、生物碱、游离蒽醌、香豆素和小分子有机酸类成分。由于在加热升华过程中往往伴有热分解现象,并有升华不完全,产率低;升华物不纯时难于处理等缺点,故其应用范围非常有限。

### (二)压榨法

一些挥发油含量较高的中药,如鲜橘皮、柠檬皮等,可用机械压榨将挥发油从植物组织中压榨出来。此法在常温下进行,其成分不致受热分解,但所得产品不纯,多含有水分、黏液质及细胞组织等杂质,因而呈浑浊状,同时又不易将中药材中的挥发油压榨干净。因此,常将压榨后的药材残渣再进行水蒸气蒸馏,使挥发油提取更完全。

压榨法也应用于有毒或无用成分的去除,如先用压榨法去除巴豆中毒性较大的巴豆油,再制备巴豆霜。

### (三)吸收法

用于贵重的挥发油提取,如玫瑰油、茉莉花油常采用吸收法提取。用亲脂性树脂作为吸收剂来提取挥发油,特别是低沸点的挥发油,如鲜花的头香等成分。通常将鲜花放入底部有进气管、顶部有抽气管的干燥器内,然后与装有树脂的干燥器串接,使干燥器抽气管中出来的含有挥发油的气体连续通过树脂,挥发油被树脂吸附后,用石油醚洗脱,挥干石油醚即得挥发油。常用的树脂有 XAD-4 型等。

### (四)酶提取法

酶是具有特殊催化作用的蛋白质,通过选用适当的酶进行温和的酶反应,可将中药材的植物细胞壁破坏,再用适当的溶剂进行提取,细胞内的有效成分比较容易从细胞内释放出来,有利于中药有效成分的提取。大部分药材的细胞壁主要由纤维素组成,因此,一般选用纤维素酶来酶解药材,也可用复合酶来进行酶解。将纤维素酶用于从穿山龙中提取薯蓣皂苷元、穿心莲中提取穿心莲内酯、黄连中提取小檗碱、三七叶中提取总皂苷等,其工艺只比原工艺多了一步酶解处理,但目标成分的收取率却明显提高。酶法提取反应温和、提取效果好、收率高、节约能耗,有较广阔的应用前景。

# 第二节 | 中药化学成分的分离方法

中药化学成分的分离是根据提取物中各成分之间物理或化学性质的差异,应用一定的方法使各成分彼此分开,获得高纯度化合物单体的过程。

中药的提取液或浓缩后得到的总提取物是混合物,需要进一步分离才能得到中药化学成分的单体。分离过程可分为初步分离和单体分离两个阶段,但这两个阶段并没有明显界限。最常用的分离方法有溶剂法、色谱法和结晶法,还有沉淀法、盐析法、膜分离法、分馏法等。

## 一、溶剂分离法

### (一)固—液溶剂分离法

固—液溶剂分离法是根据"相似相溶"的规律,采用不同极性溶剂对总提取物的化学成分进行分离的方法。

操作时,用若干种不同极性的溶剂对总提取物的干燥粉末进行依次抽提,溶剂的极性由低到高,使总提取物中的各种成分依其在不同极性溶剂中溶解度的差异而分离,这样总提取物中的化学成分按照极性由小到大粗分成了若干个部分,这是常用的一种初步分离的方法。

总提取物常为胶状物,难以均匀分散在低极性溶剂中,会影响分离效果,可拌入适量惰性填充剂,如硅胶、硅藻土或纤维素粉等,低温干燥使其成粉末状,再用溶剂依次提取。常用的溶剂有石油醚、乙醚、氯仿、乙酸乙酯、乙醇、水等。使用该法时,如中药化学成分性质不稳定,则需尽量避免温度过高、受热时间过长等强烈理化因素的影响,以防止有效成分的分解、异构化等变化。

### (二)两相溶剂萃取法

两相溶剂萃取法是利用混合物中各成分在两种互不相溶的溶剂中分配系数的不同而达到分离的方法。混合物中各成分在两相溶剂中分配系数相差越大,则分离效率越高。

两相溶剂萃取法操作时,将水提取浓缩液或提取物浸膏加少量水分散后,在分液漏斗中用与水互不相溶的有机溶剂进行萃取,一般需要反复萃取数次,才能使化学成分得到较好的分离。

若有效成分是亲脂性的,一般多用石油醚、甲苯、氯仿或乙醚等亲脂性有机溶剂进行萃取,使亲脂性成分被有机溶剂萃取出来;若有效成分是偏亲水性的,则需用乙酸乙酯、正丁醇或戊醇等弱亲脂性的有机溶剂进行萃取,使偏亲水性成分被有机溶剂萃取出来。

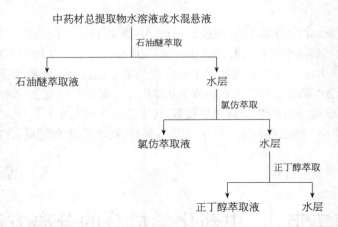

以上流程图中,石油醚萃取液含有极性小的化合物,如极性较小的生物碱、萜类、苷元等;氯仿液中含有极性稍大的化合物,如极性稍大的生物碱、萜类、黄酮苷元等;正丁醇液中含有极性较大的化合物,如极性较大的黄酮苷、多羟基酚、萜类多糖苷等;水层中含有极性更大的物质,如糖类、蛋白质等。

此外,也可用环己烷等溶剂替代石油醚,二氯甲烷、乙醚、甲苯等替代氯仿作为萃取溶剂。

可根据预试验结果选择对有效成分溶解度好的溶剂,如有游离生物碱成分应选用氯仿萃取;如有黄酮类成分可用乙酸乙酯萃取;如有皂苷类成分一般选用正丁醇进行萃取。

当提取物中含有难溶于水的碱性或酸性成分时,可调节其 pH 进行分离。对于难溶于水的生物碱成分,可以加入无机酸与之成盐而溶于水,通过萃取,与难溶于水的其他成分分离;对于具有羧基、酚羟基难溶于水的酸性成分,可以加入碱与之成盐而溶于水,通过萃取,与难溶于水的其他成分分离;对于具有内酯或内酰胺结构的成分,可加入碱并加热皂化,使之成盐溶于水,与难溶于水的其他成分分离。举例如下。

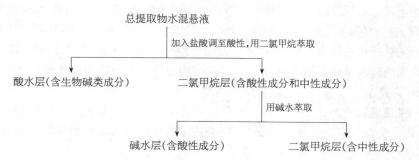

如果通过以上分离得到的酸性部分或碱性部分中,分别含有强度不同的酸性成分或碱性成分,可用 pH 梯度萃取法进一步分离。pH 梯度萃取法是利用不同成分的酸碱性强弱的差异,在某一强度的 pH 条件下,某些成分可成盐溶于水,与其他成分分离。依次改变 pH 条件,则不同酸碱强度的化学成分依次被萃取出来而达到分离目的。

中药中含有的一些成分如蛋白质、皂苷、树脂等,都有一定的表面活性,是天然的乳化剂,因此乳化是萃取中常遇到的难题,萃取时要尽量防止乳化。

## 二、色谱分离法

色谱法(chromatography)是利用混合物中各种成分对固定相和移动相(流动相)亲和作用的差异而使之相互分离的方法,又称层析法。

中药中的化学成分采用色谱法一般均可以获得满意的分离结果。近年来,随着色谱理论研究的深入,电子技术和计算机的应用,使色谱技术逐步向仪器化、自动化、高速化方向发展,成为分离中药化学成分最重要、应用范围最广、使用最多的工具。

色谱的固定相可以是固体或液体,移动相可以是液体或气体。移动相为液体的色谱统称为液相色谱,移动相为气体的色谱统称为气相色谱。

根据两相所处状态可将色谱技术分为液—固色谱、液—液色谱、气—固色谱、气—液色谱。

固定相的极性大于移动相的色谱称为正相色谱,反之,固定相的极性小于移动相的色谱为反相色谱。

在柱上、薄层上、纸上进行的色谱则分别称为柱色谱、薄层色谱、纸色谱。

按色谱原理可分为吸附色谱、分配色谱、离子交换色谱、凝胶色谱等。

### (一) 吸附色谱法

吸附色谱法(absorption chromatography)是应用各种固体吸附剂为固定相,利用混合物中各成分对吸附剂的吸附能力和移动相的亲和能力差别来进行分离的一种方法。

吸附色谱法是使用最广泛的一种色谱方法,可采用柱色谱、薄层色谱等多种操作方法进行。吸附剂的吸附作用主要通过氢键、络合作用、静电引力、范德华力等而产生的。色谱分离时吸附作用的强弱与吸附剂吸附能力、被吸附成分的性质和移动相的性质有关。操作过程中,当移动相流经固定相时,化合物连续不断地发生吸附和解吸附,从而使混合物中各成分相互分离。

1. 吸附剂

(1) 硅胶:色谱硅胶为一种多孔性物质,可用通式 $SiO_2 \cdot xH_2O$ 来表示。分子中具硅烷氧

(—Si—O—Si—)交链结构,其表面又有很多硅醇基(—SiOH)。硅胶吸附作用的强弱与硅醇基的数目有关。由于硅醇基可以通过氢键吸附水分,因此,硅胶的吸附能力随吸附水分增加而降低,若吸水量超17%,硅胶的吸附力极弱而不能作为吸附剂使用。当硅胶加热到100~110℃时,其表面所吸附的水分能可逆地被除去,因此当用硅胶做吸附剂时一般需加热活化,但活化温度不宜过高,以防止硅胶表面的硅醇基脱水缩合转变为硅氧烷结构而失去吸附能力。硅胶活化温度以105℃,时间以30 min为宜。

硅胶是一种极性吸附剂,应用范围十分广泛,中药中的各类成分大多都可以用硅胶进行色谱分离,尤其适用于中性或酸性成分如挥发油、萜类、黄酮、皂苷以及某些极性较小或非极性化合物的分离。

(2)氧化铝:氧化铝是一种吸附能力较强的极性吸附剂,吸附能力较硅胶强,其吸附作用与暴露在表面的铝离子、Al—O键或者其他阳离子有关。

色谱用氧化铝有碱性、中性和酸性三种。碱性氧化铝是由于氧化铝的颗粒表面常含少量的碳酸钠等成分而呈微碱性,对于分离碱性成分如生物碱和对碱稳定的中性成分较为理想。但碱性氧化铝不宜用于醛、酮、酯、内酯等类型化合物的分离,因为碱性氧化铝可使上述成分发生异构化、氧化、消除等反应。

除去氧化铝中的碱性杂质并用水洗至中性后称为中性氧化铝,中性氧化铝可用于碱性或中性成分的分离,但仍不适合酸性成分的分离。

用稀硝酸或稀盐酸处理氧化铝,可中和氧化铝中的碱性杂质,并使氧化铝颗粒表面带有 $NO_3^-$ 或 $Cl^-$ 阴离子,从而具有离子交换剂的性质,这种氧化铝称为酸性氧化铝,适用于酸性成分如有机酸、氨基酸的分离。

(3)聚酰胺:聚酰胺是由酰胺键聚合而成的一类高分子化合物,其主要分离作用是由于其酰胺键(—CO—NH—)与酚类、酸类、醌类等化合物形成氢键的数目不同、强度不同,因而对这些化合物产生吸附作用强度不同引起的。主要用于中药的黄酮、蒽醌、酚类、有机酸、鞣质等成分的分离。

但近年来也有用聚酰胺分离萜类、甾体、生物碱、糖类等成分,这些成分很难与聚酰胺形成氢键,不能用"氢键吸附"原理解释,可认为聚酰胺具有"双重色谱"性能。因为聚酰胺中除含有极性的酰胺基团外,还含有非极性的脂肪链。当用极性移动相(如含水溶剂系统)时,聚酰胺作为非极性固定相,其色谱行为类似反相色谱;当用极性较小的移动相(如氯仿—甲醇系统)时,聚酰胺则作为极性固定相,其色谱行为类似正相色谱。

(4)活性炭:活性炭是一种非极性吸附剂,故吸附性能与硅胶、氧化铝相反,对非极性成分具有较强的亲和能力,主要用于分离水溶性成分如氨基酸、糖类及某些苷类。活性炭对芳香族化合物的吸附力大于脂肪族化合物;对分子量大的化合物的吸附力大于分子量小的化合物。利用这些性质,可将水溶性芳香族成分与脂肪族成分分开,使单糖与多糖分开,使氨基酸与多肽分开。活性炭的吸附作用在水溶液中最强,在有机溶剂中则较弱。而溶剂的极性降低,则活性炭对成分的吸附能力也降低,故水的洗脱能力最弱,有机溶剂则较强,洗脱剂的洗脱能力将随溶剂极性的降低而增强。如以各种浓度的乙醇溶液做洗脱剂,则它们的洗脱能力随乙醇浓度的递增而增强。

此外,氧化镁、硅酸镁、碳酸钙和硅藻土等也可作为吸附剂应用于某些中药化学成分的分离。

2. 洗脱剂和展开剂  在吸附色谱中,除气相色谱外,移动相均为液体,在柱色谱中,移动相习惯上称为洗脱剂,而在薄层色谱中,移动相通常被称为展开剂。洗脱剂或展开剂对分离效果影响极大,选择时须根据被分离成分和所选用的吸附剂性质加以考虑。通常对用极性吸附剂的色谱(正相色谱)而言,被分离的成分极性越大,吸附作用越强;而对洗脱剂而言,极性越大洗脱能力越强。

常用溶剂的洗脱能力由小到大排列顺序为:石油醚<己烷<苯<甲苯<乙醚<氯仿<乙酸乙酯<丙酮<乙醇<甲醇<水。

以上顺序仅适用于极性吸附剂的正相色谱。对于非极性吸附剂如活性炭、$C_{18}$ 等反相色谱,则正好与上述顺序相反。

在用极性吸附剂(如硅胶、氧化铝)进行正相柱色谱时,洗脱剂的选择和化合物的洗脱顺序遵循以下规律:① 当被分离的成分为弱极性物质时,一般选用吸附作用强的为吸附剂,极性小的溶剂为洗脱剂;当被分离的成分为强极性物质时,则需选用吸附作用弱的为吸附剂,极性大的溶剂为洗脱剂。② 在洗脱过程中,极性小的化合物先被洗脱下来,极性大的化合物后被洗脱下来。而对用非极性吸附剂的反相柱色谱,洗脱顺序则相反。

聚酰胺色谱作为一种以氢键吸附为主的吸附色谱,其常用的洗脱剂洗脱能力由小到大的次序为:水<甲醇或乙醇<丙酮<稀氢氧化铵水溶液或稀氢氧化钠水溶液<甲酰胺<二甲基甲酰胺。

在柱色谱分离过程中,由于中药化学成分结构往往较为相似,故只采用单一溶剂洗脱不易得到满意的分离效果。通常通过逐步改变洗脱剂的极性,以逐步提高其洗脱能力。由一种洗脱剂更换为另一种洗脱能力更强的洗脱剂时,应该辅以两者的混合溶剂作为过渡,逐渐增大洗脱能力强的溶剂的比例。这样在整个洗脱过程中,洗脱剂的洗脱能力是缓慢地、渐进地提高,更有利于混合物的完全分离,这种洗脱方法称为梯度洗脱。在薄层色谱中,通常也须两种以上的溶剂按一定的比例配成混合溶剂,方可达到理想的分离效果。

### (二) 分配色谱法

分配色谱法(partition chromatography)是指以液体作为固定相和移动相(又称流动相)的液相色谱法。

其原理是利用混合物中各成分在固定相和移动相两种不相混溶的液体之间进行连续分配,由于各成分在两相间的分配系数不同,从而达到相互分离的目的。色谱分离时,将两相溶剂中的一相溶剂吸着于某种固体物质颗粒的表面,这种固体物质只起支持和固定溶剂的作用,故称载体或支持剂,被载体吸着的溶剂称为固定相。

当与固定相不相混溶的移动相流经载体时,由于被分离的各成分在两相之间的分配系数不同,随移动相移动的速率也不一样,易溶于移动相的成分移动快,不易溶于移动相的成分移动慢,从而得以分离。

若固定相的极性大于移动相的极性,称为正相分配色谱;若固定相的极性小于移动相的极性,则称反相分配色谱。分配色谱法通常可使用柱色谱、薄层色谱、纸色谱等操作方法。

1. **载体** 常用的载体有硅胶、硅藻土、纤维素粉等。

(1)硅胶:含水量在17%以上的硅胶已失去吸附作用,可作为分配色谱的载体,硅胶吸收本身重量50%的水仍呈不显潮湿的粉末状,涂膜操作简单,是使用最多的一种分配色谱载体。

(2)硅藻土:硅藻土可吸收其本身重量100%的水而仍呈粉末状,几乎无吸附性能,且装柱容易,作为分配色谱载体效果较好。

(3)纤维素:纤维素也是常用的载体,能吸收本身重量100%的水而仍呈粉末状。纸色谱也是以滤纸的纤维素为载体,滤纸上吸着的水分为固定相的一种特殊分配色谱。

2. **固定相与移动相** 在分配色谱中,固定相和移动相的选择是决定分离效果的主要因素,它们的选择原则为：① 两者不能互溶。② 两者极性应有较大差异。③ 被分离的成分在固定相中的溶解度应适当大于其在移动相中的溶解度。

根据欲分离的化合物性质选择固定相和移动相，大多采用复合的溶剂系统，以通过调节溶剂系统的组成使之与欲分离的化合物性质相适应。

在正相分配色谱中，固定相具有较大的极性，而移动相则为极性较弱的有机溶剂。通常固定相为水、各种水溶液（酸、碱、盐与缓冲液）、甲酰胺、低级醇等，而移动相一般选用与水不相混溶的有机溶剂如石油醚、苯、卤代烷类、脂类、酮类（如丁酮）、醇类（如丁醇、戊醇）等或其混合物。

在反相分配色谱中，固定相具有较小的极性，而移动相为各种强极性溶剂。通常固定相为硅油、石蜡油等亲脂性强的有机溶剂，而移动相则常用水、各种水溶液和能与水混溶的有机溶剂。

**3. 被分离成分与溶剂系统的关系**

（1）亲水性较强的成分：亲水性较强的成分，如苷类、糖类、部分极性大的生物碱和有机酸等化合物。最好采用以水或缓冲液为固定相的正相分配色谱，移动相采用氯仿、乙酸乙酯、正丁醇等相对极性较小的有机溶剂，因亲水性较强的成分极性大，在固定相中保留时间长，Rf 值小，流出色谱柱慢，分离效果较好。

（2）亲脂性稍强的成分：亲脂性稍强的成分，如某些甾体、强心苷，若用一般水或水溶液为固定相的分配色谱难以分离时，可改用强极性的非水溶剂为固定相的正相分配色谱法。如以甲酰胺代替水为固定相，分离效果可能有所改善。

（3）亲脂性强的成分：亲脂性强的成分，如高级脂、酸、油脂等则应考虑采用反相色谱，固定相用硅油、石蜡油，而移动相则用水或甲酸等强极性溶剂。

在分配色谱中，由于固定相和移动相均为液体，选用的溶剂应该是互不相溶的，但实际上相互间总会有少许的溶解，即使是极少量的互溶，在大量洗脱剂的洗脱过程中，会使固定相液膜流失而影响分离，故在操作前，要使两相溶剂预先相互饱和。

**（三）离子交换色谱法**

离子交换色谱法（ion exchange chromatography，IEC）是利用各种离子性化学成分与离子交换树脂等进行离子交换反应时，因交换平衡的差异或亲和力差异而达到分离的一种分离方法。

该法以离子交换树脂为固定相，用水或与水混合的溶剂为移动相，在移动相中存在的离子性成分与树脂进行离子交换反应而被吸附，通常采用柱色谱的方式进行。离子交换色谱法主要适合离子性化合物的分离，如生物碱、有机酸、氨基酸、肽类和黄酮类成分。化合物与离子交换树脂进行离子交换反应的能力强弱，主要取决于化合物解离度的大小和带电荷的多少等因素，化合物解离度大（酸性或碱性强），则易交换在树脂上，相对来说较难洗脱。因此，当具不同解离度成分的混合物被交换在树脂上，解离度小的化合物先于解离度大的化合物被洗脱。

**1. 离子交换树脂的类型** 离子交换树脂是一种不溶性的高分子化合物，它具有特殊的网状结构，网状结构的骨架是由苯乙烯通过二乙烯苯交联聚合而成，骨架上带有能解离的基团作为交换离子。根据交换离子的不同可将其分为阳离子交换树脂和阴离子交换树脂。

$$\text{阳离子交换树脂}\begin{cases}\text{强酸型} & -SO_3H \\ \text{弱酸型} & -COOH、-PO_3H_2\end{cases}$$

$$\text{阴离子交换树脂}\begin{cases}\text{强碱型} & -N^+(CH_3)_3Cl^- \\ \text{弱碱型} & -NH_2、=NH、\equiv N\end{cases}$$

2. **离子交换树脂的选择**

(1) 被分离的物质为生物碱阳离子时,选用阳离子交换树脂;如是有机酸阴离子时,选用阴离子交换树脂。

(2) 被分离的离子吸附性强(交换能力强),选用弱酸或弱碱型离子交换树脂,如用强酸或强碱型树脂,则由于吸附力过强而很难洗脱;被分离的离子吸附性弱,应选用强酸或强碱型离子交换树脂,如用弱酸或弱碱型离子交换树脂则不能很好地交换或交换不完全。

(3) 被分离物质分子量大,选用低交联度的树脂;分子量小,选用高交联度的树脂。如分离生物碱、大分子有机酸、多肽类,采用 2%～4% 交联度的树脂为宜。分离氨基酸或小分子肽(二肽或三肽),则以 8% 交链度的树脂为宜。制备无离子水或分离无机成分,需用 16% 交链度的树脂。只要不影响分离的完成,一般尽量采用高交联度的树脂。

(4) 做分离色谱用的离子交换树脂颗粒要求较细,一般用 200 目左右;做提取离子性成分用的树脂,粒度可较粗,可用 100 目左右;制备无离子水用的树脂可用 16～60 目。但无论做什么用途,都应选用交换容量大的树脂。

3. **洗脱剂的选择**　由于水是优良的溶剂并具有电离性,因此,大多数离子交换树脂色谱都选用水为洗脱剂,有时亦采用水—甲醇混合溶剂。为了获得最佳的洗脱效果,经常需用竞争的溶剂离子,并同时保持恒定的溶剂 pH。为此目的,经常采用各种不同离子浓度的含水缓冲溶液。如在阳离子交换树脂中,经常用乙酸、枸橼酸、磷酸缓冲液;在阴离子交换树脂中,则应用氨水、吡啶等缓冲液;对复杂的多组分则可采用梯度洗脱方法,即有规律地随时间而改变溶剂的性质,如 pH、离子强度等。

除了离子交换树脂外,还可用离子交换纤维和离子交换凝胶来进行分离。离子交换纤维和离子交换凝胶是在纤维素或葡聚糖等大分子的羟基上,通过化学反应引入能释放或吸收离子的基团制得的,如二乙氨乙基纤维素(DEAE-cellulose)、羧甲基纤维素(CM-sellulose)、二乙氨乙基葡聚糖凝胶(DEAE-sephadex)、羧甲基葡聚糖凝胶(CM-sephadex)等。这些类型的离子交换剂既有离子交换性质,又有分子筛的作用,对水溶性成分的分离十分有效,主要用于分离纯化蛋白质、多糖等水溶性成分。

### (四) 大孔树脂吸附法

大孔树脂吸附法是利用化合物与大孔树脂吸附力的不同及化合物分子量大小的不同来进行分离的方法。

大孔树脂(macroporous resins)是一种没有可解离基团,具有大孔结构的固体高分子物质。一般为白色球形颗粒状,粒度多为 20～60 目。大孔树脂色谱是吸附和分子筛原理相结合的色谱方法,其吸附力以分子间范德华力为主,其分子筛作用是由于其多孔性结构所决定。

大孔树脂在水中吸附性强,适用于从水溶液中分离和提纯化合物。因此,在中药化学成分的分离中,尤其是水溶性成分的提取分离中应用较为广泛。

大孔树脂根据孔径、比表面积和树脂结构可分为许多型号,如 AB-8、NKA-9、NKA-12、X-5、DA-101 等,以聚苯乙烯为核心的大孔树脂属于非极性大孔树脂,能吸附非极性化合物;以极性物质为核心的大孔树脂属于极性大孔树脂,能吸附极性化合物。

在应用中,可根据实际要求和化合物性质选择合适的树脂型号和分离条件,要取得满意的分离效果,须注意以下几方面因素的影响。

（1）化合物极性的大小：极性较大的化合物一般适合在极性大的大孔树脂上分离，而极性小的化合物则适合在极性小的大孔树脂上分离。

（2）化合物分子体积的大小：在一定条件下，化合物体积越大，吸附力越强。通常分子体积较大的化合物选择较大孔径的树脂，在合适的孔径情况下，比表面积越大，分离效果越好。

（3）溶液的 pH：一般情况下，酸性化合物可在适当的酸性溶液中被充分吸附，碱性化合物可在适当碱性溶液中被较好地吸附，中性化合物可在近中性的溶液中被较充分地吸附。根据化合物结构特点灵活改变溶液 pH，可使分离工作达到理想效果。

大孔树脂用于中药化学成分的分离时，通常用混合组分的水溶液通过大孔树脂后，依次用水、甲醇、乙醇、丙酮、乙酸乙酯等洗脱剂洗脱，可获若干部位。应根据吸附力的强弱选用不同的洗脱剂，对非极性大孔树脂来说，洗脱剂极性越小，洗脱能力越强；而对于极性大孔树脂来说，则洗脱剂极性越大，洗脱能力越强。也可用不同浓度的含水甲醇（或乙醇、丙酮）进行洗脱，根据实际情况，可采用不同极性梯度的洗脱液分别洗下不同组分。

大孔树脂的再生处理比较方便，再生时用 1 mol/L 盐酸和 1 mol/L 氢氧化钠液顺次浸泡洗涤，最后用蒸馏水洗至中性，浸泡于甲醇或乙醇中储存，临用前用蒸馏水洗尽醇即可使用。

### （五）凝胶色谱法

凝胶色谱法（gel filtration chromatography，GFC）是一种以凝胶为固定相的液相色谱方法。

凝胶色谱法所用的固定相凝胶是具有许多孔隙的立体网状结构的高分子多聚体，而且孔隙大小有一定的范围。它们呈理化惰性，大多具有极性基团，能吸收大量水分或其他极性溶剂。将凝胶颗粒在适宜的溶剂中浸泡，使其充分溶胀，然后装入色谱柱中，加入样品溶液，再用洗脱剂洗脱。由于凝胶颗粒膨胀后形成的骨架中有许多一定大小的孔隙，当混合物溶液通过凝胶柱时，比凝胶孔隙大的分子不能进入凝胶内部（即被排阻在凝胶颗粒外部），只能在凝胶颗粒的间隙移动，并随洗脱剂从柱底先行流出，比凝胶孔隙小的分子可以自由进入凝胶内部，移动被滞留，随移动相走在后面。这样经过一段时间洗脱后，混合物中的各成分就能按分子由大到小顺序先后流出并得到分离。

在中药化学成分的研究中，凝胶色谱主要用于蛋白质、酶、多肽、氨基酸、多糖、苷类、甾体以及某些黄酮、生物碱的分离。商品凝胶的种类很多，不同种类凝胶的性质和应用范围有所不同，常用的有葡聚糖凝胶（Sephadex G）和羟丙基葡聚糖凝胶（Sephadex LH-20）。

1. **葡聚糖凝胶**  这是由葡聚糖和甘油基通过醚键（—O—CH_2—CHOH—CH_2—O—）相交联而成的多孔性网状结构物质。由于其分子内含大量羟基而具亲水性，易在水中溶胀。凝胶颗粒网孔大小取决于制备时所用交联剂的数量及反应条件。加入交联剂越多，交联度越高，网状结构越紧密，孔径越小，吸水膨胀也小；交联度越低，则网状结构越稀疏，孔径就大，吸水膨胀也大。商品型号即按交联度大小分类，并以吸水量（每克干凝胶吸水量×10）来表示，如 Sephadex G-25，表示该凝胶吸水量为 2.5 ml/g，Sephadex G-75 的吸水量为 7.5 ml/g。

Sephadex G 系列的凝胶只适于在水中应用，不同规格的凝胶适合分离不同分子量的物质。

2. **羟丙基葡聚糖凝胶**  这是在 Sephadex G-25 分子中的羟基上引入羟丙基而成醚键（OH—→—OCH_2CH_2CH_2OH）结合而成的多孔性网状结构物质。虽然分子中羟基总数未改变，但非极性烃基部分所占比例相对增加了，因此，这种凝胶既有亲水性又有亲脂性，不仅可在水中应用，也可在多种有机溶剂中膨胀后应用。它所用的洗脱剂范围较广，可以是含水的醇类，如甲醇、乙醇等，也可使用单一有机溶剂，如甲醇、二甲基甲酰胺、氯仿等，还可使用混合溶剂，如氯仿与甲醇的混合液,并可在洗脱过程中改变溶剂组成,类似梯度洗脱,以达到较好的分离效果,同时也扩大了使用范围,可适用于某些亲脂性、难溶于水的成分的分离。

但须注意,使用混合溶剂时,所用的不同溶剂膨胀体积应相同或相近,否则会破坏凝胶的特性而使分离失败。

在葡聚糖凝胶分子上可引入各种离子交换基团,使凝胶具有离子交换剂的性能,同时仍保持凝胶的一些特点,如羧甲基交联葡聚糖凝胶(CM-Sephadex)、二乙氨基乙基交联葡聚糖凝胶(DEAE-Sephadex)、磺丙基交联葡聚糖凝胶(SP-Sephadex)、苯胺乙基交联葡聚糖凝胶(QAE-Sephadex)等。

此外,商品凝胶还有丙烯酰胺凝胶(Sephacrylose,商品名 Bio-Gel P)、琼脂糖凝胶(Sepharose,商品名 Bio-Gel A)等,都适用于分离水溶性大分子化合物。

### (六)加压或减压液相色谱法

经典的色谱分离技术虽然不需要专门的设备,但分离效率往往较低。近年来,各种加压或减压制备色谱技术越来越多地应用于中药、天然药物化学成分的制备分离、纯化。根据所用压力大小的不同,分为高压(高效)制备液相色谱(HPLC,>20 个大气压)、中压制备液相色谱(MPLC,5～20 个大气压)、低压制备液相色谱(LPLC,<5 个大气压)、快速制备液相色谱(又称闪柱色谱,flash chromatography,约 2 个大气压),以及真空液相色谱(VLC,负压)等。

1. **高效液相色谱法**(high performance liquid chromatography,HPLC) 高效液相色谱法是在经典液相柱色谱的基础上发展起来的一种新型快速分离分析技术,其分离原理与经典液相色谱相同,包括液—固色谱、液—液色谱、凝胶色谱、离子交换色谱等多种方法。高效液相色谱采用了微粒型填充剂(5～10 $\mu$m)和高压匀浆装柱技术,洗脱剂由高压输液泵压入柱内(入柱口压强可达 980～49 000 kPa),并配有高灵敏度的检测器和工作站及收集装置,从而使它在分离速度和分离效能等方面远远超过经典液相柱色谱,具有高效化、高速化和自动化的特点。而高效液相色谱还保持了液相色谱对样品的适用范围广、移动相改变灵活性大的优点,对于难气化、分子量较高的成分或对热不稳定的成分都可应用,制备型的高效液相色谱还能用于较大量分离制备纯度较高的样品。因而在中药化学成分的分离、定性检识和定量分析等方面已占有越来越重要的地位。

高效液相色谱常使用键合固定相材料,最常用的反相硅胶分配色谱填料系将普通硅胶经下列方式化学修饰,键合上长度不同的烃基(R),在载体硅胶上形成一层亲脂性表面。

$$—Si—OH+X—Si—R \longrightarrow —Si—O—Si—R+HX(X=卤原子,烷氧基)$$

键合的烃基通常为乙基(—C$_2$H$_5$)、辛基(—C$_8$H$_{17}$)和十八烷基(—C$_{18}$H$_{37}$),分别命名为 RP(reverse phase)- 2、RP - 8 和 RP - 18,它们的亲脂性强弱顺序为:RP - 18>RP - 8>RP - 2,用于分离不同极性的化合物。

2. **中压液相色谱法** 高效液相色谱虽然在中药化学成分的分离和分析技术上具有快速、高效、应用范围广等优点,但仪器设备、制备型高效液相色谱柱价格较昂贵,进行常量制备性分离和普及应用尚有困难。为此,中压柱色谱法(middle performance liquid chromatography,MPLC)的应用越来越广泛,其分离原理与经典液相色谱相同,分离效果虽不及高效液相色谱,但高于经典柱色谱,且对仪器设备和溶剂要求均较低,又适于制备性分离,已逐渐成为中药化学成分分离的常规方法。

中压柱色谱是采用填充剂的颗粒直径(颗粒直径 50～75 $\mu$m)大小介于经典柱色谱(100～

150 μm)和高效液相色谱(5~10 μm)之间,相当于薄层色谱硅胶的颗粒直径。加入样品后,用适宜洗脱剂在 49~490 kPa 压力下进行柱色谱分离。此法分离效果较好,设备简单,操作方便,如连上检测器和自动收集器则更为方便,适合于中药化学成分的常量制备性分离。

**3. 真空液相色谱法**　真空液相色谱法(vacuum liquid chromatography, VLC)又称为减压柱色谱法。其分离原理近似于薄层色谱的多次展开,装置主要由一个适当直径的色谱柱或垂熔玻璃漏斗、一个抽滤罐或无底抽滤瓶、减压泵组成。常用的吸附剂为薄层色谱粒径的硅胶或氧化铝,样品量与吸附剂用量比值为 1∶30~1∶200,吸附剂和洗脱剂可通过薄层色谱来选择。

取适量吸附剂装入色谱柱中,轻轻拍打使表面平整,再减压抽紧,柱床高度一般不超过 5 cm。上样有两种方法,一种是将样品液加入适量吸附剂中拌匀,挥干溶剂后均匀地加至色谱柱中的吸附剂表面,使之成为一样品层带,再以滤纸或脱脂棉保护表面,然后加非极性溶剂抽干即可;另一种是先加洗脱剂(或极性较小的有机溶剂),减压使之均匀流过吸附剂后,在常压下将样品溶液加到柱顶端,待渗入吸附剂中形成一狭窄的样品层带即可。洗脱时,将一定体积的洗脱剂徐徐加至柱顶,然后减压抽干,将收集的洗脱液从抽滤罐中移出。再在常压下加入洗脱剂,减压抽干,移出洗脱液,如此反复多次,用薄层色谱法检测各流分,直至目标成分全部洗脱。根据实际情况,亦可采用不同极性梯度的溶剂系统分别洗脱,分步收集。

该法设备简单,分离效果较好,重现性好,节省溶剂,是一种简便、实用、快速、经济的色谱分离方法。此方法一般是每次都将洗脱剂抽干,相当于制备薄层色谱法的多次展开,但也可像普通柱色谱一样,用溶剂连续洗脱。

**4. 高速逆流色谱法**　高速逆流色谱法(high speed counter current chromatography, HSCCC)是一种液—液分配色谱方法。该法依靠聚氟乙烯的蛇形分离管的方向性和特定的高速行星式旋转所产生的离心场作用,使无载体支持的固定相稳定地保留在分离管中,并使样品和流动相单向、低速通过固定相,实现了充分的混合,混合物的各组分由于在两相溶剂中的分配系数的不同而逐渐分离,见图 2-4。

高速逆流色谱法由于不需要固体载体,克服了其他液相分配色谱中因为采用固体载体所引起的不可逆吸附消耗、样品的变性污染和色谱峰畸形拖尾等缺点,样品可定量回收,还具有重现性好、分离纯度高和速度较快等特点,用于皂苷、生物碱、酸性化合物、蛋白质和糖类等化合物的分离和精制工作。

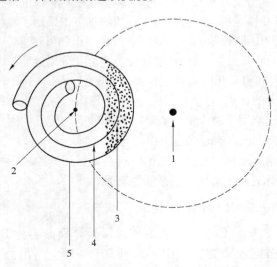

**图 2-4　高速逆流色谱法原理示意图**
1. 公转轴　2. 旋转轴　3. 混合区
4. 轻溶剂层　5. 重溶剂层

## 三、结晶法

结晶法是利用混合物中各成分在某种溶剂或某种混合溶剂中的溶解度不同来达到分离的方法。

该法是分离和精制固体化学成分最常用的方法之一,固体化学成分溶于一种热的溶剂或混合溶剂中,然后慢慢冷却此溶液,化学成分在较低温度时溶解度下降而形成过饱和溶液,然后该化学成分从溶液中呈结晶状析出,而其他杂质仍留在母液中,这种现象称为结晶。

一般情况下,结晶状化合物都具有较高纯度,可通过过滤使结晶和母液分开,从而达到分离纯化的目的。

从非结晶状物质经处理得到结晶的过程,称为结晶;从较不纯结晶经处理得到较纯结晶的过程,称为重结晶。

结晶和重结晶没有本质上的区别,它们除了处理的原料状态有所区别外,操作原理和方法基本相同。结晶状化合物在反复重结晶过程中,结晶的析出总是越来越快,纯度也越来越高。

有时结晶后的母液经处理又可分别得到第二批、第三批结晶等,这种方法则称为分步结晶。分步结晶各部分所得结晶,其纯度往往有较大差异,获得的结晶有时含一种以上的化学成分,在未检查前不要轻易混在一起。

中药化学成分在常温下多数是固体物质,如具有结晶的性质,可用结晶法来分离,一旦获得结晶,往往就能较容易地精制成单体。单体的结晶有一定的熔点和结晶学特征,有利于化合物的鉴定。因此,获得结晶并纯化至单体是鉴定中药化学成分、研究其分子结构的基础。

但值得注意的是,通常中药化学成分应先经过提取分离,得到较纯的组分时,才进行结晶的操作。也有一些物质即使达到了很高的纯度,也不能结晶或不易结晶,只呈无定形粉末状。结晶大部分是较纯的单体,但结晶有时也是混合物。

由于得不到结晶而给以后的鉴定工作带来一定困难,遇到这种情况就往往需要制备结晶性的衍生物来进行精制,如生物碱可制成各种盐类,羟基化合物可制成乙酰化物或苯甲酰化合物,羰基化合物可制备苯胺衍生物等。然后将结晶性衍生物经结晶法精制后,再用化学方法处理使其恢复成为原来的化合物,这时化合物的纯度往往得到明显的提高。

### 结晶溶剂的选择

结晶时,要特别注意结晶条件的选择,其中又以结晶溶剂的选择最为重要,是制备出结晶的关键所在。

1. **单一溶剂选择**　对结晶溶剂的要求如下。

(1) 该溶剂对欲纯化成分的溶解度在 $1/1\,000\sim1/10$,一般在 $1/100$ 左右为宜,且该溶剂对欲纯化的成分热时溶解度大,冷时溶解度小,而对杂质则冷热都不溶或冷热都易溶。这样欲结晶的物质在热时和冷时溶解度相差较大,热时溶解有效成分的溶液,冷时易析出结晶,如杂质冷热都不溶时,可将滤液趁热过滤除去杂质;如杂质冷热都易溶时,冷却后不随欲结晶成分一同析出而留在母液中,也能过滤除去。

(2) 溶剂的沸点不宜太高或太低,宜在 $30\sim150\,^{\circ}\mathrm{C}$,溶剂沸点过低易挥发逸失,过高则不易将结晶表面附着的溶剂除去。

(3) 该溶剂与欲结晶的成分不发生化学反应。

(4) 尽可能安全、价廉、易得。

当然,完全符合上述要求的理想的溶剂有时难以找到。寻找合适的溶剂一般要通过查阅文献资料,参考同类化合物的一般溶解性质和结晶条件,并且经小量摸索试验而确定。常用的结晶溶剂有:水、甲醇、乙醇、丙酮、乙酸乙酯、氯仿、苯、石油醚等。常用的溶剂不能结晶时,有时可考虑一些不常用溶剂,如二氧六环、二甲亚砜、二甲基甲酰胺、吡啶等。

**2. 混合溶剂选择** 若选择不到合适的单一结晶溶剂,可考虑选择混合溶剂。混合溶剂一般由两种能互溶的溶剂组成,其中一种是对欲结晶的成分溶解度大的溶剂,而另一种则是溶解度小的溶剂。操作时,先将欲结晶的样品溶于最少量溶解度大的热溶剂中,然后向热溶液中滴加溶解度小的溶剂直至浑浊,这时再滴加少量溶解度大的溶剂使浑浊液刚好变澄清,溶液在该点达到饱和状态,当冷却时变成过饱和溶液,可析出结晶。

在选择混合溶剂时,最好选择的低沸点溶剂对欲结晶的成分较易溶解,而高沸点溶剂则较难溶解。操作时,先将欲结晶的成分溶于低沸点溶剂中,滴加高沸点溶剂至饱和,在放置析晶过程中,先塞紧瓶塞看是否能结晶,如不能结晶,可打开瓶塞让溶剂逐步在室温下自然挥发,溶解度大的低沸点溶剂易挥发而比例逐渐减少,这样样品的溶解度慢慢降低,能促进结晶的析出。常用的混合溶剂有:乙醇—水、丙酮—水、乙醚—甲醇、氯仿—甲醇、石油醚—乙酸乙酯等。

## 四、其他分离方法

### (一) 沉淀法

沉淀法是在提取液中加入某种试剂产生沉淀,以获得有效成分或除去杂质的方法。

**1. 铅盐沉淀法** 铅盐沉淀法是用中性乙酸铅或碱式乙酸铅为试剂的沉淀法,是分离中药化学成分的经典方法之一。在中药提取物的水或醇溶液中,中性乙酸铅或碱式乙酸铅能与多种化学成分生成难溶性铅盐或络合物沉淀,借此将有效成分与杂质分离。

中性乙酸铅可与酸性物质或某些酚性物质(具邻二酚羟基者)结合成不溶性铅盐沉淀。因此,可用于沉淀有机酸、氨基酸、蛋白质、黏液质、果胶、鞣质、酸性树脂、酸性皂苷及部分黄酮等。碱性乙酸铅沉淀范围更广,除了能沉淀上述成分以外,还能沉淀某些苷类、酚类、糖类和一些碱性较弱的生物碱类。但铅盐法所得的铅盐沉淀须经脱铅处理,方可得到所需的化学成分。由于脱铅处理较为麻烦,且易引起化学成分的损失,铅离子会引起环境污染等,故现在很少应用。

**2. 特定试剂沉淀法** 某些特定试剂能选择性与某类化学成分反应生成可逆的沉淀,借以与其他化合物分离。如水溶性生物碱可加入雷氏铵盐沉淀而分离;甾体皂苷可被胆甾醇沉淀;鞣质可用明胶沉淀等。但在使用该法时要注意:若用试剂来沉淀分离有效成分,则生成的沉淀应是可逆的,即得到的沉淀可用一定溶剂或试剂将其还原为原化合物,若被沉淀的化合物是杂质则不需考虑这一点。

**3. 溶剂沉淀法** 溶剂沉淀法是在含有混合成分的溶液中,加入某种溶剂或混合溶剂,使混合物中的某些成分沉淀出来的分离方法。例如,在水提取液中,加入一定量的乙醇,使含醇量达到80%以上,则难溶于乙醇的成分如淀粉、树胶、黏液质、蛋白质等杂质从溶液中沉淀出来,经过滤除去沉淀,即可达到有效成分与这些杂质相分离的目的。这便是中药制剂中通用的"水提醇沉法"的基本原理。又如将粗制总皂苷溶于少量甲醇中,然后滴加乙醚、丙酮或乙醚—丙酮的混合溶剂,边加边摇匀,皂苷即可析出,如此反复处理数次,可得到较纯的总皂苷。如逐渐降低溶剂的极性,皂苷还可能分批析出,得到不同极性的皂苷混合物。

**4. 酸碱沉淀法** 酸碱沉淀法是利用酸性成分在碱水中成盐而溶解,在酸水中游离而沉淀;而碱性成分则在酸水中成盐而溶解,在碱水中游离而沉淀的性质,来进行分离的一种分离方法。如游离生物碱一般难溶于水,遇酸生成生物盐而溶于水,过滤除去水不溶性杂质,滤液再加碱碱化,则重新生成游离的生物碱,从水溶液中析出而与水溶性杂质相分离。如不溶于水的内酯类化合物,遇碱时开环(有时须加热),生成羟基羧酸盐类而溶于水,过滤除去水不溶性杂质,滤液再加酸酸化,则内酯环重新环合生成不溶于水的内酯类化合物,从溶液中沉淀析出,这样便与其他成分相分离。

### (二) 盐析法

盐析法是在药材的水提取液中加入无机盐至一定浓度,或达到饱和状态,使某些成分在水中的溶解度降低而沉淀析出,从而与水溶性较大杂质分离的方法。

常用于盐析的无机盐有氯化钠、硫酸钠、硫酸镁、硫酸铵等。例如,三七的水提取液中加硫酸镁至饱和状态,三七皂苷乙即可沉淀析出;自黄藤中提取掌叶防己碱和自三颗针中提取小檗碱,在生产上都是用氯化钠或硫酸铵盐析法制备,即在小檗碱的水提取液中加氯化钠至一定浓度,小檗碱即可沉淀析出。另外有些成分如原白头翁素、麻黄碱、苦参碱等成分水溶性较大,分离时往往先在水提取液中加入一定量的氯化钠,再用有机溶剂萃取以提高萃取得率。用水蒸气蒸馏提取挥发油时,当挥发油不易与水分层时,也可在馏出液中加入氯化钠盐析,再用乙醚等有机溶剂萃取。

### (三) 膜分离法

膜分离法是利用小分子物质在溶液中能通过半透膜而大分子物质不能通过半透膜的性质,使不同分子量大小的分子相互分离的方法。

根据分离的目的不同,可将膜分离法分为以下几种主要类型。

1. 微滤　采用多孔半透膜,截流 $0.02 \sim 10 \ \mu m$ 的微粒,使溶液通过除去悬浮的微粒,一般用作中药有效成分溶液的预处理。

2. 超滤　采用非对称膜或复合膜,截流 $0.001 \sim 0.02 \ \mu m$ 的大分子溶质,一般用作除去溶液中的生物大分子杂质,得到较纯的分子量较小的中药有效成分溶液。如除去黄酮、生物碱、皂苷等中药有效成分提取液中的鞣质、多糖、树胶等大分子杂质。

3. 纳滤　采用复合膜,除去 $1 \ nm$ 以下的分子或高价粒子,一般用作除去溶液中的小分子和低价离子杂质,得到较纯的分子量较大的中药有效成分溶液。如除去皂苷、蛋白质、多肽、多糖等大分子有效成分溶液中的无机盐、单糖、双糖等小分子杂质。

半透膜的膜孔有大有小,根据欲分离成分的具体情况来选择,分离是否成功与半透膜的规格关系极大。

超滤法使用不同规格的超滤膜或中空纤维,常用的制膜材料有乙酸纤维素、聚丙烯、聚酰胺、聚砜等,以乙酸纤维素最为常用。超滤法的分离量大,在实验室或工厂均可使用。

纳滤常采用透析法,透析法的分离量较小,一般在实验室使用较多,操作时将复合膜扎成袋状,外面用尼龙网袋加以保护,小心加入欲透析的样品溶液,然后放入盛有清水的容器中,经常更换清水使透析膜内外溶液保持较大的浓度差,必要时适当加热并加以搅拌,以便透析易于进行。为了加快透析速度还可用电透析法,电透析法是在半透膜外的溶剂中放置两个电极,施加电压,则透析膜中带正电荷成分如无机阳离子、生物碱盐阳离子等向阴极移动,而带负电荷的成分如无机阴离子、有机酸根阴离子等向阳极移动,分子化合物则留在透析膜中,这样可使带电荷的离子透析速度增加 10 倍以上。

### (四) 分馏法

分馏法是利用液体混合物中各组分沸点的差别,通过反复蒸馏来分离液体成分的方法。在中药化学成分研究中,分馏法用于挥发油和一些液体生物碱的分离。液体混合物中所含的每种成分都有各自固定的沸点,在一定的温度下,都有其一定的饱和蒸气压。沸点越低,则该成分的蒸气压越大,也就是说挥发性越大。当溶液受热气化后,并呈气—液两相平衡时,沸点低的成分在蒸气中的分压高,因而在气相中相对含量也较液相中大,即在气相中含较多低沸点成分,而在液相中含有较多的高沸点成分。经过一次理想的蒸馏后(即气液两相达到平衡),馏出液中沸点低的成分含量提高,而沸点高的成分含量降低。如果把馏出液再进行一次蒸馏,沸点低的成分含量又进一步增加,如此经过多次反复蒸馏,就可将混合物中各成分分开。这种多次反复蒸馏而使混合物分离的过程称为分馏。实际分馏是通过分馏柱来进行的,在一支分馏柱中完成这种多次蒸馏的复杂操作过程。

在分离液体混合物时,如液体混合物各成分沸点相差 100℃ 以上则可以不用分馏柱,如相差 25℃ 以下则需采用分馏柱,沸点相差越小则需要的分馏装置愈精细,分馏柱也越长。

若液体混合物能生成恒沸混合物,则达到恒沸点时,由于相互平衡的液体和蒸气的组成一致,只能得到恒沸混合物,因此不能继续用分馏法分离,必须用其他方法处理才能得到纯组分。

用分馏法分离挥发油时,由于挥发油中各成分沸点较高(常在 150℃ 以上),并且有些成分在受热时易发生化学变化,因而常需在减压条件下进行操作。且由于挥发油成分较复杂,有些成分沸点相差很小,用分馏法很难得到单体,常常得到含成分种类较少的组分,然后配合其他分离方法如色谱法进一步分离,得到单体。

### (五)分子蒸馏法

分子蒸馏(molecular distillation)也称短程蒸馏(short path distillation),是一种在高真空条件下进行分离操作的连续蒸馏过程。由于待分离组分在远低于常压沸点的温度下挥发,以及各组分在受热情况下停留时间很短(0.1~1.0 s),因此该方法是分离中药化学成分最温和的蒸馏方法,适合于高沸点、黏度大和热敏性中药化学成分的分离。

分子蒸馏的基本原理是在高真空度下进行蒸馏,具有特殊的传质传热机制。在高真空度下,蒸发面和冷凝面的间距小于或等于分离物分子运动的平均自由程,由蒸发而逸出的分子,既不与残余空气的分子碰撞,自身也不相互碰撞,可毫无阻碍地到达并凝集在冷凝面上,液膜在蒸发面上的滞留空间压力降至 0.1~1.0 Pa,使蒸发面上蒸气行进时毫无阻碍,可使操作温度减低至 150℃ 左右。分子蒸馏具有以下特点:① 在分子蒸馏器内的受热时间短暂。② 由于高真空而具有较低的操作温度。利用这两大特点,可使分子蒸馏在工业生产上得到广泛的应用。

挥发油成分复杂,主要为醛、酮、醇类,且大部分是萜类。这些化合物沸点高,属热敏性物质,受热时很不稳定。分子蒸馏在不同真空度条件下,可以将芳香油中不同组分提纯,并可除去异臭和带色杂质,使天然香料的品位大

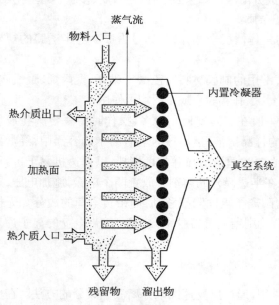

图 2-5 分子蒸馏过程示意图

大提高。分子蒸馏技术在提纯桂皮油、玫瑰油、香根油、广藿香油、香茅油和山苍子油等产品中均得到较好的应用。

# 第三节　中药化学成分的鉴定和结构研究

中药化学成分在进行鉴定和结构测定之前,一般要进行中药化学成分的预试。

## 一、中药化学成分预试

中药化学成分预试既可用于化合物单体,又可用于有效部位、总提取物和中药制剂等混合物。通过对单体进行预试,可初步判断单体为哪一结构类型的化合物,为单体的化学结构研究提供信息;通过对混合物进行预试,可初步判断混合物中含有哪些类型的化学成分,为化学成分的提取、分离和鉴定提供重要线索,为中药制剂的质量控制提供依据。中药化学成分的预试通常使用理化方法和色谱方法以及色谱—波谱联用技术。

### (一) 理化方法

理化方法主要是利用物理方法或化学反应来鉴定中药中是否含有某一类化学成分。

物理方法使用较少,通常用于某些具特殊性质的化合物,如皂苷类化合物的水溶液进行振摇便能产生较持久泡沫;挥发油类成分有浓郁的芳香气味,并能在滤纸上形成油斑,且能挥散消失;某些醌类化合物具鲜艳的颜色等。

化学反应则是中药化学研究中最常用的检识方法,该法是利用中药中的某种或某类化学成分与某种特定试剂进行化学反应,生成沉淀或呈现某种颜色而达到检识的目的。化学反应的试剂种类较多,许多试剂的专属性较强,灵敏度较高,操作简便易行,因而应用较广泛。

中药化学成分的化学反应分为沉淀反应和呈色反应两种。

1. **沉淀反应**　某些成分的溶液中加入某种试剂后,能产生难溶性的沉淀,以沉淀的产生为阳性反应结果。加入的试剂通常称为沉淀试剂,如大多数生物碱能与碘化物(如碘化铋钾、碘—碘化钾、碘化汞钾等)、某些重金属盐类(如氯化金、氯化铂等)、某些酸类(如苦味酸、硅钨酸等)和一些较大分子量的络盐(如雷氏铵盐等)发生反应,生成单盐、络盐或不溶性复合物沉淀。根据这些反应结果,可以初步判定生物碱是否存在。还可根据生物碱与某些特殊试剂产生沉淀的形态和颜色的不同,初步判断某类或某个生物碱的存在。

2. **呈色反应**　中药中的许多成分能与某种试剂反应,产生特定颜色或颜色变化,如羟基蒽醌类化合物溶液中加碱液后显红或红紫色(Bornträge 反应);与乙酸镁甲醇溶液反应能显橙红、紫红或紫色,并随分子中羟基位置不同而显不同颜色,借此可初步识别羟基蒽醌类化合物羟基的位置。含甾体母核的化合物的溶液中加醋酐—浓硫酸试剂,往往呈现黄→红→紫→蓝等颜色变化,根据颜色变化的情况还可区别不同类型的甾体化合物。又如还原糖产生 Molish 反应,在两层溶液的界面呈现一个紫色环。呈色反应大多在试管中进行,有些也可在纸片或薄层上进行。此外,呈色反应也包括一些能使样品产生荧光或荧光改变的化学反应。

进行沉淀反应或呈色反应时,要按照一定的反应条件和操作方法进行。如碘化铋钾等生物碱沉淀反应需在酸性介质中进行,否则这些重金属的碘化盐类试剂本身即可水解产生沉淀而呈假阳性;而苦味酸则又需在中性介质中进行反应。碘化汞钾试剂沉淀生物碱时,加入试剂的量应控制,因过量的碘化汞钾试剂可将沉淀重新溶解。此外,很多沉淀反应和呈色反应需在加热条件下进行。

通过预试,一般可初步检出样品中化学成分的类型。但必须指出,有的中药化学成分因检识反应不够专一以及共存的其他成分的干扰,往往不能得到正确的结论。例如,碘化铋钾试剂,除可与生物碱成分产生沉淀外,有时对香豆素、内酯等中性化合物也可以发生沉淀反应。相反,咖啡因虽属生物碱类成分,但对碘化铋钾试剂并不十分敏感,因此对这些成分进行检识时易得出错误的结论。此外,某些试剂本身灵敏度较差以及某些成分的含量较低、杂质的干扰、样品液颜色较深等因素,都将对化学反应检识的结果产生直接的影响。为了提高检识结果的准确性,尽量减少样品供试液中的干扰物质,对于某一组分或粗提取物可根据其酸碱性或极性的差异等将其供试液经过初步分离纯化,除去能产生类似反应结果的干扰成分,提高反应的灵敏度和准确性,并用几种试剂同时检识,综合考虑,以提高预试的准确性。

**(二)色谱方法**

用色谱法来检识中药化学成分,样品用量少,且由于色谱法具分离作用,可以减少各成分间的相互干扰,灵敏度高,反应结果容易判断,因此特别适合用于混合物中化学成分的检识。色谱检识使用的方法主要有薄层色谱法、纸色谱法,使用薄层色谱和纸色谱进行中药化学成分检识时,配合专属性较高的显色剂,即可根据色斑的数目、颜色、大小、$R_f$值及展开剂的组成,推断样品中化学成分的数目、类别、相对含量的多少、极性的大小和溶解性能等,若能与对照品同时进行色谱对照,还可以初步判断样品中含有何种化合物。

也可应用高效液相色谱—质谱、气相色谱—质谱技术来进行化学成分的预试。可根据样品中待测成分的色谱保留行为、光谱特征、质谱数据来预测样品中可能含有的化合物类型、数目、含量。因质谱具有更高的灵敏度和选择性,可以给出更丰富的化学结构信息。

1. **薄层色谱法**  薄层色谱法是中药化学成分检识中最常用方法。通常采用吸附薄层较多,主要用硅胶,也有用氧化铝或聚酰胺等吸附剂,有时还可用硝酸银或硼酸等处理的硅胶、氧化铝制成特殊薄层,以及反相薄层色谱,用于分离和检识结构极为相似的化合物。

进行薄层色谱检识时,可采用自制薄层板或预制薄层板。点样通常只需 5~10 μg 样品,经展开剂展开后,有色物质即显示有色斑点;多数化学成分采用喷显色剂加热显色的方法,许多化学成分都有其特征显色试剂,将这些试剂喷于展开后的薄层上,能使化学成分呈现特定的有色斑点或荧光斑点。

2. **纸色谱法**  纸色谱在大多数情况下属于液—液分配色谱,因为滤纸有较强的引湿性,干燥滤纸本身就含有 6%~7% 的水,这些水分通过氢键与滤纸纤维素的羟基相结合。当将它置于饱和水蒸气之中,滤纸的表面吸附和毛细管作用可吸收达 20%~25% 的水分,故通常将滤纸看作载体,而吸附在滤纸上的水即为固定相。色谱分离时通常选用与水能部分相溶的有机溶剂为移动相,如水饱和正丁醇或水饱和苯酚等。因此,纸色谱特别适用于亲水性较强的化学成分如氨基酸、苷类等的检识。用纸色谱对中药化学成分进行检识时,点样、展开、显色等操作均与薄层色谱类似,有时还可采用双向展开和径向展开。该法具有操作简便、所需样品量少等优点,但纸色谱不能采用腐蚀性较强的试剂显色,且展开所需时间较长,所以不如薄层色谱法应用广泛。

3. **高效液相色谱—二极管阵列检测器（HPLC-DAD）及液相色谱—质谱（MS）联用法**　运用 HPLC-DAD 技术，通过色谱保留时间、紫外光谱进行比较，可对样品中的目标成分的种类、数目进行预测和判定。运用 LC-MS 技术，通过色谱峰分子离子、碎片离子的分析可进行样品提取物中未知成分的辨识，可能含有的新化合物的初步预测，目标活性成分、毒性成分的快速鉴定等。特别是近年来采用 LC-MS 技术为监测手段，进行目标化合物的导向分离，大大提高了中药化学成分提取分离的效率；也更适合微量甚至痕量活性成分的检识。

4. **气相色谱—质谱联用（GC-MS）法**　GC-MS 主要应用于挥发油等挥发性样品中成分的预试和判定。

## 二、波谱解析在结构鉴定中的作用

波谱解析是中药化学成分结构鉴定的主要手段，紫外光谱（ultraviolet spectroscopy，UV）、红外光谱（infrared spectroscopy，IR）、质谱（mass spectrometry，MS）和核磁共振谱（nuclear magnetic resonance spectroscopy，NMR）均能提供大量的化合物结构的信息，现做简要介绍。

### （一）紫外光谱

UV 的波长测定范围在 200～400 nm，主要用于测定化合物共轭体系的结构信息，可以帮助判断分子内是否有共轭体系存在，还可以根据吸收峰的波长和吸光度，初步判断共轭体系的大小，有时还可帮助判断取代基的位置、种类和数目。UV 光谱在蒽醌、黄酮和强心苷等中药化学成分的结构鉴定中有重要的意义。

如蒽醌类母核的 UV 由分子内的 A、B 两个共轭系统所引起，产生相应的四个吸收峰。其中 A 部分具苯甲酰结构，可出现 252 nm 及 322 nm 的强峰；B 部分为对苯醌样结构，可给出 272 nm 及 405 nm 的吸收峰。大多数黄酮类化合物在甲醇（或乙醇）中的 UV 光谱一般由两个主要吸收带组成，出现在 300～400 nm 的吸收带称带 I，是由 B 环发色系统的电子跃迁所引起的吸收；出现在 240～280 nm 的吸收带称带 II，是由 A 环的苯甲酰系统的电子跃迁所引起的吸收。

### （二）红外光谱

IR 的波数范围在 4 000～400 cm⁻¹，其中 4 000～1 600 cm⁻¹ 为特征区，1 000～400 cm⁻¹ 为指纹区。特征区可以提供中药化学成分中羟基、氨基、羰基、不饱和键和芳环等信息；还可根据吸收峰的波数，对醛羰基、酯羰基、酸酐羰基等不同类型的羰基，以及羰基的共轭情况等提供信息。指纹区主要用于已知化合物的鉴定，如果样品与已知化合物对照品的红外光谱相同，可以推测样品与该已知化合物为同一物质。

利用 IR 特征区的吸收峰能确定化合物的官能团，如蒽醌类的 IR 光谱中，在特征峰区间常可以见到芳环（1 600～1 480 cm⁻¹）、羰基（1 678～1 653 cm⁻¹）和羟基（3 600～3 100 cm⁻¹）的吸收峰。其中羰基吸收峰位置常随母核上取代基的种类、数目和取代位置而异，其规律对推断其结构具有重要参考价值。

### （三）质谱

通过 MS 可测定化合物的分子量。如果分子量为奇数，则化合物可能为含有奇数氮原子的生物碱或氨基酸等类型的化合物；如果化合物的 MS 中，连续出现 $M-CO_2$ 峰，则化合物可能为香豆素或蒽醌等类型的化合物。此外，还能通过 MS 的裂解碎片检测分子的官能团种类、辨认化合物的结构类型,有时还能提供官能团的连接位置等信息。在 MS 中如果出现 M-15 峰,表明分子中可能有甲基;出现 M-18 峰,可能有羟基;出现 M-28 峰,可能有羰基;出现 M-31 峰,可能含有甲氧基;出现 M-45 峰,可能有羧基;出现 M-162 峰,可能还有葡萄糖基等。MS 在苷类成分的结构鉴定中是非常重要的手段。

MS 有多种电离方式,一般低沸点、易挥发的小分子的化合物可以用电子轰击质谱(EI-MS)测得分子量,同时获得较多裂解碎片信息。但一些水溶性大分子的化合物用电子轰击质谱(EI-MS)不容易测得分子量,可以用快原子轰击质谱(FAB-MS)、化学电离质谱(CI-MS)、场解析质谱(FD-MS)和电喷雾电离质谱(ESI-MS)等进行测定,以获得分子量。

高分辨质谱(HR-MS)不仅可以测定化合物的分子量,还可以根据其精确分子量推定化合物的分子式,对结构鉴定有着重要意义。

### (四)核磁共振谱

NMR 能提供化合物分子中氢原子和碳原子的类型、数目、相互连接方式、构型、构象及周围化学环境等十分丰富的结构信息。NMR 除了有氢谱($^1$H NMR)和碳谱($^{13}$C NMR)一维谱外,还有多种二维相关谱,如氢—氢相关谱($^1$H-$^1$H COSY)、NOESY 谱、$^1$H-$^{13}$C 相关谱(HMQC)、$^1$H-$^{13}$C 远程相关谱(HMBC)等。

1. **核磁共振氢谱($^1$H NMR)** $^1$H NMR 的化学位移($\delta$)范围在 0~20 ppm,主要提供化学位移、吸收峰的峰型、偶合常数($J$)和积分曲线(与氢质子数目成正比)等信息。通过这些信息,不仅可以测定氢质子在化合物结构中的位置,还可以判断其周围的化学环境,从而帮助测定化合物的结构。

$^1$H NMR 中,在 $\delta_H$ 13 左右出现吸收峰表明可能有羧基或缔合羟基;$\delta_H$ 9 左右的单峰可能有醛基;$\delta_H$ 5.5~9.0 出现吸收峰表明可能有芳环;$\delta_H$ 5.0~9.0 出现吸收峰表明可能有不饱和键;$\delta_H$ 3.3~4.6 出现吸收峰表明可能有与氧同碳的氢存在,根据峰面积的大小情况,还可判断该基团为甲氧基、甲基、亚甲氧基或次甲氧基。

如根据以下氢质子的偶合核磁共振数据,不仅可以推测化合物中甲基的存在,还可以推测该甲基连在什么基团上。

$\delta_H$ 1.47(3H, d, $J$=6.8 Hz),表明该化合物有 CH$_3$—CH 结构;$\delta_H$ 1.36(3H, t, $J$=6.6 Hz),表明该化合物有 CH$_3$—CH$_2$ 结构;$\delta_H$ 3.8(3H, s),表明该化合物有 CH$_3$—O 结构。

氢质子吸收峰的峰型和偶合常数还可给出其周围的化学环境情况,如四取代芳环上的 2 个氢质子,处于邻位时,其 dd 峰的偶合常数为 6.0~9.0 Hz;间位时,为 1.0~3.0 Hz;对位时,为 0.0~2.0 Hz。根据氢质子峰的偶合常数可推断双键的顺反异构,若其偶合常数为 6.0~12.0 Hz,表明其为顺式双键,若为 12.0~18.0 Hz,则为反式双键。

$^1$H NMR 谱能提供大量的化合物结构骨架的信息,如五环三萜类化合物在高场区出现 5~8 个甲基单峰,并出现多个亚甲基和次甲基的吸收峰,很容易辨认。黄酮、香豆素、木脂素和蒽醌类化合物由于分子中均含有芳环,在 $\delta_H$ 6.0~9.0 往往出现芳环氢质子的吸收峰。糖和苷类化合物在 $\delta_H$ 5.0 左右出现糖的端基氢质子信号,往往为双峰,并在 $\delta_H$ 3.1~4.7 出现糖的其他氢质子信号。

2. **核磁共振碳谱($^{13}$C NMR)** $^{13}$C NMR 的化学位移范围在 $\delta_C$ 0~250 ppm,主要提供分子中各种不同类型及不同化学环境的碳核的化学位移信息,以帮助测定化合物的结构,常用质子宽带去偶碳谱和 DEPT 谱。

质子宽带去偶碳谱也称质子噪声去偶谱或全氢去偶谱,此时氢质子与碳核的偶合全部被消除,在分子中没有对称因素和不含 F、P 等元素时,每一个碳核都只给出一个单峰,减少吸收峰的重叠现象,便于解析。在核磁共振碳谱中,处于不同化学环境的碳核,化学位移不同:

$$C—C \quad \delta\ 0\sim55 \qquad C—N \quad \delta\ 25\sim65 \qquad C—O \quad \delta\ 55\sim90$$
$$C=C \quad \delta\ 95\sim170 \qquad 芳环\ C \quad \delta\ 105\sim160 \quad O=C \quad \delta\ 155\sim210。$$

可以根据[13]C NMR 中不同化学位移范围内的吸收峰,判断化合物是否含有羰基、芳环、双键、与氧相连的碳等基团,还可以根据吸收峰数目,推测这些基团的数目,从而帮助测定化合物的结构。

DEPT 是通过改变照射氢质子的脉冲宽度($\theta$),在其为 45°、90°和 135°时,分别测定的碳谱。当 $\theta=45°$ 时,碳谱上所有 CH、$CH_2$ 和 $CH_3$ 均显正信号,而季碳信号消失;当 $\theta=90°$ 时,碳谱上仅显示 CH 正信号,其余碳的信号消失;当 $\theta=135°$ 时,碳谱上 CH 和 $CH_3$ 均显正信号,$CH_2$ 显示负信号,季碳信号消失。通过 DEPT 谱,可以将 C、CH、$CH_2$ 和 $CH_3$ 的信号识别,帮助解析化合物的结构。

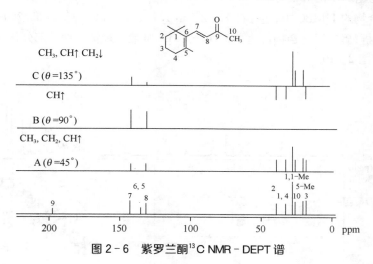

图 2-6 紫罗兰酮[13]C NMR-DEPT 谱

二维相关谱,如氢—氢相关谱($^1$H-$^1$H COSY)、NOESY 谱、$^1$H-$^{13}$C 相关谱(HMQC)、$^1$H-$^{13}$C 远程相关谱(HMBC)等目前已越来越多地应用于化合物的结构测定,特别是结构比较复杂的新化合物的结构测定。通过二维相关谱的 $^1$H-$^1$H 相关峰和 $^1$H-$^{13}$C 相关峰,可以得到很多一维核磁共振谱难以得到的结构信息,对化合物的结构测定有很大的帮助。

民族药隔山消 Cynanchum auriculatum Royle ex Wight 化学成分告达亭 3-O-β-D-吡喃洋地黄毒糖苷的结构测定中,$^1$H-$^1$H COSY 谱等二维谱的应用如下。

图 2-7 在以上化合物的 HMQC 谱中,H-3($\delta_H$ 3.60, m)与 C-3($\delta_C$ 77.86)相关;在 HMBC 谱中,H-1″($\delta_H$ 4.95, d, $J=8.4$ Hz)与 C-3($\delta_C$ 77.86)相关,H-3($\delta_H$ 3.60, m)与 C-1″($\delta_C$ 95.70)相关,故确认糖连接在 3 位的羟基上。

在 HMQC 中,H-4″($\delta_H$ 3.34, 1H, m)与 C-4″($\delta_C$ 72.96)相关;在 $^1$H-$^1$H COSY 中,H-4″($\delta_H$ 3.34, 1H, m)与 H-5″($\delta_H$ 3.74, 1H, m)相关,确认 $\delta_C$ 3.34 为糖的 4 位 H 信号,$\delta_C$ 72.96 为糖的 4 位 C 信号。

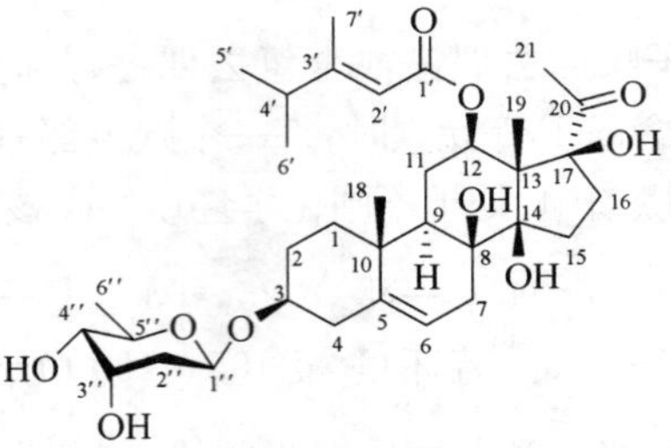

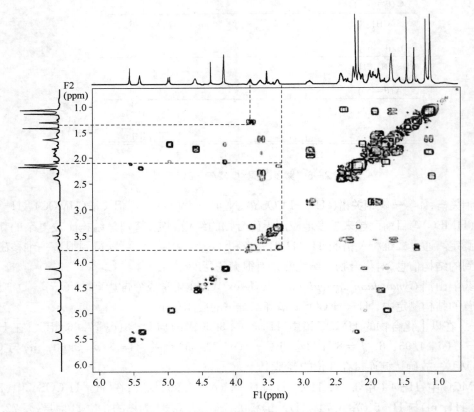

图 2-7　告达亭 3-$O$-$\beta$-D-吡喃洋地黄毒糖苷

在 HMQC 中，H-5″($\delta_H$ 3.74，m)与 C-5″($\delta_C$ 69.18)相关；在 HMBC 中，H-5″($\delta_H$ 3.74，m)与 C-4″($\delta_C$ 72.96)、C-1″($\delta_C$ 95.70)相关，H-6″($\delta_H$ 1.30，d，$J=6.0$ Hz)与 C-5″($\delta_C$ 69.18)相关；在 $^1$H-$^1$H COSY 谱，H-5″($\delta_H$ 3.74，m)与 H-6″($\delta_H$ 1.30，d，$J=6.0$ Hz)，确认 $\delta_H$ 3.74 为糖的 5 位 H 的信号，$\delta_H$ 1.30 为糖的 6 位 H 的信号，$\delta_C$ 95.70 为糖的 1 位 C 信号，$\delta_C$ 72.96 为糖的 4 位 C 信号，$\delta_C$ 69.18 为糖的 5 位 C 信号。

此外，在化合物的 HMBC 中，还存在 H-2″($\delta_H$ 1.74，m)与 C-1″($\delta_C$ 95.70)等相关峰。通过以上二维谱的解析，确定了化合物告达亭 3-$O$-$\beta$-D-吡喃洋地黄毒糖苷部分化学结构，其二维相关谱见图 2-8～图 2-10。

图 2-8　告达亭 3-$O$-$\beta$-D-吡喃洋地黄毒糖苷的 $^1$H-$^1$H COSY 谱

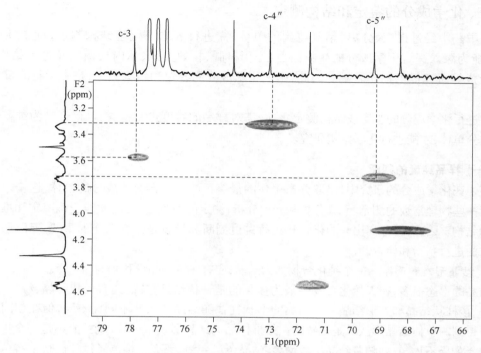

图 2-9　告达亭 3-*O*-β-D-吡喃洋地黄毒糖苷的 HMQC 谱

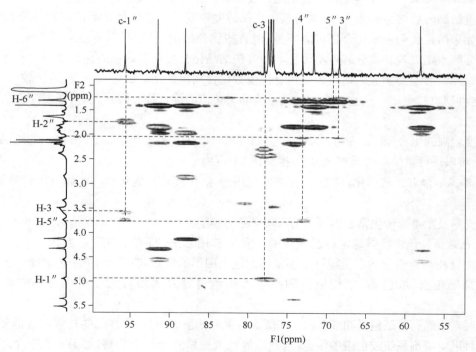

图 2-10　告达亭 3-*O*-β-D-吡喃洋地黄毒糖苷的 HMBC 谱

### 三、化学成分的鉴定和结构测定

从中药中经过提取、分离、精制得到的单体，需进行鉴定或化学结构测定，确定其化学结构，才能为深入探讨化学成分的生物活性、作用机制、构效关系、体内代谢以及进行结构改造、人工合成等研究提供物质基础。因此，中药化学成分的鉴定和结构测定，是本学科的重要内容之一。

在进行化学成分的鉴定或结构测定之前，需对样品的纯度进行检查，以确证其为纯度较高的化学成分单体，才能进行化学结构研究。

#### (一) 样品纯度的判断

在中药化学成分的研究中，提取分离工作的最终目的是获得有效成分的单体，这样才能有效地进行一些物理常数的测定、元素分析和光谱分析，测定的数据才可靠，才能正确鉴定和推测出化合物的结构。因此，对分离出来的化合物进行纯度判断和检查是研究工作的重要一环，通常从如下几方面进行判断和检查。

1. **结晶形态和色泽**　一个纯化合物如为结晶，应有一定的晶形和均匀的色泽。

结晶的形态很多，在天然化合物中最为多见的是针状结晶，其他还有片状结晶、粒状结晶、柱状结晶、棱柱状结晶和方形结晶等。结晶的形状往往随结晶的条件不同而不同，但在相同的结晶条件下得到的单体结晶形状总是一致的。如果样品的结晶形状不一致，就可能不是一个单体。结晶的色泽如果不均匀，并随着结晶次数增多，结晶色泽变浅，那么这种色泽往往反映了有色杂质的存在，应继续重结晶除去，必要时要加活性炭脱色除去。

2. **熔点和熔距**　一个纯化合物的结晶一般都有一定的熔点和较窄的熔距。

如重结晶前后熔点一致，一般说明该化合物纯度较高。一般单体结晶的熔距较窄，在 0.5℃以内。如果熔距长则表示化合物可能不纯，但有些例外情况，特别是只有分解点的化合物，有些化合物分解点距离较长或分解点不明显。如有些结晶化合物在测熔点的加热过程中色泽逐渐变深，最后分解，看不到明显的熔点。但也有极少数化合物重结晶前后熔点一致，熔距较窄，但不是单体，这种现象常见于一些立体异构体或结构非常类似的混合物。因此，通常还要配合色谱方法进行检查。

纯度较高的化合物结晶单体应满足以上的要求。但在实际工作中，由于分离出的结晶量很少等原因，难以进行重结晶的检查，熔距可控制在 2℃以内。

3. **沸点和沸程**　液体化合物的纯度判断可用沸点，纯度较高的化合物液体单体的沸程在 5℃以内。

折光率及比重等理化常数也可帮助判断样品的纯度。

4. **色谱法**　色谱法是鉴定样品纯度的一种最常用方法，特别是对于粉末状和液体化合物。一个纯化合物在色谱上均应呈现一个不拖尾的近于圆形的斑点或对称的单一色谱峰。各种色谱方法如薄层色谱、纸色谱、气相色谱和高效液相色谱等方法均可用于对化合物的纯度进行检查。

一般常用的有薄层色谱和纸色谱。在薄层色谱和纸色谱中，一个样品的检查往往需要选择两种或两种以上溶剂系统或色谱条件进行，然后显色或在紫外光灯下观察，如果不止一个斑点或斑点有拖尾则说明样品不纯。如都只看到一个斑点，方可证明样品是一个单体。个别情况下甚至须采用正相、反相两种色谱方式加以确认。气相色谱和高效液相色谱也是判断纯度的重要方法,一个纯化合物在气相色谱和高效液相色谱上均应呈现单一、对称的色谱峰,这两种色谱具有用量少、灵敏度高及准确的特点。必要时要配合质谱进行色谱峰纯度判断。

利用色谱法判断化合物的纯度,应有足够的点样量或进样量,以避免因加样太少而看不到杂质的斑点或色谱峰。可采用自身对照法进行半定量的纯度判断。可将待测化合物配制两个浓度相差 50 倍的溶液,同板点样(TLC 法)或依次进样(HPLC、GC 法)分析,若稀溶液样品中的化合物主斑点(主峰)的颜色或峰面积≥浓溶液样品中的杂质斑点颜色或峰面积,则证明该化合物的纯度≥98%。

5. **核磁共振波谱法** $^1$H NMR 谱是化合物纯度判断的最有力工具,特别是对于对映异构体以及利用色谱法无法分辨的一些同分异构体、同系物。不仅可看出是否含有杂质,通过相关的质子峰面积积分值还可判断杂质的含量。

### (二)已知化合物的鉴定

迄今为止,国内外对中药的化学成分已经做了大量研究,所以,从中药中提取分离得到的样品多为已知化合物。此外,同科、同属生物常含有相同或类似的化合物。因此,在进行结构研究之前,应对有关其原生物或近缘生物化学成分的文献报道进行系统查阅,尽量利用前人研究的成果来进行化合物的鉴定。

对于已知化合物,须进行理化常数如晶形、颜色、熔点、沸点、比旋光度、折光率及比重等的测定,并与文献或对照品的数据进行比较。

通过文献查阅初步判断样品可能为某一已知化合物时,在有对照品的情况下,可通过以下步骤来进行样品的结构鉴定。① 用对照品与样品进行熔点、混合熔点对照。② 用对照品与样品进行色谱对照。③ 用对照品与样品进行 IR 光谱对照。

如果样品与对照品的熔点相同或相近且混合熔点不降低、色谱中的 $R_f$ 值(或 $R_{st}$)相同,IR 光谱基本相同,则可判定样品与对照品为同一化合物,从而鉴定样品。

值得注意的是,在采用薄层色谱和纸色谱对照时,应选择两种以上溶剂系统或色谱条件进行。采用气相色谱和高效液相色谱对照时,以同一成分在同一根色谱柱上保留时间相同的原理为依据,操作时在样品中加入对照品,混匀后进样,对比加入前及加入后的色谱图谱,若图谱中某成分的峰相对增高,则该成分与对照品可能为同一物质,必要时还可在不同的色谱柱上进一步验证。IR 光谱的指纹区是鉴定化合物的有力工具,同一化合物应有相同的 IR 光谱,但是由于样品与对照品纯度上的差异,有时会出现一些细微的差别。

若无对照品时,则需测定样品的熔点、旋光等理化常数和 MS、$^1$H NMR、$^{13}$C NMR、IR 和 UV 等波谱数据,并与文献数据对照。必要时,还需制备衍生物并将其数据与文献数据对照,如所有测试数据与文献数据相符,可鉴定样品与对照品为同一化合物。

### (三)未知化合物的结构测定

如果化合物为文献未记载的化合物时,其结构测定工作一般比较复杂和有趣。此时应测定该化合物各种理化常数和波谱数据并进行综合解析,测定其化学结构。必要时还需进行化学反应,制备其衍生物并测定其波谱数据来帮助测定其化学结构。

在进行未知化合物结构测定工作之前,应充分查阅该中药的同属植物的化学成分研究文献,查阅该结构类型化学成分结构测定的文献。此外,考察它们的生物合成途径也有助于确定其化学结构。未知化合物的结构测定一般程序如下。

**1. 物理常数的测定**　包括熔点、沸点、比旋度、折光率和比重等的测定。

少数化合物还需测定在紫外及可见光（200～760 nm）内的旋光度，然后将比旋度对波长作坐标图，所得的谱线即旋光谱（optical rotatory dispersion，ORD）。由于化合物的光学活性与分子的立体结构有关，故可利用旋光谱确定中药有效成分的结构、官能团位置及分子的构型和构象等。

**2. 分子量和分子式的测定**　目前最常用 MS 谱法来测定化合物的分子量。高分辨质谱（high resolution mass spectrometry，HRMS）不仅可测出化合物的分子量，还可以直接给出化合物的分子式。如青蒿素的 HRMS 谱中，分子离子峰为 $m/z$ 282.147 2，可计算出其分子式为 $C_{15}H_{22}O_5$（计算值，282.146 7），一般实测值与计算值的误差应在正负 5 ppm 以内。对于分子量小的化合物，可结合质谱中出现的同位素峰的强度及分布推定化合物的分子式。

此外，还可用元素定性分析测定化合物含有哪几种元素，各元素在化合物中所占的百分含量，从而求出化合物的实验式。得到一个化合物的实验式后，进一步用场解析质谱、快原子轰击质谱或制备衍生物再测定其质谱等方法测定其分子量，以求得化合物的分子式。

**3. 化合物的结构骨架与官能团的确定**　在测定了一个化合物的分子式后，一般首先确定化合物的不饱和度，准确计算出结构中可能含有的双键数或环数。

用化学法推定分子结构骨架主要依靠前面所述的各类中药化学成分的呈色反应，如羟基蒽醌类化合物可通过碱液显色反应（Bornträger 反应）检识；黄酮类化合物可用盐酸—镁粉反应、四氢硼钠还原反应等鉴定；强心苷类化合物可利用甾体母核、$\alpha,\beta$-五元不饱和内酯环和 $\alpha$-去氧糖的各种呈色反应结果综合考虑加以判断；苷类化合物则可以通过 Molish 反应等各种呈色反应鉴别。

样品在提取、分离、精制过程中的部分理化性质（如酸碱性、极性、色谱行为等），常可作为判断该化合物的基本骨架或结构类型提供重要的参考依据。

如前所述，各种波谱数据能够提供大量的化合物结构骨架和官能团的信息，帮助测定化合物的结构，是测定化合物结构的主要手段。

**4. 化合物的结构测定**　在以上结构测定的基础上，可以通过 UV、IR、MS、$^1$H NMR、$^{13}$C NMR 等波谱数据进行综合分析，测定化合物的化学结构。近年来，核磁共振谱发展很快，高分辨 $^1$H NMR、$^{13}$C NMR 及 $^1$H-$^1$H COSY、TOCSY、NOESY、HMQC、HMBC 等各种二维相关谱都能给出化合物十分丰富的结构信息，因此在化合物的结构测定中起着越来越重要的作用。

值得指出的是，晶体 X 射线衍射法（X-Ray diffraction method）是一种很好的测定化合物分子结构的方法，该法通过测定化合物晶体对 X 射线的衍射谱，通过计算机用数学方法解析衍射谱，从而测定出化合物的化学结构。晶体 X 射线衍射法测定出的化学结构可靠性大，不仅能测出化合物的一般结构，还能测定出化合物结构中的键长、键角、构象、绝对构型等结构细节。晶体 X 射线衍射法还是测定大分子物质结构最有力的工具，能测定分子量为 800 万大分子物质的化学结构。晶体 X 射线衍射法越来越多地用于测定中药化学成分的结构。但是晶体 X 射线衍射法只能测定某些晶体样品，使其应用范围受到一定的限制。

如龙胆苦苷经 X 衍射分析可确证 C-1 的构型。

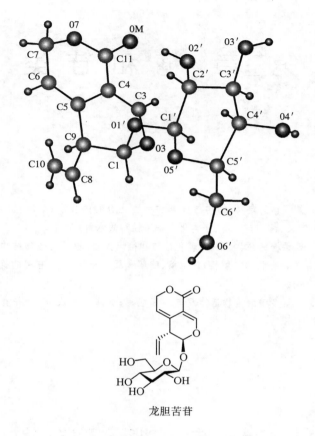

龙胆苦苷

# 第三章 糖 和 苷 类

导学

1. 掌握糖的定义、结构与分类和糖类化合物的提取、分离、检识方法;苷类化合物的定义、结构与分类、苷类化合物通性和酸水解规律。

2. 熟悉糖的分类、命名、理化性质和检识方法;糖类化合物结构研究的程序和方法;苷类化合物的溶解性,碱水解、酶解和氧化开裂反应,苷类的提取与分离及结构研究方法。

3. 了解多糖的生物活性及其临床应用;含多糖类成分、含苷类化合物的常用中药实例。

## 第一节 糖 类

### 一、概述

糖(saccharides)是多羟基醛或多羟基酮及其衍生物、聚合物的总称。糖分子中一般含有碳、氢、氧三种元素,其所含元素碳与水呈某种比例,大多数具有通式 $C_n(H_2O)_m$,如葡萄糖(glucose)为 $C_6(H_2O)_6$、蔗糖(sucrose)为 $C_{12}(H_2O)_{11}$,因此,糖类又称为碳水化合物(carbohydrates)。但也有些糖类化合物分子组成并不符合这个通式,如鼠李糖(rhamnose)为 $C_6H_{12}O_5$,可见碳水化合物这个名称是不够确切的。

糖类在高等植物中的分布非常广泛,如五加科的人参、豆科的黄芪、茄科的枸杞、鼠李科的酸枣、蓼科的波叶大黄、小檗科的淫羊藿、百合科的芦荟、苋科的牛膝、商陆科的商陆、桔梗科的桔梗等都含有丰富的多糖和低聚糖类,真菌类如茯苓、银耳、香菇、云芝、灵芝、猪苓等,海藻类如紫菜、红海藻、螺旋藻,甲壳类昆虫等中也有大量的多糖类。

植物的根、茎、叶、花、果实、种子中大多含有葡萄糖、果糖、淀粉、果胶、树胶、纤维素等糖类化合物,过去在多数情况下被认为是无效成分。但近数十年来的研究表明许多补气类中药如人参、黄芪、党参、枸杞子、山药等,滋阴中药如沙参、麦冬、地黄、石斛、黄精、百合、银耳等均含有大量的多糖类,而且这些多糖类成分与其药效作用有密切的关系。

研究表明,多糖类化合物参与了细胞各种生命现象的调节,具有多种多样的生理活性,银耳多糖、香菇多糖、猪苓多糖、虫草多糖、枸杞多糖、螺旋藻多糖等已应用于临床。多糖类主要通过激活巨噬细胞,网状内皮系统,T、B淋巴细胞,补体,促进干扰素和白细胞介素生成来提高机体的免疫功能。

糖类物质根据其能否水解和聚合度的多少可分为单糖(monosaccharides)、低聚糖(oligosaccharides)和多糖(polysaccharides)三大类。

## 二、单糖

单糖是多羟基醛或酮类,是不能再被水解成更小分子的糖,是糖类物质的最小单位,是组成糖类及其衍生物的基本单元。

### (一)单糖的命名

如果按照有机化合物的系统命名规则,糖类的名称很复杂,故多用俗名表示。五元环呋喃糖为 furanose,六元环吡喃糖为 pyranose,用前缀 D-和 L-表示糖的绝对构型;$\alpha$-和$\beta$-表示糖的端基碳原子的相对构型。以下是常见单糖的结构(部分羟基未画出)。

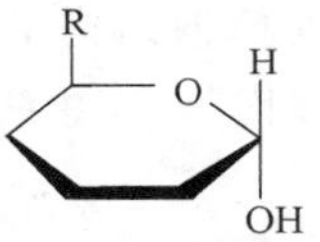

α-D-吡喃糖 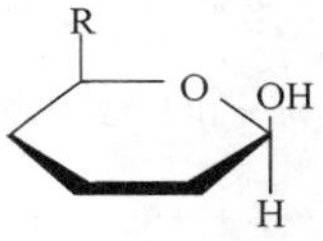　　　β-D-吡喃糖 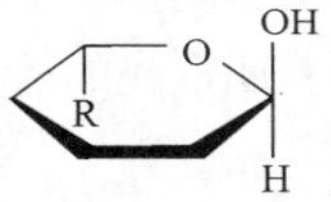　　　α-L-吡喃糖 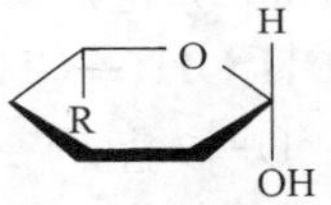　　　β-L-吡喃糖

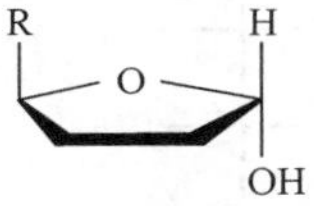

α-D-呋喃糖 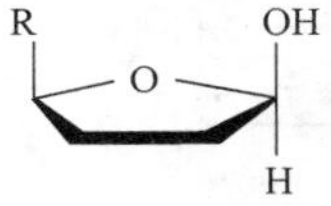　　　β-D-呋喃糖 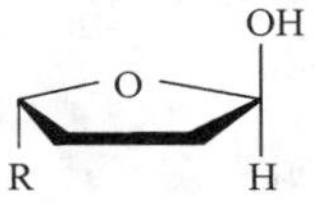　　　α-L-呋喃糖 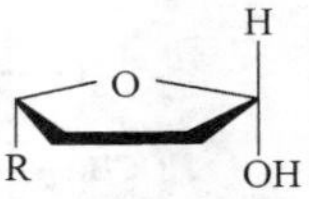　　　β-L-呋喃糖

### (二)单糖的分类

单糖根据羰基类型可分为醛糖和酮糖,根据分子中所含的碳原子数目可分为五碳糖(戊糖)、六碳糖(己糖)等。现已发现的天然单糖有 200 多种,从三碳糖至八碳糖都有存在,以五碳糖、六碳糖最常见。多数单糖在生物体内呈结合状态,仅葡萄糖、果糖等少数几种以游离状态存在。此外,中药中还有多种糖的衍生物,如糖醛酸、糖醇、去氧糖、氨基糖等。下面列举一些常见的单糖及其衍生物。

**1. 醛糖**

(1)五碳醛糖:常见的有 D-木糖(D-xylose, xyl),D-核糖(D-ribose, rib),L-阿拉伯糖(L-arabinose, ara)。

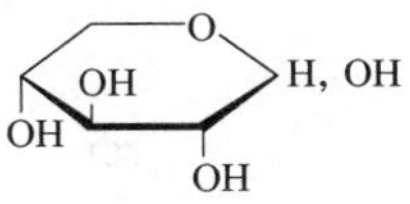

D-木糖 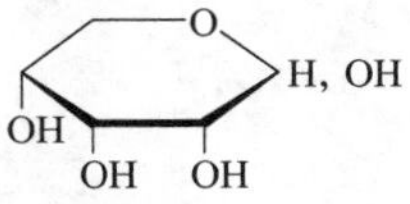　　　　　D-核糖 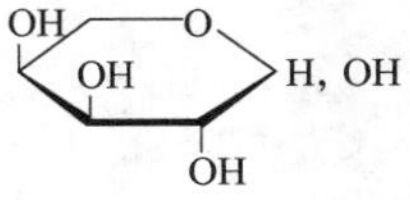　　　　　L-阿拉伯糖

(2)六碳醛糖:D-葡萄糖(D-glucose, glc),D-甘露糖(D-mannose, man),D-半乳糖(D-galactose, gal),D-阿洛糖(D-allose, all)。

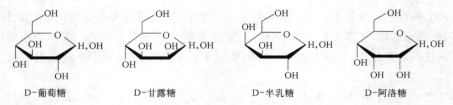

D-葡萄糖    D-甘露糖    D-半乳糖    D-阿洛糖

**2. 酮糖**

(1) 六碳酮糖：D-果糖(D-fructose, fru)，L-山梨糖(L-sorbose, sor)。

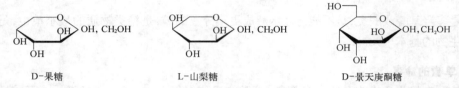

D-果糖    L-山梨糖    D-景天庚酮糖

(2) 七碳酮糖：如从景天科植物和报载春花科植物中发现的 D-景天庚酮糖(D-sedoheptulose)。

**3. 分支碳链的单糖** 常见如芹苷(Apiin)中的 D-芹糖(D-apiose)、金缕梅鞣质中的 D-金缕梅糖(D-hamamelose)、链霉素中的 L-链霉糖(L-streptose) 等，都可以看作单糖结构中的 H 或 OH 被—CH$_3$、—CH$_2$OH、—CHO 等基团取代的衍生物，命名时把侧链当成取代基，如金缕梅糖可命名为 2-羟甲基-D-核糖。

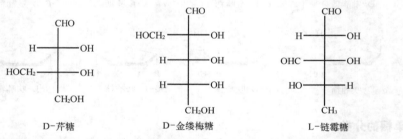

D-芹糖    D-金缕梅糖    L-链霉糖

**4. 去氧糖** 单糖分子的 1 个或 2 个羟基被氢原子取代的糖称为去氧糖，常见的有 6-去氧糖，如 L-岩藻糖(L-fucose,fuc)、L-鼠李糖(L-rhamnose, rha)、D-鸡纳糖(D-quinovose)等；2,6-二去氧糖如 D-洋地黄毒糖(D-digitoxose)、L-夹竹桃糖(L-oleandrose)、L-黄花夹竹桃糖(L-thevetose)、D-加拿大麻糖(D-cymarose)等。

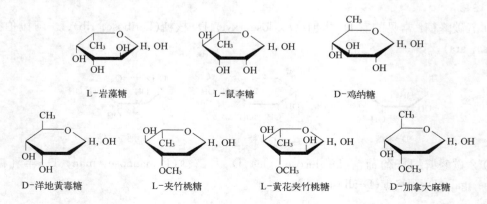

L-岩藻糖    L-鼠李糖    D-鸡纳糖

D-洋地黄毒糖    L-夹竹桃糖    L-黄花夹竹桃糖    D-加拿大麻糖

5. **糖醛酸**　单糖分子中的伯醇羟基氧化成羧基的化合物叫糖醛酸(-uronic acid),如 D-葡萄糖醛酸(D-glucuronic acid)和 D-半乳糖醛酸(D-galacturonic acid)。糖醛酸常结合成苷或多糖存在。

D-葡萄糖醛酸　　　　　　　　　　D-半乳糖醛酸

6. **氨基糖**　当单糖的一个或几个醇羟基被置换成氨基,则称为氨基糖。天然存在的大多是 2-氨基-2-去氧六碳醛糖,主要存在于动物和微生物中,是一类重要的生理活性物质。如从龙虾甲壳中分得的2-氨基-2-去氧-D-葡萄糖(又称葡萄糖胺),硫酸软骨素中的2-氨基-2-去氧-D-半乳糖(又称半乳糖胺)。

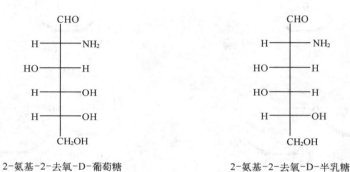

2-氨基-2-去氧-D-葡萄糖　　　　　　　　2-氨基-2-去氧-D-半乳糖

7. **糖醇**　单糖的醛或酮基还原成羟基后所得的多元醇称糖醇(-itol)。如卫矛科植物中的卫矛醇(dulcitol),蔷薇科植物果实中的 D-山梨醇(D-sorbitol),具有降压作用的 D-甘露醇(D-mannitol),可代糖用的木糖醇(xylitol)。

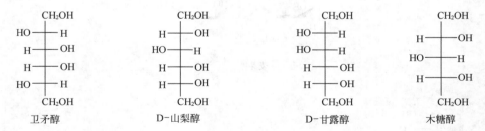

卫矛醇　　　　　　D-山梨醇　　　　　　D-甘露醇　　　　　木糖醇

8. **环醇类**　是指一类环状的多元醇类化合物及其衍生物,其结构和化学性质与一般单糖有明显的不同。如肌醇(环己六醇 Inositol),从豆科植物中分得的 L-(-)-bornesitol,从匙羹藤中分得的 D-栎醇(D-quercitol)、牛弥菜醇 A(conduritol A)等。

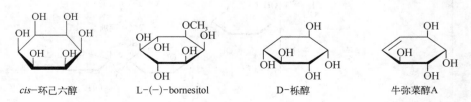

*cis*-环己六醇　　　L-(-)-bornesitol　　　D-栎醇　　　　牛弥菜醇A

### 三、低聚糖

由 2~9 个单糖基脱水聚合而成的糖称低聚糖,又称寡糖(oligosaccharides)。按组成低聚糖的单糖基数目,可分为二糖(disaccharides)、三糖(trisaccharides)、四糖(tetrasaccharides)等,与人类关系最密切的是二糖类。二糖是单糖分子中的端基羟基与另一分子单糖中的羟基脱水而成的,常见的二糖有蔗糖(sucrose)、槐糖(sophorose)、龙胆二糖(gentiobiose)、芸香糖(rutinose)、麦芽糖(maltose)等。

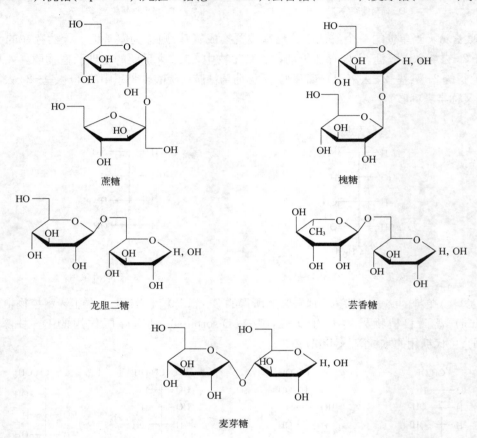

蔗糖     槐糖

龙胆二糖     芸香糖

麦芽糖

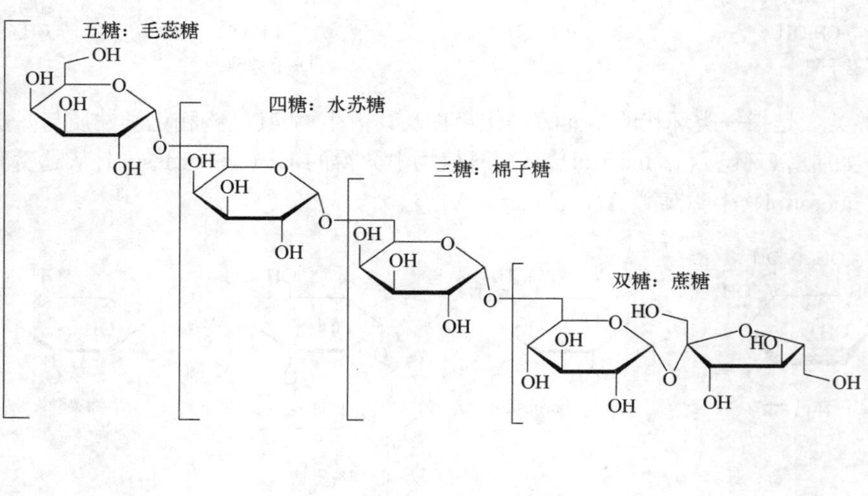

五糖：毛蕊糖

四糖：水苏糖

三糖：棉子糖

双糖：蔗糖

　　根据有无游离的醛基或酮基,低聚糖可分为还原糖(reducing sugars)和非还原糖(nonreducing sugars)。若两个单糖分子均以其半缩醛羟基脱水缩合,形成的二糖分子中就没有游离的醛基或酮基,失去了还原性,称为非还原糖,如海藻糖(trehalose)是 D-葡萄糖 $1\alpha \rightarrow 1\alpha$-D-葡萄糖,蔗糖是 D-葡萄糖 $1\alpha \rightarrow 2\beta$-D-果糖,都属于非还原糖。如果是一个单糖的半缩醛羟基与另一个单糖的非半缩醛羟基缩合而成的二糖,则有还原性,称为还原糖,如麦芽糖、槐糖、芸香糖、龙胆二糖等都是还原糖。

　　植物中的三糖及其以上的低聚糖多为蔗糖的衍生物,即在蔗糖的基本结构上再连接糖而成非还原性糖,如棉籽糖(raffinose)、水苏糖(stachyose)、毛蕊糖(verbascose)。

　　低聚糖的命名一般以末端糖为母体,其余糖为取代糖基,还原糖则以还原端糖为母体,非还原端的糖为取代基,并标明连接位置、连接方式和苷键构型,如槐糖可命名为 $2-O-\beta$-D-glucopyranosyl-D-glucopyranose,麦芽糖为 $4-O-\alpha$-D-glucopyranosyl-D-glucose。

## 四、多糖

　　多糖(polysaccharides)是由 10 个以上的单糖基通过糖苷键连接而成的。一般多糖由几百个甚至数万个单糖基组成,其性质与单糖有明显不同,一般无甜味,无还原性。

　　多糖按在生物体内的功能分为两类,一类为水不溶的,主要是形成动植物的支持组织,如植物中的纤维素和半纤维素、甲壳类动物的甲壳素等,分子呈直糖链型。另一类为动植物体内储存的营养物质,如淀粉、菊糖、肝糖原等,再如植物的初生代谢产物如人参多糖、牛膝多糖、黄芪多糖、枸杞多糖等,多数为支糖链型分子,可溶于热水成胶体溶液。

　　由一种单糖组成的多糖为均多糖(homopolysaccharide),均多糖的系统命名是在糖名后加字尾-an,如葡聚糖为 glucan,果聚糖为 fructan,木聚糖为 xylan 等。由两种以上单糖组成的多糖为杂多糖(heteropolysaccharide),其命名是将单糖名按字母顺序排列先后,再加字尾-an,如葡萄甘露聚糖为 glucomannan,半乳甘露糖为 galactomannan,有些多糖习惯上以 in 为字尾,如肝素为 heparin,菊糖为 inulin,甲壳质为 chitin。

### (一) 植物多糖

　　植物多糖是植物生命活动中形成的高分子聚合物,大致可以分为细胞内储存多糖(淀粉、果聚糖和甘露聚糖)、纤维素、果胶、半纤维素、树胶和黏胶等类型。除储存多糖和作为细胞壁支撑基质的纤维素外,其余植物多糖的结构复杂,常因植物种类、生长环境和季节而变,生物活性也具有多样性。

　　1. 葡聚糖(dextran,glucans)　高等植物中存在最多的是葡聚糖,如淀粉、纤维素均属于葡聚糖,是食品、制药、造纸等工业的重要原料。

　　(1) 淀粉(starch):淀粉广泛存在于植物体内,在植物的叶、根及种子里呈颗粒状,不溶于水,加热后颗粒破裂才能与水混合成胶态悬浮液。淀粉是葡萄糖的高聚物,葡萄糖分子通过 $1\alpha \rightarrow 4$ 苷键先生成麦芽糖分子,再由麦芽糖分子相互连接而成,分为直链淀粉(amylose)和支链淀粉(amylopectin)两种。直链淀粉约占淀粉总量的 27%,是 $1\alpha \rightarrow 4$ 连接的 D-吡喃葡聚糖,聚合度为 300~500,可达 1 000,可溶于热水呈澄明溶液。支链淀粉约占淀粉总量的 73%,聚合度为 3 000 左右,也是 $1\alpha \rightarrow 4$ 葡聚糖,但有 $1\alpha \rightarrow 6$ 的支链,平均支链长 25 个葡萄糖单位,不溶于冷水,溶于热水成黏胶状。淀粉受淀粉酶(amylase)作用,先水解成糊精(dextrin),再成麦芽糖(maltose),最后完全成葡萄糖。淀粉分子呈螺旋状结构,每一个螺环由 6 个葡萄糖组成,遇碘呈色,是碘分子和碘离子进入螺环通道中形成的有色包结化合物。所呈色与聚合度有关,聚合度 4～6 不呈色,12～18 呈红色,聚合度渐高呈紫色→紫蓝色,至 50 以上呈蓝色,故直链淀粉遇碘呈蓝色。支链淀粉聚合度虽高,但螺旋结构的通道在分支处中断,支链的平均聚合度只有 20～25,故遇碘仅呈紫红色。淀粉在中成药生产中常用作赋形剂,工业上常用作生产葡萄糖的原料。

(2) 纤维素(cellulose):纤维素是由 3 000～5 000 个分子的 D-葡萄糖通过 $1\beta\to4$ 苷键以反向连接聚合而成的直链葡聚糖。其最小重复单位是纤维二糖,分子结构呈直线状,性质稳定,不易为稀酸或碱水解。但完全酸水解,可得几乎定量的葡萄糖。纤维素的衍生物具有多方面的用途,如羧甲基纤维素钠可作为医药品的混悬剂和黏合剂。

纤维素

(3) 其他葡聚糖:在高等植物中还存在许多其他类型的葡聚糖,如从豆科植物蒙古黄芪中分得的黄芪多糖 AG-1 为水溶性的葡聚糖,为 $1\alpha\to4$ 和 $1\alpha\to6$ 葡聚糖,其中 $1\alpha\to4$ 与 $1\alpha\to6$ 苷键糖基的组成比例为 5:2,具有明显的免疫调节作用、抗肿瘤作用等生理活性。

2. **果聚糖(fructans)** 果聚糖在高等植物以及微生物中均有存在。菊淀粉(inulin)又称菊糖,是果聚糖的一种,由 35 个左右的 D-果糖 $2\beta\to1$ 连接而成,最后接 D-葡萄糖。菊淀粉主要存在于菊科,以及桔梗科植物中,在组织中多呈菊花状结晶,是有些中药如土木香、党参的重要显微鉴别特征。菊淀粉亦可用于测定肾脏的清除率。另有一类果聚糖 levans 是 D-果糖通过 $2\beta\to6$ 连接的,并有 $2\beta\to1$ 分支。中药麦冬中分得的麦冬多糖就属于果聚糖类。

3. **果胶(pectin)** 是高等植物初级细胞壁和相邻细胞间紧密联合的一类多糖,分子量在10 000～400 000。大多数果胶具有 $1\alpha\to4$ 连接的 D-半乳糖醛酸的直链,平均每 4 个半乳糖醛酸中有一个羧基甲酯化,并可能含有其他多种单糖残基,如 L-鼠李糖、L-阿拉伯糖、D-木糖等,其精细结构十分复杂。果胶多以钙盐、镁盐等形式存在于植物果实中。如人参果胶也是一类酸性杂多糖,其中人参果胶 SA 的组成以中性糖为主,半乳糖、阿拉伯糖、鼠李糖的摩尔比为 4.7:2.6:1,含半乳糖醛酸 26%,人参果胶对小鼠 $S_{180}$ 瘤株具有一定的抑制作用。

4. **树胶(gum)** 树胶是植物受伤后或毒菌类侵袭后分泌的保护性胶体化合物,干后成半透明块状物。如豆科金合欢属 *Acacia* 植物中的阿拉伯胶(acacia)是一种有分支结构的杂多糖,以 D-半乳糖 $1\beta\to3$ 连接成主链,在 C-6 处有分支,支链上有 L-阿拉伯糖、L-鼠李糖、D-葡萄糖醛酸等组成。中药没药中含 64% 树胶,是一种酸性杂多糖,其中 D-半乳糖,L-阿拉伯糖,4-甲基-D-葡萄糖醛酸的比例是 4:1:3。

5. **黏液质(mucilage)** 黏液质是植物种子、果实、根、茎和海藻中存在的一类多糖,是保持植物水分的基本物质。例如,车前子胶(plantosan)是车前种子中的黏液质,由 D-木糖通过 $1\beta\to4$ 苷键连接成主链,C-2 上有支糖链。支链上有 D-木糖、L-阿拉伯糖、D-半乳糖、D-半乳糖醛酸、L-

鼠李糖等。

**（二）真菌多糖**

真菌多糖是从真菌子实体、菌丝体、发酵液中分离出的由 10 个分子以上的单糖通过糖苷键连接而成的高分子多聚物，是一类可以控制细胞分裂分化、调节细胞生长和衰老的活性多糖。真菌多糖的种类主要有葡聚糖（glucan）、甘露聚糖（mannan）和杂多糖，多具有免疫增强活性。

1. **香菇多糖**（lentinan，LNT）　是从伞菌科香菇属香菇的子实体中分得的多糖，分子量约为 50 万，是具有 $1\beta \rightarrow 6$ 吡喃葡萄糖支链的 $1\beta \rightarrow 3$ 糖苷键连接的吡喃葡聚糖，重复结构单位一般含有 7 个葡萄糖残基，其中 2 个残基在侧链上，具有增强机体免疫、抗肿瘤和保肝作用。

2. **猪苓多糖**（polyporus polysaccharide，PPS）　为多孔菌科真菌猪苓中提取得到，分子量约 146 万，化学结构为 6 -支链 $1\beta \rightarrow 3$ 葡聚糖，具有保肝、抗肿瘤等作用。

3. **茯苓多糖**（pachman）　是从多孔菌科真菌茯苓中得到的一种多糖，是具有 $1\beta \rightarrow 6$ 吡喃葡萄糖为支链的 $1\beta \rightarrow 3$ 的葡聚糖。茯苓多糖本身无抗肿瘤作用，但去掉 $1\beta \rightarrow 6$ 吡喃葡萄糖支链后成为单纯的 $1\beta \rightarrow 3$ 的葡聚糖（茯苓次聚糖 pachymaran）则具有明显的抗肿瘤作用。

4. **银耳多糖**（TP）　是从银耳科真菌银耳子实体中提出的酸性杂多糖，其主链为 $1 \rightarrow 3$ 甘露糖，主链的 2,4,6 位上连有葡萄糖、葡萄糖醛酸等组成的侧链。具有较明显的免疫调节、抗肿瘤、降血糖、降血脂等作用。

**（三）动物多糖**

动物多糖来源于动物组织器官，多带电荷，结构和生物活性呈现多样性。

1. **肝糖原**（glycogan）　肝糖原是动物的储藏养料，在肌肉和肝脏中较多，约占肝重量的 5%，肌肉重量的 0.5%。结构类似于支链淀粉，是 $1\alpha \rightarrow 4$ 连接的葡聚糖，有 $1\alpha \rightarrow 6$ 分支糖链。聚合度比支链淀粉小，分支程度更高，平均支链长 12~18 个葡萄糖单位，遇碘呈红褐色。

2. **肝素**（heparin）　肝素是高度硫酸酯化的黏多糖，分子量 5 000~15 000，它的组成是葡萄糖胺、艾杜糖醛酸和葡萄糖醛酸，此聚合物由两种双糖单元 A 和 B 组成。A 为 L -艾杜糖醛酸通过 $1\alpha \rightarrow 4$ 与葡萄糖胺相连的单元，B 是 D -葡萄糖醛酸通过 $1\beta \rightarrow 4$ 与葡萄糖胺相连的单元，而葡萄糖胺的 2,6 位均成硫酸酯。此外，肝素的糖链上常接有丝氨酸或小分子肽。肝素有很强的抗凝血作用。临床上用肝素钠盐预防或治疗血栓。肝素也有消除血液脂质的作用，脱去硫酸则失效。

3. **甲壳质**（chitin）　甲壳质是组成甲壳类昆虫外壳的多糖，其构造和稳定性与纤维素类似，由 N -乙酰葡萄糖胺以 $1\beta \rightarrow 4$ 连接的直线状结构组成。甲壳质不溶于水，对稀酸和稀碱都很稳定。甲壳质用浓碱处理可得脱乙酰甲壳质（chitosan），甲壳质和脱乙酰甲壳质在医药上具有广泛用途，可制成透析膜、超滤膜，用作药物的载体具有缓释、控释的优点，还可用作人造皮肤、人造血管、手术缝线等。

4. **硫酸软骨素**（chondroitin sulfate）　硫酸软骨素是动物组织的基础物质，用以保持组织的水分和弹性。软骨素有 A~H 等数种，软骨素 A 是软骨的主成分，由 D -葡萄糖醛酸 $1\beta \rightarrow 3$ 和乙酰 D -半乳糖 $1\beta \rightarrow 4$ 相间连接而成的直链分子，在半乳糖胺的 $C_4$ 羟基上有硫酸酯化。硫酸软骨素可用于降低血脂，改善动物粥样硬化症状，还有抗凝血、抗血栓等活性。

5. **透明质酸**（hyaluronic acid）　透明质酸是一种酸性黏多糖，广泛存在于动物的各种组织中，在哺乳动物眼球玻璃体、关节液、皮肤等组织中作为润滑剂和撞击缓冲剂，并有助于阻滞入侵的微生物及毒性物质的扩散。它由 D -葡萄糖醛酸 $1\beta \rightarrow 4$ 和乙酰 D -葡萄糖胺 $1\beta \rightarrow 3$ 连接而成。透明质酸可用于视网膜脱离手术,并作为天然保湿因子广泛用于各种化妆品中。

### 五、糖类的理化性质

#### (一)糖的物理性质

单糖为无色或白色结晶,有一定熔点,味甜,易溶于水,可溶于乙醇,不溶于乙醚、苯、氯仿等亲脂性有机溶剂,有旋光性和还原性。

低聚糖有甜味,可溶于水,特别是热水,可溶于烯醇、吡啶,微溶于乙醇,不溶于亲脂性有机溶剂。低聚糖可分为还原糖和非还原糖两种,麦芽糖、乳糖等分子中有半缩醛羟基,因而有还原性。蔗糖、海藻糖、龙胆三糖、水苏糖等结构中无半缩醛羟基,故无还原性,低聚糖经水解后生成的单糖具有还原性。

多糖为无定形粉末,白色或类白色,无甜味和还原性,不溶于冷水,可溶于热水成胶体溶液,不溶于乙醇等有机溶剂,能被酸或酶水解,水解后生成的单糖或低聚糖多有旋光性和还原性。淀粉中的直链淀粉可溶于热水而不成糊状,遇碘产生蓝色,支链淀粉在 60℃ 以上的热水中膨胀而成糊状,遇碘成紫红色。菊糖易溶于热水,遇碘不显色。树胶易溶于水,在水中膨胀成极黏稠的胶体溶液,可与醋酸铅或碱式醋酸铅产生沉淀。果胶可溶于水,不溶于有机溶剂。黏液质溶于水成胶体溶液,不溶于其他有机溶剂。

#### (二)糖的化学性质

糖的化学性质在有机化学中已有详细论述,下面简单介绍的主要是一些与糖的分离和结构测定密切相关的化学反应。

1. **氧化反应** 单糖分子有醛(酮)、伯醇、仲醇和邻二醇等结构单元,可以发生多种氧化反应。在控制反应条件下,一般氧化剂具有一定的选择性,如溴水可使糖的醛基氧化成羧基;碱性酒石酸铜试剂(Fehling 试剂)和氨性硝酸银试剂(Tollen 试剂)可将还原糖氧化成酸类,硝酸使醛糖氧化成糖二酸;过碘酸和醋酸铅的选择性较高,一般只作用于邻二羟基上。因此,根据这些方法可了解糖的结构和许多信息。

2. **糠醛形成反应** 单糖在浓酸加热作用下,失去 3 分子水,生成具有呋喃环结构的糠醛衍生物。多糖及苷类在无机酸作用下先水解成单糖,再脱水生成相应的产物。各类糖形成糠醛衍生物的难易程度不同,生成的产物不同,产物的挥发性不同,由五碳醛糖生成的是糠醛,甲基五碳醛糖生成的是 5-甲基糠醛,六碳糖生成的是 5-羟甲基糠醛,六碳糖醛酸生成的是 5-羧基糠醛,在此条件下往往脱羧,并最终形成糠醛。

糠醛衍生物和许多芳胺、酚类以及具有活性亚甲基的化合物可缩合成有色物质。许多糖类的显色剂就是根据这一原理配制而成的。如用于糖苷类检识的 Molish 反应试剂是浓硫酸和 α-萘酚,糖纸色谱常用的显色剂是邻苯二甲酸和苯胺。这些显色试剂所用的酸有无机酸如硫酸、磷酸等,有有机酸如三氯乙酸、草酸、邻苯二甲酸等。所用的酚如苯酚、间苯二酚、萘酚、间萘三酚;所用芳胺如苯胺、二苯胺、联苯胺、氨基酚,以及一些具有活性亚甲基的化合物如蒽酮等。

3. **羟基反应**

(1)醚化反应:糖类最常用的醚化反应,有甲醚化(甲基化)、三甲基硅醚化和三苯甲基化反应。

糖类化合物的甲基化反应过去多用 Haworth 法和 Purdic 法,但这两种方法要达到全甲基化往往往要反复多次进行。Purdic 法用 $CH_3I$ 为试剂，$Ag_2O$ 为催化剂，因 $Ag_2O$ 有氧化作用，该法不宜用于还原糖的甲基化。目前糖类甲基化最常用的 Kuhn 法是以二甲基甲酰胺(DMF)为溶剂，用 $CH_3I$ 和 $Ag_2O$ 进行反应，使其甲基化能力大大增强，后处理也相对简单。而箱守法(Hakomori 法)是在二甲亚砜(DMSO)中用 NaH 和 $CH_3I$ 进行反应，一次反应即可获得全甲基化物。应注意由于箱守法有 DMSO 和 NaH 参与反应，会断裂乙酰基和酯苷键，因此在推测复杂的糖类结构时，Kuhn 法和箱守法常配合进行。

(2) 酰化反应：糖的酰化反应最常用的是乙酰化和对甲苯磺酰化。羟基酰化反应的活性与醚化类似，如对甲苯磺酰化和前述的三苯甲醚一样，空间要求高，作用在伯醇上。乙酰化反应在糖类的分离和结构鉴定最常用。反应常以醋酐为试剂，以乙酸钠、氯化锌、吡啶为催化剂，通常室温下放置即可得全乙酰化的糖，必要时也可加热。若将糖做成缩醛(酮)后则可进行部分乙酰化。

## 六、糖类的提取分离

### (一) 提取

多糖的提取最为常用的方法是水提醇沉。在提取之前，药材通常可先用有机溶剂如甲醇、丙酮或 1∶1 的乙醇—乙醚进行脱脂与脱色素。如有的多糖可溶于热水而难溶于冷水，可以用水进行加热提取，提取液经冷却处理、过滤得到粗品，再经热水溶解、冷处理沉淀的反复操作可得到初步纯化的糖类化合物。此外，在提取多糖时宜采取抑酶措施，如利用沸水、沸烯醇、石灰水、盐水等进行药材处理，且应避免使用酸碱以防止多糖水解损失。近年来微波提取法也应用到多糖的提取中，但应注意其是否会引起多糖结构的破坏。

### (二) 分离纯化

糖类的分离纯化较其他很多天然产物困难，多糖类常需要综合采取多种方法进行纯化。

1. 蛋白质去除法　蛋白质在水、醇中的溶解性与多糖相似，但蛋白质在特定条件下会变性，利用这一特点可以去除粗多糖中的大部分蛋白质。最常用的方法是 Sevag 法、三氟三氯乙烷法、三氯乙酸法，前两者多用于微生物多糖，后者多用于植物多糖。

(1) Sevag 法：按多糖水溶液 1/5 体积加入氯仿，再加入氯仿体积 1/5 的正丁醇或戊醇混合，剧烈振荡 20～30 min，离心，蛋白质与氯仿—正丁醇(或戊醇)生成凝胶物而分离，分去水层和溶剂层交界处的变性蛋白质。此种方法在避免降解上有较好效果，但效率不高，需重复 5 次左右才能除去蛋白质。如先用蛋白质水解酶使多糖粗品的蛋白质部分降解，再用 Sevag 法效果更佳。

(2) 三氟三氯乙烷法：按多糖溶液与三氟三氯乙烷 1∶1 比例混合，在低温下搅拌约 10 min，离心，过滤除去蛋白质沉淀，水层继续用上述方法重复处理 2 次，得无蛋白质的多糖溶液。此法效率高，但溶剂易挥发，不宜大规模应用。

(3) 三氯乙酸法：在多糖水溶液中滴加 3% 三氯乙酸，直至溶液不再继续浑浊为止，在 5～10℃放置过夜，离心除去胶状沉淀，上清液为无蛋白质的多糖溶液。此法会引起某些多糖的降解。

2. 色素脱除法　植物多糖粗品，因常含有酚类化合物等颜色较深，这类色素大多是负离子，不能用活性炭吸附脱色，可用弱碱型离子交换树脂、DEAE 纤维素等来吸附脱色。若糖与色素是结合的，易被 DEAE 纤维素吸附，不能被水洗脱，则可对这类色素进行氧化脱色，用浓氨水(或 NaOH液)将粗多糖溶液调至 pH 约为 8，50℃下搅拌滴加 $H_2O_2$ 至浅黄色，保温 2 h，但需控制温度和 $H_2O_2$ 用量，以防多糖降解。一般情况下，要避免用活性炭处理，防止活性炭吸附多糖而造成损失。

3. **分级沉淀法**　利用多糖可溶于水、难溶于有机溶剂的特性,在多糖的浓缩水溶液中加入乙醇(丙酮)使之沉淀析出,反复用水—乙醇(丙酮)处理多次可得粗多糖。也可以在多糖的浓水溶液中,从小到大依次按比例加入乙醇或丙酮进行分步沉淀,从而进行多糖的初步分级。

4. **透析法**　利用半透膜允许小分子、无机离子通过,而大分子的多糖被截留的特性,将多糖溶液盛载于乙酸纤维素等半透膜中,通过逆向流水透析除去单糖、氨基酸、无机离子等小分子杂质。

5. **柱色谱法**　目前,柱色谱技术已越来越多地应用于多糖的分离纯化。按分离原理主要有离子交换、分子筛和吸附三种类型。

(1) 阴离子交换凝胶柱色谱法:常用的阴离子交换凝胶有 DEAE-纤维素(即二乙氨基乙基纤维素)、ECTEOLA-纤维素、DEAE-Sepharose FF 等。DEAE-纤维素和 ECTEOLA-纤维素,分为硼砂型和碱型两种,洗脱剂多为不同浓度的碱溶液、硼砂溶液、盐溶液,适合于分离酸性多糖、中性多糖和黏多糖。在 pH 6 时酸性多糖能吸附于交换剂上,中性多糖不能吸附,然后用 pH 相同、离子强度不同的缓冲液可将酸性不同的酸性多糖分别洗脱出来。中性多糖用硼砂型柱色谱分离,洗脱剂可用不同浓度的硼砂溶液。DEAE-Sepharose FF 常用各种盐溶液为洗脱剂。

(2) 分子筛凝胶柱色谱法:又称分子排阻凝胶色谱法(gel permission)、凝胶过滤色谱法(gel filtration),是利用凝胶的分子筛性质根据多糖的分子量大小差别进行分离。常用的凝胶有葡聚糖凝胶(sephadex)、琼脂糖凝胶(sepharose)、聚丙烯酰胺凝胶(polyacrylamide gel)、DEAE-葡聚糖凝胶(DEAE-sephadex)、toyoPearl、sephacryl 等。一般使用小孔隙的 sephadex G-25、G-10 等除去无机盐和小分子化合物,使用 sephadex G-200 等进行不同分子量多糖的分离,洗脱剂多为各种浓度的盐溶液及缓冲液,凝胶柱色谱法不宜用于黏多糖的分离。阴离子交换凝胶柱色谱法和分子筛凝胶柱色谱法的结合使用是获得均一多糖最为通用的实验手段。

(3) 纤维素柱色谱法:利用吸附与解吸附的原理分离纯化多糖,将多糖的溶液流经预先以乙醇等混悬的纤维素柱,多糖在纤维素介质上析出沉淀,再以递减浓度的烯醇逐步洗脱,分离出各种多糖,一般是分子量小的物质先被洗脱,分子量大的物质后被洗脱。

6. **其他方法**　在多糖分离和纯化中,超滤、超速离心、区带电泳、活性炭柱色谱、季铵盐沉淀法、金属离子(铅盐、铜盐等)沉淀法等均有使用。

### (三) 提取分离实例

当归为伞形科植物当归 *Angelica sinensis* (Oliv.) Diels 的干燥根,味甘、辛,性温,具有补血活血、调经止痛,润肠通便的功效,其中当归多糖为其有效成分之一,对机体免疫系统和造血系统作用明显,在抗肿瘤及抗放射性损伤等方面也具有较好的疗效。

当归多糖 ASD Ⅱ-3-3 的提取和分离工艺流程,涉及采用沸水提取、三氯乙酸脱蛋白、透析去小分子杂质、乙醇沉淀获得粗多糖后用不同浓度的乙醇进行初步分级沉淀得不同部位等提取分离过程。其中一个部位(ASD Ⅱ)先利用阴离子交换凝胶 DEAE-Sepharose FF 柱色谱进行纯化,以水和不同浓度的氯化钠溶液洗脱,按电荷的差异分为四个部位:ASD Ⅱ-1(水洗脱中性多糖)、ASD Ⅱ-2(0.05 mol/L NaCl 洗脱弱离子强度多糖)、ASD Ⅱ-3(0.1 mol/L NaCl 弱离子强度多糖)和 ASD Ⅱ-4(0.5 mol/L NaCl 洗脱中离子强度多糖)。然后采用分子筛凝胶 Sephacryl S-100 柱色谱按照分子量大小进行进一步纯化,最终获得了均一多糖 ASD Ⅱ-3-3。结构分析表明该多糖分子量为 44 000,并含有 2% 糖醛酸的弱离子强度杂多糖。该多糖的分离纯化过程具一定的代表性。

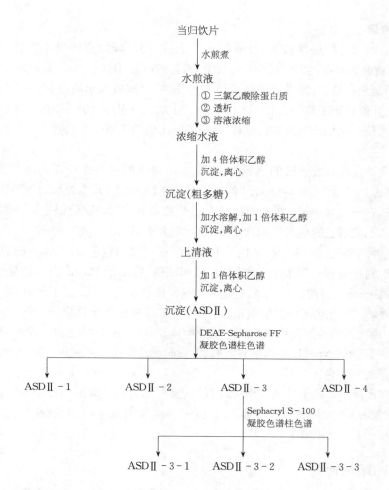

## 七、糖类的检识

### （一）化学检识

糖的化学检识一般在水溶液中进行。

1. Fehling 反应　还原糖能使碱性酒石酸铜试剂还原，产生砖红色的氧化亚铜。多糖、苷水解后也可产生此类反应。

2. Tollen 反应　还原糖与氨性硝酸银试剂反应产生金属银，呈银镜或黑色沉淀。

3. Molish 反应　在糖或糖苷的水或乙醇溶液中加入 $3\% \alpha$-萘酚乙醇溶液混合物，沿器壁滴加浓硫酸，两液层交界处呈现紫色环。

4. 苯胺—邻苯二甲酸试剂反应　糖类与邻苯二甲酸作用生成糠醛衍生物，再与苯胺缩合生成有色物质，可用于糖类化合物的检识或色谱显色剂。

5. Keller-Kiliani 反应　把样品溶于含少量 $Fe^{3+}$ 的冰乙酸中，沿管壁滴加浓硫酸，观察分界面和乙酸层颜色变化。如有 $\alpha$-去氧糖存在，乙酸层渐显蓝色或蓝绿色。此反应只对游离的 $\alpha$-去氧糖或 $\alpha$-去氧糖与苷元连接的苷类显色，乙酰化的 $\alpha$-去氧糖及 $\alpha$-去氧糖与羟基糖形成的二糖、三糖不显色，因为它们在此条件下不能水解出 $\alpha$-去氧糖，所以 Keller-Kiliani 反应阳性可以判断 $\alpha$-去氧糖的存在，但阴性反应则不一定能否定 $\alpha$-去氧糖的存在。

### （二）色谱检识

**1. 薄层色谱法** 糖的极性较大，在硅胶薄层上进行分离时，点样量不宜过多（一般不多于 5 μg），否则斑点就会明显拖尾，难以获得满意的分离。若硅胶用 0.03 mol/L 硼酸溶液或无机盐的水溶液代替水调制涂布薄层，则样品承载量可明显增加，分离效果也有改善。常用极性较大的含水溶剂系统为展开剂如正丁醇—乙酸—水（4∶1∶5 上层，BAW）、氯仿—甲醇—水（65∶35∶10 下层）等三元溶剂系统。反相硅胶薄层色谱时，常用不同比例的甲醇—水、氯仿—甲醇、氯仿—甲醇—水为展开剂。

**2. 纸色谱法** 进行糖纸色谱的检识时，多以含水量大的溶剂系统作为展开剂，其中以正丁醇—乙酸—水（4∶1∶5 上层，BAW）、正丁醇—乙醇—水（4∶2∶1）、水饱和的苯酚最为常用。因为糖类的水溶性强，在一般含水量少的溶剂系统中进行色谱分离时，$R_f$ 值很小。水饱和的正丁醇含水量较少，如加入乙酸或乙醇则可增加含水量，也就增大了 $R_f$ 值。

色谱显色主要是利用糖的还原性或由于形成糠醛后引起的显色反应，常用的显色剂有苯胺—邻苯二甲酸试剂、对茴香胺—邻苯二甲酸试剂、蒽酮试剂，可用于 PC 和 TLC 的显色，而茴香醛—硫酸试剂、α-萘酚—硫酸试剂、间苯二酚—硫酸试剂因含有硫酸，则只能用于 TLC。

**3. 气相色谱法** 气相色谱的灵敏度很高，可同时进行分离和定性定量分析，在糖的鉴定上应用很普遍。但糖类化合物难挥发和易形成端基异构体，所以一般先将糖制备成三甲基硅醚衍生物以增加挥发性，将醛糖用 NaBH₄ 还原成多元醇，然后制成乙酰化物或三氟乙酰化物，可防止端基异构体的形成，再进行气相色谱分析。

**4. 高效液相色谱法** 由于高效液相可以直接进样，无须制备成衍生物。所以，近年来被广泛应用于糖的混合物分析，尤其是分析对热不稳定的、不挥发的低聚糖和多糖。但在分析单糖和低聚糖时，其灵敏度不及气相色谱。

## 八、糖类的结构研究

多糖的结构对其生物活性具有极其重要的影响，但多糖由于分子量的不均一性、组成多糖的单糖基种类（目前已知的有 200 多种）和连接方式的多样性、链内和链间氢键等因素的影响，能形成复杂的一级结构或高级结构。多糖的生物活性不仅与其分子量、糖链的一级结构有关，而且与高级结构也有很密切的关系。一级结构是指单糖的组成、糖基的连接位置和顺序、端基碳构型及糖链分支情况等；高级结构是指多糖主链间以氢键为主要次级键而形成的有规则的构象（二级结构）和以二级结构为基础，由于糖单位之间的非共价相互作用导致二级结构在有序空间里产生的有规则的构象（三级结构和四级结构）。高级结构研究十分复杂而困难，相关知识可参考其他专著，本节仅重点介绍多糖的一级结构研究，主要包括纯度测定、分子量测定、糖链结构测定。

### （一）纯度的测定

多糖是高分子化合物，其纯度不能用普通化合物的纯度标准来衡量，因为即使是多糖纯品，其微观也是不均一的，因此通常所指的多糖纯品实质上是指一定分子量范围的均一组分，其纯度只代表相似链长的平均分布。目前多糖纯度测定常用的方法如下。

**1. 高效液相色谱法** 采用高效液相色谱（HPLC）或高压凝胶过滤色谱法（HPGPC）来检测多糖的纯度。经过分析柱的多糖样品若呈现对称的单峰，说明为均一组分多糖。本法是目前最为常用的方法，结果可靠，但必须保证样品分子量在所用糖分析柱的排阻范围内。

2. **官能团分析法** 多糖纯品中—COOH,—NH$_2$,—SO$_3$H,—CHO 等官能团的摩尔比是恒定的。

3. **超离心法** 将多糖溶液进行密度梯度超离心时若呈现单峰,则表明是组分均一的多糖。一般做法是将多糖样品用 0.1 mol/L NaCl 或 0.1 mol/L Tris 盐缓冲溶液配制成 1%～5% 的溶液,然后进行密度梯度超离心,待转速达到恒定后(通常是 60 000 r/min),采用间隔照相的方法检测其是否为单峰。

4. **高压电泳法** 电泳是常用的纯度鉴定方法。中性多糖在电场中移动速度慢,故需制成硼酸络合物进行高压电泳,多糖的组成不同、分子量不同,与硼酸形成络合物就不同,在电场作用下的相对迁移速率也会不同,故可用高压电泳的方法测定多糖的纯度,通常高压电泳所用的支持体是纸、玻璃纤维纸、聚丙烯酰胺凝胶、纤维素乙酸酯薄膜等,缓冲液常用 pH 9.3～12 的 0.03～0.1 mol/L 的硼砂缓冲液,电泳后常用的显色剂为 $p$-茴香胺硫酸溶液、过碘酸希夫试剂等,电泳后若呈单一色斑或单一峰则为均一组分多糖。

5. **旋光测定法** 在多糖水溶液中加入乙醇,使其浓度为 10% 左右,离心得多糖沉淀。然后往上清液中再加入乙醇使其浓度为 20%～25%,离心得第二次多糖沉淀,如果二次沉淀的比旋光度相同,则证明该多糖为纯品,否则为混合物。

6. **高效毛细管电泳法** 高效毛细管电泳是 20 世纪 80 年代后期迅速发展起来的一种有效分离手段,在单糖、寡糖和糖苷的纯度分析中应用较多。

纯度测定通常至少采用以上两种方法才能确定其为纯品。

### (二) 分子量的测定

多糖属于高分子化合物,主要参考其他高分子化合物分子量的测定方法进行测定。以往多糖分子量的测定多用溶液渗透压法(分子量在 20 000～50 000 者适用)、蒸气压法(分子量在 20 000 以下者适用)、光散射法,但这几种方法操作复杂而且误差较大,现在已少用。常用于测定多糖分子量的方法如下。

1. **高压凝胶过滤色谱法(HPGPC)** 采用高压凝胶过滤色谱法来测定多糖分子量,其原理是多糖的分子量与分配系数 $K_{av}$、洗脱体积存在线性关系 $[K_{av}=K_1-K_2 \lg M$、$K_{av}=(Ve-Vo)/(Vt-Vo)]$,其中 $K_1$、$K_2$ 为常数;$Vo$ 为柱空体积,常以葡聚糖的洗脱体积作为 $Vo$,$Vt$ 为柱的总体积,常以葡萄糖的洗脱体积作为 $Vt$。用已知相对分子量样品获得分子量标准曲线后,通过标准曲线即可获得样品的分子量。该方法是目前最常用、最可靠的分子量测定法,具有快速、高分辨和重现性好的优点。

也可采用经典的常压凝胶过滤色谱法,采用自制的凝胶柱,配合接收仪,以苯酚—硫酸法检测各流分,绘制洗脱曲线,利用标准葡聚糖的标准曲线来计算分子量。

2. **质谱法** 采用质谱法测定多糖的分子离子或碎片离子的质量,可直接给出精确的分子量,具有灵敏度和准确度高的优点,因此目前糖类的分子量测定也常采用质谱法。经典的电子轰击质谱(EI-MS)和化学电离质谱(CI-MS)只适用于测定单糖的衍生物(乙酰化、甲基化、三甲基硅醚化产物),用于测定低聚糖和多糖分子量的主要是快原子轰击质谱(FAB-MS)、电喷雾质谱(ESI-MS)和基质辅助激光解析电离飞行时间质谱(MALDI-TOF-MS)。ESI 电离技术可得到一组带不同电荷的分子离子峰,根据每个峰的质荷比和电荷数可算出分子量,ESI-MS 可测定的分子量达 10 万,误差仅为 0.01%～0.05%。近年来发展起来的 MALDI-TOF-MS 灵敏度极高,更能准确地测定多糖的分子量。如辅以高效液相色谱—质谱联用(HPLC-MS)技术,则使多糖相对分子量测定工作变得更加简捷。

### （三）多糖的结构测定

多糖的结构分析较为复杂,分析手段较多,常需要综合采用。多糖的结构鉴定程序一般先确定单糖基的组成,再确定单糖之间的连接位置和顺序、端基碳构型,最终确定糖链的结构。

1. **单糖的组成**　常采用 PC、TLC、GC、HPLC 等对多糖的酸水解液进行单糖种类及组成比例测试。近年来多用波谱方法来测定,利用核磁共振二维谱确定每个单糖基的端基碳原子并通过质子的精细结构分析确定单糖基种类,然后利用 [1]H NMR 中糖端基质子信号的数目或 [13]C NMR 中糖端基碳信号的数目来确定单糖的数目。常见单糖及单糖甲苷的 [1]H NMR 化学位移和 [13]C NMR 化学位移数据可在相关专著中查找,供进行糖的结构研究时参考。

2. **单糖之间的连接位置确定**　单糖之间的连接位置过去用化学方法确定,现在多用 NMR 法确定。

(1) 化学方法:先将多糖样品用 Hakomori 法或 Kuhn 改良法进行全甲基化,然后用含 6%～9%盐酸的甲醇进行甲醇解,将水解的甲醚化单糖进行 TLC 或 GC 鉴定,通过与标准品对照,获知甲醇解的终产物。根据甲醚化单糖中羟基的位置,可对糖与糖之间连接的位置作出判断:全甲醚化的糖一定是连接在糖链最末端的糖;糖上未甲基化的羟基即是连接其他糖的位置。也可将全甲基化的多糖采用三氟乙酸、盐酸等直接酸水解、还原、乙酰化后进行 GC-MS 分析,根据乙酰基的取代位置推知单糖之间的连接位置,克服对照品不足的困难。

如下例中对二糖基进行全甲基化—甲醇解后,用 TLC 或 GC 进行鉴定,结果得到全甲基化的木糖-2,3,4-三-O-甲基吡喃木糖甲苷和未全甲基化的葡萄糖-2,4,6-三-O-甲基吡喃葡萄糖甲苷,这表明木糖处于碳链的末端,而葡萄糖在 C-3 位上为游离—OH,表明它在 C-3 位上与木糖相连接。

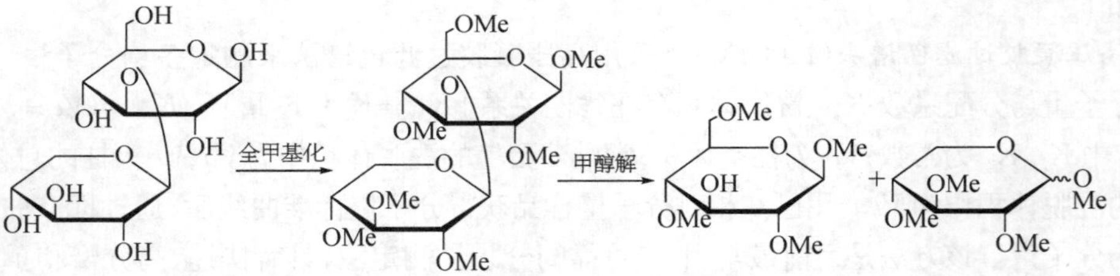

(2) NMR 法:在确定单糖的组成后,将低聚糖或多糖的 [13]CNMR 数据与相应单糖的数据进行比较,根据相应碳化学位移的变化规律可确定低聚糖或多糖中单糖的连接位置。若内端糖的某碳原子向低场移动 4～7 ppm,而相邻两碳向高场移动 1～4 ppm,则该碳原子就是糖基连接的位置。

3. **单糖之间的连接顺序确定**

(1) 部分水解法:早期推断糖与糖之间的连接顺序常采用缓和酸水解、酶水解、乙酰解或 Smith 降解等方法,裂解部分苷键,得次级苷或低聚糖,经鉴定后有时可说明糖的组合顺序。

例如,缓和酸水解多采用低浓度的无机强酸或中强度的有机酸(如草酸)进行水解,可使苷中易水解的糖部分水解,从而获知糖的连接顺序。

在水解液中检出鼠李糖,因而可确定鼠李糖连接在末端。

另外,如前所述,从甲基化—甲醇解法也可得知糖的连接顺序。

(2) $^{13}$C NMR 法:弛豫时间是碳谱的一个重要参数,碳原子的化学环境不同则弛豫时间也不同,可利用碳原子的自旋晶格弛豫时间($T_1$)来推测糖的连接顺序,通常外侧糖的 $T_1$ 比内侧糖大,由分子末端向中心糖的碳原子的 $T_1$ 逐步减小,而同一糖上各碳的 $T_1$ 值基本相同,因此可用糖链中不同单糖的 $T_1$ 值来推测糖的连接顺序。

(3) MS 法:质谱是目前解决糖连接顺序的一个有力工具,单糖的组成明确以后,通常先将糖类化合物制备成全乙酰化物、全甲基化物或全三甲基硅醚化物等挥发性的衍生物,然后测定衍生物的质谱,利用质谱中有关糖基的碎片离子峰或各种分子离子脱糖后的碎片离子峰,确定单糖的连接顺序。

如某寡糖由 Fuc、Gal、Glc 和 Neu5Ac 组成,其全甲基化产物进行 FAB - MS 分析,给出其[M+1]峰 1007,次级碎片峰 376 和 580,表明其含有 Neu5Ac - Gal 片段,而 189 则提示非还原端基 Fuc 的存在,加上由甲基化分析获知 Glc 为 3、4 位取代,其连接顺序确定为 Neu5Ac - Gal 片段和非还原端基 Fuc 分别位于 Glc 的 3、4 位。

4. **苷键构型和氧环的确定**　可利用糖链中某些特殊官能团的特征红外吸收,用红外光谱法来判断苷键构型和氧环的大小,如 890 cm$^{-1}$ 是 $\beta$ -吡喃糖苷键的特征峰,845 cm$^{-1}$ 是 $\alpha$ -吡喃糖苷键的特征峰,吡喃糖苷在 1 100~1 010 cm$^{-1}$ 有三个强吸收峰,而呋喃糖苷在此区间只有两个吸收峰。

糖基之间的苷键属于缩醛键,有 $\alpha$ 和 $\beta$ 两种相对构型,苷键构型的确定有酶水解法、分子旋光差法(Klyne 法)、核磁共振光谱法等,目前最常用的是核磁共振光谱法。关于苷键构型的确定方法的详细论述请参看苷的结构研究部分内容。

## 九、含多糖的中药实例

### (一) 山药多糖

山药是薯蓣科植物薯蓣 *Dioscorea opposita* Thunb. 的干燥根茎,味甘,平,是我国中医传统名方六味地黄汤的主药之一。山药中含有大量的多糖类成分,其中山药多糖 S1 和 S2 具有免疫调节等作用。

1. **山药多糖 S1 和 S2 提取分离**　药材粉碎后,用 12 倍量水煎 2 次,每次 2 h,合并提取液,浓缩。浓缩液加乙醇使其浓度为 40%,离心分离醇沉部分(Fr. 2)。Fr. 2 用水溶解,离心除去不溶物,水溶液用 1% 十六烷基三甲基溴化铵(CTAB)溶液沉淀。上清液以 2 倍量 95% 乙醇沉淀,所得沉淀经水溶后再沉淀,冷冻干燥得到中性多糖部分 SUP,SUP 经 Sephadex G - 100 凝胶色谱纯化,苯酚—硫酸法检测,合并主要吸收峰流分,冷冻干燥得纯化多糖 S1 和 S2。

2. **纯度检查和分子量测定**　采用 HPLC 法检查所得多糖的纯度和测定分子量,色谱柱为 Phenonenex 的 Biosep SEc - s - 300,流动相为 0.2 mol/L NaCl,HPLC 分析显示 S1、S2 均为均一分子量多糖,分子量分别为 63 000 和 7 400。

3. **糖组成分析**　将样品 S1 和 S2 各 10 mg 置于具塞玻璃管中,加入 2 mol/L 三氟醋酸

(TFA)2 ml,封口,100℃水浴水解 6 h。水解液除去 TFA 后,进行纤维素 TLC,与标准单糖的 Rf 值进行比较,确定两个样品中的单糖均为葡萄糖。

4. **糖连接位置及糖端基碳构型的确定** 在 S1 和 S2 的 IR 中,930 cm$^{-1}$ 和 763 cm$^{-1}$ 吸收峰表明葡萄糖为 D 型,846 cm$^{-1}$ 吸收峰表明葡萄糖的端基碳为 α 构型;在 $^{13}$C NMR 中,端基碳的化学位移均在 102 以下,也证明两者均为 α 构型。S1 和 S2 的 $^{13}$C NMR 还显示,化学位移在 78～85 有信号,说明葡萄糖的 2、3、4 位可能有取代,在 67～70 无信号,表明葡萄糖 6 位无取代。通过与不同取代的葡聚糖 $^{13}$C NMR 标准化学位移比较,推定多糖中的葡萄糖以 1→4 方式连接,$^{13}$C NMR 数据见表 3-1。最终确定 S1 和 S2 都是 $[\alpha - D - glc(1{\rightarrow}4)-]n$ 型葡聚糖。

表 3-1　S1、S2 及其他多糖的 CNMR 数据

| 样　品 | C-1 | C-2 | C-3 | C-4 | C-5 | C-6 |
|---|---|---|---|---|---|---|
| $[\alpha - glc\,(1{\rightarrow}3)-]n$ | 101.3 | 72.2 | 83.2 | 71.7 | 73.7 | 62.3 |
| $[\alpha - glc\,(1{\rightarrow}4)-]n$ | 99.86 | 71.93 | 73.07 | 78.77 | 71.48 | 60.50 |
| $[\beta - glc\,(1{\rightarrow}4)-]n$ | 103.4 | 74.3 | 76.1 | 79.9 | 75.4 | 61.5 |
| S1 | 101.05 | 72.38 | 74.13 | 79.48 | 72.21 | 61.46 |
| S2 | 100.87 | 72.82 | 74.25 | 78.60 | 72.26 | 61.49 |

### (二) 黄芪聚糖

中药黄芪系豆科黄芪属植物蒙古黄芪 *Astragalus membranaceus* (Fisch.) Bge. var. mongholicus (Bge.) Hsiao 或膜荚黄芪 *Astragalus membranaceus* (Fisch.) Bge. 的干燥根。味甘,性微温,是一种常用扶正中药,其中含有许多多糖类成分。

1. **黄芪聚糖 A2Nb 的提取分离** 10 kg 黄芪以 8 倍水煎煮 3 次,水煎液合并浓缩,Sevag 法除蛋白,以乙醇分级沉淀,除去 30% 乙醇沉淀部分后,从 60% 乙醇沉淀部分得到粗多糖 A2,取 2.5% 的十六烷基三甲基溴化铵(CTAB) 10 ml 对 100 mg 粗多糖 A2 进行选择性沉淀,从中得到 CTAB 沉淀部分 A2A 和上清液部分 A2N。A2N 经(Cl$^-$)DEAE-纤维素柱柱色谱,水洗脱部分浓缩干燥得中性多糖 A2N-1。经 Sephacryl S-400 纯化,从 A2N-1 中分离得到 A2Nb。

2. **纯度与分子量的测定** A2Nb 经凝胶柱色谱显示单一对称峰,表明为均一组分。由其洗脱时间从标准曲线(标准多糖 Dextran T 系列)求得分子量为 360 000。

3. **糖组成分析** A2Nb 经用三氟乙酸(TFA)水解,除去 TFA 后,水解产物溶于水。一部分进行纤维素薄层板 TLC 分析,TLC 只检测到一个斑点,Rf 值与葡萄糖一致,提示它由单一葡萄糖组成。剩余水解产物经硼氢化钠还原,制备成乙酰化衍生物,进行 GC 分析,只显示全乙酰化葡萄糖醇一个峰,证明其仅含有葡萄糖,确认该多糖为葡聚糖。

4. **甲基化分析** A2Nb 用改良 Hakomori 法甲基化完全后,产物用 90% 甲酸水解,蒸干,再用 2 mol/L 的 TFA 于 100℃水解 6 h,去酸后用 NaBH$_4$ 还原,乙酰化后进行 GC 和 GC-MS 分析,结果见表 3-2。将 GC 的保留时间($t_R$)及 MS 主要碎片($m/z$)与文献值进行比较,显示反应产物中有 1,4,5-三乙酰基-2,3,6-三甲基葡萄糖,1,5-二乙酰基-2,3,4,6-四甲基葡萄糖及 1,4,5,6-四乙酰基-2,3-二甲基葡萄糖,其摩尔比为 25:1:1,另有极微量的 1,4,5-三乙酰基-2,3-二甲基阿拉伯糖。表明 1→4 连接葡萄糖构成了该多糖的基本骨架,在 6-$O$ 位上有少量的分支结构。

表 3 - 2　A2Nb 甲基化产物的 GC - MS 数据

| 部分甲基化、部分乙酰化的阿尔迪醇 | $t_R$ | 摩尔比 | MS($m/z$) | 连接方式 |
|---|---|---|---|---|
| 1, 4, 5 - tri - $O$ - Ac - 2, 3 - di - O - Me - ara | 0.8 | Trace | 43, 87, 101, 117, 129, 161, 189 | →[5]ara[1]— |
| 1, 5 - di - O - Ac - 2, 3, 4, 6 - tetra - O - Me - glc | 1.0 | 1.0 | 43, 45, 71, 87, 101, 117, 129, 145, 161, 205 | glc[1]— |
| 1, 4, 5 - tri - $O$ - Ac - 2, 3, 6 - tri - O - Me - glc | 1.6 | 25.0 | 43, 45, 71, 87, 107, 129, 145, 161, 205, 233 | →4glc[1]— |
| 1, 4, 5, 6 - tetra - O - Ac - 2, 3 - di - O - Me - glc | 2.4 | 1.0 | 43, 45, 85, 101, 117, 129, 145, 161, 205 | ↓6 →[1]glc[4]— |

\* Retention time of alditol acetate relative to 1, 5 - di - o - acetyl - 2,3, 4, 6 - tetra - o - methyl - $D$ - glucitol.

5. **过碘酸氧化**　A2Nb 进行过碘酸氧化反应,在氧化完全的多糖溶液中加入乙二醇 5 滴,用水透析 24 h,加 $NaBH_4$ 于室温还原 12 h,再用乙酸调至 pH 5.0,透析 24 h,浓缩至干,加 1 mol/L 的 TFA,封管水解 6 h,乙酰化后进行 GC 分析。分析结果表明产物主要是赤藓醇及少量的丙三醇,其摩尔比约为 26:1。赤藓醇为 1,4 - 及 1,4,6 - 葡萄糖残基的降解产物,丙三醇为非还原末端葡萄糖残基的降解产物。这一结果与甲基化分析的结果一致。

6. **红外光谱和核磁共振波谱测定**　A2Nb 的 IR 中在 840 cm$^{-1}$ 有一个 $\alpha$ - 葡聚糖的特征吸收峰。$^{13}$C NMR 中端基碳信号在 101.7,也表明 A2Nb 的糖苷键为 $\alpha$ 型。将所得 $^{13}$C NMR 数据与文献对照,确定了 $^{13}$C NMR 中各信号的归属(表 3 - 3)。表明多糖 A2Nb 的结构与黄芪多糖 AG - 1 结构相似。

表 3 - 3　A2Nb 和其他多糖的 $^{13}$C NMR 数据

| 样　品 | 化　学　位　移 | | | | | |
|---|---|---|---|---|---|---|
| | C - 1 | C - 2 | C - 3 | C - 4 | C - 5 | C - 6 |
| A2Nb | 101.7 | 73.4 | 75.2 | 78.8 | 73.0 | 62.2 |
| AG - 1 | 101.4 | 73.3 | 75.1 | 78.7 | 73.1 | 62.3 |

综上分析结果,A2Nb 为 $\alpha$ 构型的葡聚糖,分子量 360 000。主链由 1, 4 连接的葡萄糖构成,每 25 个葡萄糖残基有一个 6 - O 上的分支。分子中还有少量的端基葡萄糖存在。

# 第二节　苷　类

## 一、概述

苷类(glycosides)又称配糖体,是由糖及糖衍生物与非糖物质通过糖的端基碳原子连接而成的一类化学成分。苷中的非糖部分称为苷元或配基(aglycone)。

由于糖普遍存在于植物体内,而与糖同时存在的各种类型的化学成分均有可能和糖结合成苷,因此苷类的分布非常广泛,尤其在高等植物中更为普遍。

苷类成分的结构类型丰富,种类繁多,其生理活性也多种多样,如对心血管系统、呼吸系统、消化系统、神经系统的作用,有抗菌、抗炎、抗病毒、抗肿瘤、延缓衰老、增强机体免疫功能等功效。

许多中药的主要有效成分为苷类。如番泻苷(sennonsides A～D)是大黄致泻的成分,七叶苷(aesculin)是秦皮抗菌的有效成分,黄芩苷(baicalin)是黄芩清热解毒的有效成分,甘草皂苷(glycyrrhizin)有抑制艾滋病病毒的作用,人参皂苷(ginsenoside)是人参补气的主要有效成分。

随着现代分离分析技术及生命科学的发展,不断有新的苷类成分被发现,新的药理活性被揭示。苷类成分已成为当今中药、天然药物化学成分研究的重要内容之一。

## 二、苷的结构与分类

### (一) 苷的结构

苷类成分是由糖或糖衍生物上的半缩醛羟基与苷元上的羟基或羧基、氨基、巯基上的活泼氢脱水缩合而成的一类化合物。苷元又称配基,苷元上与糖连接的原子称为苷(键)原子。糖端基碳与苷原子之间的化学键称为苷键。苷原子通常是氧原子,也有硫原子、氮原子或碳原子。

$\beta$-D-glucose        aglycone

组成苷的苷元结构类型几乎包含了所有的天然产物类型,如萜类、甾体、生物碱、黄酮、香豆素、蒽醌、木脂素等等。凡含有羟基、羧基、氨基、巯基的化合物都可能形成苷类。

组成苷类的单糖中最常见的是 D-葡萄糖,以及 L-阿拉伯糖、L-鼠李糖、D-木糖、D-核糖、D-鸡纳糖、D-夫糖、D-甘露糖、D-半乳糖、D-果糖、D-葡萄糖醛酸以及 D-半乳糖醛酸等。也有一些较少见的单糖,如 D-洋地黄毒糖等 2,6-二去氧糖,有分支碳链的 D-芹糖等。

组成苷的二糖主要有龙胆二糖、麦芽糖、芸香糖、槐糖、冬绿糖、昆布二糖、新橙皮糖等。

也有由低聚糖与苷元形成的苷类,如强心苷、皂苷等类型的成分中常见 7～8 个单糖单元组成的低聚糖。如果苷元上含有两个以上羟基,则可能分别和糖缩合而形成多糖链苷。

糖的立体异构对于苷的结构和性质的研究具有重要的意义。糖有 D-、L-两种构型,糖的半缩醛端基碳又有 $\alpha$ 及 $\beta$ 两种端基差向异构体(anomers),因此在形成苷类时就有两种相对构型的苷,即 $\alpha$-苷和 $\beta$-苷。在天然化合物中,由 D-型糖生成的苷多为 $\beta$-苷,而由 L-型糖生成的苷多为 $\alpha$-苷,因为此位置的苷元处在 e 键上,较稳定。

但值得注意的是,$\beta$-D-苷与 $\alpha$-L-苷,其糖的端基碳原子的绝对构型是相同的。

植物体中的苷大多与其相应的酶共存,原存于植物体内的苷称为原生苷,而由酶酶解掉一部分糖的苷称为次生苷或次级苷。由于苷和酶共存于同一器官的不同细胞中,当细胞壁破裂,有水分存在时,苷与酶接触,就有被酶解的可能。

在多数情况下,多种结构相似的苷类或游离苷元,共同存在于同一种植物体内,通常以果实、树皮和根部的含苷量较高。

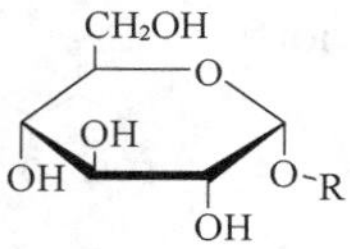

$\alpha$-D-葡萄糖苷                    $\beta$-D-葡萄糖苷

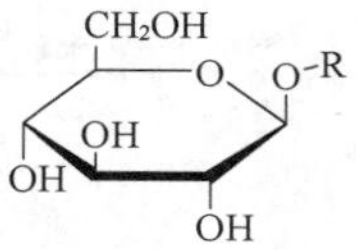

## （二）苷的分类

苷类成分结构取决于苷元的结构、糖的种类和糖苷键的连接方式，因而苷的结构类型多种多样，其理化性质和生物活性也各不相同。因此苷类成分按不同的观点和角度，有不同的分类方式。

1. **按苷键原子分类**　根据苷键原子的不同可将苷分为氧苷（O-苷）、硫苷（S-苷）、氮苷（N-苷）和碳苷（C-苷）。其中以氧苷在中药、天然药物中最为常见。

（1）氧苷：苷元通过氧原子和糖相连接而成的苷称为氧苷。氧苷是数量最多（占苷类的90%以上）、最常见的苷类。根据形成苷键的苷元羟基类型不同，又分为醇苷、酚苷、酯苷、氰苷、吲哚苷等，其中以醇苷和酚苷居多，酯苷较少见。

1）醇苷：是通过苷元的醇羟基与糖的半缩醛羟基缩合而成的苷。如红景天中的红景天苷（rhodioloside）具有适应原样作用；新鲜的白头翁中的毛茛苷（ranunculin）是原白头翁素（protoanemonin）的 $\beta$-D-葡萄糖苷，具有抗菌、杀虫作用；龙胆中的龙胆苦苷（gentiopicroside）具有保肝、利胆作用。

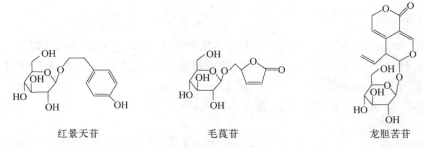

红景天苷　　　　　　毛茛苷　　　　　　　龙胆苦苷

2）酚苷：是通过苷元的酚羟基与糖的半缩醛羟基缩合成的苷，中药中很多有效成分是酚苷。如后面各章中的蒽醌苷、香豆素苷、黄酮苷等。天麻中的天麻苷（gastrodine）具有镇静作用；牡丹皮中的丹皮苷（paeonoside），其苷元丹皮酚（paeonol）具有抗菌、镇痛、镇静等作用；熊果叶中的熊果苷（arbutin），具有尿道消毒、抗氧化作用，目前已广泛应用于化妆品中；虎杖中所含的白藜芦醇葡萄糖苷（虎杖苷，piceid）具有降血脂的作用；氢化胡桃醌苷（hydrojuglon）存在于胡桃未成熟假果皮中，其苷元易氧化成胡桃醌（juglon），具有抗癌作用。

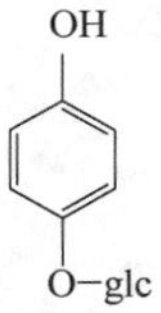

熊果苷 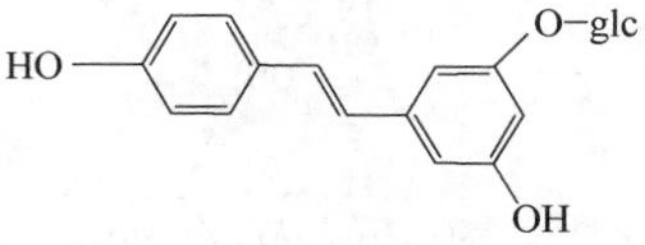　　　　　　白藜芦醇葡萄糖苷 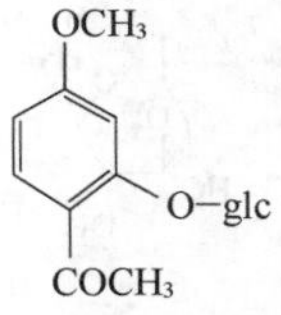　　　　　　丹皮苷

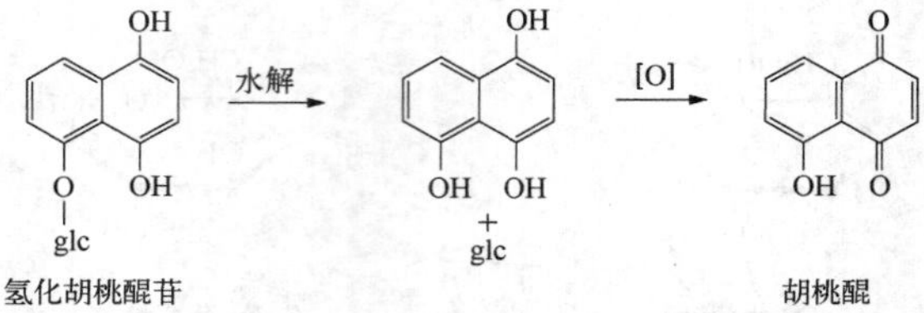

氢化胡桃醌苷 水解 胡桃醌

3）酯苷：是苷元以羧基和糖的半缩醛羟基脱水缩合而成的苷。酯苷具有酯的性质，易被碱水解。如山慈姑苷 A(tuliposide A)有抗霉菌活性，此苷不稳定，放置日久易产生酰基重排反应，苷元由 $C_1 - OH$ 转至 $C_6 - OH$ 上，同时失去抗霉菌活性，若水解，苷元立即环合成山慈姑内酯 A(tulipalin A)。

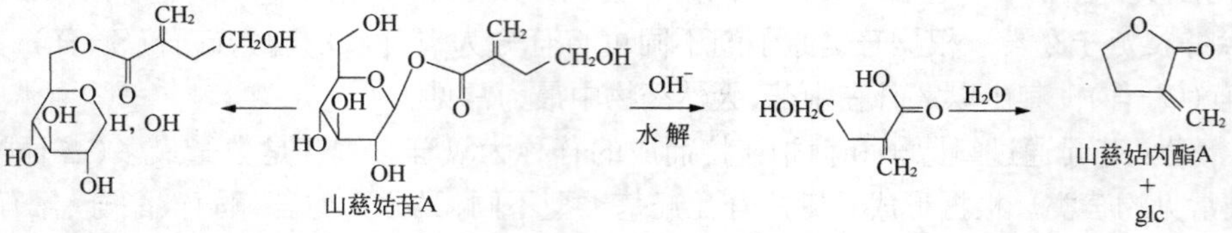

山慈姑苷A

4）氰苷：主要是指一类 $\alpha$-羟腈的苷。现已发现五十多种，分布十分广泛。其特点是易水解，尤其是有酸和酶催化时水解更快，生成的苷元 $\alpha$-羟腈很不稳定，立即分解为醛（或酮）和氢氰酸。氰苷的基本结构如下。

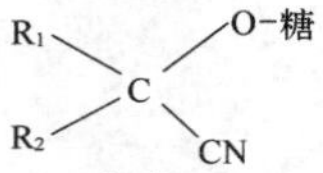

氰苷

苦杏仁苷(amygdalin)存在于蔷薇科多种植物的种子中，如桃、杏、李、梅、枇杷等。由于苦杏仁苷可分解产生 HCN，对呼吸中枢起镇静作用，故少量服用可起镇咳作用，但大剂量可引起呼吸窒息，故含氰苷的中药或制剂要严格控制用药量。

苦杏仁苷在酸、碱、酶的作用下的分解反应如下。

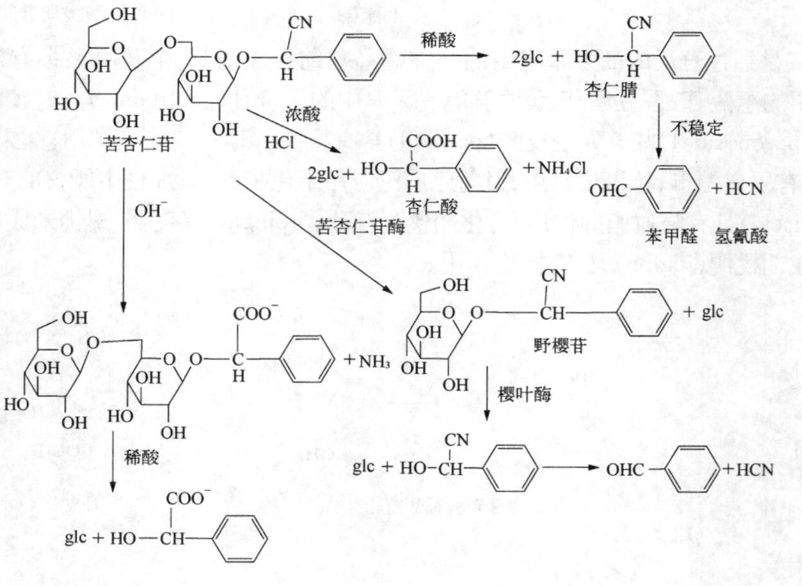

5) 吲哚苷：是苷元具吲哚母核，其吲哚醇中的羟基与糖结合的苷。如靛苷(indican)为大青叶的主要成分，其苷元吲哚醇可缩合为靛蓝(indigo)与靛玉红(indirubin)。靛蓝与靛玉红为青黛的主成分，用青黛与靛玉红治疗白血病均有较好疗效。

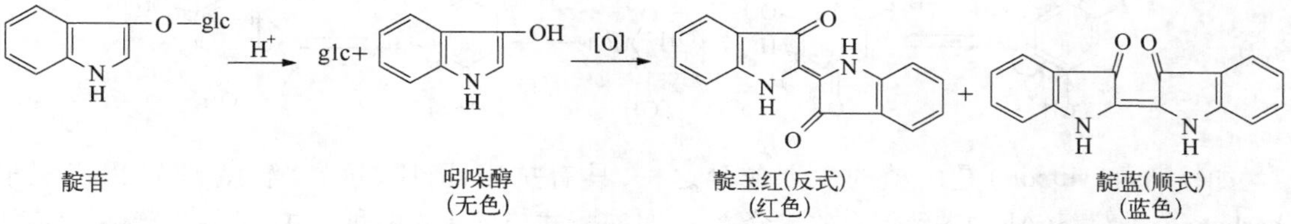

（2）硫苷：糖的半缩醛羟基与苷元上巯基缩合而成的苷称为硫苷。但硫苷水解后的苷元并不含巯基，而多为异硫氰酸的酯类，这一点是与其他苷类不同的。这类苷为数不多，常存在于十字花科植物中，如萝卜中的萝卜苷(glugoraphenin)，以及黑芥中的黑芥子苷(sinigrin)和白芥子中的白芥子苷(sinalbin)等都是硫苷。

在植物体内，芥子酶常与硫苷伴存，故当这些植物原料与水接触或加水研磨时，在芥子酶的作用下，硫苷被酶解生成异硫氰酸酯类(俗称芥子油)、硫酸根离子和葡萄糖。煮萝卜时的特殊气味与含硫苷元的分解有关。

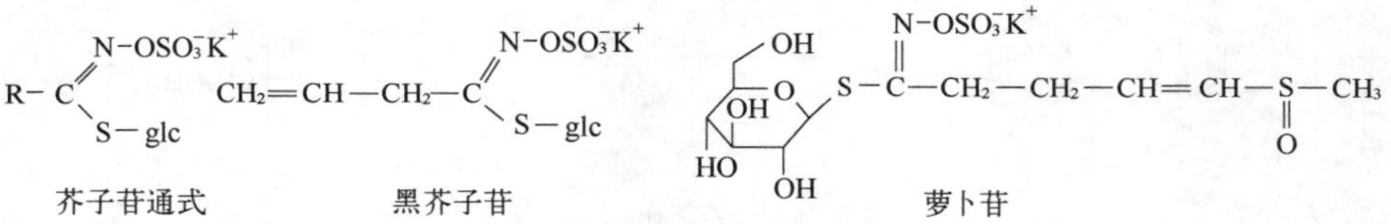

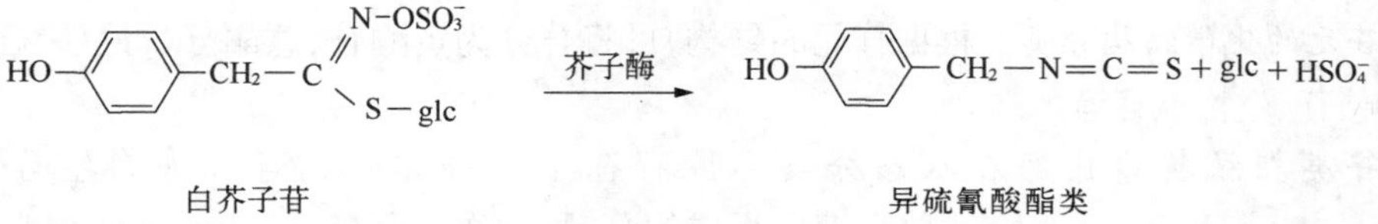

（3）氮苷：糖的半缩醛羟基与苷元上氨基缩合而成的苷称为氮苷。氮苷在生物化学领域中是十分重要的物质，如核苷类是核酸的重要组成部分，它们都是一些氮苷，如腺苷(adenosine)、鸟苷(guanosine)、胞苷(cytidine)、尿苷(uridine)等。此外，中药巴豆中也含有一种氮苷——巴豆苷(crotonside)，与腺苷结构类似。巴豆苷水解后产生的苷元巴豆毒素具大毒，主要是抑制蛋白质的合成，家兔皮下注射的致死量为50～80 mg/kg。

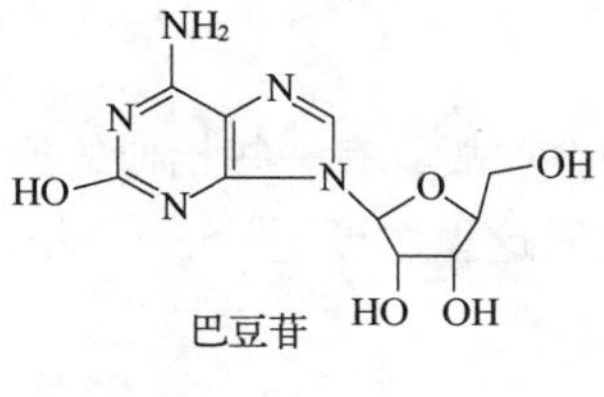

（4）碳苷：是一类糖基直接连在苷元碳原子上的苷类。组成碳苷的苷元多为黄酮类、蒽醌类化合物，它的形成是由于苷元酚羟基所活化的邻或对位氢，即苷元的活泼氢与糖的半缩醛羟基脱

水缩合而成,因此在碳苷分子中,糖总是连接在有间二酚或间三酚结构的环上。碳苷类具有水溶性小、难水解的共同特点。

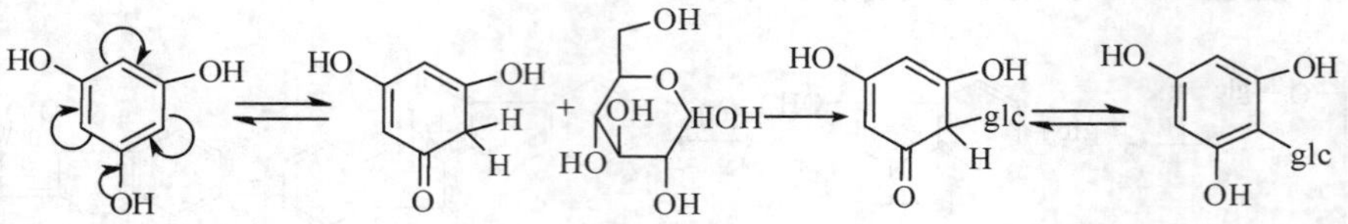

如牡荆素(vitexin)是山楂的主要成分之一,具有抗癌、降压、抗炎、解痉等作用;芦荟苷(barbaloin)是芦荟(Aloe)的致泻有效成分之一,具有酮式与烯醇式两种形式,可相互转化,具有不同的旋光性和圆二色性。

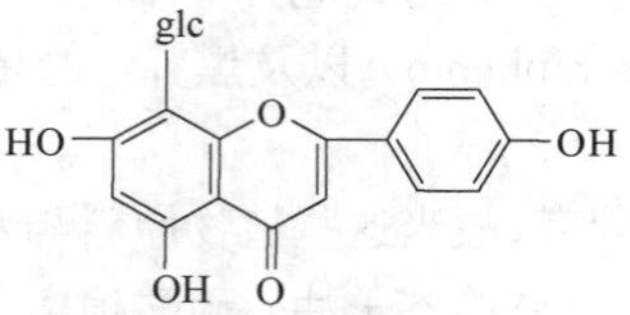

牡荆素

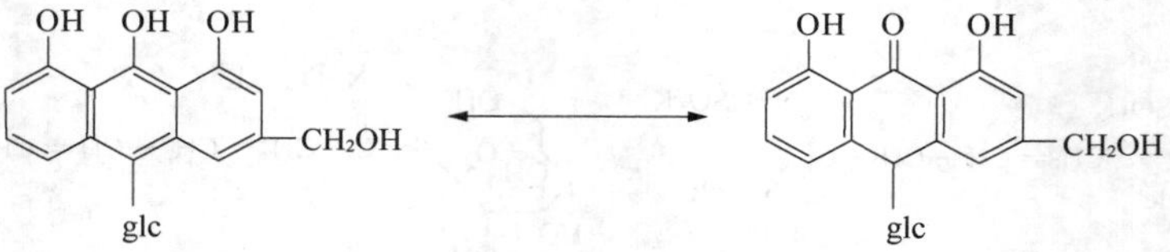

芦荟苷

2. **按苷元的化学结构分类**　根据苷元的结构,可将苷分为黄酮苷、蒽醌苷、香豆素苷、木脂素苷、环烯醚萜苷、生物碱苷等。

3. **按苷类在植物体内存在状态分类**　原存在于植物体内的苷称为原生苷(primary glycosides),原生苷水解失去一个或数个糖后生成的苷,称为次生苷(secondary glycosides)。如苦杏仁苷是原生苷,水解失去一分子葡萄糖后生成的野樱苷为次生苷。

4. **其他分类方法**　苷类结构、功能多样,因此根据不同的研究、应用的需要,进行相应的分类。如按糖的种类分类,有葡萄糖苷、鼠李糖苷、木糖苷、核糖苷;按苷分子所含单糖的数目分类,可分为单糖苷、双糖苷、三糖苷等;按苷分子中的糖链数目分类,可分为单糖链苷、双糖链苷等;按理化性质、生理功能分类,有皂苷、强心苷等。

## 三、苷的一般通性

苷类的共同特点是分子中都含有糖,故具有一些相似的通性。不过由于苷元部分的结构彼此间差别很大,能显著地影响苷类性质。这里主要讨论苷类的一些共性,不同的苷类的性质将在以下各个章节中讨论。

1. **性状**

(1)颜色:苷类成分多为无色,但当苷元发色团、助色团较多时,则会使苷呈不同的颜色,如蒽醌苷多为黄色,花色苷则呈红、蓝、紫色。

（2）形态：糖基多的苷多为固体无定形粉末,并有吸湿性,部分糖基少的苷为结晶态。

（3）味道：苷类有很甜的,有无味的,也有极苦的,主要与苷元有关,与糖的结构也有一定关系。如新橙皮苷味极苦,稀释度达 $10^{-4} \sim 10^{-5}$ 时尚有苦味,而橙皮苷却无味,但当将两者碱化(二氢黄酮 → 查耳酮)并氢化后,新橙皮苷产物却成为甜味的,比糖精甜 20 倍,而橙皮苷产物则仍无味。甜叶菊苷(stevioside)甜于蔗糖 300 倍,但水解去 1 分子葡萄糖而成的二糖苷则不再呈甜味。

新橙皮苷(neohesperidin)：橙皮素-7-$O$-新橙皮糖苷$(glc \xrightarrow{2-1} rha)$

橙皮苷(hesperidin)：橙皮素-7-$O$-芸香糖苷$(glc \xrightarrow{6-1} rha)$

2. **旋光性**　苷类都有旋光性,这是由苷类连接的糖所决定的(即使苷元无旋光性),并且天然苷类多呈左旋,但水解后由于生成的糖往往是右旋的,故常使水解混合物呈右旋。

3. **溶解性**　由于苷类的结构中含有糖,故大多数的苷具有一定的水溶性,且可溶于极性较大的有机溶剂如甲醇、乙醇、正丁醇中,而难溶于脂溶性有机溶剂如石油醚、苯、三氯甲烷中。

苷类的溶解度随着苷元的结构及所连糖的数目不同而有所差别,苷元上极性基团少或糖基数目少的苷类脂溶性增大,甚至能溶于含水的乙醚、乙酸乙酯和含醇三氯甲烷中,反之,苷元上极性基团多,糖基数目多,则水溶性增大,脂溶性减小。

相同数目糖基的苷中,去氧糖苷水溶性小,即糖上的羟基数越多,水溶性越大。糖醛酸苷的水溶性大于中性糖苷。

碳苷的溶解性较为特殊,和一般苷类不同,无论是在水还是在其他有机溶剂中,碳苷的溶解度一般都较小。

4. **苷的检识反应**　苷结构中糖的部分表现出与糖相同的性质,可用糠醛形成反应(如 Molish 反应、邻苯二甲酸—苯胺反应等)、氧化亚铜反应等鉴别(详见糖的化学性质)。苷元部分根据化学结构不同,可用不同显色反应鉴别,如蒽醌遇碱呈红色。

## 四、苷键的裂解反应

苷键的裂解反应是研究苷类结构的重要反应。要了解苷类的化学结构必须了解苷元结构、糖的组成,苷元与糖以及糖与糖之间的连接方式,为此采用某种方法使苷键断裂是重要的步骤。切断苷键的常用方法有酸水解、碱水解、酶解、乙酰解、氧化开裂法等。

### （一）酸催化水解反应

苷键属于缩醛结构,易被稀酸催化水解。常用的酸有盐酸、硫酸、甲酸、乙酸等,反应一般在水或烯醇溶液中进行。

酸水解反应是苷键原子首先质子化,质子化后使得苷键键力松弛,然后断键,苷元与糖断开,糖生成阳碳离子中间体,然后在水中溶剂化,脱掉一个氢离子而生成糖分子。下面以氧苷中的葡萄糖苷为例说明其反应机制。

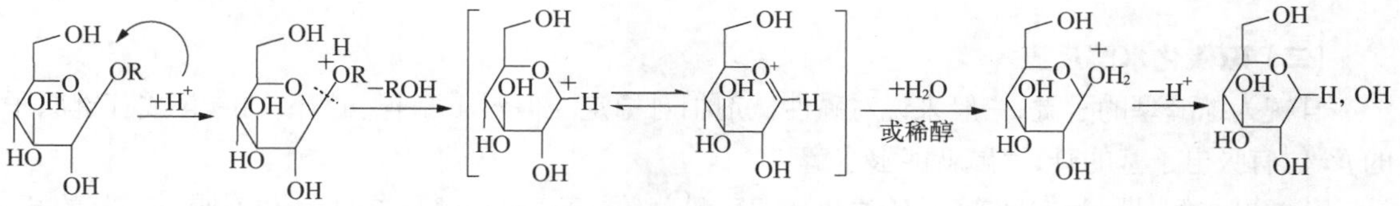

从上述反应机制可以看出,糖的酸水解难易的关键在于苷键原子的质子化,即苷键原子接受 $H^+$ 的难易程度以及其空间环境。苷键原子周围的电子云密度越高,空间位阻越小, $H^+$ 越易进攻,苷键原子越易质子化,水解反应也就越易。相反,苷键原子周围的电子云密度低,空间位阻大,水解反应也就越困难。

苷键酸水解的难易有如下的规律。

(1) 按苷键原子的不同,酸水解的易难程度为:N-苷>O-苷>S-苷>C-苷。从碱度比较也是 N>O>S>C,N 上电子云最丰富,易接受质子,故最易水解。而 C 上无游离电子对,不能质子化,很难水解,除非用剧烈条件。如长时间在酸中加热 C-葡萄糖苷,才能在水解液中检出少量水解的葡萄糖。但当 N 处于酰胺(朱砂莲苷,tuberosinone - N - $\beta$ - D - glucoside)或嘧啶(胞苷,cytidine)位置时,氮苷也难水解。

(2) 按苷中糖的种类不同,酸水解易难程度为:呋喃糖苷>吡喃糖苷。因为五元呋喃环的平面性使各取代基处于重叠位置,张力大于六元环,形成水解中间体可使张力减小,故有利于水解。而六元吡喃环处于椅式结构较稳定,因而较难水解。在天然糖苷中,果糖、核糖多为呋喃糖,阿拉伯糖两种形式都有,葡萄糖、半乳糖、甘露糖一般以吡喃糖存在。

酮糖苷>醛糖苷,因为酮糖大多为呋喃糖结构,而且酮糖端基上接有一个大基团—$CH_2OH$,水解时形成的中间体可减少分子中的立体障碍,使反应利于向水解方向进行。

(3) 吡喃糖苷中,由于空间位阻的影响,吡喃环 C-5 上的取代基越大越难于水解,因此其水解速率顺序是:五碳糖苷>甲基五碳糖苷>六碳糖苷>糖醛酸苷。

(4) 吸电子基团的存在与否对苷的水解有较大影响。由于苷键原子邻近吸电子基团的诱导效应,尤其是 C-2 位上如存在吸电子取代基,因其竞争性吸引,使苷键原子的电子云密度降低,导致质子化困难,使水解难度增大。其水解难易程度是:2-氨基糖苷<2-羟基糖苷<6-去氧糖苷<2-去氧糖苷<2,6-二去氧糖苷。6-去氧糖苷比同样的羟基己糖苷水解速率快 5 倍,2,6-二去氧糖苷用 0.02～0.05 mol/L HCl 就可水解。但当羟基、氨基被乙酰化后,水解又变得容易了。

(5) 芳香苷较脂肪苷易于水解。芳香苷如蒽醌苷、香豆素苷甚至不用酸,只加热也能水解,而脂肪苷如萜苷、甾体苷等,酸水解条件就要强烈些。这是因为芳香苷的苷元含有供电子结构,使苷键原子电子云密度增大。

(6) 苷元结构大小对水解也有影响。苷元结构若较小,则苷键为 e 键较 a 键易于水解,因为 e 键暴露在外,苷键原子易质子化;苷元若为大基团,则苷键为 a 键较 e 键易于水解,因为苷元大,苷键处于 a 键不稳定而易于水解。

酸催化水解常采用稀酸,对于难水解的苷类则须采用较为剧烈的条件,而这有使苷元发生脱水等变化的可能。为防止结构发生变化,可用二相酸水解法,即在反应混合液中加入与水不相混溶的有机溶剂(如氯仿),苷元一旦生成即刻溶入有机相,避免与酸长时间接触,以得到苷元,进行结构鉴定。

**(二)碱催化水解反应**

苷键为缩醛型的醚键,一般来说对碱性试剂相对稳定。但对于酯苷、酚苷、烯醇苷或苷键原子的 $\beta$-位有吸电子基的苷,遇碱就能够水解。

苷类碱水解是因为 $OH^-$ 离子的进攻,酯苷、酚苷、烯醇苷或苷键原子的 $\beta$-位有吸电子基的苷,其苷键周围的电子云密度降低,有利于 $OH^-$ 离子的进攻,也就有利于碱水解。

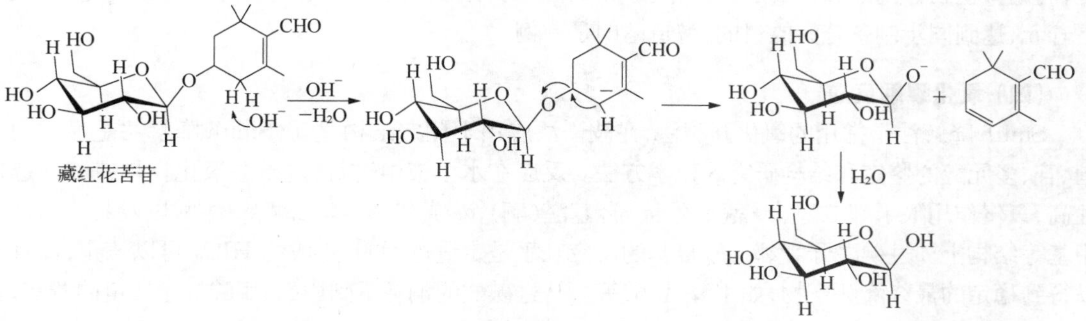

藏红花苦苷

酚苷或酯苷在碱水解时,如果糖的 $C_2$-OH 和 $C_1$-苷键处于反式则较顺式的易水解,前者水解得到 1,6-糖苷,后者得到正常的糖。

### (三)酶催化水解反应

由于酸、碱催化水解比较剧烈,糖和苷元部分均有可能发生进一步的变化,使产物复杂化,并且无法区别苷键的构型。与此相反,酶水解的特点是:专属性高,条件温和。因此,用酶水解苷键可以得知苷键的构型,并可保持苷元和糖的结构不变,还可保留部分苷键得到次级苷或低聚糖,以便获知苷元和糖、糖和糖之间的连接方式。

水解苷的酶是一些基团特异性的酶,即只需要底物分子的一部分构造适合就可以发生水解反应。

麦芽糖酶(maltase)可选择性地水解 $\alpha$-葡萄糖苷键。苦杏仁苷酶(emulsin)为一种混合酶,能水解 $\beta$-葡萄糖苷和其他 $\beta$-六碳醛糖苷键。纤维素酶(cellulase)也是 $\beta$-葡萄糖苷水解酶。如穿心莲中的穿心莲内酯苷(andrographolide-19-$\beta$-D-glucoside)用硫酸水解产生脱氧和末端双键移位,而用纤维素酶水解可得真正苷元。转化糖酶(invertase)是 $\beta$-果糖苷酶,可选择性水解 $\beta$-果糖苷键,因而对蔗糖、龙胆三糖和棉籽糖或由其组成的苷水解时,可去掉一分子果糖而保留次级苷结构。鼠李糖苷酶(rhamnodiastase)是 $\beta$-葡萄糖苷水解酶,但比苦杏仁酶专属性高,主要使芸香糖苷、樱草糖苷等二糖苷中与苷元相连的 $\beta$-葡萄糖苷水解,生成苷元和二糖。还有橙皮苷酶(hesperidinase)、蜗牛酶(heloxpomatiase)等,也比较常用。芥子苷酶(myrosinase)存在于十字花科植物芥菜种子中,可专属性水解芥子苷键($S$-苷键)。并且在不同的 pH 条件下,得到不同的水解产物。在 pH 7 或弱酸条件下,酶解生成异硫氰酸脂,在 pH 3~4 的酸性条件下,酶解成腈和硫。

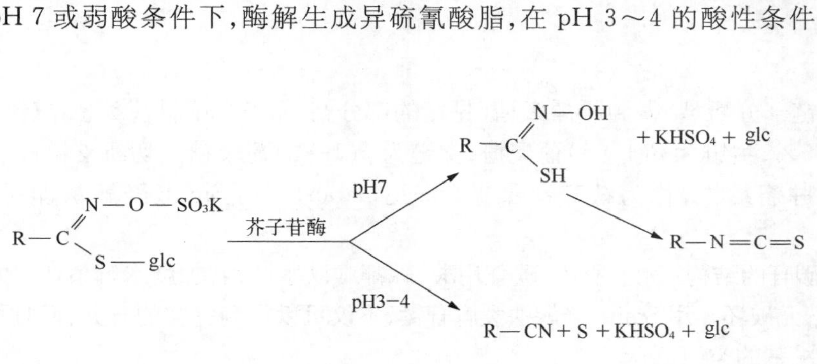

由于水解酶的纯化较困难,近年来有人用微生物培养法水解苷类。在微生物培养液中加入苷,利用微生物体内的酶促反应,将苷键水解,某些微生物会把苷中的糖基当作碳源消耗掉,只留下苷元,达到同步制备苷元的目的,酵母菌即是一例。

### (四) 氧化裂解反应

Smith 降解法是常用的氧化开裂法,在波谱法应用于测定结构之前,Smith 降解法是最常用于糖、苷、多元醇的鉴定和结构研究的化学方法。反应在水溶液中进行;过碘酸氧化作用缓和而选择性高,氧化作用限于邻二醇、$\alpha$-氨基醇、$\alpha$-羟基醛(酮)、$\alpha$-羟基酸、邻二酮、$\alpha$-酮酸以及某些活性亚甲基等结构上。过碘酸开裂邻二醇羟基的反应几乎是定量进行的,生成的 $HIO_3$ 可以滴定,而且可以得到稳定的最终降解产物,如甲醛、甲酸等。从过碘酸的消耗量到甲醛、甲酸等生成量的测定,可推断糖的种类、糖的氧环大小、碳原子构型,对多糖中糖的连接位置和聚合度的推断等也有很大的帮助。

**1. 氧化开裂对象** 上述氧化开裂对象中以邻二醇、$\alpha$-氨基醇作用较快,而糖苷中主要是醇羟基,故 Smith 降解法适合于糖的裂解。

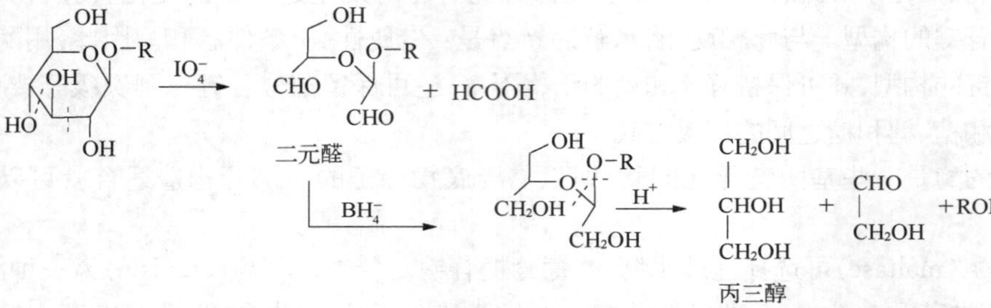

**2. 反应过程** 反应分为三步:第一步在水或烯醇中,用过碘酸在室温条件下将糖基中具邻羟基结构的基团,氧化开裂为二元醛;第二步将二元醛用硼氢化钠还原成醇,以防醛与醇进一步缩合而使水解困难,否则醛在酸性条件下不稳定;第三步调节 pH 2 左右,室温放置让其水解,由于这种醇的中间体具有真正的缩醛结构,比糖的环状缩醛更易被稀酸催化水解。

过碘酸氧化过程中,要先形成五元环状酯的中间体,顺式邻二醇与过碘酸形成的五元环是平面结构,而反式形成环时障碍多,故顺式邻二醇较反式邻二醇容易氧化,在开环多元醇中苏式较赤式易氧化。

**3. 应用**

(1) 使糖链部分断裂,得到所需多糖(见糖的部分):如多孔菌科茯苓多糖($\beta$-pachyman),含量可高达 75%,主链为 $\beta(1\rightarrow3)$葡聚糖,支链为 $\beta(1\rightarrow6)$葡聚糖。切断支链成 $\beta(1\rightarrow3)$葡聚糖,即具有抗肿瘤活性,称为茯苓次聚糖(pachymaran)。用 Smith 降解法即可获得茯苓次聚糖。

(2) 研究碳苷的结构:如前所述,碳苷用酸、碱都难以水解,若加剧水解条件,如加温,增加酸度,也都会使苷元破坏。用 Smith 降解法裂解苷键,不仅可以得到完整的苷元,而且可以从裂解产物中判断苷中糖基的类型。

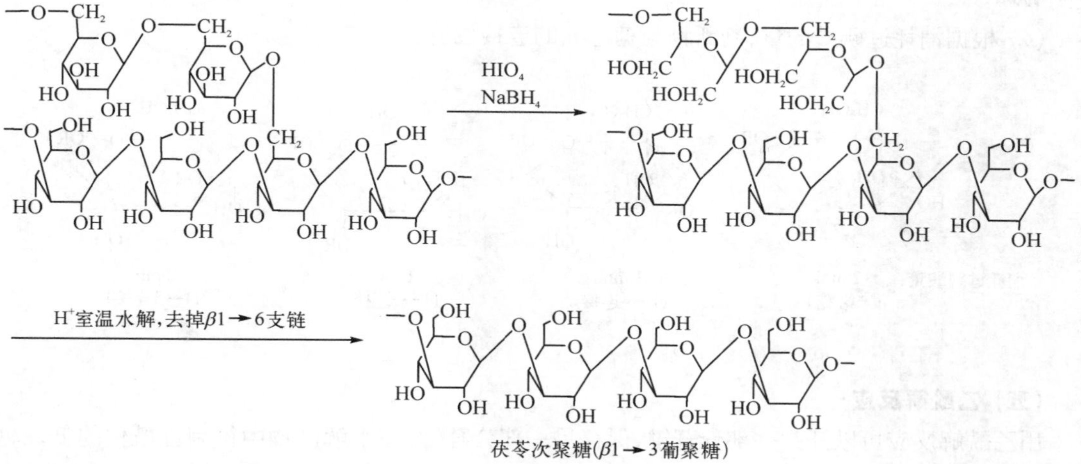

茯苓次聚糖($\beta 1 \rightarrow 3$ 葡聚糖)

葡萄糖碳苷：

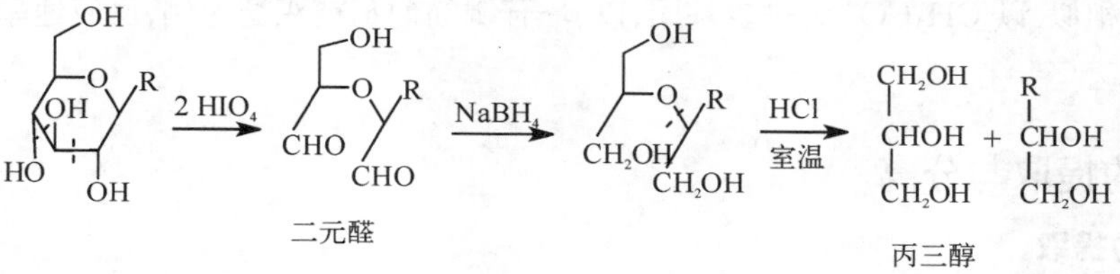

二元醛　　　　　　　　　　　丙三醇

鼠李糖碳苷：

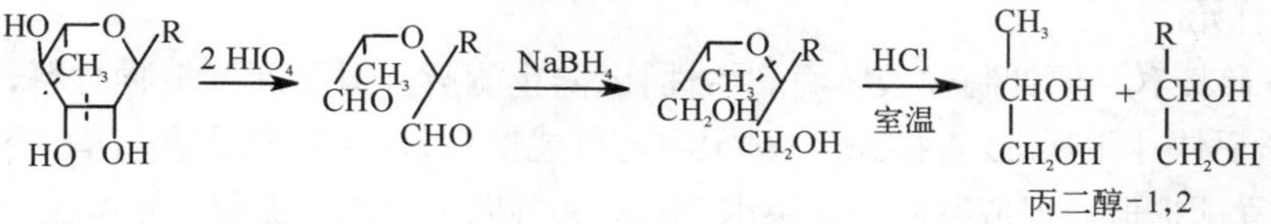

丙二醇-1,2

阿拉伯糖碳苷：

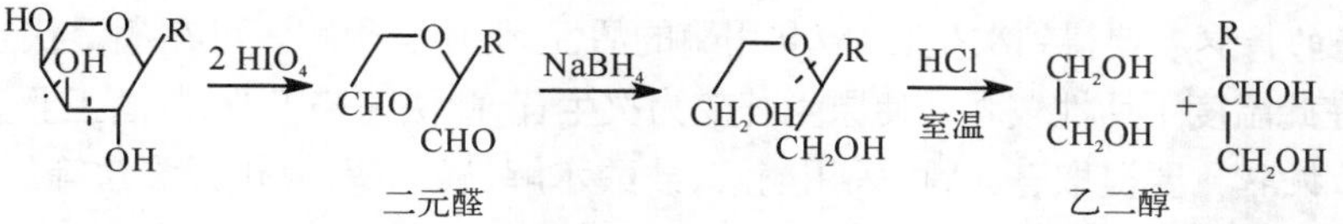

二元醛　　　　　　　　　　　乙二醇

由上式可知,六碳醛糖的 C 苷经 Smith 降解,得到丙三醇,如葡萄糖、甘露糖、半乳糖;甲基五碳醛糖的 C 苷经 Smith 降解,得 1,2-丙二醇,如鼠李糖、夫糖、鸡纳糖;五碳吡喃糖的 C 苷经 Smith 降解,得乙二醇,如阿拉伯糖、木糖、核糖。

（3）得到真正的苷元：Smith 降解法还常用在皂苷的研究中,以获得真正的皂苷元。如人参、远志、柴胡等皂苷,用 Smith 降解法得到了真正的苷元,以人参皂苷 Rb$_1$（ginsenoside Rb$_1$）为例,只有用 Smith 降解法才可保持原来构型的苷元 20-$S$-原人参二醇（20-$S$-protopanaxadiol）。

注意：若苷元具有邻二醇、邻三醇或 $\alpha$-氨基醇的结构,则一般不用此法裂解苷键,否则苷元要受到破坏。

（4）根据消耗过碘酸的量，判断糖与糖之间的连接位置。

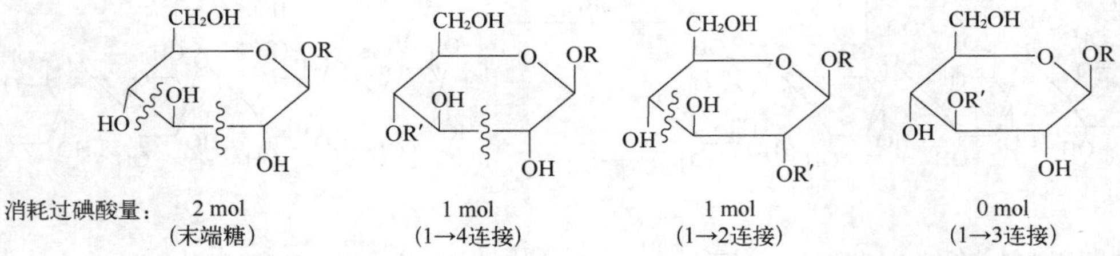

| 消耗过碘酸量： | 2 mol | 1 mol | 1 mol | 0 mol |
| --- | --- | --- | --- | --- |
| | （末端糖） | （1→4连接） | （1→2连接） | （1→3连接） |

### （五）乙酰解反应

用乙酰解反应可以开裂一部分苷键，保存另一部分苷键，在水解产物中得到乙酰化的低聚糖，再用薄层分析法等加以鉴定。这是在波谱法问世之前，用以获得多糖基苷中糖与糖之间连接的一种方法。乙酰解用醋酐与不同的酸组合使用，如 $H_2SO_4$，$HClO_4$ 或 Lewis 酸（$ZnCl_2$，$BF_3$）等。反应机制与酸水解相似，以 $CH_3CO^+$ 为进攻基团，以 $\beta$-苷键的葡萄糖双糖为例，反应速率为 1→6＞1→4＞1→3＞1→2。

## 五、苷的提取与分离

### （一）苷的提取

苷的种类较多，理化性质差异亦大，需根据研究的目的、目标产物的性质来综合考虑。因为苷类与其水解酶常共存于同一植物体中，经磨碎或水浸泡能促使酶与苷接触，酶解后得不到原生苷，而是次生苷或苷元。

**1. 原生苷的提取** 要抑制或破坏酶的活性，以防止酶解。对于新鲜植物材料，采集后应快速干燥，或沸水烫后快速干燥，或直接冻干；对于中药材或饮片，保存时应注意防潮，控制含水量。药材在粉碎后应立即提取。提取时应采用沸水、甲醇、60％以上的乙醇提取。亦可在提取时加入硫酸铵或碳酸钙或新鲜植物采集后即与饱和的硫酸铵水液混合研磨，使酶变性。提取过程中避免与酸、碱接触，防止苷类水解。提取物应低温减压浓缩。

**2. 次生苷的提取** 要得到次生苷，应利用酶的活性，促使苷酶解。可在潮湿状态下，30～40℃保温数日（酶在此温度下活性较强），使原生苷变为次生苷，此法医药工业、制酒工业上俗称为发酵。

**3. 苷元的提取** 要提取苷元，可采用酶解，或酸水解、碱水解、氧化开裂法等。但需控制水解条件，以保持苷元结构不被破坏。

对于结构较稳定的苷元，一般先将中药用酸水解，或者先酶解后再用酸水解，以使苷类水解生成苷元。水解液用碱中和至中性，然后用三氯甲烷（或者乙酸乙酯、石油醚）提取苷元。有时也可先提取出总苷，再将总苷水解为苷元。

此外，难水解的苷类在用酸水解时，还可用二相水解法，即在酸水液中加入与水不相混溶的有机溶剂（如苯、三氯甲烷等），利用苷与苷元极性的不同，使水解后的苷元，一旦生成立即溶于有机相中，这就避免了苷元与酸长时间的加热接触，保持了苷元结构不变。

提取苷类常用系统溶剂提取法。

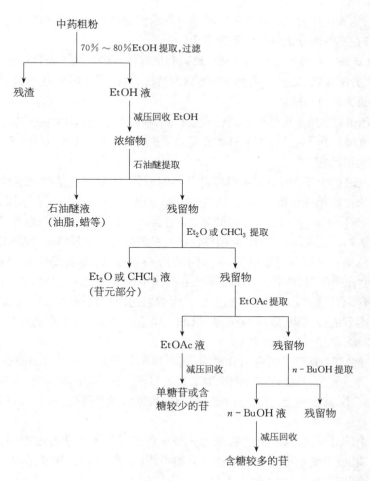

各类苷由于苷元结构不同,有多种提取分离方法,将在以后各章中介绍。

**（二）苷的分离与精制**

苷类提取以后,需要进一步除去混存的杂质,再进行混合苷的分离。下面介绍苷类分离精制的常用方法。

1. **溶剂法**　在用溶剂法纯化苷类化合物时,一般常用极性较大的有机溶剂,将苷类从中药水提液中萃取出来,使其与水溶性杂质相互分离。如以乙酸乙酯从中药水提液中萃取黄酮苷;正丁醇萃取皂苷;三氯甲烷—甲醇—水萃取强心苷等。也可将粗提物溶于少量甲醇(水),再滴加丙酮(或乙醚),使苷类沉淀析出而精制。

某些酸性苷类可用碱水提取后,再于提取液中加入稀酸,苷类即可析出沉淀。如甘草皂苷的提取分离。

2. **大孔吸附树脂法**　大孔吸附树脂近年来广泛应用于天然产物的分离和精制,成为分离有机化合物,尤其是水溶性化合物的有效手段,在工业废水、废液的净化,抗生素及天然产物化学成分的提纯等方面均显示了独特的作用,在中药苷类成分的分离纯化中更得到了广泛的应用。

在苷类成分的提取液中,亲水性强的植物成分如糖类、鞣质等常与苷类同时被提出,利用弱极性大孔吸附树脂吸附后,很容易用水将糖等成分洗脱下来,然后再用不同浓度的乙醇洗脱被大孔树脂吸附的苷类,达到纯化目的。大孔吸附树脂对苷的提取液中除去糖和其他水溶性杂质是一个有效的方法,尤其在皂苷的分离纯化中更为常用。

3. **柱色谱分离法** 苷类混合物的最后分离只有依靠柱色谱分离才能获得苷的单体,利用不同结构的苷在极性、分配系数,或分子量大小等方面的特性,可以采用吸附柱色谱、分配柱色谱、凝胶柱色谱或其他色谱方法进行分离。

(1) 吸附柱色谱:常用于极性较低的苷类或苷元,吸附剂常用氧化铝或硅胶。

(2) 分配柱色谱:用于极性较大的苷类分离效果更好,常利用硅胶或纤维素作支持剂,以水饱和的溶剂系统作为流动相。

(3) 反相柱色谱:对于采用正相色谱难以分离的成分(如皂苷或某些亲水性苷类),往往能达到理想的分离效果。反相柱色谱常用的固定相为 Rp-18、Rp-8 或 Rp-2 等,以含水醇或乙腈的混合物为流动相,其中 Rp-18 的吸附力最强,需用含水比例较小的溶剂系统洗脱(如 MeOH:$H_2O=9:1$ 或 $8:2$)。在实际应用中,反相柱色谱洗脱流分的检测最好配合反相薄层色谱。

(4) 凝胶柱色谱:根据分子量大小不同而采用的分离法,多以葡聚糖凝胶 Sephadex G 或 Sephadex LH-20 作吸附剂,后者是在葡聚糖凝胶分子中引入亲脂性的羟丙基基团,因具有一定程度的亲脂性,在许多有机溶剂中也能膨胀,从而扩大了它的应用范围,可适合于某些亲脂性苷类成分的分离。如黄酮苷的分离中,采用 Sephadex LH-20 作吸附剂,以甲醇洗脱时,黄酮的三糖苷先被洗下,二糖苷其次,单糖苷最后被洗下。

(5) 聚酰胺柱色谱:在苷类的色谱分离中,还可根据苷元的酚羟基或芳香化程度不同而采用聚酰胺柱色谱分离。例如,蒽醌苷、黄酮苷、聚酰胺可与苷元分子中的酚羟基、羧基或羰基形成氢键缔合而产生吸附作用,其吸附能力取决于酚羟基的数目位置及芳香化程度。常用的洗脱剂为不同浓度的醇水系统。

对于组成复杂的苷类混合物的分离,采用一种柱色谱往往不能获得理想的分离,此时常需要多次反复上柱分离,或者使用不同的吸附柱及分离手段(如离心薄层色谱、高效液相色谱等)相互配合,才能最终达到理想的分离。

## 六、苷的结构研究

苷类由糖基与苷元组成,因此苷类的结构研究主要是研究苷元的结构、糖苷键的位置、构型、糖的种类、数目、连接顺序。

### (一) 物理常数的测定

熔点、比旋光度等测定。

### (二) 分子式的测定

经典的测定方法是测定分子中 C、H、N、O 等元素的含量,据此计算出各元素的原子比,拟定实验式,再根据分子量和实验式确定分子式。

目前广泛采用质谱分析技术来测定天然有机化合物的分子量、分子式。由于苷类化合物一般极性较大、挥发性差、遇热气化时不稳定,采用电子轰击质谱(EI-MS)往往不能得到分子离子峰。而需采用化学电离质谱(CI-MS)、场解吸质谱(FD-MS)、快原子轰击电离质谱(FAB-MS)、电喷雾电离质谱(ESI-MS)等方法获得分子离子峰。尤其是高分辨软电离质谱技术如 HR-ESI-MS、HR-FAB-MS 技术更成为目前最常用的苷类成分精确分子量测定方法,直接得到分子式。近年来,基质辅助激光解吸—电离质谱(MALDI‐MS)、基质辅助激光解吸—飞行时间质谱(MALDI‐TOFMS)、傅立叶变换离子回旋共振质谱[MALDI‐FTICR $MS^n(n>2)$]、源后解离质谱(MALDI/PSD‐MS)等新方法的出现,更使质谱在苷类化合物分子量、分子式测定的灵敏度、准确性得到很大提高。

### (三)苷元和组成糖的测定

阐明苷的结构,第一步常常是将苷用合适的酸或酶水解,使苷水解成为苷元和各种单糖,再分别对苷元和糖进行结构测定。对于结构简单、组成糖较少的苷,也可用核磁共振波谱与质谱相结合,直接进行结构鉴定。

1. 苷元的结构鉴定　各类苷元结构类型不同,需要针对各类成分的结构特征,通过波谱解析和专属性的化学反应,确定其基本母核的结构类型、取代模式,再按其类型分别进行研究,其方法将在以后各有关章节中分别介绍。

2. 组成糖基的种类与数目的确定　组成苷的糖的种类的测定,通常采用PC、TLC、HPLC等方法,或衍生化后采用GC、GC‐MS方法,对其水解液,通过与标准糖对照来确定;HPLC、GC、GC‐MS因其具有较高的分辨率已成为糖组成测定的常用方法。糖的绝对构型的测定,多采用加入手性试剂,采用GC法进行确定。糖的数目目前多通过HPLC、GC分析,运用峰面积归一化法,算出各单糖的分子比,以确定组成糖的数目。其方法在糖类结构研究一节中已表述。

近年来各种波谱技术的发展给测定苷中糖的种类和数目带来了很大的方便。例如,利用多级质谱根据各单糖分子量的差别测定糖的种类和数目。利用核磁共振波谱,根据糖端基质子、端基碳的信号来确定组成糖的种类、数目;或是将苷制成全乙酰化或全甲基化衍生物,根据其在氢谱中出现的乙酰氧基或甲氧基信号的数目,推测出所含糖的数目。此外利用二维 $^1H$‐$^1H$ 相关谱、$^1H$‐$^{13}C$ 相关谱、$^{13}C$‐$^{13}C$ 相关谱,也是确定苷中糖的种类、数目的有效方法。其方法见上节糖类结构测定。

### (四)苷元与糖、糖与糖之间连接位置的确定

1. 化学方法　常用甲基化—甲醇解法,主要用于判断苷中糖基的糖与糖之间连接位置。方法见糖类的结构研究一节。

如下图,经鉴定得知最终产物除甲基化的苷元外,还有1分子3,6‐二甲氧基吡喃葡萄糖甲苷,2分子2,3,4‐三甲氧基‐吡喃鼠李糖甲苷。由此可推断该苷由1分子葡萄糖、2分子鼠李糖组成糖链,连接在苷元上;葡萄糖的C‐2位,C‐4位各连有1分子糖;2分子鼠李糖均在糖链末端,分别连在葡萄糖的C‐2位,C‐4位上;且得知葡萄糖的C‐1连接苷元,而不是其他糖,因为鼠李糖没有未甲基化的羟基。

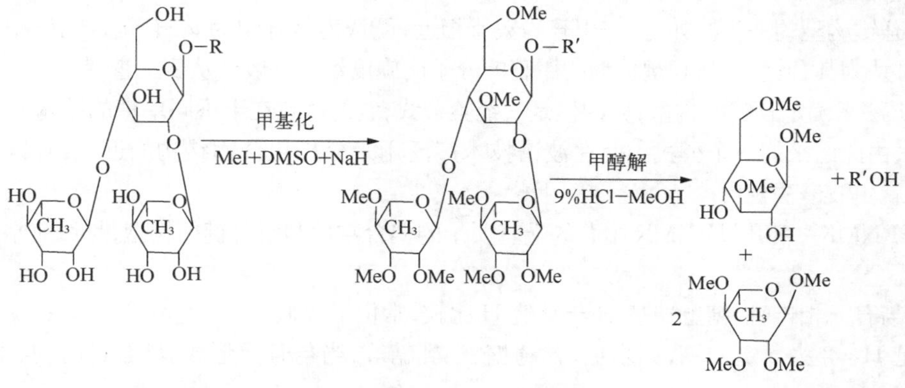

2. **NMR 法** 常用苷化位移规律(glycosylation shift,GS)确定苷中糖基的糖与糖之间、糖与苷元之间的连接位置。

苷化位移规律用于确定苷元与糖之间的连接位置,是将苷与相应的苷元进行 $^{13}$C NMR 化学位移数据的比较,苷元醇羟基糖苷化,则连糖基的碳原子向低场位移 4~10,相邻碳向高场位移 0.9~4.6。而苷元酚羟基糖苷化,则连糖基碳原子向高场位移,相邻碳向低场位移。苷化位移规律用于确定糖基的糖与糖之间的连接位置,第一节中已有表述。

HMBC 谱是一种测定远程 $^{1}$H-$^{13}$C 相关的二维核磁共振方法,近年来,苷元与糖、糖与糖之间连接位置的确定亦常用此技术。HMBC 谱由于通过灵敏度高的 $^{1}$H 核的信号来检测 $^{13}$C 核之间的远程偶合信息,故对少量样品也可在较短时间测得可靠的数据。HMBC 谱还具有抑制直接相连的 $^{1}$H~$^{13}$C 相关信号的作用。在以 HMQC 谱找出各个 H 与其相连 C 的相关性后,再以 HMBC 谱证明与各个糖基端基质子相关的碳,则判断出糖与糖之间,糖与苷元之间的连接位置。如山柰酚-3-$O$-$\beta$-D-芹糖-(1→2)-[$\alpha$-L-鼠李糖(1→6)]-$\beta$-D-葡萄糖苷{kaempferol-3-$O$-$\beta$-D-apiose-(1→2)-[$\alpha$-L-rhamnose(1→6)]-$\beta$-D-glucoside} HMBC 谱显示 rha H-1 与 glc C-6、api H-1 与 glc C-2、glc H-1 与苷元 C-3 分别有远程偶合,因而确定鼠李糖连接在葡萄糖 6 位,芹糖连接在葡萄糖 2 位,整个糖基连接在苷元 $C_3$ 位。

### (五) 糖基中糖与糖之间连接顺序的确定

早期推断糖与糖之间的连接顺序常采用部分水解法,现代多用质谱法、$^{13}$C NMR 谱中的自旋—弛豫时间($T_1$)。此外,如前所述,HMBC 法在确定了糖与苷元之间连接位置的同时也确定了糖与糖之间的连接顺序。

### (六) 苷键构型的确定

糖与糖之间、糖与苷元之间的苷键均属于缩醛键,因而也都存在端基碳原子的构型问题,目前确定苷键构型的方法主要有以下几种。

1. **酶水解法** 如麦芽糖酶能水解 $\alpha$-葡萄糖苷键;苦杏仁苷酶能水解 $\beta$-葡萄糖苷及有关六碳醛糖苷;转化糖酶能水解 $\beta$-果糖苷键等。

2. **Klyne 经验公式法(分子旋光差法)**

$$\text{Klyne 公式:} \quad \Delta[M]_D = [M]_D^{苷} - [M]_D^{苷元}$$

即:分子比旋度的差值=苷的分子比旋度-苷元的分子比旋度。

将此差值与组成该苷的单糖的一对甲苷的分子比旋度进行比较,数值上相接近的一个便是与之有相同苷键构型的一个。如与 $\alpha$-甲苷的数值相近,可认为其苷键为 $\alpha$-苷键,与 $\beta$-甲苷的数值相近,则可认为其苷键为 $\beta$-苷键。糖的甲苷的分子比旋度数值一般可从表上查得。

Klyne 法来确定苷键的构型,凭的仅是一经验公式,它的基点在于不同单糖的端基 C 旋光贡献差别很大,由此而来的一个公式。而在波谱技术广泛用来分析化合物结构的近代,苷键构型的研究基本上就由波谱法替代。

3. **$^{1}$H NMR** 利用 $^{1}$H NMR 中苷的端基质子的偶合常数判断苷键的构型,是目前常用且较准确的方法。

当糖与苷元相连时,糖上端基 H 与其他 H 比较,常位于较低场,一般 $\delta_H$ 4~5。在糖的优势构象中,凡是 H-2 为 a 键的糖,如木糖、葡萄糖、半乳糖等,当与苷元形成 $\beta$-苷键时,其 H-1 为 a

键,故 H-1 与 H-2 为 aa 键偶合,两个 H 之间夹角为 180°,所以 $J$ 值较大,$J_{aa}=6\sim9$ Hz,并呈现一个二重峰。当与苷元形成 α-苷键时,其 H-1 为 e 键,故 H-1 与 H-2 为 ae 键偶合,两个 H 之间夹角为 60°,所以 $J$ 值较小,$J_{ae}=2\sim3.5$ Hz。故从 ¹H NMR 的 $J$ 值可确定 H-2 为 a 键糖的苷键构型,如葡萄糖苷。

β-苷
（葡萄糖）

α-苷
（葡萄糖）

β-苷:H-1a 键与 H-2a 键为 aa 偶合,两个 H 之间夹角 180°,$J_{aa}=6\sim9$ Hz。

α-苷:H-1e 键与 H-2a 键为 ae 偶合,两个 H 之间夹角 60°,$J_{ae}=2\sim3.5$ Hz。

注意 H-2 为 e 键的糖,如鼠李糖、甘露糖等,由于 α-苷与 β-苷中糖的 H-1 与 H-2 分别为 ae 键偶合与 ee 键偶合,两个 H 之间夹角均为 60°,$J$ 值相近,故 ¹H NMR 法不能用于判别 H-2 为 e 键的苷键构型,如鼠李糖苷。

β-苷
（鼠李糖）

α-苷
（鼠李糖）

β-苷:H-1a 键与 H-2e 键为 ae 偶合,两个 H 之间夹角 60°,$J_{ae}=2$ Hz。

α-苷:H-1e 键与 H-2e 键为 ee 偶合,两个 H 之间夹角 60°,$J_{ee}=2$ Hz。

### 4. ¹³C NMR 法

(1) 根据糖端基 C 的化学位移值来判断苷键构型:糖与苷元连接后,糖中端基 C 原子的化学位移值明显增加($\delta\approx100$),而其他碳原子的化学位移值则变化不大($\delta_C<80$)。且某些糖 β-苷与 α-苷糖的端基 C 化学位移值常相差较大,故可用于判断苷键的构型。如 β-葡萄糖苷端基 C 的化学位移值为 $103\sim106$,α-葡萄糖苷端基 C 的化学位移值为 $97\sim101$。表 3-4 列出一些常见糖的 α- 和 β-甲基吡喃糖苷的化学位移。

表 3-4　一些 α- 和 β-甲基吡喃糖苷的化学位移($\delta$,溶剂 $D_2O$)

| 构型 | D-木糖△ | D-核糖 | L-阿拉伯糖 | D-葡萄糖 | D-半乳糖 | D-甘露糖 | D-夫糖 | L-鼠李糖 |
|---|---|---|---|---|---|---|---|---|
| α | 100.6 | 103.1 | 105.1 | 100.6 | 100.5<br>101.3*<br>104.9 | 102.2<br>102.6*<br>102.3 | 105.8* | 102.6* |
| β | 105.1 | 108.0 | 101.0 | 104.6 | 106.6* | 102.7* | 101.6* | 102.6* |

\* 溶剂为吡啶-$d_5$;△ 呋喃糖甲苷

从表 3-4 可以看出,除 D-甘露糖甲苷和 L-鼠李糖甲苷外,绝大多数的单糖甲苷,其 α- 和 β-

构型的端基碳原子的化学位移值都相差约 4,因此可利用苷的化学位移值来确定其苷键构型。在实际应用中,因溶剂及苷元结构的不同,$\delta$ 值可有差异。

D-甘露糖甲苷和 L-鼠李糖甲苷的端基碳的 $\delta$ 值在确定苷键构型时虽无意义,但它们的 C-3 和 C-5 的化学位移值在确定苷键构型时却有重要的鉴别意义。因为 $\alpha$-构型苷中 C-3 和 C-5 的 $\delta$ 值均较 $\beta$-构型苷位于高场 1.5~3.0。

(2) 根据糖的端基 C-H 偶合常数来判断苷键构型:用门控去偶技术得到吡喃糖的端基 C 与 H 间的偶合常数:$\alpha$-苷键 $^1J_{C-H} \approx 170\ Hz$,$\beta$-苷键 $^1J_{C-H} \approx 160\ Hz$,两者相差约 10 Hz。如甘露糖苷端基 C 的 $\alpha$-、$\beta$-苷键的化学位移值几乎相同,但 $^1J_{C-H}$ 值相差较大,可以区别。表 3-5 是几种糖甲苷的端基 C $^1J_{C-H}$ 值。

表 3-5　几种甲苷的 $\alpha$ 和 $\beta$ 构型的 $^1J_{C-H}$ 值(Hz)

| 构　型 | 甲　苷 | | |
| --- | --- | --- | --- |
| | D-葡萄糖 | D-甘露糖 | L-鼠李糖 |
| $\alpha$ | 170 | 166 | 168 |
| $\beta$ | 159 | 156 | 158 |

5. 2D NMR 法　在 2D NMR 法中,2D NOESY 谱可以用于糖苷键构型的确定。2D NOESY 谱指的是在空间靠近的两个 H,可作为相关峰出现在 2D 图谱上。如 $\beta$-D-葡萄吡喃糖,H-1 分别与 H-3、H-5 形成 NOE 相关;而在 $\alpha$-D-葡萄吡喃糖中,H-1 只与 H-2 产生相关峰。葡萄糖的 NOE 相关性同样适用于葡萄糖苷类及其他糖苷类,只要写出糖的优势构象,就可找出相应 $\alpha$-或 $\beta$-糖苷的 NOE 相关性,从而确定苷键构型。

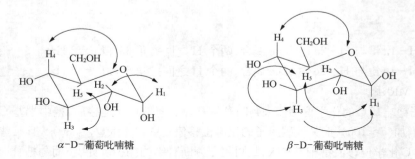

$\alpha$-D-葡萄吡喃糖　　　　　　$\beta$-D-葡萄吡喃糖

### (七) 结构研究实例

1. **紫花松果菊苷 A(echipuroside A)的结构研究**　菊科松果属植物松果菊 *Echinacea purpurea* (L.) Moench 被广泛用于治疗各种炎症和感染。紫花松果菊苷是从松果菊地上部分提得的水溶性成分。松果菊经 95% 乙醇渗漉,正丁醇萃取,大孔树脂去杂,反相硅胶柱色谱多次分离,Sephadex LH-20 纯化得一白色粉末。mp:108~110℃,IR$_{max}$cm$^{-1}$:3393(OH),1614,1516(苯环),TLC 检识酸水解产物检出 glc 和 rha。其 FAB-MS($m/z$)显示准分子离子峰 445[M-H]$^-$ 和 299 [M-rha]$^-$、137[M-rha-glc]$^-$ 碎片峰。$^1$H NMR 显示 3 组质子信号,一组为芳氢,1,4-取代的苯环质子信号:7.06 和 6.68(各 2H, d, $J=8.4\ Hz$);一组为糖上信号:4.73(1H, brs, rha 1-H),4.27 (1H, d, $J=7.8\ Hz$, glc 1-H),1.24(3H, d, $J=6.0\ Hz$, rha-CH$_3$),$\delta_H$ 3~4 为糖上其他质子信号;另一组信号:3.96(2H, q, $J=10.5$, 6.9 Hz, CH$_2$O),2.83(2H, t, $J=6.9\ Hz$, CH$_2$)。以上数据表

明该化合物为一苷类化合物,苷元为对位取代的苯乙醇类化合物,糖为 $\alpha-L-rha$ 和 $\beta-D-glc$。分析该化合物的 $^{13}C$ NMR,HMQC 和 HMBC 谱,并和类似化合物对照将数据进行归属(表 3-6)。HMBC 谱显示 rha 1-H 和 glc 6-C 相关,glc 1-H 和上述氢信号 $\delta_H$ 3.96 连接的碳($\delta_C$ 72.2)相关。2D NOESY 谱显示 rha 1-H 只与 rha 2-H 产生相关峰。综上所述该成分的苷元为对羟基苯乙醇,glc 与苯乙醇的 8 位($CH_2O$)成苷,glc 的 6 位又连有 rha。所以确定该成分的结构为 2-(4-羟基苯基)乙基-$O-\alpha-L$-鼠李糖基$(1\rightarrow6)-\beta-D$-葡萄糖苷,命名为紫花松果菊苷 A(echipuroside A)。

紫花松果菊苷A

表 3-6 紫花松果菊苷 A 的 NMR 数据($CD_3OD$)

| No. | C | H | No. | C | H |
|---|---|---|---|---|---|
| 1 | 130.7 | | 3′ | 78.0 | |
| 2 | 130.9 | 7.06(d, 8, 4) | 4′ | 71.6 | |
| 3 | 116.1 | 6.68(d, 8, 4) | 5′ | 76.8 | |
| 4 | 156.8 | | 6′ | 68.1 | 3.98(m) |
| 5 | 116.1 | 6.68(d, 8, 4) | | | 3.62(m) |
| 6 | 130.9 | 7.06(d, 8, 4) | 1″ | 102.2 | 4.73(brs) |
| 7 | 36.4 | 2.83(t, 6, 9) | 2″ | 72.3 | |
| 8 | 72.2 | 3.96(m) | 3″ | 72.2 | |
| | | 3.69(m) | 4″ | 74.0 | |
| C-1′ | 104.5 | 4.27(d, 7.8) | 5″ | 69.8 | |
| 2′ | 75.1 | | 6″ | 18.1 | 1.24(d, 6, 0) |

**2. 板蓝根中抗病毒成分的结构研究** 板蓝根为十字花科植物菘蓝 *Isatis indigotica* Fort. 的干燥根,具有清热解毒、凉血利咽功效。板蓝根对于病毒所致的感染性疾病有着显著的预防和治疗效果,表现在历次控制流行性病毒疾病过程中,如 1998 年上海的甲肝、2000 年港台地区的流感、2003 年的 SARS 病毒。板蓝根药材经水提取,大孔树脂除杂,硅胶柱色谱多次分离,得化合物 1。橙红色片状结晶(甲醇),mp:232~233℃。碘化铋钾反应阳性,提示为含氮化合物。三氯化铁反应阴性,提示不含酚羟基。UV:549,361,277,215。IR:1682($C=O$)。ESI-MS($m/z$):420 $[M+H]^+$、442$[M+Na]^+$、443$[M+H+Na]^+$、458$[M+K]^+$,HR-MS 给出$[M+H]^+$分子量为 420.129 6(计算值为 420.128 9),结合核磁共振波谱,确定该化合物分子式为 $C_{20}H_{21}NO_9$。

$^1H$ NMR 谱 $\delta_H$ 4.89(1H,d,$J=7.7$ Hz)为糖端基质子信号,$^{13}C$ NMR 谱 $\delta_C$ 102.2 为糖端基碳信号,并有 $\delta_C$ 77.1,76.5,73.7,69.9,60.9 连氧碳信号;化合物经酸水解后,TLC 展开 Rf 值与葡萄糖标准品一致,故结构中含有 $\beta-D$-葡萄糖取代基。$^{13}C$ NMR:$\delta_C$ 169.5,IR:1 682,示为羰基。

$^1$H NMR 谱 $\delta_H$ 10.43 的活泼氢信号，推测与氮原子相连，以上分析提示可能存在酰胺基团。$\delta_H$ 4.65(2H,d,$J$=5.6 Hz)提示为羟甲基碳上的质子信号，HSQC 谱确定归属为 $\delta_C$ 56.4，且 $\delta_C$ 56.4 碳信号在 HMBC 谱中与羟基信号 $\delta_H$ 5.55(1H,t)远程相关，从而确证了羟甲基取代基的存在。$^1$H NMR 谱 $\delta_H$ 7.23(1H,d,$J$=3.2 Hz)，6.64(1H,d,$J$=3.2 Hz)为相互偶合的氢信号，分别与 $\delta_H$ 122.1,110.7 两个不饱和碳相连，结合偶合常数的计算($J$=3.2 Hz)，推测为五元环邻位烯碳上相互偶合的质子。HMBC 谱中，这 2 个质子和 2 个连氧烯碳 $\delta_C$ 150.0,160.5 都与远程相关，推测存在呋喃环结构。$^{13}$C NMR 谱 $\delta_C$ 150.0,160.5 均为季碳，说明呋喃环上连有两个取代基。HMBC 谱 $\delta_C$ 160.5 与羟甲基碳质子和羟基质子有远程偶合，因而羟甲基应与呋喃环 $\delta_C$ 160.5 碳相连。以上分析确定了羟甲基取代的呋喃环结构，综合 $^1$H NMR、$^{13}$C NMR、HSQC、HMBC 谱，确定了该结构各碳氢信号的归属和 C—H 远程偶合情况(表 3 - 7)。

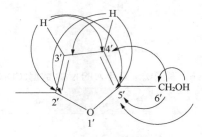

化合物 1 中的羟甲基呋喃结构片段的 HMBC 相关

表 3 - 7　化合物 1 的 NMR 数据(DMSO - d$_6$)

| No. | HSQC | | HMBC |
| --- | --- | --- | --- |
| | C | H | |
| 1 | 169.5 | | 2, 4 - H |
| 2 | | 10.43 (1H, s) | |
| 3 | 122.0 | | 2, 4 - H |
| 4 | 119.8 | 7.29 (1H, s) | 8, 3′- H |
| 5 | 109.8 | 6.77 (1H, d, $J$=8.5) | |
| 6 | 119.2 | 6.98 (1H, dd, $J$=8.4, 2.1) | 8 - H |
| 7 | 152.7 | | 6, 8, 5, 1″- H |
| 8 | 114.6 | 8.09 (1H, d, $J$=2.1) | 6 - H |
| 9 | 122.1 | | 8, 2, 4, 5 - H |
| 10 | 137.8 | | 8, 6, 5 - H |
| 2′ | 150.0 | | 4, 3′, 4′- H |
| 3′ | 122.1 | 7.23 (1H, d, $J$=3.2) | 4′- H |
| 4′ | 110.7 | 6.64 (1H, d, $J$=3.2) | 3′, 6′- H |
| 5′ | 160.5 | | 3′, 4′, 6′- H, 6′- OH |
| 6′ | 56.4 | 4.65 (2H, d, $J$=5.6) | 6′- OH |
| 6′- OH | | 5.55 (1H, t) | |

续 表

| No. | HSQC | | HMBC |
| --- | --- | --- | --- |
| | C | H | |
| 1″ | 102.2 | 4.89 (1H, d, $J=7.7$) | |
| 2″ | 73.7 | 3.22 (1H, m) | |
| 3″ | 76.5 | 3.29 (1H, m) | |
| 4″ | 69.9 | 3.16 (1H, t) | |
| 5″ | 77.1 | 3.27 (1H, m) | |
| 6″ | 60.9 | 3.64 (1H, d), 3.45 (1H, m) | |

$^1$H NMR 谱中低场区除去呋喃环上的 2 个质子外,还剩余 4 个芳香质子。其中的 3 个质子有偶合裂分现象,即 $\delta_H$ 6.77(1H,d,$J=8.5$ Hz),6.98(1H,dd,$J=8.4, 2.1$ Hz), 8.09(1H,d,$J=2.1$ Hz),组成 AMX 偶合系统。HSQC 谱确定了这 3 个质子分别归属于 $\delta$ 109.8、119.2、114.6 的碳。HMBC 谱中 $\delta$ 152.7 碳与 $\delta$ 6.77、6.98、8.09 的氢均有远程相关,从而确定 $\delta$ 152.7 碳处于 $\delta$ 119.2 和 $\delta$ 114.6 碳的邻位,位于 $\delta$ 109.8 碳的间位。$\delta$ 137.8 的季碳与 $\delta$ 109.8 碳上的质子远程相关,即 $\delta$ 137.8 碳与 $\delta$ 109.8 碳相连接;$\delta$ 122.1 的季碳与 $\delta$ 114.6 碳上的质子远程相关,即 $\delta$ 122.1 碳与 $\delta$ 114.6 碳相连接。此外,糖端基碳上质子 $\delta$ 4.89 与 $\delta$ 152.7 碳有远程相关,可以判断糖基取代于 $\delta$ 152.7 碳上。鉴于以上分析,可推断出该化合物芳环上各碳氢信号归属及取代基位置,如下图所示。

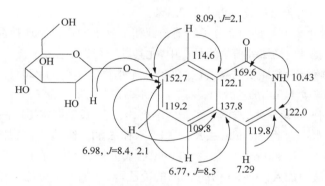

化合物 1 中异喹啉酮片段 HMBC 相关

在确定以上结构后,还剩余—NH、—C=O 基团和 2 个烯碳,HMBC 谱显示氮上活泼氢分别与羰基碳 $\delta$ 169.6 和烯碳 $\delta$ 122.0 远程相关,即构成异喹啉酮结构片段。因羰基与芳环存在共轭效应,结合文献中的类似结构,确定羰基碳与 $\delta$ 122.0 碳相连,而 $\delta$ 137.8 碳处于羰基所连苯环碳的邻位,前述的羟甲基呋喃基团连接在 $\delta$ 122.0 的季碳上。至此,已经确定化合物 1 的结构,波谱数据详见表 3-7,命名为:3-[2′-(5′-羟甲基)呋喃基]-1(2H)-异喹啉酮-7-O-$\beta$-D-葡萄糖苷。

抗病毒实验结果表明,该化合物在药物浓度为 0.016~0.250 mg/ml 时有明显的抗 HSV-2 型病毒的作用,当药物浓度为 0.125 mg/ml 时病毒抑制率>50%,且治疗指数(TI)>7,抗病毒效果接近阳性对照药阿昔洛韦。

化合物 1 的化学结构

## 七、含苷类化合物的中药实例

### (一) 苦杏仁

苦杏仁为蔷薇科植物山杏 *Prunus armeniaca* L. var. ansu Maxim.、西伯利亚杏 *Prunus sibirica* L.、东北杏 *Prunus mandshurica*（Maxim.）Koehne 或杏 *Prunus armeniaca* L. 的干燥成熟种子。夏季采收成熟果实，除去果肉和核壳，取出种子，晒干。味苦，微温；有小毒。归肺、大肠经。具有降气止咳平喘，润肠通便的功效。用于咳嗽气喘，胸满痰多，肠燥便秘。

苦杏仁中含有苦杏仁苷、脂肪油等化合物。苦杏仁苷是氰苷类成分，是苦杏仁的主要有效成分，在苦杏仁酶或胃酸的作用下水解产生氢氰酸，对呼吸中枢产生抑制作用，故少量服用可起镇咳作用，临床用作祛痰止咳剂、辅助性抗癌药物。苦杏仁苷同时也是苦杏仁中的毒性成分，食入过量或生食可引起氢氰酸中毒，抑制细胞呼吸，使细胞内组织缺氧窒息，所以使用时应该注意用量，《中国药典》规定用量为 5～10 g。

《中国药典》以苦杏仁苷为指标成分，对苦杏仁进行鉴别和含量测定，要求药材中含苦杏仁苷不得少于 3.0％，饮片中含苦杏仁苷不得少于 2.1％。

苦杏仁苷，也称维生素 $B_{17}$，是由 2 分子的葡萄糖和 1 分子的杏仁腈连接而成。广泛存在于枇杷、杏、桃、青梅、李子、苹果、杨梅等植物的种仁中，尤其以苦杏仁中含量较多。

苦杏仁苷三水合物为斜方柱状结晶，熔点 200℃，无水物熔点约为 220℃，1 g 苦杏仁苷可溶于 12 ml 水或 900 ml 乙醇或 11 ml 沸乙醇中，易溶于沸水，几乎不溶于乙醚。

苦杏仁苷为双糖苷，可溶于水，难溶于亲脂性溶剂，因此一般采取水提取法提取。

取苦杏仁 150 g，水中蒸馏 30 min，去皮，烘干，压榨去油。饼渣粉碎，加入水 1 000 ml，煎煮 60 min，收集滤液，再次加入 800 ml 水，煎煮 60 min，收集滤液，合并。沉降，上清液精滤，得粗提取液。在苦杏仁苷粗提液中加入 15～30 倍的 95％ 的冷乙醇，并加入少量乙醚作为纯化剂以纯化苦杏仁苷，重结晶后得到苦杏仁苷纯品。

### (二) 桃仁

桃仁为蔷薇科植物桃 *Prunus persica*（L.）Batsch 或山桃 *Prunus davidiana*（Carr.）Franch. 的干燥成熟种子。果实成熟后采收，除去果肉和核壳，取出种子，晒干。味苦、甘、平。归心、肝和大肠经。具有活血祛瘀，润肠通便，止咳平喘的功效。用于经闭痛经，癥瘕痞块，肺痈肠痈，跌仆损伤，肠燥便秘，咳嗽气喘。《中国药典》规定用量为 6～10 g。

桃仁的主要成分有脂肪油类、苷类、蛋白质和氨基酸、挥发油、甾体及其糖苷等，其中不饱和脂肪酸以 9 -十六碳烯酸、9 -碳烯酸、9,12 -十八碳二烯酸、9,17 -十八碳二烯酸为主，约占脂肪酸总量的 50％。苦杏仁苷是主要的活性成分。

《中国药典》以苦杏仁苷为指标成分，对桃仁进行鉴别和含量测定。要求药材中含苦杏仁苷不得少于 2.0%。

### （三）郁李仁

郁李仁为蔷薇科植物欧李 *Prunus humilis* Bge.、郁李 *Prunus japonica* Thunb. 或长柄扁桃 *Prunus pedunculata* Maxim. 的干燥成熟种子。前两种习称"小李仁"，后一种习称"大李仁"。夏、秋二季采收成熟果实，除去果肉和核壳，取出种子，干燥。辛、苦、甘、平。归脾、大肠、小肠经。具有润肠通便，下气利水的功效。用于津枯肠燥，食积气滞，腹胀便秘，水肿，脚气，小便不利。《中国药典》规定用量为 6～10 g。

郁李仁中主要成分是苦杏仁苷、郁李仁苷 A 和 B、脂肪油、挥发性有机酸、粗蛋白质、纤维素、淀粉等。苦杏仁苷是主要的活性成分。

《中国药典》以苦杏仁苷为指标成分，对苦杏仁进行鉴别和含量测定，要求药材中含苦杏仁苷不得少于 2.0%。

# 第四章 苯丙素类

**导学**

1. 掌握香豆素、木脂素结构类型及其代表性化合物；香豆素理化性质（如内酯的碱水解、显色反应）。
2. 熟悉香豆素类化合物提取分离方法及波谱特征。
3. 了解中药实例金银花、当归、白芷、前胡、秦皮、补骨脂、肿节风、连翘、牛蒡子、五味子、南五味子、厚朴、细辛主要成分类别。

## 第一节 概 述

苯丙素类(phenylpropanoids)是基本母核具有一个或数个 $C_6$ - $C_3$ 单元的天然化合物，广泛存在于中药中。这类成分有的以单元形式存在，有的以两个、三个至多个单元聚合的形式存在。广义的苯丙素类包括简单苯丙素类(simple phenylpropanoids)、香豆素类(coumarins)、木脂素(lignans)

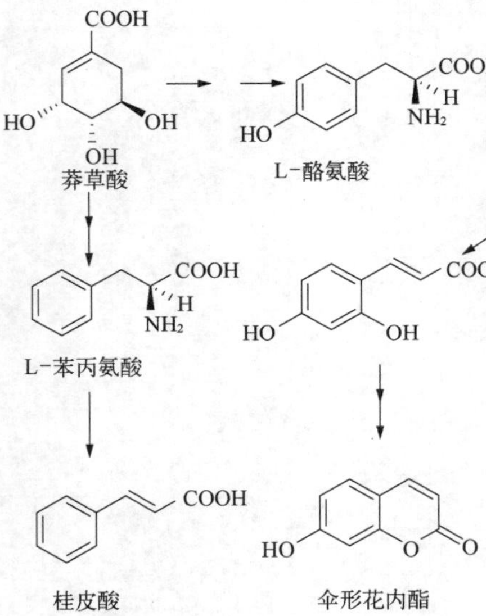

和木质素类(lignins)、黄酮类(flavonoids),涵盖了多数的天然芳香族化合物;狭义的苯丙素类是指简单苯丙素类、香豆素类、木脂素类。

从生物合成途径来看,苯丙素类化合物均由桂皮酸途径(cinnamic acid pathway)合成而来。以莽草酸(shikimic acid)为前体,合成苯丙氨酸和酪氨酸等芳香氨基酸,再经脱氨、羟基化、偶合等反应步骤形成最终产物。本章重点介绍简单苯丙素类、香豆素类、木脂素类。

# 第二节 简单苯丙素类

## 一、简单苯丙素的结构与分类

简单苯丙素(simple phenylpropanoids)在结构上属于苯丙烷衍生物,根据侧链 C-3 的结构变化,可以分为苯丙烯、苯丙醇、苯丙醛、苯丙酸等类型,是中药中常见的芳香族化合物。

### (一) 苯丙烯类

此类成分多数具有挥发性,亲脂性较强,常为挥发油的组成成分,如丁香挥发油中的丁香酚(eugenol),八角茴香挥发油的主要成分茴香醚(anethole),石菖蒲挥发油的主要成分 α-细辛醚(α-asarone)和 β-细辛醚(β-asarone)。由于结构中存在丙烯基和烯丙基的结构差异,所以同种植物中往往同时存在一些苯丙烯的同分异构体,如杜衡挥发油中的甲基丁香酚(methyleugenol)和甲基异丁香酚(methylisoeugenol)。

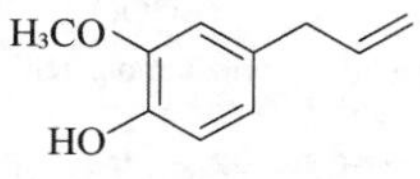

丁香酚 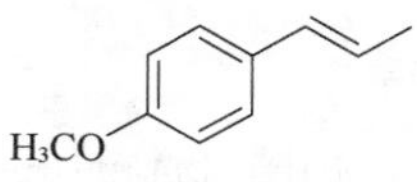　　　　　　　茴香醚　　　　　　　α-细辛醚

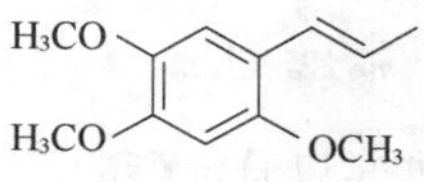

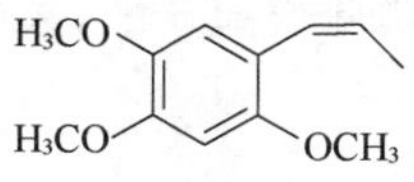

β-细辛醚 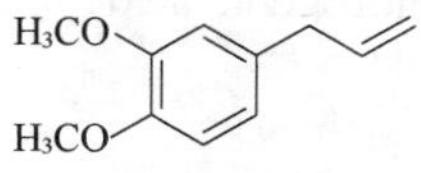　　　　　甲基丁香酚 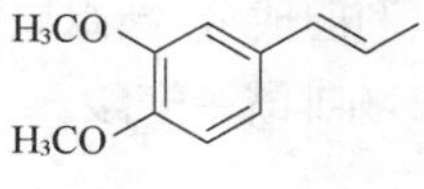　　　　　甲基异丁香酚

### (二) 苯丙醇和苯丙醛类

松柏醇(coniferol)是常见的苯丙醇类化合物,在植物体内缩合后形成木质素。紫丁香酚苷(syringin)是从刺五加中得到的苯丙醇苷。桂皮的主要成分桂皮醛(cinnamaldehyde)属于苯丙醛类化合物。

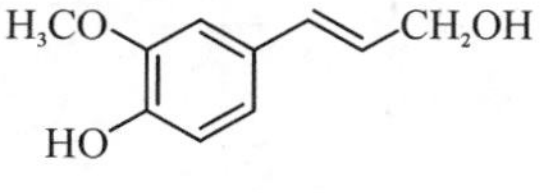

松柏醇 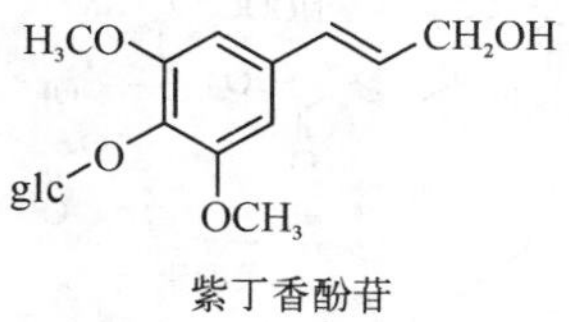　　　　　　　紫丁香酚苷 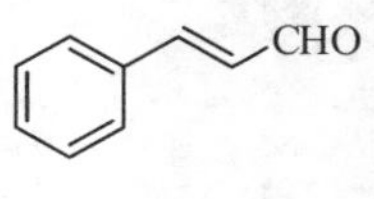　　　　　　桂皮醛

### （三）苯丙酸及其缩酸类

此类成分多数为桂皮酸的衍生物,常见的主要有四种羟基桂皮酸:对羟基桂皮酸(p-hydroxycinnamic acid)、咖啡酸(caffeic acid)、阿魏酸(ferulic acid)和芥子酸(sinapic acid)。

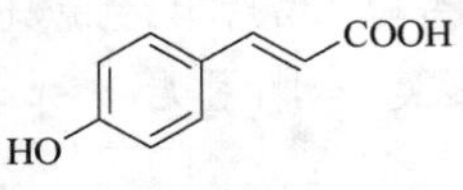

对羟基桂皮酸 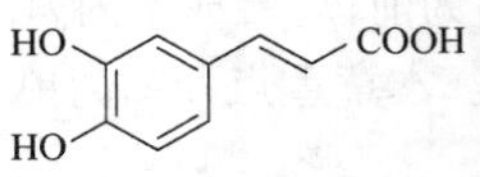　　　　　咖啡酸

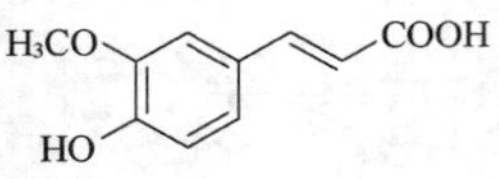

阿魏酸 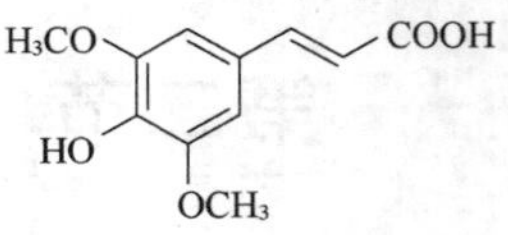　　　　　芥子酸

此外,还存在取代桂皮酸类成分,如异阿魏酸(isoferulic acid)、邻羟基桂皮酸(o-hydroxycinnamic acid)、对甲氧基桂皮酸(p-methoxycinnamic acid)及丹参中的丹参素(danshensu)等。除上述结构外,有些化合物苯环上的异戊烯基可与邻位的酚羟基环合成呋喃或吡喃环,如芸香中的 gravolenic acid 及 *Eriostemon* 属植物中的 eriostemonic acid 等,都属于苯丙酸类。

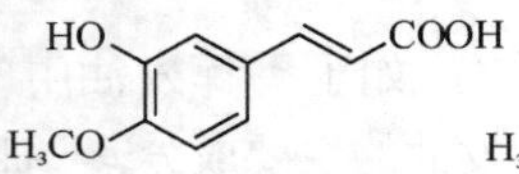

异阿魏酸 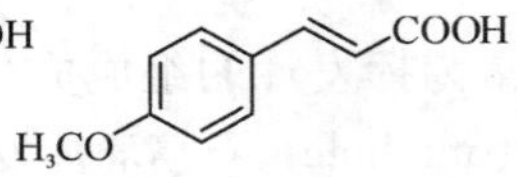　　对甲氧基桂皮酸

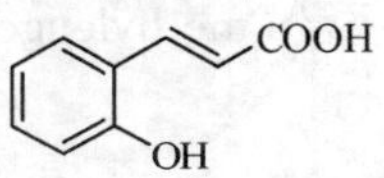

邻羟基桂皮酸 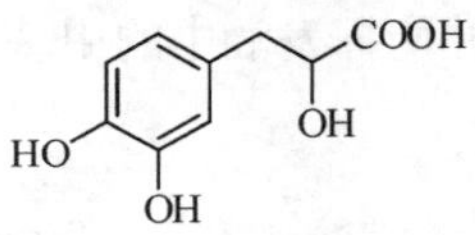　　丹参素 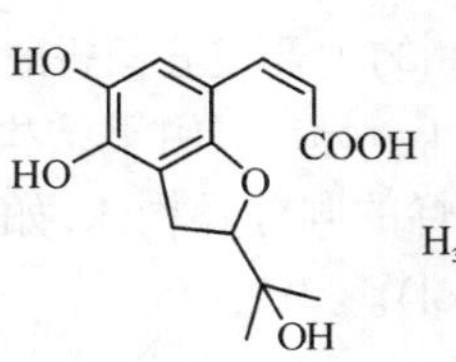　　gravolenic acid 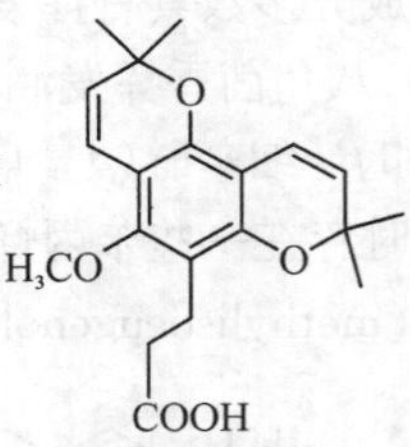　eriostemoic acid

羟基桂皮酸常以苷或酯的形式存在于植物中,以咖啡酸和奎宁酸形成的酯最常见,此类化合物往往具有较强的生理活性。如绿原酸(chlorogenic acid)为 3-O-咖啡酰奎宁酸,是金银花、茵陈等中药的抗菌、利胆成分;新绿原酸(neochlorogenic acid)为 5-O-咖啡酰奎宁酸;菜蓟素(cynarin)为 1,5-二-O-咖啡酰奎宁酸。

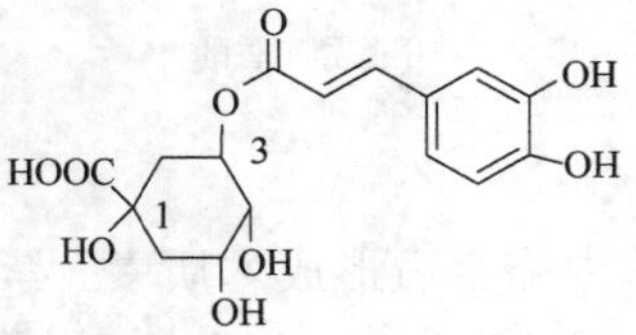

绿原酸 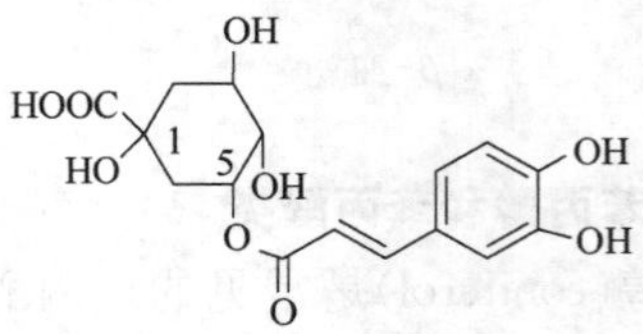　　　　　新绿原酸

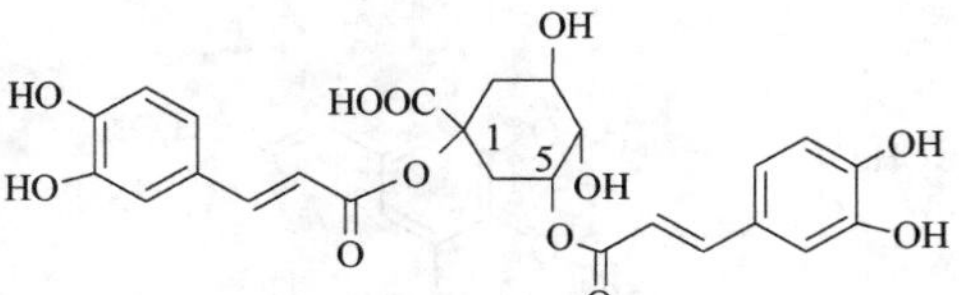

菜蓟素

## 二、简单苯丙素的提取与分离

简单苯丙素类成分中苯丙烯、苯丙醛和苯丙酸的简单酯类衍生物多具有挥发性,是挥发油中芳香族化合物的主要组成部分,可以采用水蒸气蒸馏法提取。苯丙酸衍生物属植物酸性成分,常用两种提取方法,一是采用有机溶剂提取法,另一种是离子交换树脂法。

## 三、含简单苯丙素的中药实例

### (一)金银花中有机酚酸的化学结构及生物活性

金银花为忍冬科植物忍冬 *Lonicera japonica* Thunb. 的干燥花蕾或初开的花。味甘,寒。归肺、心、胃经。具有清热解毒,疏散风热的功效。用于痈肿疔疮,喉痹,丹毒,热毒血痢,风热感冒,温病发热。

金银花中的化学成分包括有机酸、黄酮、挥发油、皂苷、多糖及其他成分,绿原酸类化合物是金银花的主要有效成分,包括绿原酸、异绿原酸和咖啡酸,绿原酸为 1 分子咖啡酸和 1 分子奎宁酸结合而成的酯,即 3 - *O* -咖啡酰奎宁酸;异绿原酸为一混合物,其异构体有 7 种,分别为 4,5 -二- *O* -咖啡酰奎宁酸、3,4 -二- *O* -咖啡酰奎宁酸、3,5 -二- *O* -咖啡酰奎宁酸、1,3 -二- *O* -咖啡酰奎宁酸、3 - *O* -阿魏酰奎宁酸、4 - *O* -阿魏酰奎宁酸和 5 - *O* -阿魏酰奎宁酸。咖啡酸是绿原酸的水解产物。《中国药典》以绿原酸和木犀草苷(luteoloside)为指标成分,采用高效液相色谱法进行含量测定,要求本品按干燥品计算含绿原酸不得少于 1.5%,含木犀草苷不得少于 0.05%。

现代药理研究显示,金银花有抗菌抗病毒、解热抗炎、保肝利胆、抗氧化、免疫调节、降糖降脂等作用,其中绿原酸和异绿原酸是金银花的主要抗菌有效成分。

### (二)当归中有机酚酸的化学结构及生物活性

当归为伞形科植物当归 *Angelica sinensis* (Oliv.) Diels 的干燥根。味甘、辛,温。归肝、心、脾经。具有补血活血,调经止痛,润肠通便的功效。用于血虚面黄,眩晕心悸,月经不调,经闭痛经,虚寒腹痛,风湿痹痛,跌仆损伤,痈疽疮疡,肠燥便秘。

当归主要化学成分为有机酸、挥发油、多糖及其他成分,有机酸类主要包括阿魏酸、香草酸、烟酸、琥珀酸等,其中阿魏酸是当归主要有效成分之一。《中国药典》以阿魏酸为指标成分,采用高效液相色谱法进行含量测定,要求本品按干燥品计算含阿魏酸不得少于 0.050%。

现代药理研究显示,当归具有促进造血、抗凝血、调节血压、抑制平滑肌收缩、抗炎、增强免疫功能、脑缺血损伤的保护、抗肿瘤、保护肝脏和肾脏、抗氧化与延缓衰老等多方面作用。

# 第三节 | 香 豆 素 类

香豆素(coumarins)是具有苯骈 α -吡喃酮母核的一类天然产物的总称,在结构上可以看成是顺式邻羟基桂皮酸脱水而形成的内酯。

香豆素类化合物在植物体内是由酪氨酸脱氨,生成对羟基桂皮酸,然后再通过氧化、环合等一系列反应而形成。

香豆素类成分广泛分布于高等植物中,仅有少数存在于动物和微生物中,如来自发光真菌 *Armillarialla tabescen* 中的亮菌素类和来自黄曲霉菌 *Aspergellus flavus* 的黄曲霉素类都具有香豆素类成分的基本结构。富含香豆素类成分的植物类群主要有伞形科、芸香科、菊科、豆科、茄科、瑞香科、兰科、木犀科、五加科、藤黄科等。许多中药如秦皮、补骨脂、独活、白芷、前胡、蛇床子、九里香、茵陈、续随子等都含有香豆素类成分。在植物体内,它们往往以游离状态或与糖结合成苷的形式分布于植物的花、茎、叶、皮、果实(种子)、根等各个部位。同科属植物中的香豆素类常具有相似的结构特点,往往是一族或几族混合物共存于同一植物中。

香豆素及其苷类成分具有多方面的生物活性。如秦皮中的七叶内酯(esculetin)和七叶苷(esculin),是治疗细菌性痢疾的有效成分,后者还有利尿和保护血管通透性的作用。蛇床子中的蛇床子素(osthole),能治疗脚癣、湿疹和阴道滴虫等。滨蒿和茵陈蒿中的蒿属香豆素,可用于治疗急性肝炎。前胡、补骨脂等中药中的香豆素类成分,对实验动物有一定的抗肿瘤作用。白芷中的白芷素(angelicin),有较显著的扩张冠状动脉的作用。呋喃香豆素具有光敏作用,如补骨脂素(psoralen)、欧前胡素(imperatorin)等在临床上用于治疗白癜风等白斑症。

## 一、香豆素类化合物的结构和分类

香豆素类化合物的基本母核为苯骈 $\alpha$-吡喃酮,大多数香豆素成分只在苯环一侧有取代,在苯环上各个位置均可能有含氧官能团。也有少部分香豆素成分在 $\alpha$-吡喃酮环上有取代。由于香豆素母核上有羟基、烷氧基、异戊烯基及苯基等取代基,其中异戊烯基的活泼双键又可与邻位酚羟基缩合成呋喃或吡喃等环氧结构,因此香豆素类成分主要依据 $\alpha$-吡喃酮环上有无取代基,7 位羟基是否和 6、8 位取代异戊烯基缩合成呋喃环、吡喃环分为以下几类。

### (一)简单香豆素类

仅在苯环一侧上具有取代基的香豆素,一般称为简单香豆素。这类香豆素多数在 C-7 位上有含氧基团,且 7 位羟基未与 6(或 8)位取代基形成呋喃环或吡喃环。7-羟基香豆素(伞形花内酯 umbelliferone)可以认为是香豆素类成分的母体。其他在 C-5、C-6、C-8 等位置上也可能有含氧基团存在,最常见的为羟基、甲氧基、亚甲二氧基和异戊烯基等。

| | |
|---|---|
| 7-OH | 伞形花内酯(umbelliferone) |
| 7-O-glc | 茵芋苷(skimmin) |
| 5,7-二 $OCH_3$ | 茵陈素(citropten) |
| 6,7-二 $OCH_3$ | 滨蒿内酯(escoparone) |
| 6,7-二 OH | 七叶内酯(aesculetin) |
| 6-O-glc;7-OH | 七叶苷(esculin) |
| 6-$OCH_3$;7-OH | 东莨菪素(scopoletin) |
| 5-O-glc | 东莨菪苷(scopolin) |
| 6-$OCH_3$;7,8-二 OH | 秦皮素(fraxetol) |
| 6-$OCH_3$;7-OH;8-O-glc | 秦皮苷(fraxin) |
| 7,8-二 OH | 瑞香素(daphnetin) |
| 7-O-glc;8-OH | 白瑞香苷(daphnin) |
| 7-$OCH_3$;8-$CH_2$—CH=$C(CH_3)_2$ | 蛇床子素(osthole) |
| 5-$OCH_3$;7-$OCH_3$;8-CO—CH=$C(CH_3)_2$ | 白芷内酯(angelicone) |

简单香豆素

### (二)呋喃香豆素类

香豆素成分如苯环上的异戊烯基与其邻位的酚羟基缩合形成呋喃环,即属呋喃型香豆素。呋喃香豆素又可分为线形(linear)和角形(angular)两种类型。线形分子是由 $C_6$-异戊烯基与 $C_7$-羟基环合而成

(即6,7-呋喃香豆素),呋喃环、苯环和α-吡喃酮环处在一条直线上,称为线形香豆素。角形分子是由
C₈-异戊烯基与C₇-羟基环合而成(即7,8-呋喃香豆素),呋喃环、苯环和α-吡喃酮环处在折线上,称为
角型香豆素。若呋喃环被氢化,则称为二氢呋喃香豆素,如紫花前胡中的紫花前胡苷元和紫花前胡苷。

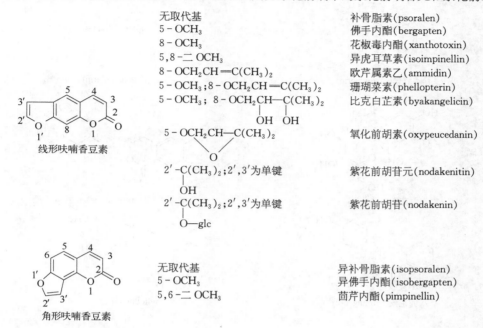

| | |
|---|---|
| 无取代基 | 补骨脂素(psoralen) |
| 5-OCH₃ | 佛手内酯(bergapten) |
| 8-OCH₃ | 花椒毒内酯(xanthotoxin) |
| 5,8-二OCH₃ | 异虎耳草素(isoimpinellin) |
| 8-OCH₂CH=C(CH₃)₂ | 欧芹属素乙(ammidin) |
| 5-OCH₃;8-OCH₂CH=C(CH₃)₂ | 珊瑚菜素(phellopterin) |
| 5-OCH₃;8-OCH₂CH—C(CH₃)₂ (OH OH) | 比克白芷素(byakangelicin) |
| 5-OCH₂CH—C(CH₃)₂ (O) | 氧化前胡素(oxypeucedanin) |
| 2'-C(CH₃)₂;2',3'为单键 (OH) | 紫花前胡苷元(nodakenitin) |
| 2'-C(CH₃)₂;2',3'为单键 (O—glc) | 紫花前胡苷(nodakenin) |

线形呋喃香豆素

| | |
|---|---|
| 无取代基 | 异补骨脂素(isopsoralen) |
| 5-OCH₃ | 异佛手内酯(isobergapten) |
| 5,6-二OCH₃ | 茴芹内酯(pimpinellin) |

角形呋喃香豆素

### (三)吡喃香豆素类

与呋喃香豆素类相似,苯环上的异戊烯基与其邻位的酚羟基缩合形成吡喃环,即属吡喃型香
豆素,也分成线形(即6,7-吡喃香豆素)和角型(即7,8-吡喃香豆素)两种类型。此外还发现有5,
6-吡喃香豆素和双吡喃香豆素存在。若吡喃环被氢化,则称为二氢吡喃香豆素。

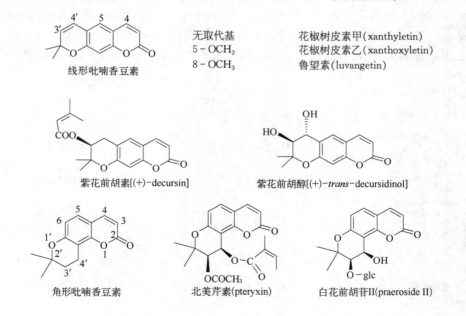

| | |
|---|---|
| 无取代基 | 花椒树皮素甲(xanthyletin) |
| 5-OCH₃ | 花椒树皮素乙(xanthoxyletin) |
| 8-OCH₃ | 鲁望素(luvangetin) |

线形吡喃香豆素

紫花前胡素[(+)-decursin]

紫花前胡醇[(+)-trans-decursidinol]

角形吡喃香豆素

北美芹素(pteryxin)

白花前胡苷II(praeroside II)

### （四）异香豆素类

异香豆素是香豆素的异构体,在植物体中存在的多数是二氢香豆素的衍生物。以下是从中药中分离得到的一些异香豆素类化学成分。

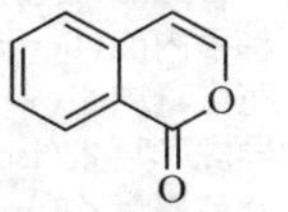

异香豆素(isocoumarin)

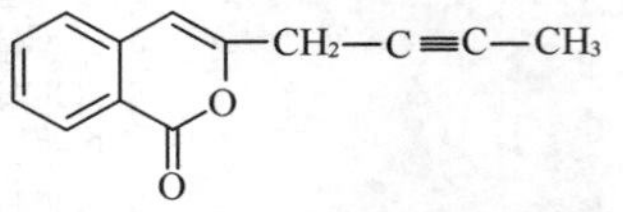

茵陈炔内酯(capillarin)

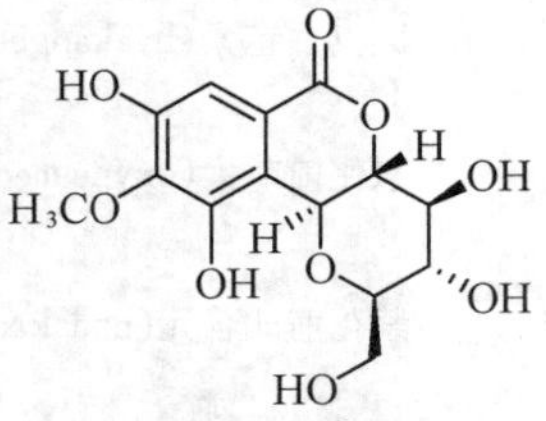

岩白菜素(bergenin)

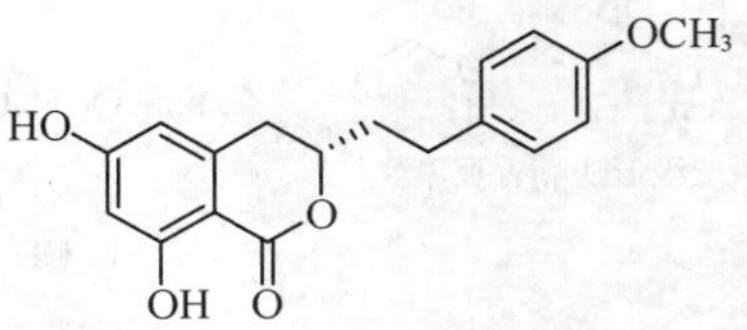

仙鹤草内酯(agrimonolide)

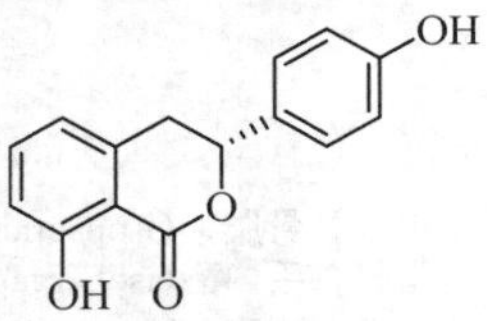

八仙花酚(hydrangenol)

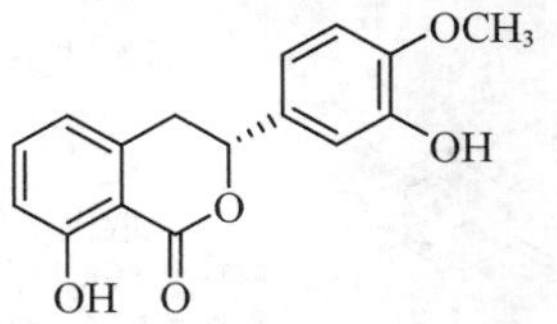

甘茶素(phyllodulcin)

### （五）其他香豆素类

中药中发现、分离得到的香豆素类成分,有的不能归属于上述几种类型,主要包括香豆素二聚体、三聚体类,如从续随子中分离出的双七叶内酯(bisaesculetin)、紫苜蓿草中的紫苜蓿酚(dicoumarol)均为二聚物。还有在香豆素的 α-吡喃酮环上具有取代基的一类香豆素,取代基接在 $C_3$ 和 $C_4$ 位置上,常见有苯基、羟基、异戊烯基等基团。例如,苜蓿中的拟雌内酯(coumestrol)和苜蓿内酯(medicagol),墨旱莲中的蟛蜞菊内酯(wedelolactone),补骨脂中的补骨脂定(psorqlidin),均是香豆素 3,4-骈呋喃衍生物。4-苯基香豆素的实例如黄檀内酯(dalbergin),海棠果中的海棠果内酯(calophyllolide)和红厚壳内酯(inophyllolide),后两者还具有 5,6-吡喃香豆素的结构。

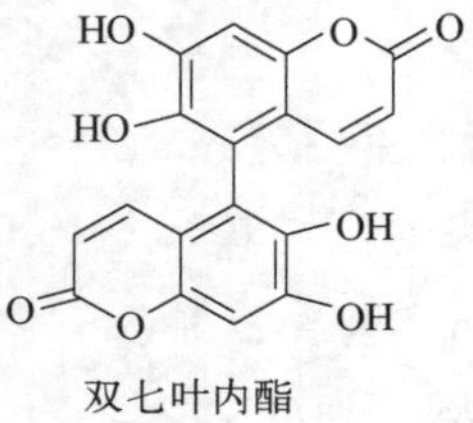

双七叶内酯

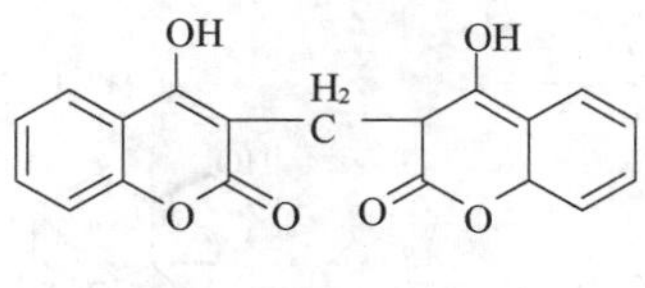

紫苜蓿酚

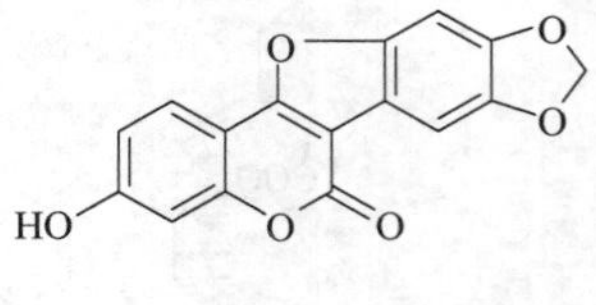

苜蓿内酯

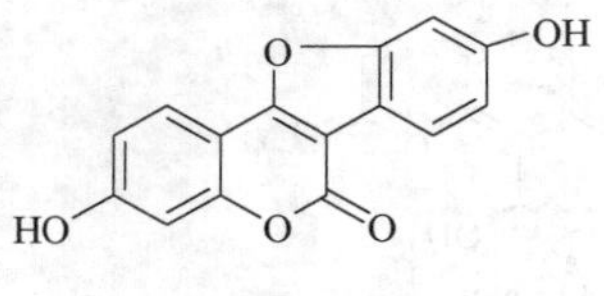

拟雌内酯

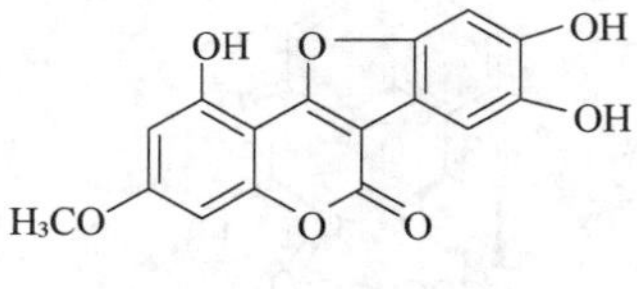

蟛蜞菊内酯

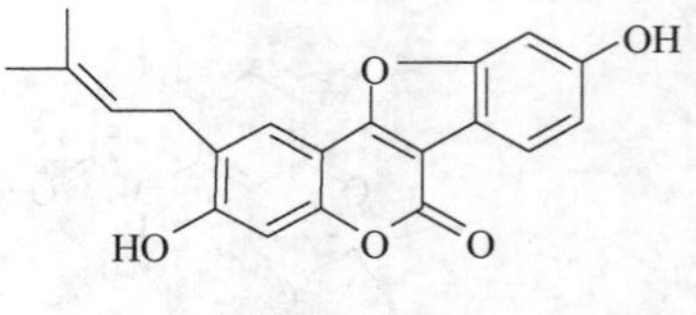

补骨脂定

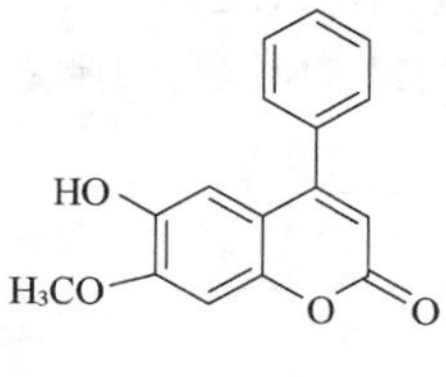

黄檀内酯 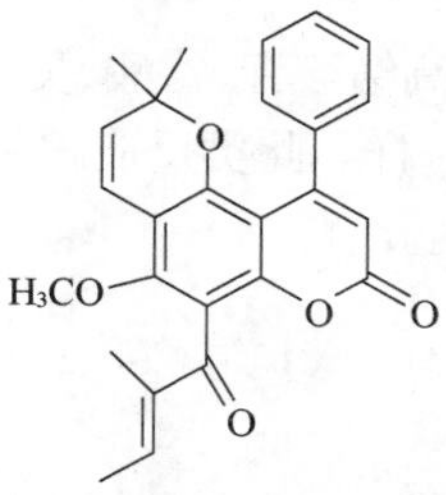　　　　　　海棠果内酯 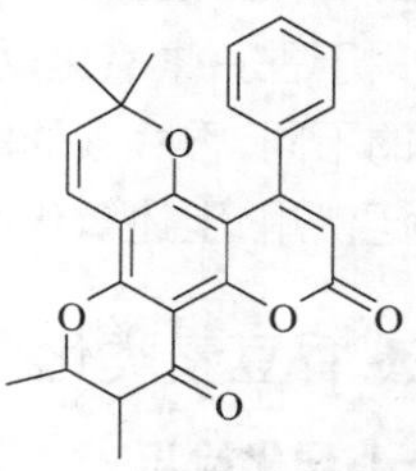　　　　　　红厚壳内酯

## 二、香豆素类化合物的理化性质

### （一）性状

游离香豆素多为无色结晶，具有一定的熔点，且大多有香气，味苦。小分子的香豆素有挥发性，能随水蒸气蒸馏，并具升华性。与糖结合成苷后则无香气和挥发性，也不能升华。大多数香豆素在紫外光下显现蓝色或蓝紫色荧光。

### （二）溶解性

游离香豆素易溶于甲醇、乙醇、氯仿、乙醚及碱液，不溶或难溶于冷水。分子量较小且极性基团较多的游离香豆素能溶于沸水。香豆素苷类极性相对较大，能溶于乙醇、甲醇和水，难溶于苯、乙醚等极性小的有机溶剂。

### （三）内酯的碱水解

香豆素类成分因分子中具有内酯环结构，碱性条件下可水解开环，生成顺式邻羟基桂皮酸盐，加酸又可重新闭环成为原来的内酯。但如与碱长时间加热或紫外光照射，则可转变为稳定的反式邻羟基桂皮酸盐，此时再加酸也不能环合为内酯。利用这种性质来处理复杂的中药提取物，可使香豆素类和中性、酸性和酚性的其他成分分离。因此，用碱液提取香豆素时，必须注意碱液的浓度，并应避免长时间加热，以防破坏内酯环。

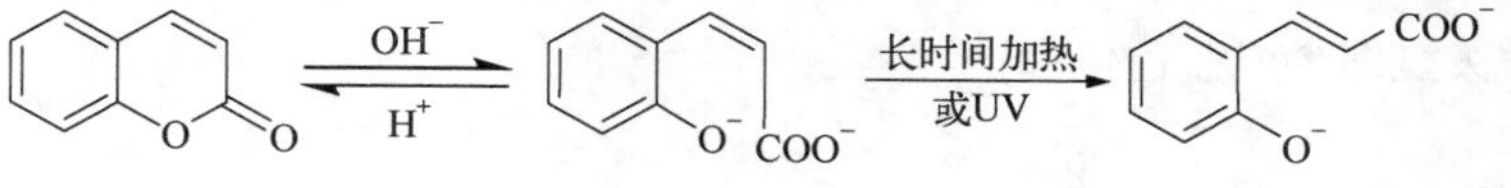

### （四）与酸的反应

香豆素在酸性条件下不稳定，能够发生环合反应、醚键开裂、双键加水等反应。香豆素类化合物酚羟基邻位有异戊烯基等不饱和侧链时，在酸性条件下能环合形成呋喃环或吡喃环。如 apigravin 在酸处理下，产物为二氢吡喃香豆素。

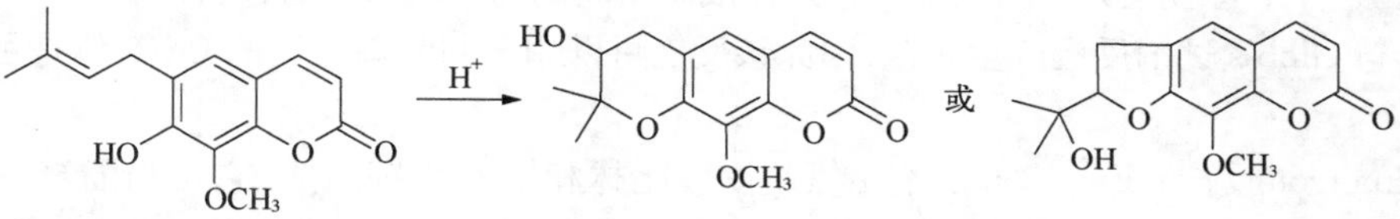

### (五) 氧化反应

常用于香豆素氧化反应的氧化剂有高锰酸钾、铬酸、臭氧、过氧化氢、硝酸、过碘酸等。由于氧化能力的不同,香豆素的氧化产物也不一样。此类反应曾用于香豆素的结构确定,但随着波谱技术的广泛使用,上述氧化反应已很少应用。

## 三、香豆素类化合物的检识

### (一) 理化检识

1. **荧光检识** 香豆素类化合物在紫外光(365 nm)照射下多显现蓝色至蓝紫色荧光。香豆素类荧光强弱与其母核上取代基的种类和位置有一定关系:香豆素母核本身无荧光,通常在 C-7 位引入羟基即有强烈的蓝色荧光,加碱后荧光增强为绿色;但在 C-8 位再引入一羟基后,荧光则减至极弱,甚至不显荧光。如伞形花内酯有显著的蓝色荧光,而瑞香素则无荧光。羟基香豆素的羟基被甲醚化后则荧光减弱。香豆素的荧光性质可用于检识,具有容易辨认、灵敏度高的特点。

2. **显色反应** 香豆素结构中含有内酯环,且常含有酚羟基。常用异羟肟酸铁反应检识内酯环,用三氯化铁试剂检识游离酚羟基的有无。Gibb's 反应和 Emerson 反应可以用于判断香豆素的 C-6 位是否被取代。

(1) 异羟肟酸铁反应:香豆素类成分具有内酯结构,在碱性条件下可开环,与盐酸羟胺缩合生成异羟肟酸,再于酸性条件下与三价铁离子络合成盐而显红色。

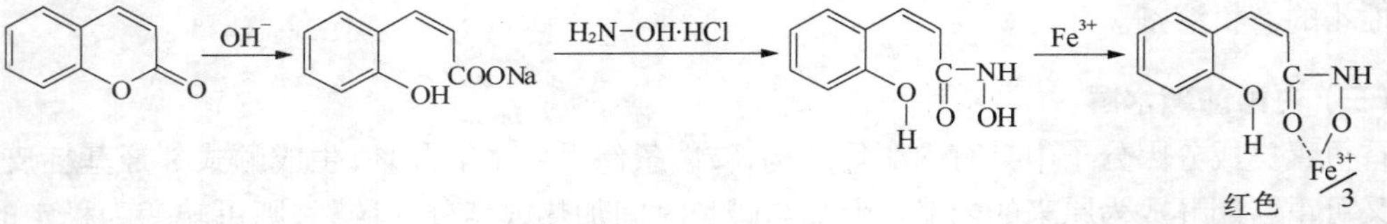

(2) 酚羟基反应:具有酚羟基的香豆素可与三氯化铁试剂络合,产生绿色至墨绿色沉淀。此外若香豆素结构中酚羟基的邻对位无取代时,可与重氮化试剂发生反应生成红色或紫红色的偶氮化物。

(3) Gibb's 反应:Gibb's 试剂为 2,6-二氯(溴)苯醌氯亚胺,在弱碱性(pH 9~10)条件下可与酚羟基对位的活泼氢缩合成蓝色化合物。

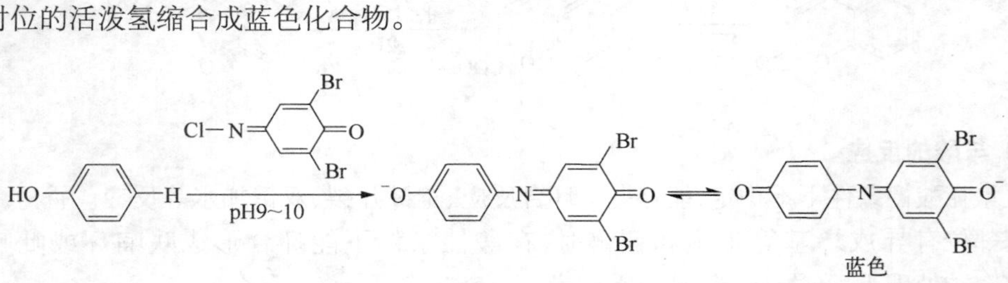

在碱性条件下香豆素分子内酯环被打开生成一个新的酚羟基,如果其对位(即 C-6 位)无取代基存在,可与 Gibb's 试剂反应产生蓝色,因此该反应可以用于判断香豆素的 C-6 位是否有取代基存在。

(4) Emerson 反应:Emerson 试剂由氨基安替比林和铁氰化钾组成,它可与酚羟基对位的活泼氢缩合成红色化合物。与 Gibb's 反应类似,Emerson 反应也可用于判断 C-6 位有无取代基存在。

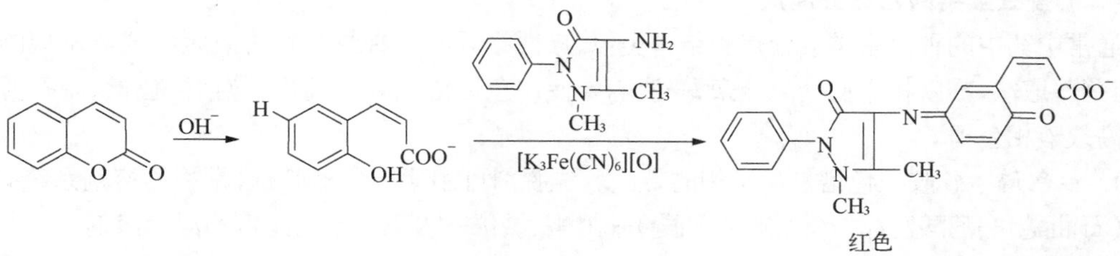

红色

### （二）色谱检识

香豆素类成分一般用薄层色谱检识，常用硅胶作为吸附剂。游离香豆素类可用的展开剂有环己烷(石油醚)—乙酸乙酯(5:1~1:1)、氯仿—丙酮(9:1~5:1)。香豆素苷类化合物可以根据化合物极性大小选择不同比例的氯仿—甲醇作展开剂。展开后的斑点可在紫外灯(365 nm)下观察荧光，或喷异羟肟酸铁、三氯化铁等试剂显色。

高效液相色谱广泛用于香豆素类成分的定性、定量分析，色谱柱常用反相色谱柱，流动相一般选用甲醇、四氢呋喃、乙腈、磷酸、冰乙酸、水等。

## 四、香豆素类化合物的提取与分离

### （一）香豆素类的提取

香豆素类以游离和成苷两种形式存在于植物中，游离香豆素亲脂性强，香豆素苷亲水性强，可依据其溶解性选用合适溶剂进行提取。香豆素含有内酯结构，具有在碱水中溶解，而酸化时又析出的性质，可以用碱溶酸沉法提取。一些小分子的香豆素类成分具有挥发性，可以用水蒸气蒸馏法提取。此外，还有其他的一些新提取技术，如超临界流体萃取法(SFE)等。

**1. 溶剂提取法**　中药材中香豆素类成分极性各异，可以利用不同极性的溶剂进行提取。可先用亲脂性有机溶剂，如石油醚、乙醚、氯仿等，提取药材中的游离香豆素，再用甲醇(乙醇)或水提取极性大的香豆素苷类。也可以利用甲醇(乙醇)或水等溶剂提取总的香豆素成分，然后再使用不同溶剂将总提物分为亲脂性和亲水性部位。溶剂提取法是香豆素常用的提取方法。

**2. 碱溶酸沉法**　香豆素类多呈中性和弱酸性，使用溶剂法提取时常伴随杂质。分离这些杂质可以利用香豆素的内酯性质，即香豆素能溶解于热的稀碱溶液中，加酸酸化后香豆素的内酯环合复原，其在水中的溶解度降低而析出，或被乙醚等有机溶剂萃取得到。而其他杂质可能不溶于稀碱或在酸性溶剂中溶解，与香豆素成分分离。

由于使用过程中要用到酸碱，一些对酸碱敏感的香豆素不能使用该法提取或分离，如8位具有酰基的香豆素碱开环后不能酸化环合；侧链具有酯基的酯会被碱水解；具有邻二醇或烯丙醚的结构在酸作用下水解或结构重排。此外，提取过程要防止加热时间过长，因为长时间的加热会使香豆素开环产物顺式邻羟基桂皮酸盐异构化为反式产物，而反式邻羟基桂皮酸不能再环合成原来的香豆素内酯。

**3. 水蒸气蒸馏法**　小分子的香豆素类具有挥发性，可采用水蒸气蒸馏法提取，方法简单，纯度也较高。但是由于提取过程温度高且时间长，容易引起成分结构的改变，现已很少使用。

**4. 其他方法**　近年来，超临界流体萃取(SFE)用于提取香豆素类成分，其最大优点是可以在近常温的条件下提取分离，避免活性成分破坏，很少使用溶剂，产品纯度高，操作简单，节能。对于脂溶性的香豆素，尤其是挥发性成分，超临界流体萃取尤具优势。

### （二）香豆素类的色谱分离法

通常中药中的香豆素类成分是由结构类似、极性相近的一种或几种香豆素组成。常规的结晶法、溶剂萃取法，难以将它们分离开来，一般需要使用色谱法来分离纯化，包括柱色谱、制备薄层色谱和高效液相色谱。

1. **柱色谱** 硅胶柱色谱是最常用的方法。洗脱剂可用薄层色谱筛选，常用的溶剂系统有：环己烷(石油醚)—乙酸乙酯、环己烷(石油醚)—丙酮、氯仿—丙酮等不同比例的混合溶剂。

中性和酸性氧化铝也可用于香豆素的分离，但碱性氧化铝不宜用于香豆素的分离，因其不仅对某些酚性的香豆素具有强吸附作用，而且会导致香豆素结构发生降解。

香豆素苷类的分离可以采用反相硅胶(Rp‑18、Rp‑8 等)，常用的溶剂系统有甲醇—水、乙腈—水等。此外，葡聚糖凝胶等其他吸附剂也可以用于香豆素的分离。

2. **高效液相色谱** 高效液相色谱用于香豆素的分离已经很普遍，尤其是对极性很小的多酯基香豆素类和极性较强的香豆素苷类分离效果好。对于极性小的香豆素，一般采用正相色谱(Si‑60 等)或反相色谱，而对于极性大的香豆素苷类，一般采用反相色谱(Rp‑18、Rp‑8 等)。

3. **制备薄层色谱** 香豆素类成分具有荧光，薄层色谱上可以荧光定位斑点，故制备薄层色谱常用于香豆素的分离。对于一些极性小的香豆素类可以使用环己烷(石油醚)—乙酸乙酯系统来展开，而对于极性大的香豆素类可用氯仿—甲醇系统展开。

## 五、香豆素类化合物的结构研究

香豆素类化合物主要利用各种波谱方法进行鉴定，具有很好结晶形状的香豆素，可以进行 X‑射线单晶衍射分析确定其结构。

### （一）紫外光谱

无含氧官能团取代的香豆素，即苯骈 α‑吡喃酮在 UV 下一般呈现两个吸收峰：275 nm(log ε 4.03，苯环 UV)、311 nm(log ε 3.72，α‑吡喃酮 UV)。香豆素的母核引入供电子基团，常引起吸收峰位置的变化，烷基取代对其影响不大，如在 7 位引入羟基，吸收峰红移，分别在 217 nm 和 315～330 nm 处有强吸收，同时在 240 nm 和 250 nm 处出现弱吸收。在碱性溶液中，多数香豆素的吸收峰位置较在中性或酸性溶液中有显著的红移现象，吸收强度也增加；如 7‑羟基香豆素的 $\lambda_{max}$ 325 nm($\lg \varepsilon$ 4.15)，在碱性溶液中红移至 $\lambda_{max}$ 372 nm($\lg \varepsilon$ 4.23)，这一性质有助于结构的确定。与其他酚性化合物一样，在样品中加入一些化学试剂，如 $AlCl_3$、NaOAc 等也会引起最大吸收峰位置和强度的变化，可作为官能团的辅助鉴别使用。

### （二）红外光谱

香豆素类化合物的红外光谱有苯环和 α‑吡喃酮羰基的特征吸收。α‑吡喃酮羰基吸收峰位于 1 700～1 750 cm$^{-1}$；如果在羰基附近存在羟基，因能形成分子内氢键，吸收峰位置可移至 1 660～1 680 cm$^{-1}$。同时内酯环在 1 220～1 270 cm$^{-1}$，1 000～1 100 cm$^{-1}$ 出现较强的吸收峰。苯环的共轭双键吸收带主要位于 1 625～1 645 cm$^{-1}$。呋喃香豆素除具有上述吸收带之外，另有呋喃环双键引起的吸收位于 1 613～1 639 cm$^{-1}$ 间的强而尖的吸收峰。

### （三）质谱

简单香豆素母核有较强的分子离子峰，基峰是[M—CO]$^+$，其裂解过程如下。

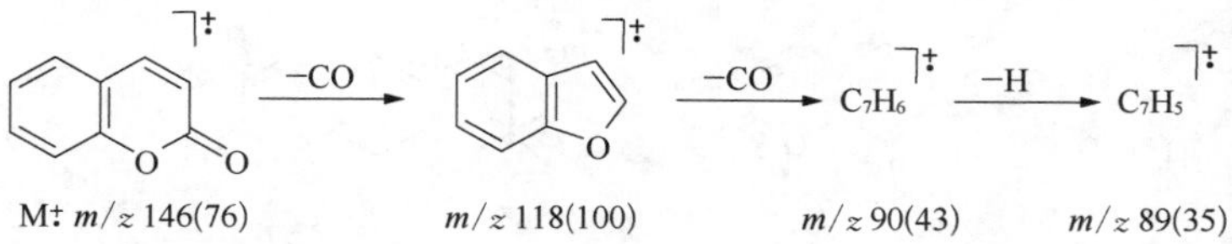

−CO
−CO
$C_7H_6$
−H
$C_7H_5$
M⁺ m/z 146(76)
m/z 118(100)
m/z 90(43)
m/z 89(35)

与简单香豆素的质谱特征类似，呋喃香豆素也是先失去 CO，形成苯骈呋喃离子，再继续失去 CO。7,8-呋喃香豆素的裂解方式如下。

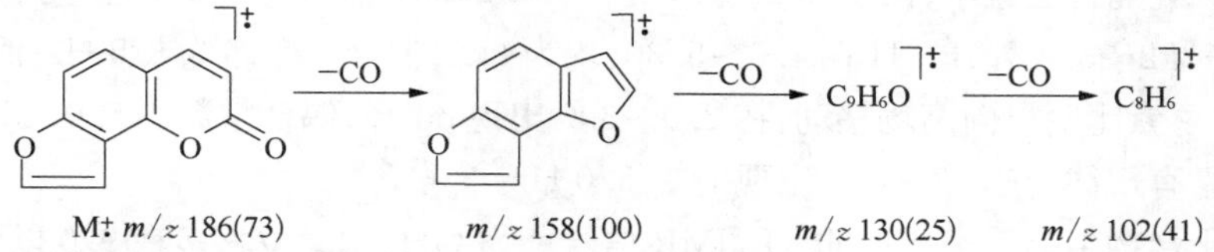

−CO
−CO
$C_9H_6O$
−CO
$C_8H_6$
M⁺ m/z 186(73)
m/z 158(100)
m/z 130(25)
m/z 102(41)

羟基取代的香豆素类中 4-羟基取代者可能首先由烯醇式转变为酮式，然后进行 RDA 裂解失去乙烯酮和 CO。

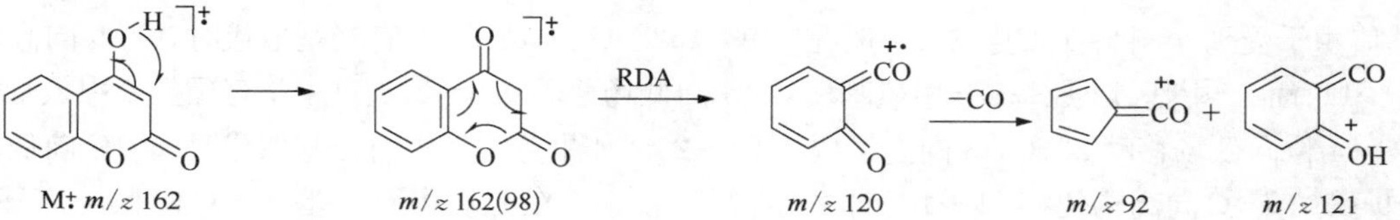

RDA
−CO
M⁺ m/z 162
m/z 162(98)
m/z 120
m/z 92
m/z 121

**（四）核磁共振谱**

$^1$H NMR、$^{13}$C NMR 和 2D NMR 对于香豆素类化合物的结构确定具有重要价值。

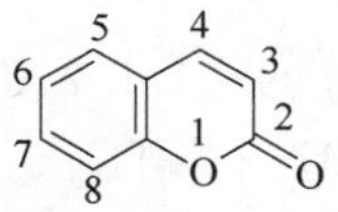

1. **氢谱**　在$^1$H NMR 中，香豆素母核结构的 3、4 位如果没有被取代，H-3 与 H-4 之间形成经典的 AB 系统，$^1$H NMR 中出现一组 d 峰，由于受到环内酯羰基的吸电子共轭效应的影响，偶合常数在 9.5～10.0 Hz，特征明显。

香豆素的 7 位容易被羟基取代，而 5、6、8 位的$^1$H NMR 信号和一般的芳香类化合物的$^1$H NMR 信号十分相似。化学位移值一般在 6.6～7.6，5、6 位的偶合常数均为 8.5 Hz，由于与 6 位 H 的远程偶合，8 位 H 的偶合常数为 2.5 Hz，同时 5、6、8 位峰型依次为 d，dd，d。如果 5、7 位取代，则 6、8 位分别为 d 峰，偶合常数为 2.5 Hz；如果 7、8 位同时被取代，则 5、6 位偶合常数均为 8.5 Hz；如果 6、7 位同时被取代，则 5、8 位只出现为单峰。

对于呋喃香豆素类化合物，线型香豆素 5、8 位如果没有取代，经常为单峰；呋喃环双键上的 H 信号均为双峰，在 6.8～7.9，偶合常数为 2.5 Hz。由于与 4 位氢的远程偶合，8 位经常为双峰，偶合常数为 1.0 Hz。而对于角型香豆素，5、6 位经常为双峰，偶合常数为 9.0 Hz 左右。

对于吡喃香豆素类化合物，吡喃环上双键的 H 信号也均为双峰，化学位移值较呋喃香豆素位于较高场，一般在 5.3～6.9，偶合常数为 10.0 Hz，这一特征可用于区分呋喃香豆素和吡喃香豆素。

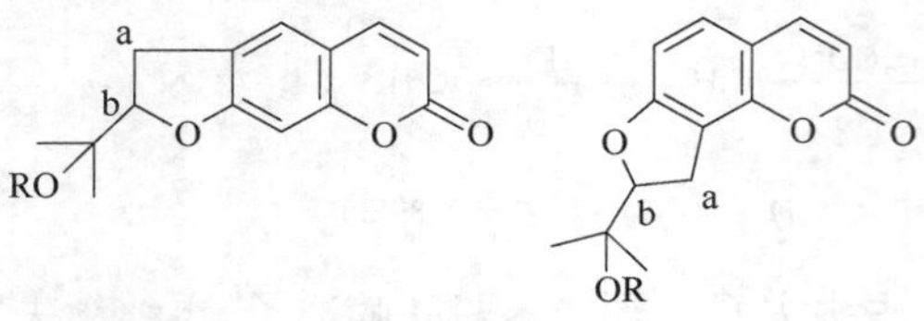

二氢呋喃香豆素

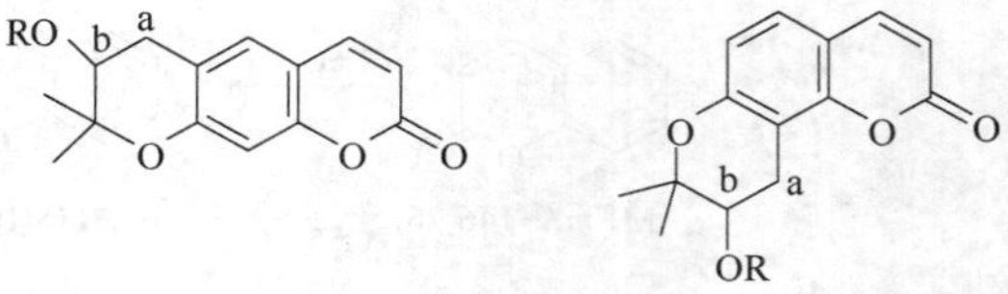

二氢吡喃香豆素

二氢呋喃或吡喃香豆素中,由于无共轭双键,其[1]H NMR 信号峰向高场移动。呋喃香豆素中 a-H 常出现在 3.2～3.4 处;b-H 在 4.6～5.30,均为 t 峰,偶合常数多为 8.5 Hz;而吡喃香豆素中 a-H 与呋喃香豆素比明显向高场移动,在 2.0～3.0 出现 dd 峰,偶合常数为 5.0,18.0 Hz;而 b-H 没有呋喃香豆素有规律,在 3.7～5.2 出现 t 峰,5.0 Hz。

香豆素类化合物中另一类典型的[1]H NMR 信号峰为 OH,化学位移多在 9.0 以上,为单峰(s),重水交换后峰消失。

其他非母核的[1]H NMR 信号多在 6.0 以下,常见的甲氧基在 3.8～4.0(s, 3H)。

2. 碳谱 简单香豆素的[13]C NMR 中母核 C-2 羰基处于最低场,一般在 159～162。C-9 化学位移值由于受到 $\alpha$-吡喃环的影响,一般在 149～152。C-6 或 C-8 有羟基取代时,C-9 向高场位移 7～11,而 7-甲基、7-羟基、7-甲氧基使 C-9 向低场移动 0.8～2.3。C-3 有羟基或甲氧基取代时,C-4 位向低场移动 22,C-3 向高场位移 24～26。如果芳香环中有羟基取代时,$\alpha$-C 向低场位移 29～30,$\beta$-C 向高场位移 11～16,对 $\gamma$-C 影响较小。在芳环中有甲基,$\alpha$-C 向低场位移 5～12,对 $\beta$-C、$\gamma$-C 影响较小。酚羟基与糖成苷时,$\alpha$-C 向高场位移 0.6～1.3,$\beta$-C 向低场位移 0.5～1.5 左右。

呋喃香豆素和吡喃香豆素中,由于呋喃环和吡喃环是通过 7 位的氧与母核相骈合,所以以 C-7 的化学位移值在 155～162。

3-苯基香豆素 C-4 的化学位移值为 99～101.7,C-3 位为 150.6～153.4,羰基为 160.2～162.6;4-苯基异香豆素 C-4 的化学位移值为 117.0～118.7,C-3 为 140.3～143.3,羰基为 160.2～161.9。

香豆素中还经常具有甲基、甲氧基和糖等取代基。一般情况下甲基在最高场 12～30,甲氧基在 55～60,糖信号在 60～100。

## (五) 结构研究实例

球花石斛中一个新香豆素的结构鉴定:球花石斛 *Dendrobium thyrsiflorum* Rchb. f 是中药石斛的主要来源之一,对其化学成分进行系统研究,共分得 7 个香豆素类成分,其中球花色酮 A (denthyrsin A)为一新化合物。

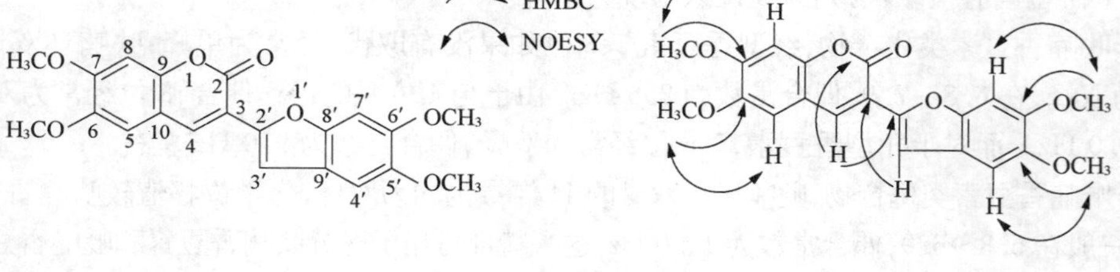

球花色酮 A 黄色针晶(氯仿—乙酸乙酯)，mp 262.1~263.0℃；薄层色谱斑点在 365 nm 紫外灯下显亮黄色荧光。EI‐MS 测得分子离子峰 $m/z$ 382，HREI‐MS 显示分子量为 382.104 8 ($C_{21}H_{18}O_7$，计算值 382.105 3)。UV $\lambda_{max}$(MeOH)nm：256，324，407，提示分子中含有长共轭体系结构。IR 谱显示芳环(618，975，1 618，3 086 cm$^{-1}$)以及内酯羰基(1 717 cm$^{-1}$)等特征吸收。

$^1$H NMR 谱(表 4‐1)显示有 6 个芳氢单质子($\delta_H$ 6.88~8.21)、4 组芳香甲氧基($\delta_H$ 3.93~3.97)。在 NOESY 谱中，4 组芳香甲氧基分别于高场的 4 个芳香氢($\delta$ 6.8，6.98，7.04)相关。$^{13}$C NMR(表 4‐1)谱显示有 1 个共轭内酯羰基，16 个芳香碳和 4 个芳香甲氧基碳信号；HMQC 谱中，$\delta_C$ 134.8 与 $\delta_H$ 8.21 相关，同时在 HMBC 谱中，$\delta_H$ 8.21 与 $\delta_C$ 158.6、$\delta_C$ 108.3 相关，表明 $\delta_C$ 134.8 为 C‐4 的信号，$\delta_C$ 158.6 和 $\delta_C$ 108.3 分别为 C‐2 和 C‐5 的信号。HMQC 谱中，$\delta_C$ 108.4 与 $\delta_H$ 7.62 相关，同时在 HMBC 谱中，$\delta_H$ 7.62 与 $\delta_C$ 103.2 相关，表明 $\delta_C$ 108.4 为 C‐3′的信号，$\delta_C$ 103.2 为 C‐4′的信号。

HMBC 谱中，H‐8($\delta$ 6.88)与 C‐7($\delta$ 146.9)、C‐9($\delta$ 148.9)相关，H‐5($\delta$ 6.98)与 C‐6($\delta$ 153.0)、C‐10($\delta$ 112.2)相关，表明甲氧基取代在香豆素的 C‐6 和 C‐7 位，$\delta$ 8.21(s，H‐4)以及 H‐3 的缺失表明 C‐3 可能为连接位点。

苯骈呋喃碎片中，H‐7′($\delta$ 7.04)与 C‐6′($\delta$ 147.1)、C‐8′($\delta$ 149.7)相关，H‐4′($\delta$ 7.04)与 C‐5′($\delta$ 149.7)、C‐9′($\delta$ 121.5)相关，表明苯骈呋喃的 5′，6′位被甲氧基取代，$\delta$ 7.62(s，H‐3′)以及 H‐2′的缺失表明香豆素和苯骈呋喃是 C‐3 和 C‐2′连接。

C‐3 和 C‐2′连接可以由 HMBC 谱进一步证明。H‐4 与 C‐2′相关，H‐3′与 C‐3 相关进一步确证了香豆素片段和苯骈呋喃片段是通过 C‐3 和 C‐2′连接。因此该化合物鉴定为 3‐(5,6‐dimethoxybenzofuran‐2‐yl)‐6,7‐dimethoxy‐2H‐chromen‐2‐one，命名为球花色酮 A (denthyrsin A)。

表 4‐1　球花色酮 A 的 $^1$H NMR 和 $^{13}$C NMR 数据($CDCl_3$)

| Carbon | H | C | HMBC$^a$ | Carbon | H | C | HMBC$^a$ |
|--------|------|-------|-----------|--------|--------|-------|-----------|
| 2 | | 158.6 | | 2′ | | 149.1 | |
| 3 | | 115.4 | | 3′ | 7.62 s | 108.4 | 3, 2′, 4′, 8′, 9′ |
| 4 | 8.21 s | 134.8 | 2, 3, 5, 9, 2′ | 4′ | 7.04 s | 103.2 | 3′, 5′, 6′, 9′ |
| 5 | 6.98 s | 108.3 | 4, 6, 7, 9, 10 | 5′ | | 147.1 | |
| 6 | | 146.9 | | 6′ | | 149.7 | |
| 7 | | 153.0 | | 7′ | 7.04 s | 95.1 | 5′, 6′, 8′, 9′ |
| 8 | 6.88 s | 99.8 | 6, 7, 9, 10 | 8′ | | 149.7 | |
| 9 | | 148.9 | | 9′ | | 121.5 | |
| 10 | | 112.2 | | | | | |
| 6‐OMe | 3.97 | 56.4 | 6 | 5′‐OMe | 3.95 | 56.4 | 5′ |
| 7‐OMe | 3.93 | 56.4 | 7 | 6′‐OMe | 3.96 | 56.4 | 6′ |

$a$ 与该氢相关的碳原子

## 六、含香豆素类化合物的中药实例

### (一)白芷

白芷为伞形科植物白芷 *Angelica dahurica* (Fisch. Ex Hoffm.) Benth. et Hook. f. 或杭白芷

*Angelica dahurica* (Fisch. Ex Hoffm.) Benth. et Hook. f. var. *formosana* (Boiss.) Shan et Yuan 的干燥根。味辛,温。归胃、大肠、肺经。具有解表散寒,祛风止痛,宣通鼻窍,燥湿止带,消肿排脓的功效。用于感冒头痛,眉棱骨痛,鼻塞流涕,鼻鼽,鼻渊,牙痛,带下,疮疡肿痛。商品用白芷通常按产地分为杭白芷(浙江余杭、余姚),川白芷(四川绵阳、遂宁),禹白芷(河南禹县、长葛)和祁白芷(河北安国)。

白芷具有镇痛、解热、抗炎、抑菌等作用,其化学成分主要是香豆素类和挥发油等,以欧前胡素为代表的香豆素类化合物是白芷主要有效成分,还有异欧前胡素(isoimperatorin)、氧化前胡素、佛手柑内酯、蛇床子素、白当归素(比克白芷素)、伞形花内酯等。《中国药典》以欧前胡素为指标成分,采用高效液相色谱法进行含量测定,要求本品按干燥品计算含欧前胡素不得少于 0.080%。

白芷中佛手柑内酯(1)、欧前胡素(2)、cnidilin(3)的结构及分离流程示意图如下。

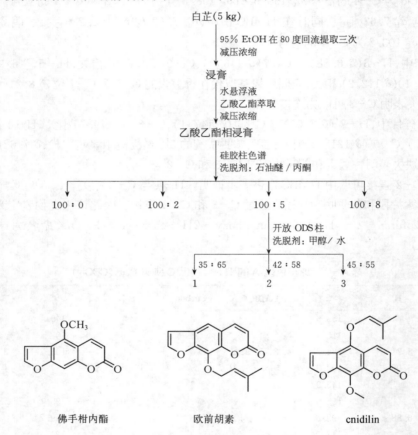

### (二) 前胡和紫花前胡

前胡为伞形科植物白花前胡 *Peucedanum praeruptorum* Dunn 的干燥根。味苦、辛,微寒。归肺经。具有降气化痰,散风清热的功效。用于痰热喘满,咯痰黄稠,风热咳嗽痰多。

现代药理研究显示,前胡具有祛痰、解痉、抗过敏、抗血小板聚集、钙通道阻滞、抗心脑缺血、保护心肌、降血压等作用,其主要有效成分是香豆素类,以角型二氢吡喃香豆素类为主,如白花前胡甲素(praeruptorin A)、白花前胡乙素(praeruptorin B)、白花前胡丙素(praeruptorin C)和白花前胡丁素(praeruptorin D)等。《中国药典》以白花前胡甲素和白花前胡乙素为指标成分,采用高效液相色谱法进行含量测定,要求本品按干燥品计算含白花前胡甲素不得少于 0.90%,含白花前胡乙素不得少于 0.24%。

　　紫花前胡为伞形科植物紫花前胡 *Peucedanum decursivum.*（Miq.）Maxim. 的干燥根。其性味归经、功效主治与白花前胡相同。紫花前胡的特征性成分为线型二氢呋喃香豆素和二氢吡喃香豆素类,前者如紫花前胡苷元、紫花前胡苷等,后者如紫花前胡素、紫花前胡醇等。《中国药典》以紫花前胡苷为指标成分,采用高效液相色谱法进行含量测定,要求本品按干燥品计算含紫花前胡苷不得少于 0.90%。

　　白花前胡中部分香豆素成分及结构如下。

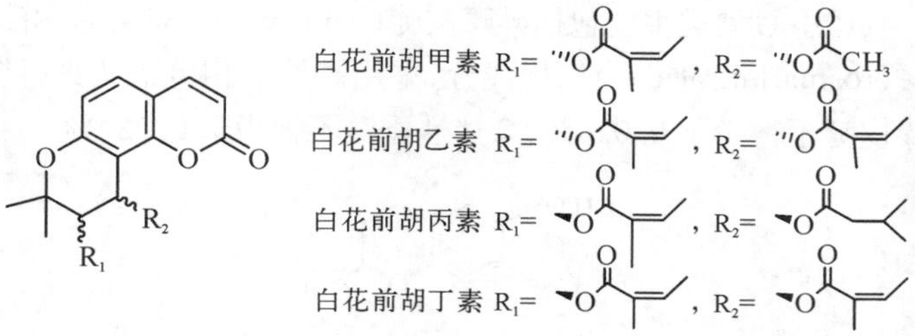

白花前胡甲素　$R_1=$ 　，　$R_2=$
白花前胡乙素　$R_1=$ 　，　$R_2=$
白花前胡丙素　$R_1=$ 　，　$R_2=$
白花前胡丁素　$R_1=$ 　，　$R_2=$

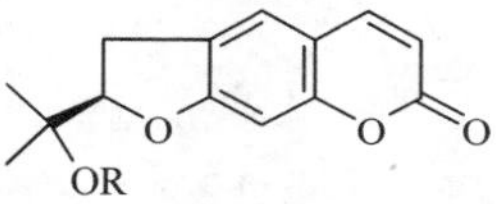

紫花前胡苷元　R=H
紫花前胡苷　　R=glc
decuroside I　R=glc(6-1)glc

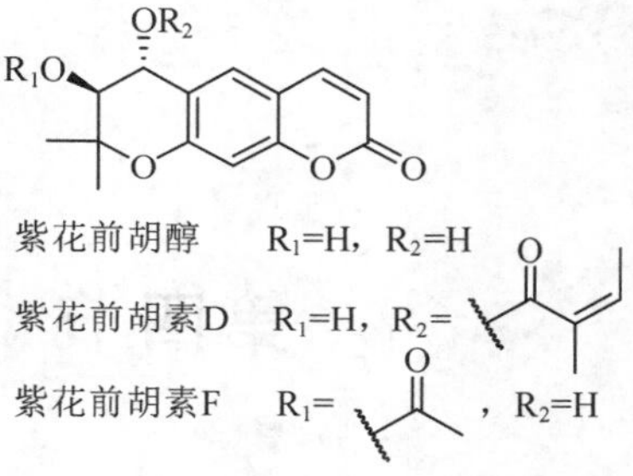

紫花前胡醇　　$R_1=H$, $R_2=H$
紫花前胡素D　$R_1=H$, $R_2=$
紫花前胡素F　$R_1=$ 　，　$R_2=H$

### （三）秦皮

　　秦皮为木犀科植物苦枥白蜡树 *Fraxinus rhynchophylla* Hance、白蜡树 *Fraxinus chinensis.* Roxb.、尖叶白蜡树 *Fraxinus szaboana* Lingelsh. 或宿柱白蜡树 *Fraxinus stylosa* Lingelsh. 的干燥枝皮及干皮。味苦、涩,寒。归肝、胆、大肠经。具有清热燥湿,收涩止痢,止带,明目的功效。用于湿热泻痢,赤白带下,目赤肿痛,目生翳膜。

　　现代药理研究显示,秦皮具有抗菌、抗炎镇痛、抗肿瘤、止咳祛痰、降尿酸、保肝等作用,其主要有效成分是香豆素类,包括七叶内酯(秦皮乙素)、七叶苷(秦皮甲素)、秦皮素(秦皮亭,白蜡树内酯)、秦皮苷(白蜡树苷)等,其中七叶内酯和七叶苷对多种痢疾细菌显示强大的抑制作用,临床上用于治疗急性菌痢。《中国药典》以秦皮甲素和秦皮乙素为指标成分,采用高效液相色谱法进行含量测定,要求本品按干燥品计算含秦皮甲素和秦皮乙素的总量不得少于 1.0%。

### （四）补骨脂

　　补骨脂为豆科植物补骨脂 *Psoralea corylifolia* L. 的干燥成熟果实。味辛、苦,温。归肾、脾经。功效温肾助阳,纳气平喘,温脾止泻;外用消风祛斑。用于肾阳不足,阳痿遗精,遗尿尿频,腰膝冷痛,肾虚作喘,五更泄泻;外用治白癜风,斑秃。

　　现代药理研究显示,补骨脂具有抗菌、雌激素样、抗肿瘤、抗氧化、免疫调节和抗炎等作用,其化学成分包括香豆素类、黄酮类、单萜酚类等,含有多种呋喃香豆素类有效成分,主要包括补骨脂素(补骨脂内酯)、异补骨脂素(异补骨脂内酯)和补骨脂次素等。《中国药典》以补骨脂素和异补骨脂素为指标成分,采用高效液相色谱法进行含量测定,要求本品按干燥品计算含补骨脂素和异补骨脂素的总量不得少于 0.70%。

### (五) 肿节风

肿节风为金粟兰科植物草珊瑚 *Sarcandra glabra* (Thunb.)Nakai 的干燥全草。味苦、辛,平。归心、肝经。具有清热凉血,活血消斑,祛风通络的功效。用于血热发斑发疹,风湿痹痛,跌打损伤。

现代药理研究显示,肿节风具有抗菌、消炎、止痛和抗肿瘤等作用,主要含有挥发油、黄酮、香豆素、有机酸等化合物,其中香豆素类主要包括异嗪皮啶(isofraxitin)、东莨菪内酯等。《中国药典》以异嗪皮啶和迷迭香酸(rosmarinic acid)为指标成分,采用高效液相色谱法进行含量测定,要求本品按干燥品计算含异嗪皮啶不得少于 0.020%,含迷迭香酸不得少于 0.020%。

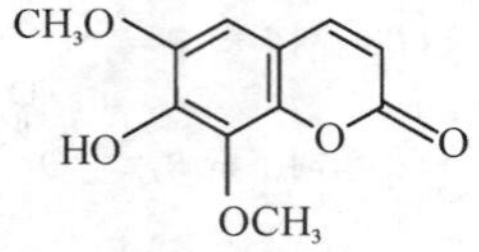

$$CH_3O \quad HO \quad OCH_3$$

异嗪皮啶

$$\boxed{第四节} \quad 木\ 脂\ 素\ 类$$

## 一、概述

木脂素(lignans)是一类由苯丙素($C_6$ - $C_3$ 单元)衍生聚合而成的天然化合物,多数为二聚体,也有三聚体或四聚体,一般呈游离状态存在,少数与糖结合成苷。由于木脂素通常分布于植物的树脂中,故得名木脂素。对中药木脂素的研究始于 20 世纪 60 年代,如从五味子中分离得到的联苯环辛烯类木脂素具有保肝、降低血清丙氨酸氨基转移酶的作用,以及明显的中枢抑制作用等。这些活性引起了人们的广泛重视,以后又发现木脂素还具有抗癌、抗病毒、降低应激反应、平滑肌解痉、杀虫等方面的作用。

组成木脂素的单体有桂皮酸(cinnamic acid)、桂皮醇(cinnamyl alcohol)、丙烯苯(propenyl benzene)和烯丙苯(allyl benzene)等。由前两种单体组成的木脂素,其侧链 $\gamma$-碳原子是氧化型的,而后两种单体所组成的木脂素,$\gamma$-碳原子是未氧化型。木脂素的碳架结构类型多变。

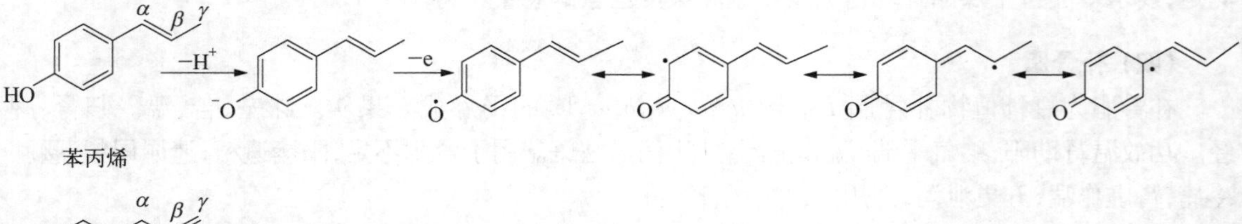

苯丙烯

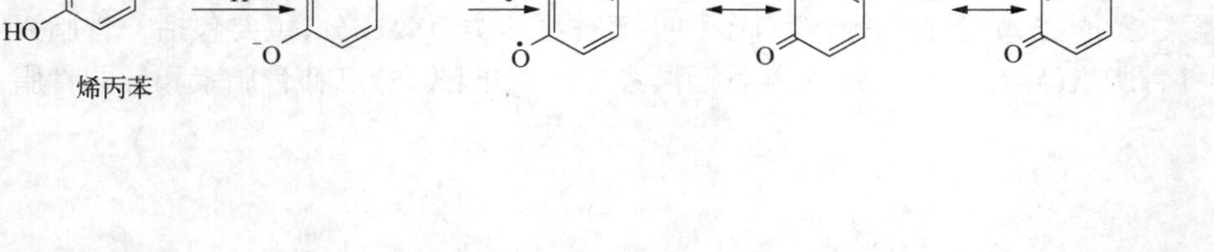

烯丙苯

## 二、木脂素类化合物的结构和分类

按照传统的分类定义,凡是由 $C_6$-$C_3$ 单元侧链上 $\beta$-碳相互连接生成的聚合体称为木脂素类,而由其他位置连接而成的称为新木脂素(neolignans)。近年的分类定义是将 $\gamma$-氧化型苯丙素生成的木脂素称为木脂素类,而由 $\gamma$-非氧化型苯丙素生成的木脂素称为新木脂素类。本章按照木脂素的基本碳架和缩合情况进行分类。

### （一）简单木脂素

简单木脂素的基本碳架如下。

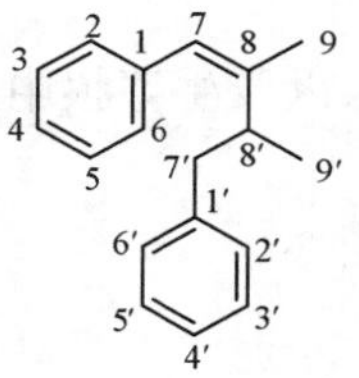

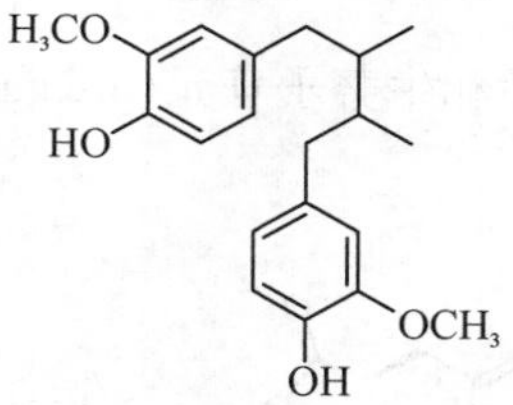

二氢愈创木脂酸 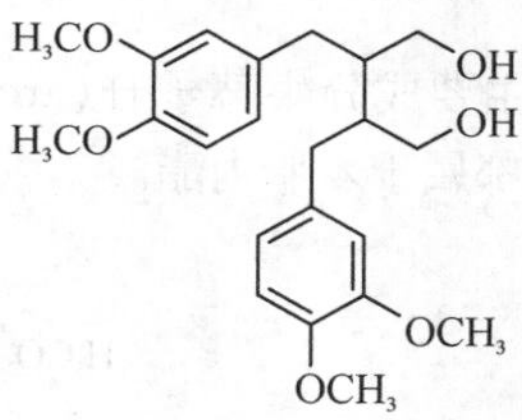　　叶下珠脂素

愈创木树脂中的二氢愈创木脂酸(dihydroguaiaretic acid)及珠子草中的叶下珠脂素(phyllanthin)均属于简单木脂素。

### （二）单环氧木脂素(monoepoxylignans)

两分子 $C_6$-$C_3$ 单元,除 8-8′ 相连外,还有 $7$-$O$-$7′$,$9$-$O$-$9′$,$7$-$O$-$9′$ 等形成的环氧结构(呋喃或四氢呋喃型)。

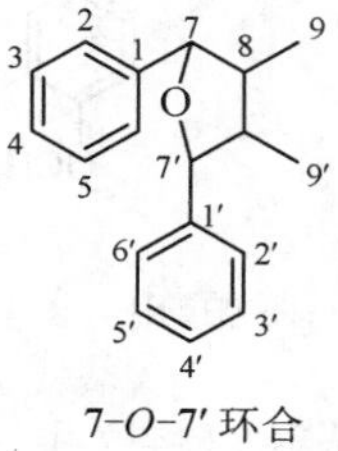

7-$O$-7′ 环合 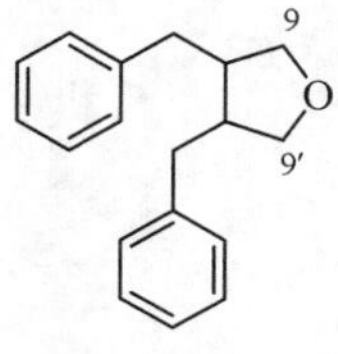　　9-$O$-9′ 环合 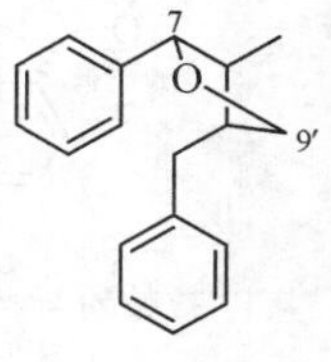　　7-$O$-9′ 环合

从翼梗五味子中分离得到的恩施脂素为 7,7′ 位环合成四氢呋喃。从荜澄茄果实中分得的荜澄茄脂素(cubebin)为 9,9′ 位环合成氧环。民间草药矮陀陀中分得的落叶松脂素(lariciresinol)为 7,9′ 位环合的四氢呋喃环。

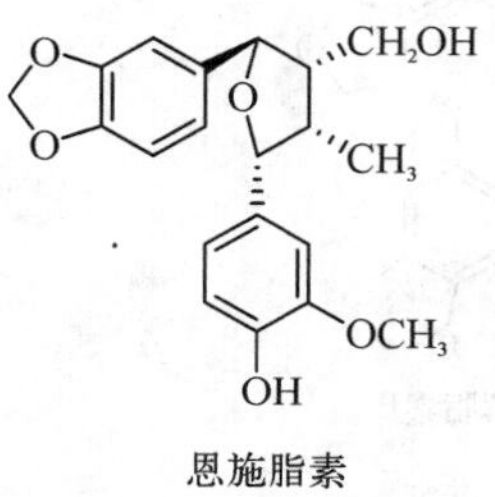

恩施脂素 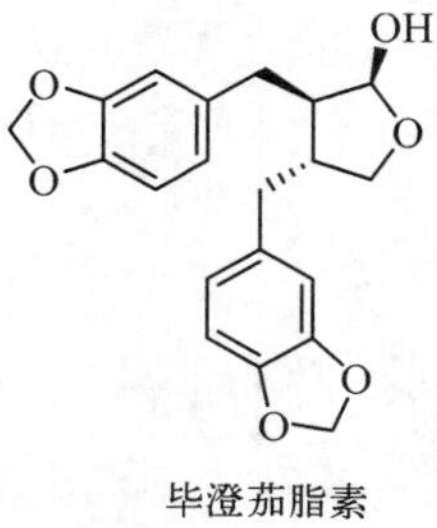　　毕澄茄脂素 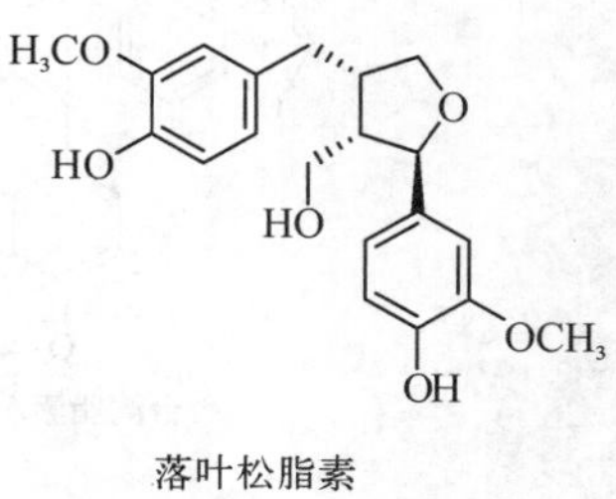　　落叶松脂素

### （三）木脂内酯（lignanolides）

木脂内酯是由单环氧木脂素中的四氢呋喃环氧化成内酯环，它常与其去氢化合物共存于同一植物中。

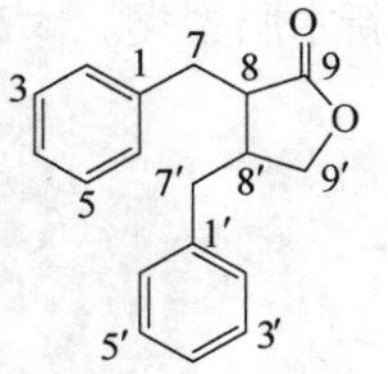

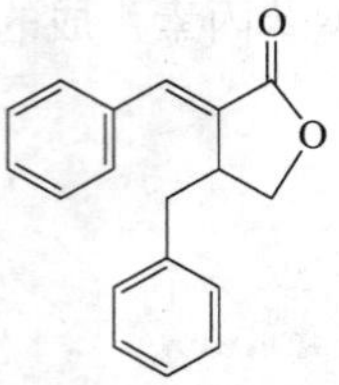

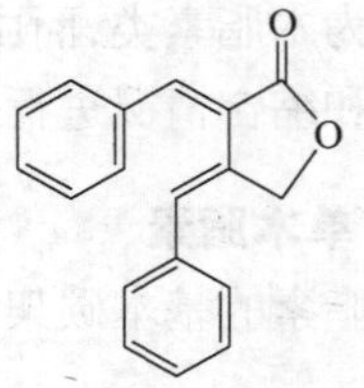

牛蒡子的主要成分牛蒡子苷（arctiin）和牛蒡子苷元（arcigenin），以及牛蒡根中的拉帕酚 A、B（lappaol A、B）都属于木脂内酯。

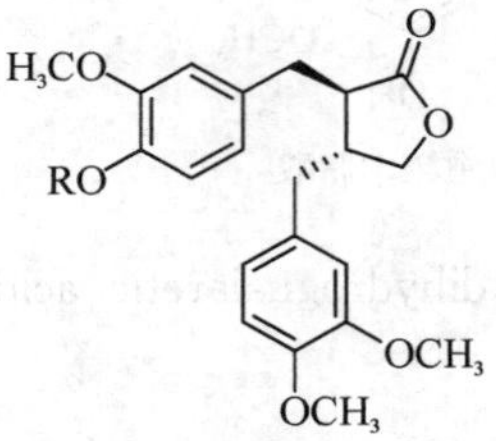

R=H     牛蒡苷元
R=Glc   牛蒡子苷

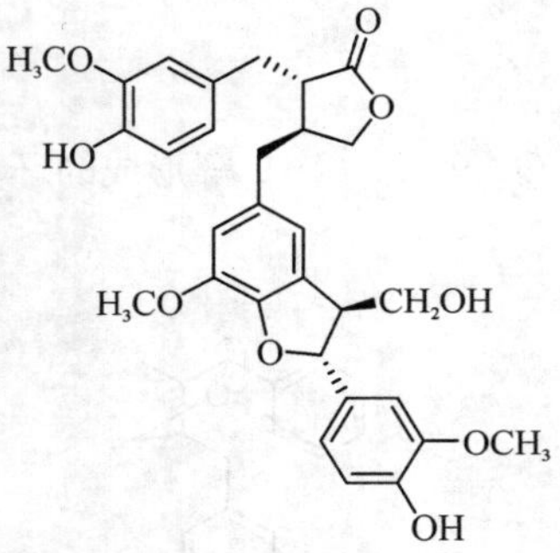

拉帕酚A

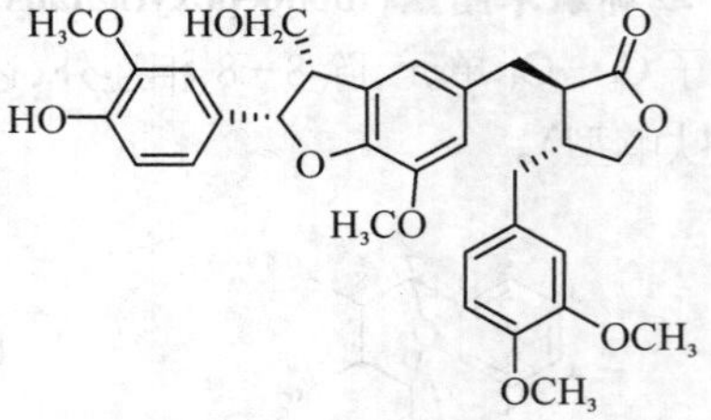

拉帕酚B

拉帕酚 A 和拉帕酚 B 都是由 3 分子 $C_6 - C_3$ 单体缩合而成，有人建议将这些三聚物的木脂素作为倍半木脂素。桧柏心材中的台湾脂素 A（taiwanin A）和台湾脂素 B（taiwanin B，又称桧脂素 salvinin B）都是侧链去氢的木脂内酯。

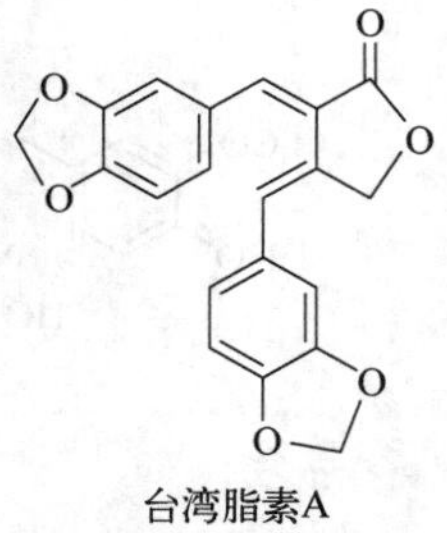

台湾脂素A

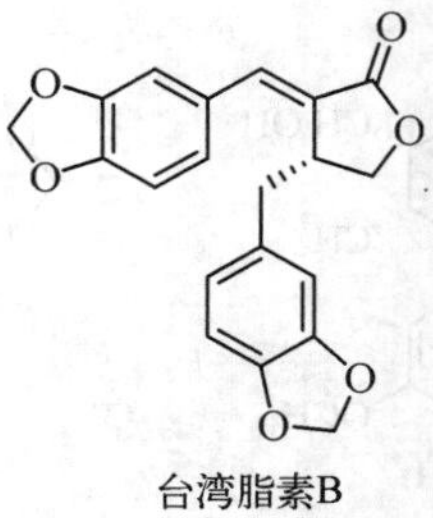

台湾脂素B

## （四）环木脂素（cyclolignans）

环木脂素由简单木脂素环合而成,有苯代四氢萘、苯代二氢萘及苯代萘等结构类型,其中以第一种类型居多。

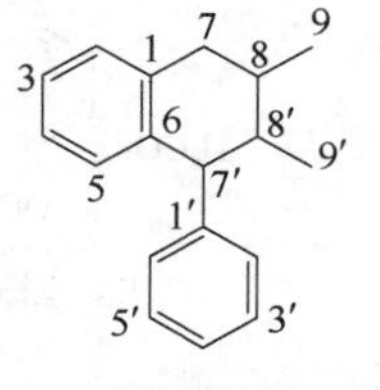

苯代四氢萘 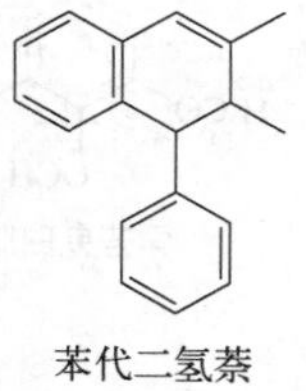　　　　　　　　苯代二氢萘 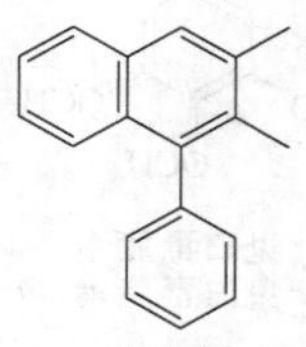　　　　　　　　苯代萘

中国紫杉中的异紫杉脂素（isotaxiresinol）和去氧鬼臼毒素葡萄糖酯苷都具有苯代四氢萘的结构。奥托肉豆蔻果实中的奥托肉豆蔻烯脂素（otoboene）则是具有苯代二氢萘的基本结构。

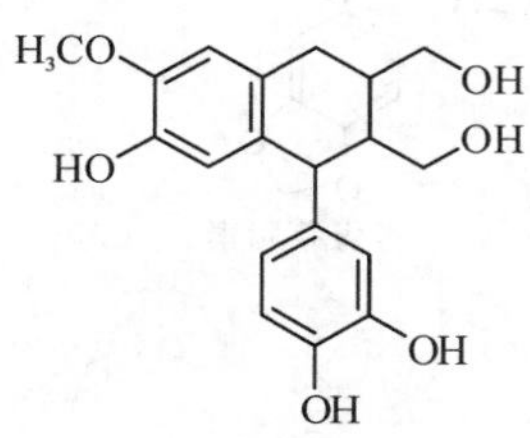

异紫杉脂素 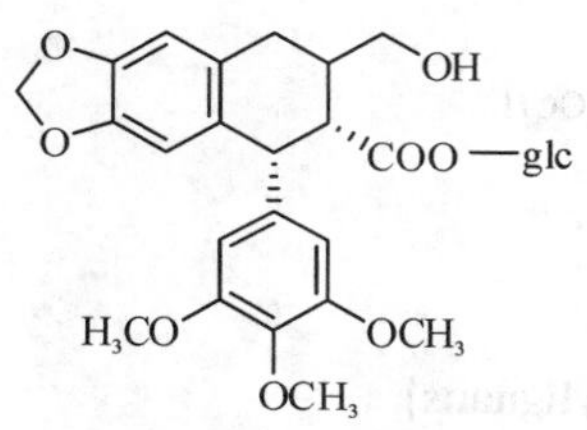　　　　　　　去氧鬼臼毒脂素葡萄糖酯苷 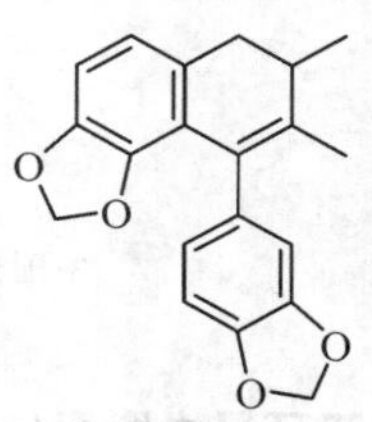　　　　　　　奥托肉豆蔻烯脂素

## （五）环木脂内酯（cyclolignolides）

由环木脂素 $C_9 - C_9'$ 间环合成内酯环即环木脂内酯。它可能是环木脂素中的侧链 $\gamma$-碳原子被氧化成醇或酸所形成。

环木脂内酯中的内酯环,按其环合方向可分为上向和下向两种类型,并有苯代四氢萘、苯代二氢萘和苯代萘几种类型。对于苯代萘型环木脂内酯来说,其内酯环上向的称正式（normal）,下向的称为反式（retro）。

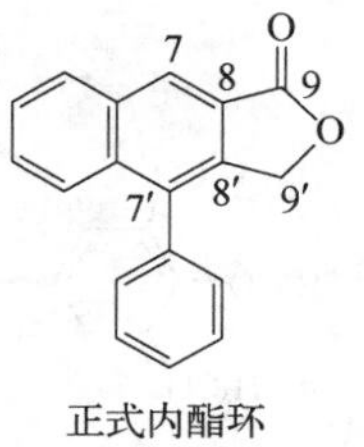

正式内酯环 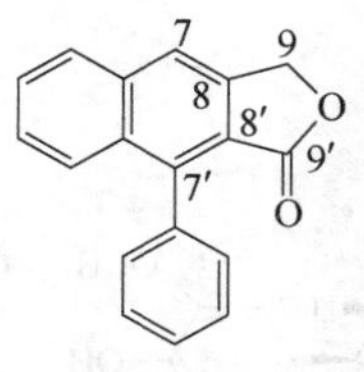　　　　　　　　　　　　　　　反式内酯环

鬼臼属植物中的一些木脂素,具有环木脂内酯的基本结构。如 $l$-鬼臼毒素（$l$-podophyllotoxin）及其葡萄糖苷、异苦鬼臼毒酮（isopicropodophyllotoxone）均为苯代四氢萘环木脂内酯,且天然产物中多数具有反式结构内酯环（即 $8'\alpha$, $8\beta$）,遇碱后易于异构化成顺式而失去抗癌活性。去氢鬼臼毒素（dehydropodophyllotoxone）及从中国远志中分得的中国远志脂素（chinensin）均属于反式内酯环型,而赛菊芋脂素（helioxanthin）为正式内酯环型。

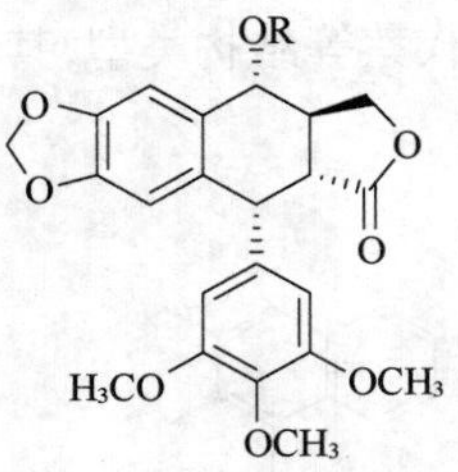

R=H    l-鬼臼毒脂素
R=glc   l-鬼臼毒脂素-O-β-葡萄糖苷

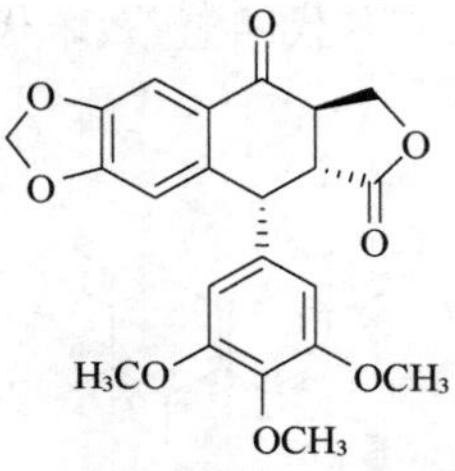

异苦鬼臼脂酮

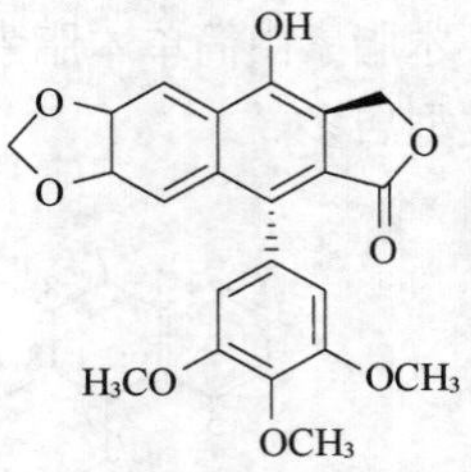

去氢鬼臼脂素

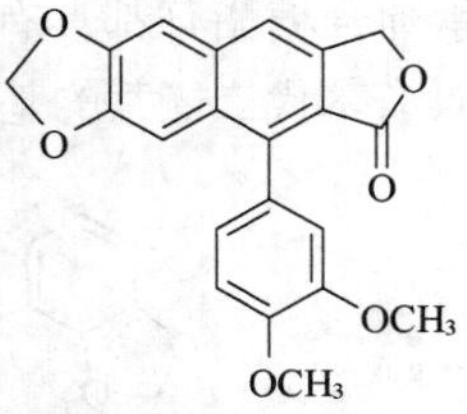

中国远志脂素

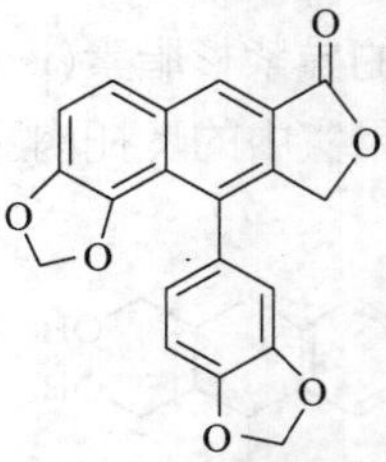

赛菊芋脂素

### (六)双环氧木脂素(bisepoxylignans)

此类木脂素是由两分子苯丙素侧链相互连接形成两个环氧结构的一类木脂素,天然存在的双环氧木脂素都具有顺式连接的双骈四氢呋喃结构。常见的有以下四种光学异构体。

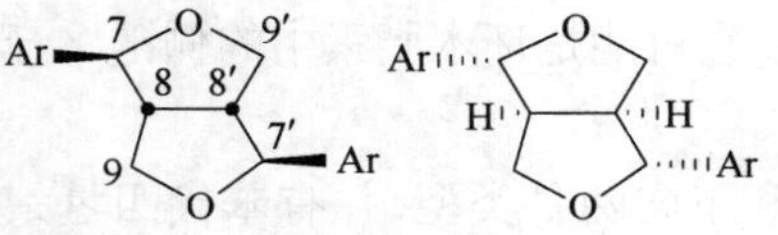

对映体

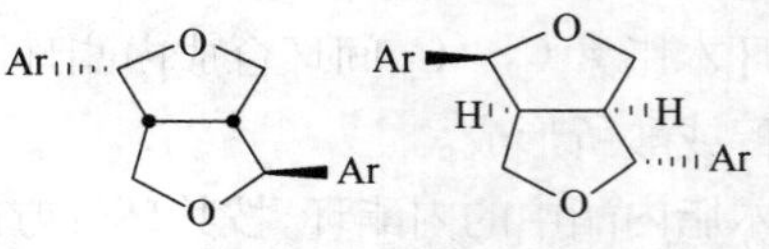

对映体

如丁香脂素 [(＋)- syringaresinol]、l -细辛脂素(l-asarinin)和 diasesartenin 都属双环氧木脂素。

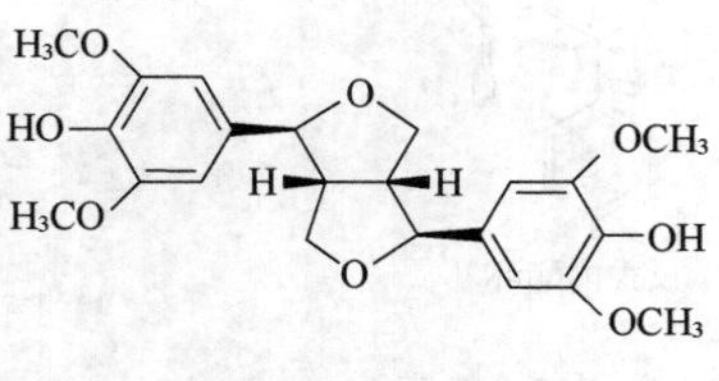

丁香脂素

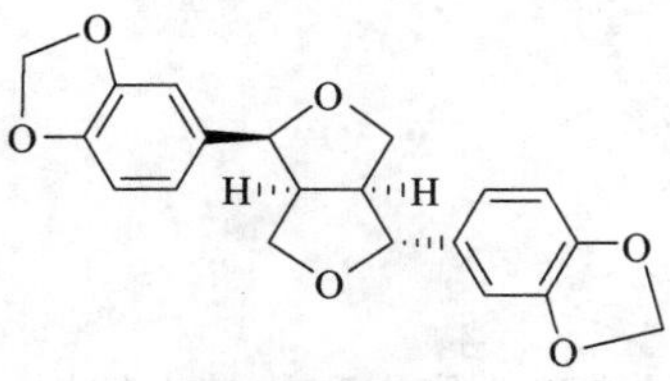

l-细辛脂素

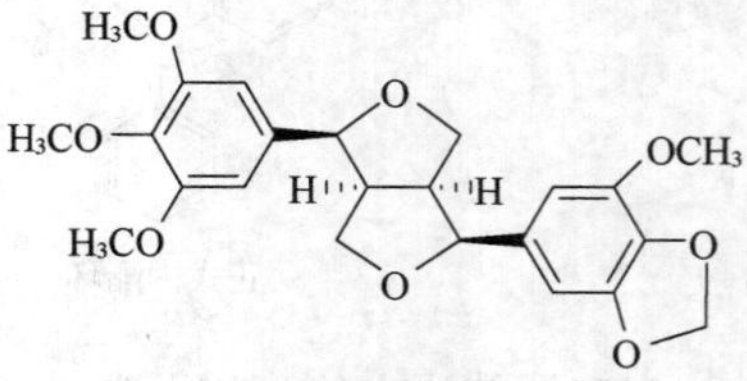

diasesartenin

### (七)联苯环辛烯型木脂素(dibenzocyclooctene lignans)

具有联苯环辛二烯结构,组成单体的苯丙素侧链 γ -碳原子未氧化,故也有将其视为新木脂素。

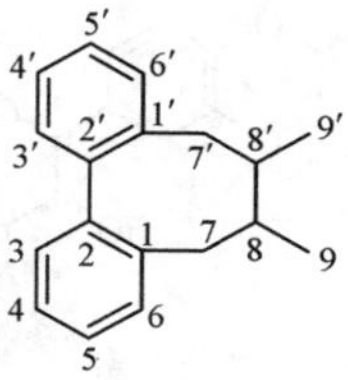

联苯环辛烯

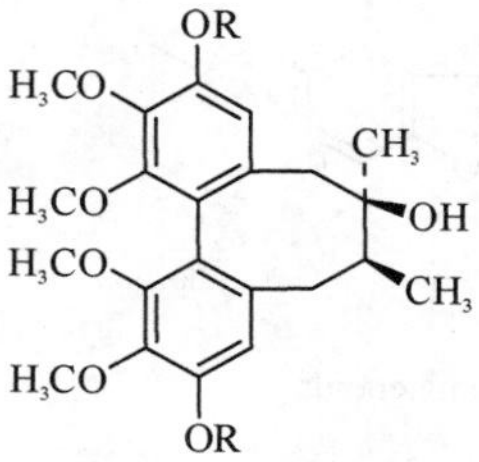

R=H  五味子醇
R=CH₃五味子素

五味子属植物的果实中含有一系列联苯环辛烯型木脂素,如五味子醇(schizandrol)及其二甲醚五味子素(schizandrin)是五味子中最早发现的联苯环辛烯型木脂素;五味子酯类(schisantherin)是具有酯基结构的联苯环辛烯型木脂素。五味子的降转氨酶作用与其中所含有的联苯环辛烯型木脂素直接相关。

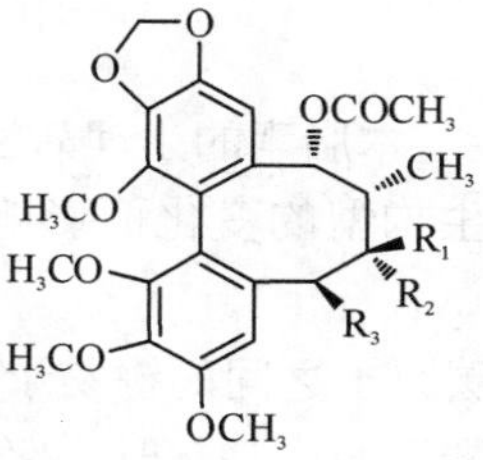

$R_1 = R_3 = H, R_2 = CH_3$  南五味子素

$R_1 = H \ R_2 = CH_3, \ R_3 = O—C—C=C—CH_3$  kadsurarin

台湾产南五味子属植物 *Kadsura japonica* 茎叶中获得的南五味子素(kadsurin)和 kadsurarin 是同一类型的联苯环辛烯型木脂素,后者具有双酯基结构。

### (八)新木脂素(neolignans)

这类木脂素中的两个苯丙素的连接位置通常是由苯环直接相连的,或苯环与侧链相连接,或通过氧相连接。其侧链 $\gamma$-碳原子多未氧化。

从厚朴树皮中分到的厚朴酚(magnolol)及日本厚朴树皮中的和厚朴酚(honokiol)是早期发现的新木脂素,为联苯型结构。

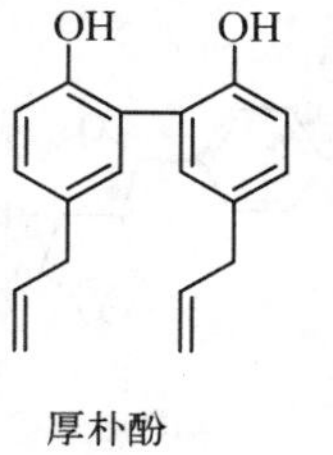

厚朴酚 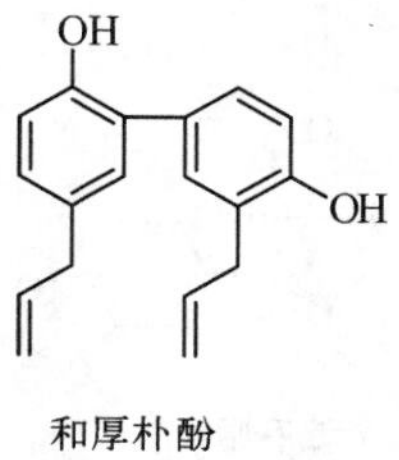                    和厚朴酚

澳大利亚植物 *Eupomatia laurica* 树皮中的 eupomatenoids 是一个苯丙素单元的苯环与另一单元的侧链连接后形成呋喃环的一类新木脂素。水飞蓟素(silymarin)既具有木脂素结构,又具有黄酮结构,作为保肝药物,临床上用以治疗急性、慢性肝炎和肝硬化。

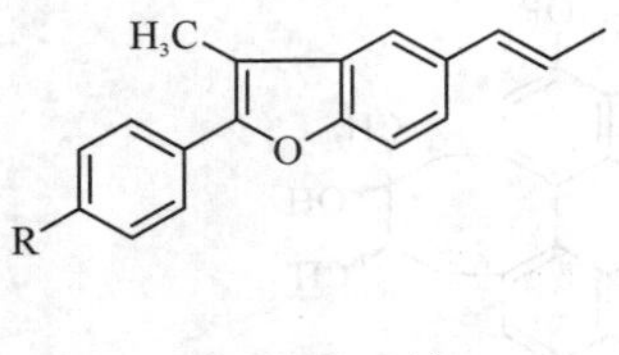

eupomatenoids 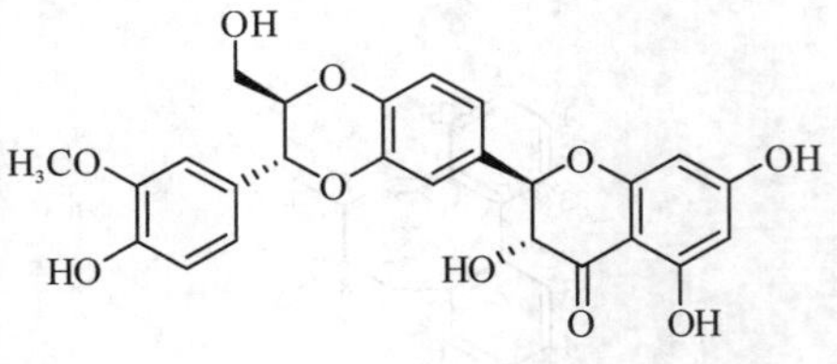          水飞蓟素

## 三、木脂素类化合物的理化性质

### (一) 性状及溶解度

木脂素类化合物多呈无色结晶,一般没有挥发性,只有少数在常压下加热能升华,如去甲二氢愈创木脂酸。游离的木脂素亲脂性强,一般难溶于水,易溶于苯、乙醚、氯仿及乙醇等有机溶剂。具有酚羟基的木脂类还可溶于碱性水溶液中。与糖结合成苷的木脂素在水中的溶解性增加。

### (二) 酸碱异构化

木脂素分子中常有多个手性碳原子,大部分都具有光学活性。木脂素的生理活性常与手性碳的构型有关,因此在提取分离过程中应注意操作条件,避免发生构型的变化而影响生理活性的发挥。

双环氧木脂素常具有对称结构,呋喃环上的氧原子与苄基碳原子之间的键易于开裂,重新环合时即发生构型异构化。如右旋 $d$-芝麻脂素($d$-sesamin)在盐酸乙醇中加热时,部分转变为立体异构体 $d$-表芝麻素($d$-episesamin),也称 $d$-细辛脂素($d$-asarinin)。而左旋的 $l$-表芝麻脂素(或 $l$-细辛脂素)在盐酸乙醇中加热,易转变为立体异构体左旋 $l$-芝麻脂素。

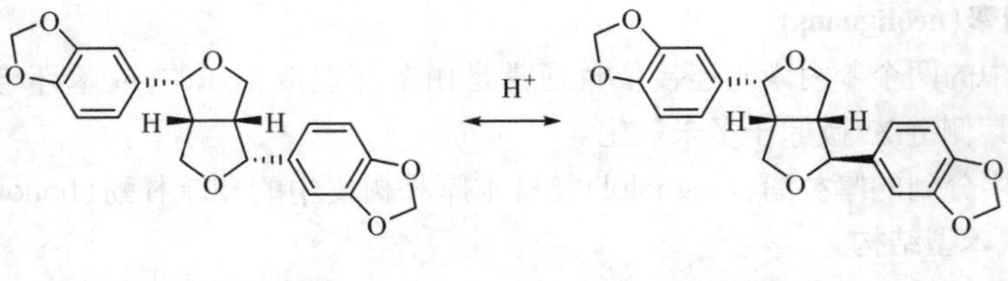

$d$-芝麻脂素          $d$-细辛脂素

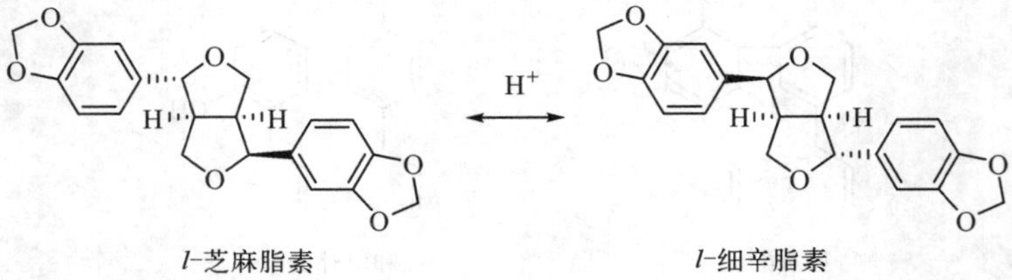

$l$-芝麻脂素          $l$-细辛脂素

鬼臼毒素(podophyllotoxin)具有苯代四氢萘环和 $8'\alpha$, $8\beta$ 反式相接的内酯环结构,其抗癌活性与分子中 $C_{7'}$—$C_{8'}$ 顺式、$C_8$—$C_{8'}$ 反式构型有关,其光学活性为左旋,$[\alpha]_D-133°$。如在碱溶液中内酯环很容易转变为 $8'\beta$, $8\beta$ 顺式的内酯环结构,成为异构体苦鬼臼脂素(picropodophyllin),旋光性为右旋 $[\alpha]_D+9°$,失去了抗癌活性。

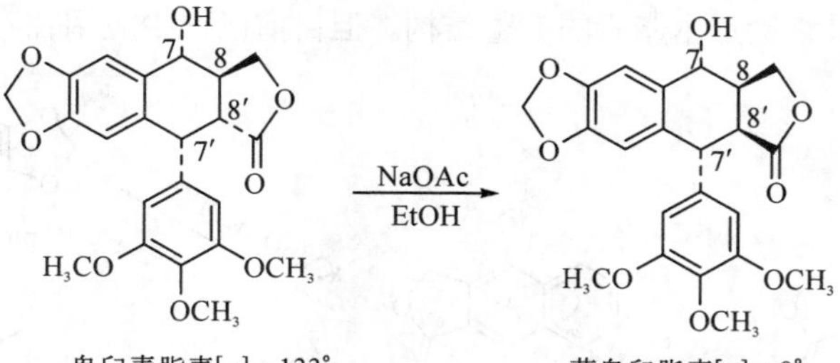

鬼臼毒脂素[α]_D-133°　　　　苦鬼臼脂素[α]_D+9°

有些木脂素遇到矿物酸后不仅能引起构型的变化,改变旋光性,影响其生物活性,还能引起木脂素碳骨架的重排。如橄榄脂素在矿物酸作用下易转变为环橄榄脂素(cycloolivil),落叶松脂素易转变为异落叶松脂素(isolariciresinol)。

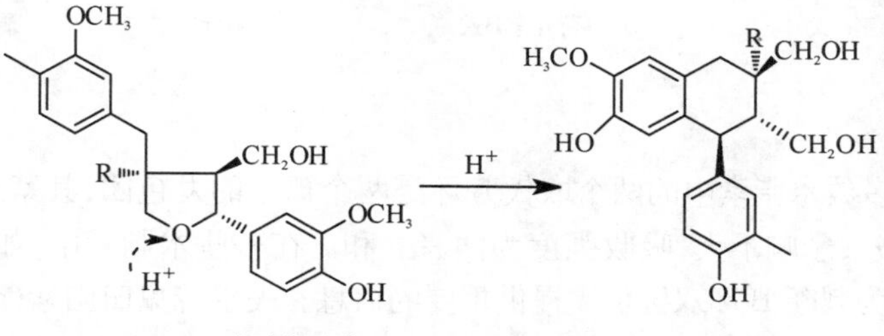

R = H 　　落叶松脂素　　　　R = H 　　异落叶松脂素
R = OH 　橄榄脂素　　　　　R = OH 　环橄榄脂素

## 四、木脂素类化合物的提取分离

木脂素多以游离型存在,少数成苷。游离型的木脂素亲脂性较强,能溶于乙醚等低极性溶剂,在石油醚中溶解度比较小,所以若选用石油醚为溶剂,直接从原料中进行提取,常可获得纯度较高的产品。但由于低极性溶剂难于渗入细胞内,提取效率较低。现多采用乙醇、丙酮提取,由于这些溶剂易穿透植物细胞壁,能提高提取得率。一般的提取方法是:将植物药材先用乙醇(或丙酮)提取,提取液浓缩成浸膏后,再用石油醚、乙醚溶解,石油醚、乙醚溶出部分即是粗的游离总木脂素。此外,木脂素在植物体内常与大量的树脂状物共存,用溶剂处理过程中容易发生树脂化,在提取分离过程应特别注意。

木脂素苷较苷元的亲水性强,也可以按照苷的提取方法进行提取,苷元的提取应采用低极性的溶剂。此外,具有内酯结构的木脂素,也可利用其易溶于碱液的性质,与其他非皂化的亲脂性成分分离。但在应用碱液时要注意木脂素的构型异构化,此法不适用于具有旋光活性的木脂素,以防因异构化而失去生理活性。

木脂素的分离可根据被提取木脂素的性质不同而采用溶剂萃取法、分级沉淀法、重结晶等方法,进一步的分离纯化还需要借助于柱色谱,吸附柱色谱及分配柱色谱在木脂素的分离中都有广泛的应用。如鬼臼属植物中的一些木脂素的分离,采用中性氧化铝、硅胶等吸附柱色谱或甲酰胺作固定相的分配色谱可以获得较好的分离效果。

## 五、木脂素类化合物的结构研究

### (一)化学反应

对木脂素进行氧化降解,可获得具有原取代模式的降解产物,结合波谱测定技术对降解产物的结构进行分析,从而最终确定木脂素的完整结构。但目前已很少应用,而是采用波谱分析法。

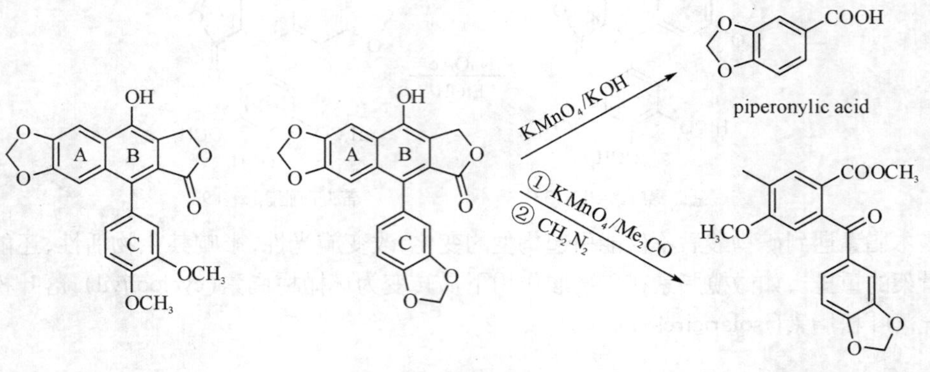

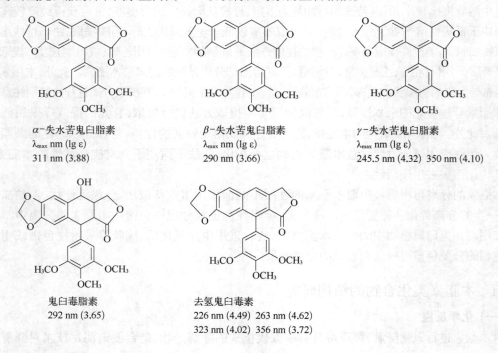

山荷叶素A式　　　　山荷叶素B式　　　　　　　酮酸甲酯

piperonylic acid

### (二)波谱解析

1. **紫外光谱**　多数木脂素中的两个取代芳环是两个孤立的发色团,其紫外吸收波长相似,立体构型对紫外吸收波长影响不大,吸收强度为两者之和。在一些木脂素中,如环木脂内酯型木脂素,紫外吸收波长可为判断 B 环双键位置提供重要的信息。失水苦鬼臼脂素(apopicropodophyllin)存在 α-、β-和 γ-三种异构体,由于三种异构体的双键位置不同,紫外光谱最大吸收波长也不相同。其中 β-失水苦鬼臼脂素的 B 环双键因与两个苯环均不共轭,$\lambda_{max}$290 nm(lg ε 3.66)与鬼臼毒脂素相似;α-失水物由于共轭系统延长,吸收峰红移至 311 nm(lg ε 3.88);而 γ-失水物中的双键不仅与苯环共轭,还与内酯环的羰基共轭,吸收峰红移更加明显,为 350 nm(lg ε 4.10)。对于 B 环芳香化的去氢鬼臼脂素(苯代萘型),其 UV 吸收特征与萘衍生物相似。

α-失水苦鬼臼脂素
$\lambda_{max}$ nm (lg ε)
311 nm (3.88)

β-失水苦鬼臼脂素
$\lambda_{max}$ nm (lg ε)
290 nm (3.66)

γ-失水苦鬼臼脂素
$\lambda_{max}$ nm (lg ε)
245.5 nm (4.32) 350 nm (4.10)

鬼臼毒脂素
292 nm (3.65)

去氢鬼臼毒素
226 nm (4.49) 263 nm (4.62)
323 nm (4.02) 356 nm (3.72)

上述规律也可以区别苯代四氢萘、苯代二氢萘、苯代萘型的环木脂素,同时对 B 环有羟基取代的苯代四氢萘型木脂素,还可通过比较其脱水前后 UV 光谱变化来确定羟基的取代位置。

**2. 红外光谱** 木脂素结构中有芳环及内酯环等结构单元,在红外光谱中可呈现其特征吸收峰。芳环特征吸收:$1\,500\sim1\,600\ cm^{-1}$,五元环孤立内酯羰基及五元环共轭内酯羰基特征吸收分别是:$1\,760\sim1\,780\ cm^{-1}$、$1\,740\sim1\,760\ cm^{-1}$。

**3. 核磁共振谱** $^1H\ NMR$、$^{13}C\ NMR$ 以及二维 NMR 技术是测定木脂素结构的主要手段。但因其结构具有多样性,下面仅就其中几个类型的$^1H\ NMR$ 和$^{13}C\ NMR$ 波谱数据规律做简要介绍。

(1)氢谱

1)单环氧木脂素:加尔巴新(galbacin)是单环氧木脂素的一种,其结构和$^1H\ NMR$ 谱数据如下。

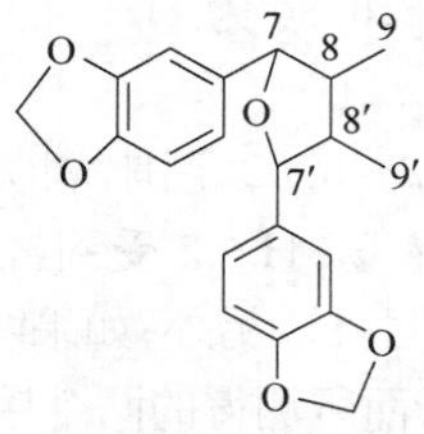

加尔巴新

$^1H\ NMR(100\ MHz,\ CDCl_3)\ \delta_H$:1.05(6H, d),1.78(2H, m),4.61(2H, d),5.96(4H, s),6.82 ~ 6.93(6H, m)。

从以上$^1H\ NMR$ 谱可以看出 $\delta_H$ 1.05 是 H-9 和 H-9′的两个甲基峰,分别与 H-8 和 H-8′位质子偶合裂分成 d 峰;1.78 是 H-8 和 H-8′位的 2 个次甲基峰,与 9 位和 9′位的甲基偶合裂分,且还要与 H-7 和 H-7′的质子偶合裂分,成为 m 峰;4.61 是 H-7 和 H-7′的 2 个次甲基信号峰,分别与 H-8 和 H-8′位的两个质子偶合裂分成 d 峰;5.96 是两个芳环上的两个亚甲二氧基质子的信号;6.82~6.93 是两个芳环质子信号峰。

2)环木脂内酯:环木脂内酯根据内酯环合方式分成上向和下向两种,利用$^1H\ NMR$ 可区分上向和下向。上向的 H-7 化学位移 $\delta_H$ 由于受到内酯羰基的去屏蔽效应,比下向的 H-7 处于相对低场,$\delta_H$ 约为 8.25;下向的 H-7 $\delta_H$ 为 7.6 ~ 7.7。此外,内酯环中亚甲基质子的 $\delta_H$ 值与内酯环的方向也有关系,上向者由于受到 C 环的屏蔽作用,其值比下向的处于相对高场,为 5.08~5.23,下向的为 5.32~5.52。

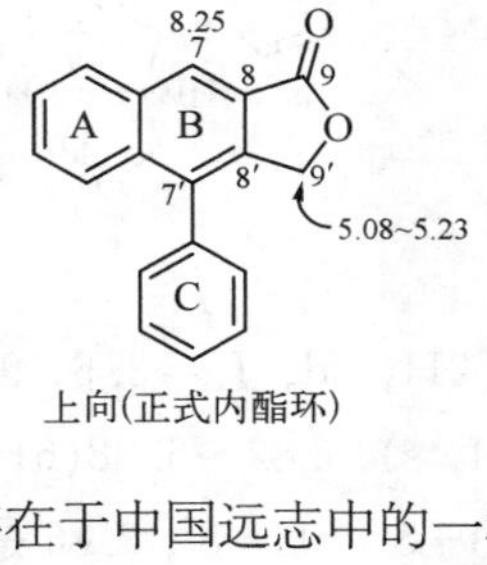

上向(正式内酯环) 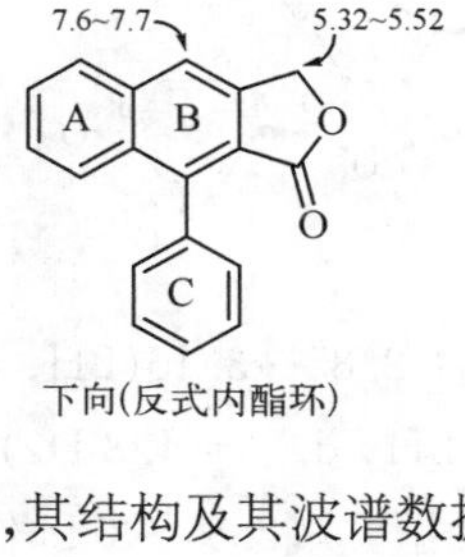      下向(反式内酯环)

中国远志脂酚是存在于中国远志中的一种木脂素,其结构及其波谱数据如下。

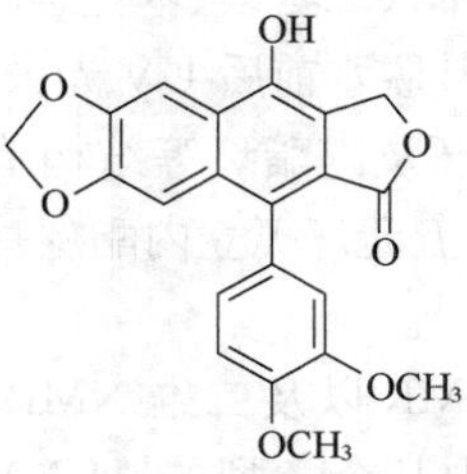

中国远志脂酚

IR(ν, cm⁻¹): 3 520(—OH),1 745(γ-内酯),942(亚甲二氧基),800(1, 3, 4-三取代芳环)。

$^1$H NMR[(CD₃)₂CO]$\delta_H$: 3.78(3H, s),3.89(3H, s),5.34(2H, s),6.05(2H, s),6.80(1H, s),6.90(3H, m),7.42(1H, s)。

从上述氢谱数据可知,3.78 和 3.89 应为两个甲氧基质子信号峰;5.34 为内酯环中亚甲基质子的信号峰;6.05 为亚甲二氧基质子信号峰,6.80 为 H-5 的信号峰,6.90 为苯环 C 上的 3 个质子信号峰,7.42 为 H-2 的信号。

内酯环亚甲基质子 δ 5.34,属于 5.32～5.52 范围,表明内酯环是下向的,H-5 由于受苯环各向异性屏蔽效应,应较 H-2 位于较高磁场;H-2 受到羟基的影响,比 H-5 处于相对低场,故 6.80 为 H-5 信号,7.42 则为 H-2 的信号峰。另外,如果两个甲氧基处于 A 环的 3, 4 位,则两个甲氧基质子信号的差值(Δδ)应大于 0.2,而所测得的两个甲氧基质子的 Δδ=3.89-3.78= 0.11,小于 0.2,说明这两个甲氧基不在 A 环上,而在 C 环。

3) 双环氧木脂素:在双环氧木脂素的异构体中,芳香基可在同侧,也可在异侧。例如:

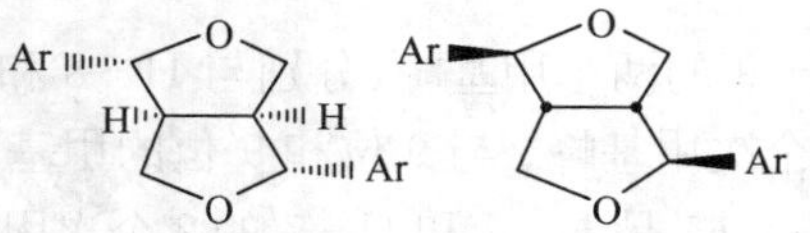

同侧 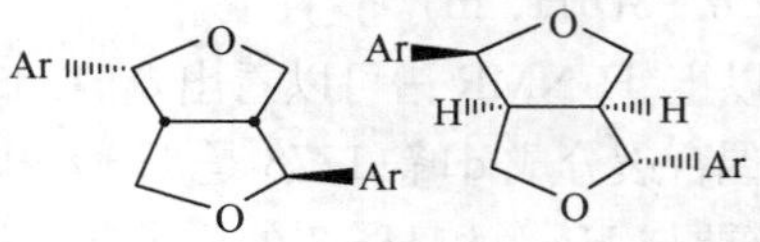                                   异侧

根据$^1$H NMR 谱中 H-7 和 H-7′的 J 值,可以判断两个芳香基是位于同侧还是位于异侧。如果位于同侧,则 H-8 与 H-7 及 H-8′与 H-7′均为反式构型,其 J 值相同,为 4～5 Hz;如两个芳香基位于异侧,则 H-8 与 H-7 为反式构型,J 值为 4～5 Hz,而 H-8′与 H-7′则为顺式构型,J 值约为 7 Hz。

芝麻脂素是中药细辛中的主要成分之一,其结构中的 7 位和 7′位上的两个芳香基位于同侧,其结构式和氢谱数据如下。

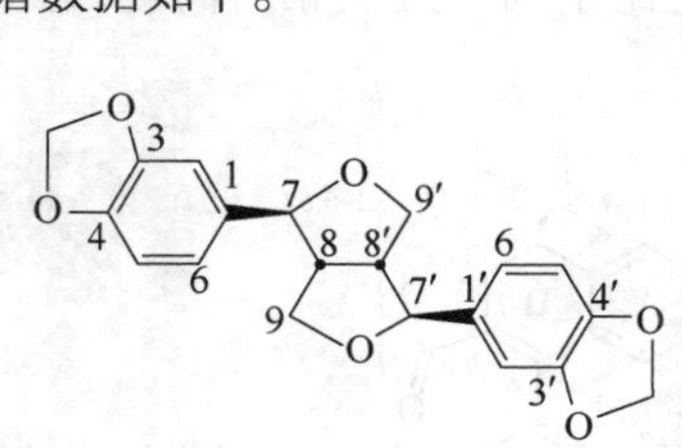

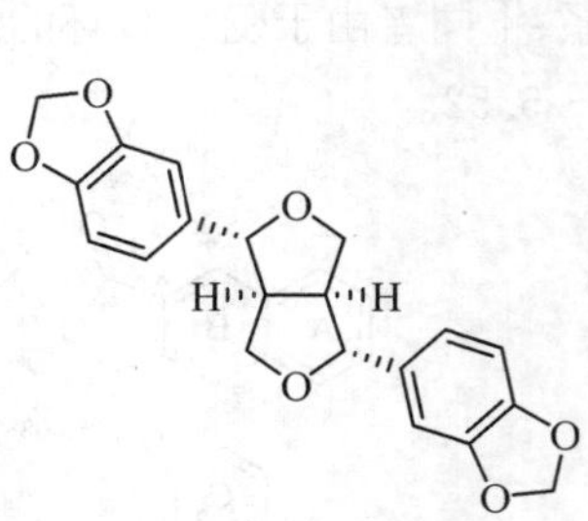

$^1$H NMR(CDCl₃)$\delta_H$: 2.85～3.15(2H, m),3.86(2H, dd, J =3.5, 9.0 Hz),4.26(2H, dd, J=7.0, 9.0 Hz),4.72(2H, d, J=4.8 Hz),5.95(4H, s),6.82～6.88(6H, m)。

从上述$^1$H NMR 谱数据可知 2.85～3.15 信号属于 H-8 和 H-8′, 3.86 是 H-9a 和 H-9′a 的信

号,而 4.26 则为 H-9e 和 H-9′e 的信号,4.72 是 H-7 和 H-7′的信号,因 J 值相同,均为 4.8 Hz,说明 7 位和 7′位于两个芳香基的同侧。5.95 为亚甲二氧基质子的信号,6.82~6.88 则为芳香质子信号。

(2) 碳谱:化合物 I、II、III 分别属于简单木脂素、木脂内酯和环木脂素,它们的 $^{13}$C NMR 波谱数据有以下特点。

I　　　　　　　　　II　　　　　　　　　III

1) 化合物 I 由于所连接的两个芳香基是对称的,因此其芳香碳的化学位移完全相同,即 C-1~C-9 的 $\delta_C$ 值与 C$_{1'}$~C$_{9'}$ 位的 $\delta_C$ 值完全相同,而化合物 II 和 III 就不完全相同。

2) 化合物 I、II 和 III 的 3、4 位和 3′、4′位上都有含氧基团(羟基或甲氧基)取代,因此其化学位移值 $\delta_C$ 均高于芳香环上其他位置的 $\delta_C$ 值。

3) 化合物 II 的 9′位为内酯环羰基,其 $\delta_C$ 值位于最低场,为 178.6(一般酯羰基碳的 $\delta_C$ 值范围约为 165~180)。

4) 化合物 I 和 III 的 9、9′上均有羟基取代,$\delta_C$ 在 60~62,而化合物 II 的 9 位碳与内酯环中的氧直接相接,$\delta_C$ 为 71.3,并且 $\delta_C$ 值与 7、8、7′和 8′相比均处于相对低场位置。

从民间草药矮陀陀中曾分离获得左旋松脂素和消旋丁香脂素,现将其 $^{13}$C NMR 数据与文献报道的右旋松脂素的 $^{13}$C NMR 数据进行比较,有以下差异。

R=H　左旋松脂素
R=OCH₃ 丁香脂素

左旋松脂素和右旋松脂素是对映体,旋光方向相反,两化合物的各碳原子化学位移非常一致。

左旋松脂素和右旋松脂素各含有 20 个碳原子,因分子上下两部分为对称结构,$^{13}$C NMR 中仅显示 10 条谱线,即每个峰对应 2 个完全相同的碳原子。

丁香脂素含有 22 个碳原子,其分子上下两部分也为对称结构,4 个甲氧基碳的共振信号均为 56.4 ppm。其 2、2′、6、6′碳的化学位移均相同,3、3′、5、5′碳信号也相同,故 $^{13}$C NMR 谱仅显示 8 条谱线。与松脂素的数据相比,两者非芳香部分各碳原子的化学位移基本一致,说明该部分的结构相似。而丁香脂素苯环上的 5 和 5′位由于比松脂素多取代了两个甲氧基,因此 5 和 5′位碳原子的化学位移较大,且对 4、4′和 6、6′位产生邻位效应,使化学位移(与松脂素相比)各自向高场位移 11 ppm 和 16 ppm。

**(三) 结构测定实例**

(+)-8′-羟基松脂素-4-O-β-D 葡萄吡喃糖苷的结构确定:从中药杜仲(杜仲科 *Eucommia*

*ulmoides* Oliv. 的干燥树皮)中分离出一个新的木脂素苷Ⅰ。杜仲的热水提取物经正丁醇萃取后，经 Diaion HP - 20 色谱柱，用 50%MeOH 洗脱的 A 部分中获得单体Ⅰ。

单体Ⅰ为无定形粉末，$[\alpha]_D^{18°}-28.8°$(MeOH，c=1.0)，FD - MS *m/z* 537 $[M+H]^+$,则分子量为 536。光谱数据测定如下。

I: $R_1=R_2=H$, $R_3=Glc$
$I_a$: $R_1=R_2=Ac$, $R_3=Glc(Ac)_4$
$I_b$: $R_1=H$, $R_2=Ac$, $R_3=Glc(Ac)_4$

UV$\lambda_{max}^{MeOH}$ nm: 228.5,278。IR$\nu_{max}^{KBr}$ cm$^{-1}$: 3 420(OH)，1 680，1 515(芳环)。$^1$H NMR(DMSO - $d_6$)$\delta_H$: 3.75,3.77(6H, 各 s, 2—OCH$_3$),6.65~7.20(6H, m, 芳环 H)。$^{13}$C NMR 见表 4 - 2。

表4-2 苷Ⅰ的$^{13}$C NMR 谱数据(DMSO - $d_6$)

| NO. | I | $I_a$ | $I_b$ |
|---|---|---|---|
| C - 1 | 135.3 | 136.3 | 137.5 |
| C - 2 | 110.9 | 111.1 | 111.0 |
| C - 3 | 148.9 | 149.7 | 149.8 |
| C - 4 | 145.9 | 145.2 | 145.0 |
| C - 5 | 115.3 | 118.1 | 118.2 |
| C - 6 | 118.3 | 118.3 | 119.5 |
| C - 7 | 85.1 | 83.8 | 84.8 |
| C - 8 | 60.8 | 58.1 | 60.9 |
| C - 9 | 70.2 | 71.7 | 70.4 |
| C - 1′ | 127.9 | 135.5 | 136.2 |
| C - 2′ | 112.3 | 113.0 | 112.1 |
| C - 3′ | 146.8 | 150.1 | 150.0 |
| C - 4′ | 145.9 | 138.9 | 138.5 |
| C - 5′ | 114.5 | 118.1 | 118.2 |
| C - 6′ | 120.1 | 122.0 | 121.6 |
| C - 7′ | 87.1 | 85.0 | 86.5 |
| C - 8′ | 91.0 | 96.9 | 91.2 |
| C - 9′ | 74.7 | 73.7 | 74.7 |
| OCH$_3$ | 55.6 | —COCH$_3$ 20.2 | 20.2 |
| | 55.7 | 20.3 | 20.2 |
| Glc 1 | 100.1 | 168.3 | 168.4 |
| 2 | 73.2 | 168.7 | 168.9 |
| 3 | 76.9 | 168.9 | 169.1 |
| 4 | 69.7 | 169.2 | 169.4 |
| 5 | 76.9 | 169.5 | 169.8 |
| 6 | 60.8 | 169.8 | |

将苷Ⅰ用醋酐—吡啶乙酰化得到一个六乙酰化物($I_a$)和一个五乙酰化物($I_b$),化合物$I_a$为无定形粉末,其$^1$H NMR 在 $\delta_H$ 1.61(3H, s)处的信号提示有 1 个叔醇乙酰基,在 1.96(3H, s)和 2.00(9H, s)处的信号提示有 4 个醇性乙酰基;而 2.24(3H, s)处的信号应归属于酚性乙酰基。化合物 $I_b$ 为无定形粉末,IR 光谱显示有酚羟基(3 480 cm$^{-1}$),$^1$H NMR 谱在 1.96(3H, s)和 2.60(9H, s)处的信号示有 4 个醇性乙酰基,在 2.24(3H, s)处为酚性乙酰基。

苷元的鉴定:将Ⅰ用 $\beta$-葡萄糖苷酶水解,得到苷元为一无定形粉末,$[\alpha]_D^{18°}=+21°$(MeOH),经 UV、IR、$^1$H NMR、$^{13}$C NMR 测试,并与标准品对照,可知苷元为(+)-1-羟基松脂素[(+)-8′-hydroxypinoresinol],水解生成的糖经 GC 鉴定为葡萄糖。

苷Ⅰ中葡萄糖与苷元的连接位置确定如下:将Ⅰ中芳环甲氧基邻位的羟基碳信号(即 C-4)与Ⅰ的苷元中的相应碳信号相比较,同时再将Ⅰ中芳甲氧基邻位的 4-O-$\beta$-D-葡萄吡喃糖基的碳信号与相应的乙酰化二糖苷[$R_2=R_3=$glc(Ac)$_4$]中的碳信号相比较,发现Ⅰ的 C-4 略向高场位移 0.1,而 C-3 和 C-5 则向低场位移+1.4 和+0.1,C-1 向低场移动+2.9。由此证实苷Ⅰ中的葡萄糖基连接在苷元的 C-4 上。

Ⅰ中苷键的构型确定是利用分子旋光差计算法,其苷与苷元的分子旋光差值与 D-葡萄糖甲苷端基异构体中的 $\beta$-D-葡萄糖甲苷相接近,因此将化合物Ⅰ的苷键构型确定为 $\beta$-型。此外,苷Ⅰ中葡萄糖部分的碳信号与 $\beta$-构型糖相吻合,也进一步证实其构型为 $\beta$-型。

综合以上分析结果,化合物Ⅰ的结构被鉴定为(+)-8′-羟基松脂素-4-O-$\beta$-D-葡萄吡喃糖苷[(+)-8′-hydroxypinoresinol-4-O-$\beta$-D-glucopyranoside]。

## 六、含木脂素类化合物的中药实例

### (一) 连翘

常用中药连翘系木樨科植物连翘 *Forsythia suspense* Thunb. Vahl 的干燥果实。具有清热解毒、消毒散结的功效,用于痈疽、乳痈、丹毒、风热感冒、瘟病初起、高热烦渴等症。药理作用具有明显的抑菌、镇吐和抗肝损伤作用。

连翘果实中的主要成分为木脂素,现分离得到的有连翘素(phillygenol 或 forsythigenol)、连翘苷(phillyrin 或 forsythin)、牛蒡子苷(arctiin)、(-)-罗汉松脂素-4′-O-$\beta$-D-葡萄糖苷(matairesinol-4′-O-$\beta$-D-glucoside)、(+)-表松脂酚-O-$\beta$-D-葡萄糖苷[(+)epipinoresinol-4-O-$\beta$-D-glucoside]、(+)-松脂素-O-$\beta$-D-葡萄糖苷[(+)-pinoresinol-$\beta$-D-glucoside]和(+)-松脂素单甲基醚-O-$\beta$-D-葡萄糖苷[(+)-pinoresinol-monomethyl ether-O-$\beta$-D-glucoside]。其中连翘苷为主要成分之一,化学性质较稳定。许多含连翘的

R=H　连翘脂素
R=glc　连翘苷

牛蒡子苷

(-)罗汉松脂素-4′-$\beta$-D-葡萄糖苷

中药制剂多以连翘苷为定量测定的指标成分,其含量在不同基原植物中有所不同。另外,连翘及同属植物中研究报道较多的还有苯乙醇苷类,这类成分主要具有抑菌活性,如 forsythiaside、$\beta$ - hydroxyfosythiaside(或 suspensaside)、acteoside 及 $\beta$ - hydroxyacteoside 等咖啡酰基苯乙醇苷。

### (二)牛蒡子

牛蒡子系菊科植物牛蒡子 *Arctium lappa* L. 的干燥成熟果实,具有疏散风热、宣肺透疹、解毒利咽的功效,用于风热感冒、咳嗽痰多、风疹、咽喉肿痛、斑疹等症。药理作用有解热、利尿、抗菌等。药理实验显示牛蒡子中的木脂素具有抗癌、抗糖尿病、免疫调节以及抗病毒等生物活性。

牛蒡子中的主要成分木脂素为牛蒡子苷(arctiin),牛蒡子苷元(arctigenin),拉帕酚 A、B、C、D、E、F、H(lappaol A、B、C、D、E、F、H),罗汉松酯素(matairesinol)以及新牛蒡素乙(neoarctin B)等,还含有脂肪酸、甾醇、维生素 A 和 B₁ 等。

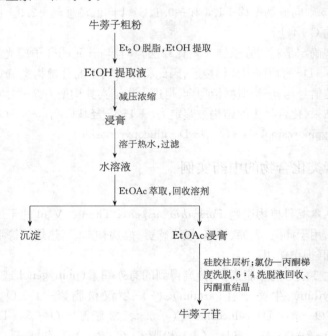

### (三)五味子

常用中药五味子系木兰科植物五味子 *Schisandra chinensis* Turcz. Baill. 的干燥成熟果实,习称北五味子。性温,味酸、甘,归肺、心、肾经。具有收敛固涩、益气生津,补肾宁心的功效。用于久咳虚喘,梦遗滑精,自汗,盗汗,津伤口渴,心悸失眠等症。

五味子果实及种子中含多种联苯环辛烯型木脂素成分,以及挥发油、甾醇及游离脂肪酸类等成分。如五味子素(又称五味子醇甲,schizandrin, wuweizichun A, schisandrol A),去氧五味子素(deoxyschizandrin),$\gamma$ -五味子素($\gamma$ - schizandrin),五味子醇(schisandrol),伪 $\gamma$ -五味子素(pseudo - $\gamma$ - schizandrin)等联苯环辛烯型木脂素成分。以后又陆续分得五味子酚(schisanhenol),五味子脂素 A(又称戈米辛 A, gomisin A,五味子醇乙),五味子脂素 B(又称五味子酯乙,华中五味子酯 B,戈米辛 B, schisantherin B, gomisin B),五味子脂素 C(又称五味子酯甲,华中五味子酯 A,戈米辛 C, schisantherin A, gomisin C),五味子脂素(gomisin)D、E、F、G、H、J、K、N、O、P、Q、R,当归酰五味子脂素 H(angeloylgomisin H)，巴豆酰五味子脂素 H(tigloylgomisin H)，苯甲酰五味子脂素 H(benzoylgomisin H)等一系列木脂素化合物。

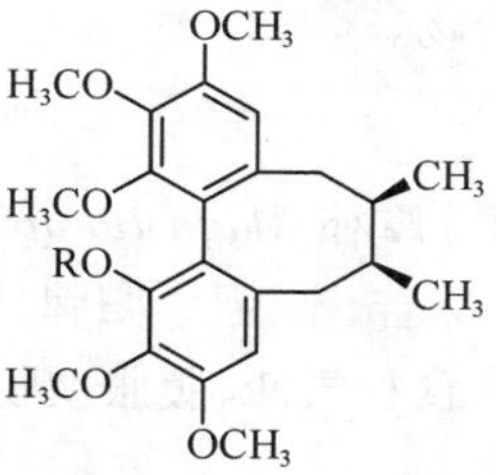

R=H 　五味子酚
R=CH₃ 　去氧五味子素

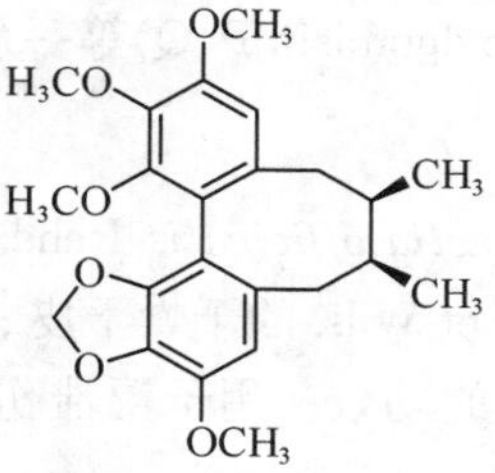

γ-五味子素

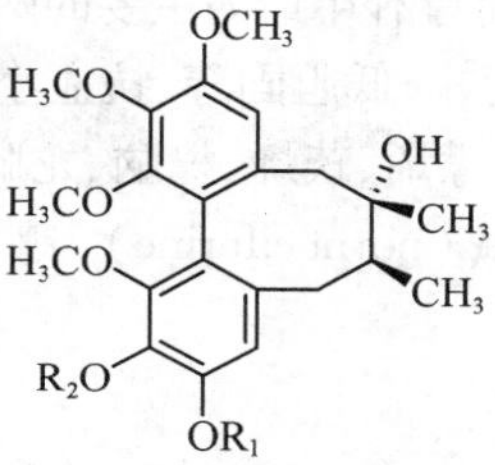

R₁=R₂=CH₃ 　五味子醇甲
R₁+R₂=CH₂ 　五味子醇乙

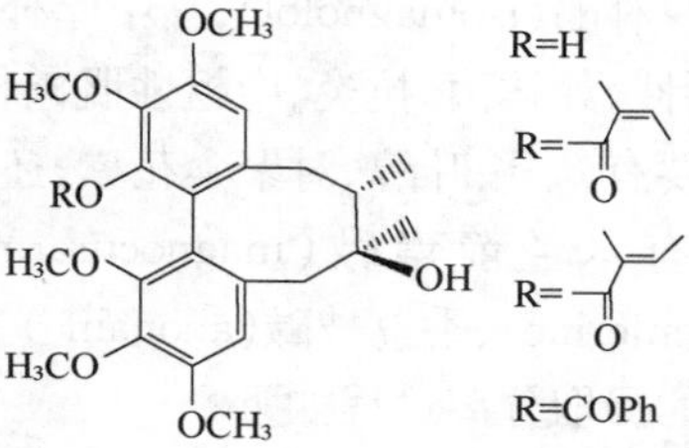

R=H 　　　戈米辛H
R=当归酰基 　当归酰五味子脂素 H
R=巴豆酰基 　巴豆酰五味子脂素 H
R=COPh 　　苯甲酰五味子脂素 H

## （四）南五味子

常用中药南五味子系木兰科植物华中五味子 *Schisandra sphenanthera* Rehd. et Wils. 的干燥成熟果实。南五味子的性味、功效及临床应用等均与五味子相同。

从南五味子果实中分离出一系列木脂素成分，其中五味子醇甲、五味子醇乙及五味子酯甲、

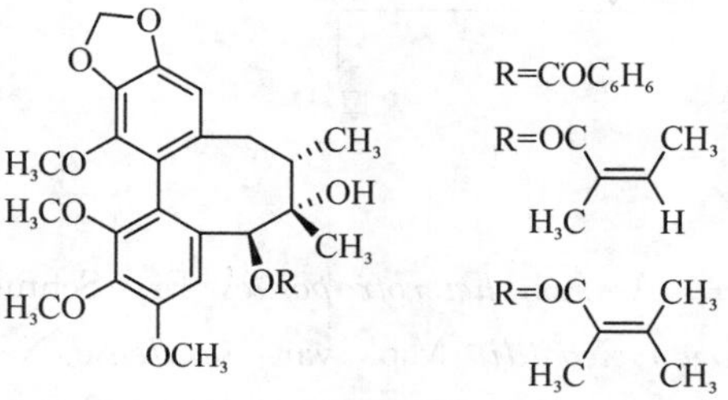

R=COC₆H₆ 　五味子酯甲
R=OC(=CH)… 　五味子酯乙
R=OC… 　五味子酯丙

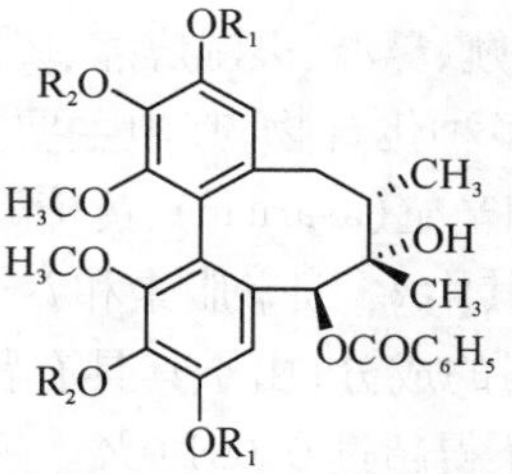

R₁+R₂=CH₂ 　五味子酯丁
R₁=R₂=CH₃ 　五味子酯戊

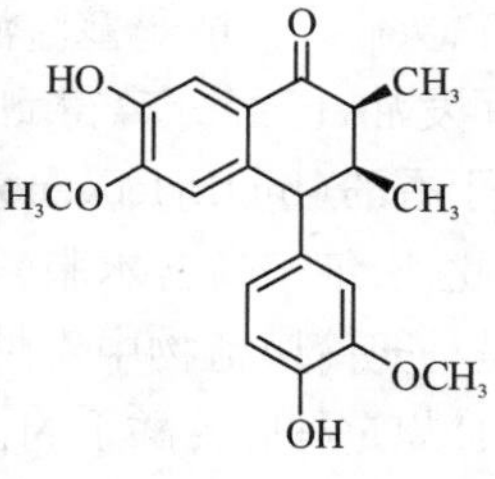

五脂素A1

乙、丙、丁、戊(schisantherin A、B、C、D、E)等木脂素成分,多具有中枢神经抑制作用和降低 SGPT 的作用。南五味子还含有右旋表加巴辛(epigallbacin),外消旋安五脂素(anwulignan),襄五脂素(chicanine),当归酰五味子脂素 P(angeloylgomisin P),巴豆酰五味子脂素 P、O(tigloylgomisin P、O),苯甲酰五味子脂素 P、Q(benzoylgomisin P、Q)等一系列木脂素化合物。

**（五）厚朴**

本品为木兰科植物厚朴 *Magnolia officinalis* Rehd. et Wils. 或凹叶厚朴 *Magnolia officinalis* Rehd. et Wils. var. *biloba* Rehd. et Wils. 的干燥干皮、根皮及枝皮。味苦、辛,温。归脾、胃、肺、大肠经,具有燥湿消痰,下气除满的功效。用于湿滞伤中、脘痞吐泻、食积气滞、腹胀便秘、痰饮喘咳。

厚朴的化学成分主要分为三类,即酚类、挥发油和生物碱等。酚类成分有厚朴酚(magnolol)、和厚朴酚(honokiol)、异厚朴酚(isomagnolol),其中厚朴酚、和厚朴酚是厚朴中最为主要的两个活性成分,具有多种生物学活性,如抗菌、抗炎、中枢性肌肉松弛、神经抑制、降低胆固醇、抗血小板聚集和抗肿瘤等。挥发油主要有 $\beta$-桉叶醇、对聚伞花素,还有蒎烯、D-柠檬烯、莰烯、樟脑、龙脑、$\alpha$-萜品醇等。生物碱成分有木兰箭毒碱(magnocurarine)、降荷叶碱(nornuciferine)、鹅掌楸碱(liriodenine)、罗默碱(roemerine)、番荔枝碱(anonaine)等。

和厚朴酚与厚朴酚的提取分离过程如下。

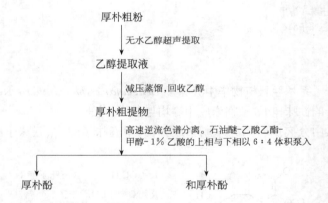

**（六）细辛**

本品为马兜铃科植物北细辛 *Asarum heterotropoides* Fr. Schmidt var. *mandshuricum* (Maxim.)Kitag. 及汉城细辛 *Asarum sieboldii* Miq. var. *seoulense* Nakai 或华细辛 *Asarum sieboldii* Miq. 的干燥根和根茎。性辛,温。归心、肺、肾经,具有解表散寒、祛风止痛、通窍、温肺化饮的功效。用于风寒感冒、头痛、牙痛、鼻塞流涕、鼻鼽、鼻渊、风湿痹痛、痰饮喘咳。

细辛中主要成分为挥发油,已经分离得到 70 多种化合物,其中主要为顺甲基异丁香酚(*cis*-methyl isoeugenol)、甲基丁香酚(methyleugenol)、细辛醚(asaricin)、黄樟醚(safrole)。黄樟醚毒性较大,属于致肝癌物质。此外,细辛尚含木脂素类,其中 *l*-细辛脂素和 *l*-芝麻脂素均属于双环氧木脂素类。马兜铃酸 I 是马兜铃属植物中毒性最强的成分,由于其具有肾损伤,诱发肝癌和尿路上皮癌的作用,《中国药典》规定马兜铃酸 I 的含量不得超过 0.001 0%。

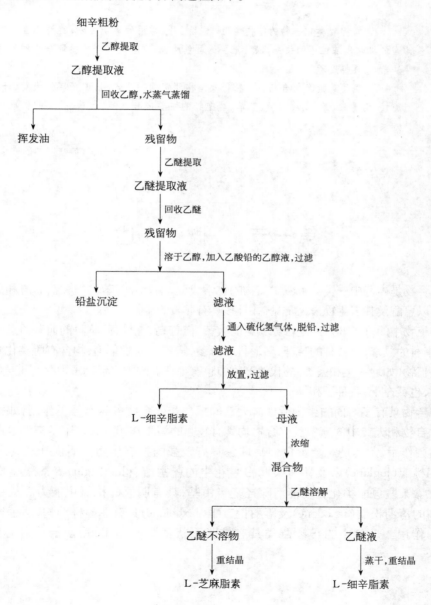

马兜铃酸I

*l*-细辛脂素和*l*-芝麻脂素的提取分离过程如下。

细辛粗粉
↓ 乙醇提取
乙醇提取液
↓ 回收乙醇,水蒸气蒸馏
　├─→ 挥发油
　└─→ 残留物
　　　　↓ 乙醚提取
　　　乙醚提取液
　　　　↓ 回收乙醚
　　　残留物
　　　　↓ 溶于乙醇,加入乙酸铅的乙醇液,过滤
　　├─→ 铅盐沉淀
　　└─→ 滤液
　　　　　↓ 通入硫化氢气体,脱铅,过滤
　　　　滤液
　　　　　↓ 放置,过滤
　　├─→ L-细辛脂素
　　└─→ 母液
　　　　　↓ 浓缩
　　　　混合物
　　　　　↓ 乙醚溶解
　　├─→ 乙醚不溶物
　　│　　↓ 重结晶
　　│　　L-芝麻脂素
　　└─→ 乙醚液
　　　　　↓ 蒸干,重结晶
　　　　　L-细辛脂素

# 第五章 醌 类

**导学**

1. 掌握醌类化合物的结构类型、理化性质、常用的检识方法；醌类化合物酸性强弱与取代基位置的关系，以及重要的呈色反应；蒽醌类化合物提取分离的一般方法，如 pH 梯度萃取法。

2. 熟悉蒽醌类化合物波谱特征及结构测定的一般方法；中药实例大黄、丹参、虎杖、何首乌、芦荟、决明子、紫草、马兜铃的主要成分性质，大黄、丹参的提取分离方法。

## 第一节 概 述

醌类化合物是中药中一类具有醌式结构的化学成分，主要分为苯醌、萘醌、菲醌和蒽醌四种类型。中药中以蒽醌及其衍生物最为常见，并且多具有显著的生物活性。

醌类在植物中的分布非常广泛。如蓼科的大黄、何首乌、虎杖，茜草科的茜草，豆科的决明子、番泻叶，鼠李科的鼠李，百合科的芦荟，唇形科的丹参，紫草科的紫草等，均含有醌类化合物。醌类在一些低等植物（如地衣类和菌类）的代谢产物中也有存在。醌类化合物多数存在于植物的根、皮、叶及心材中，也存在于茎、种子和果实中。

醌类化合物具有多方面的生物活性。天然的蒽醌类化合物多具有泻下作用，如番泻叶中的番泻苷类化合物和大黄中的蒽醌类化合物均具有较强的泻下作用。大黄中游离的羟基蒽醌类化合物具有抗菌作用，尤其是对金黄色葡萄球菌具有较强的抑制作用。胡桃叶及其未成熟果实中含有的胡桃醌（juglone）以及茅膏菜和白雪花中的蓝雪醌（plumbagin）等萘醌类均具有较强的抗菌活性。某些蒽醌类化合物能清除羟基自由基，具有明显的抗氧化能力。从草药落羽松中分离得到的落羽松酮（taxodone）及落羽松二酮（taxodione）具有菲醌样结构，两者均具有抑制肿瘤生长的作用。丹参中的丹参醌类具有扩张冠状动脉的作用，用于治疗冠心病、心肌梗死等。

## 第二节 | 醌类化合物的结构与分类

醌类根据结构骨架中苯环的数目和稠合方式,分为苯醌、萘醌、菲醌和蒽醌四类。

### 一、苯醌类

苯醌类(benzoquinones)化合物分为邻苯醌和对苯醌两大类。邻苯醌结构由于两个羰基之间的排斥作用而不稳定,故天然存在的苯醌类化合物多数为对苯醌衍生物。

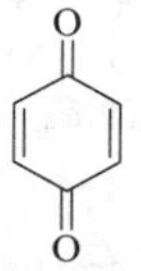

对苯醌 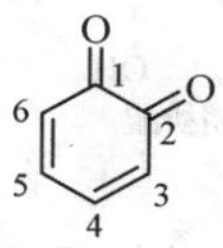      邻苯醌

天然苯醌类化合物多为黄色或橙色的结晶体,如中药凤眼草果实中的 2,6-二甲氧基对苯醌及存在于黄精中的黄精醌(polygonaquinone)等。

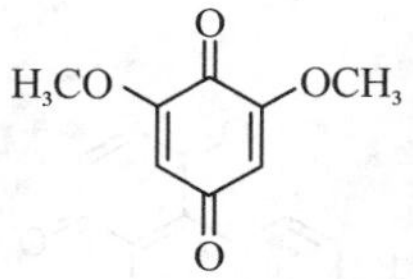

2,6-二甲氧基苯醌 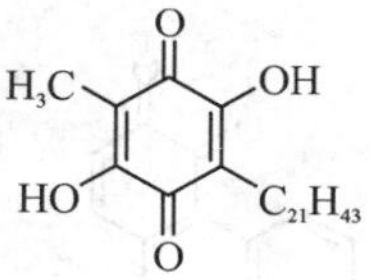      黄精醌

从中药软紫草中分得的 arnebinone 和 arnebifuranone 也属于对苯醌类化合物,对前列腺素 PGE$_2$ 生物合成具有抑制作用。

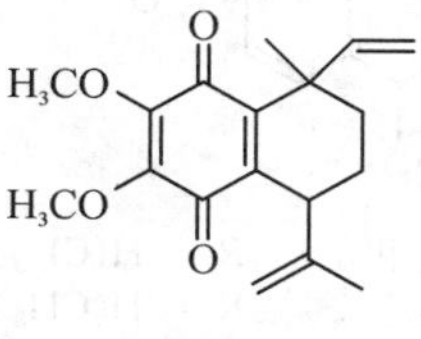

arnebinone 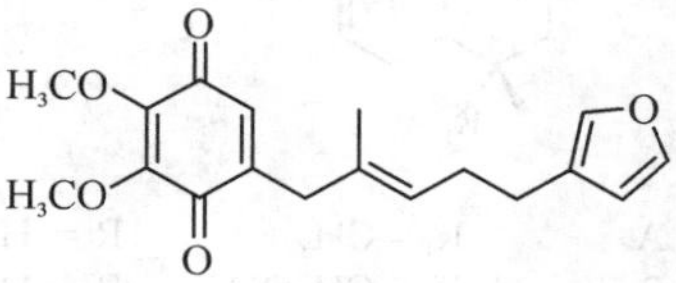      arnebifuranone

### 二、萘醌类

萘醌类(naphthoquinones)化合物分为 $\alpha$-(1, 4)、$\beta$-(1, 2)及 amphi-(2,6)三种类型。但天然存在的大多为 $\alpha$-萘醌类衍生物,它们多为橙色或橙红色结晶,少数呈紫色。

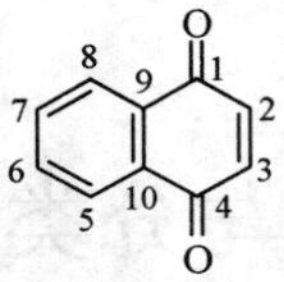

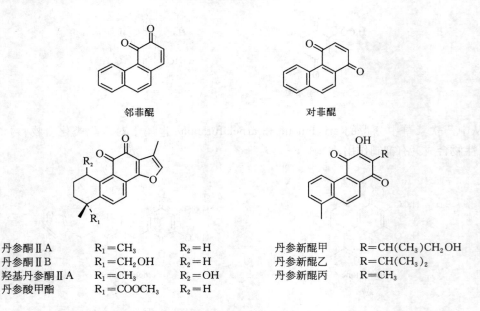

α-(1,4)萘醌 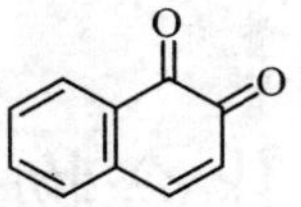　　　β-(1,2)萘醌 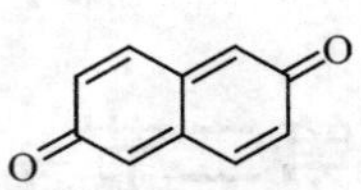　　　amphi-(2,6)萘醌

胡桃叶及其未成熟果实中含有的胡桃醌为 α-(1,4)萘醌,具有抗菌、抗癌及中枢神经镇静作用,茅膏菜和白雪花中的蓝雪醌亦为 α-(1,4)萘醌,具有抗菌、止咳及祛痰作用。

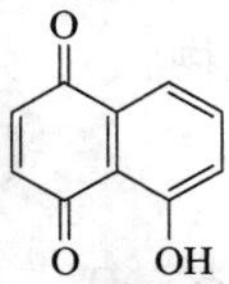

胡桃醌 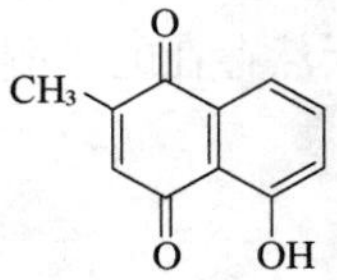　　　　　　　　　　蓝雪醌

中药紫草中也含有多种萘醌色素,且多数是以结合成酯的形式存在。

## 三、菲醌类

天然菲醌(phenanthraquinones)分为邻菲醌及对菲醌两种类型。例如,从中药丹参根中分离得到的多种菲醌衍生物,均属于邻菲醌类和对菲醌类化合物。

邻菲醌　　　　　　　　　　对菲醌

| | | |
|---|---|---|
| 丹参酮 ⅡA | $R_1=CH_3$ | $R_2=H$ |
| 丹参酮 ⅡB | $R_1=CH_2OH$ | $R_2=H$ |
| 羟基丹参酮 ⅡA | $R_1=CH_3$ | $R_2=OH$ |
| 丹参酸甲酯 | $R_1=COOCH_3$ | $R_2=H$ |

| | |
|---|---|
| 丹参新醌甲 | $R=CH(CH_3)CH_2OH$ |
| 丹参新醌乙 | $R=CH(CH_3)_2$ |
| 丹参新醌丙 | $R=CH_3$ |

从落羽松中分离得到的落羽松酮及落羽松二酮具有菲醌样结构,两者均具有抑制肿瘤生长的作用。

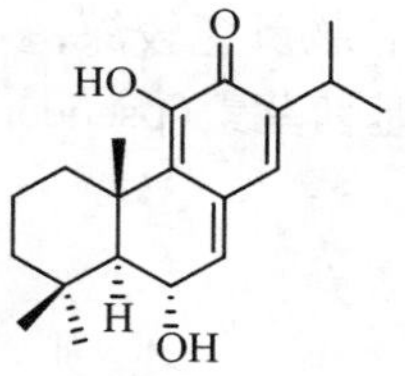

落羽松酮 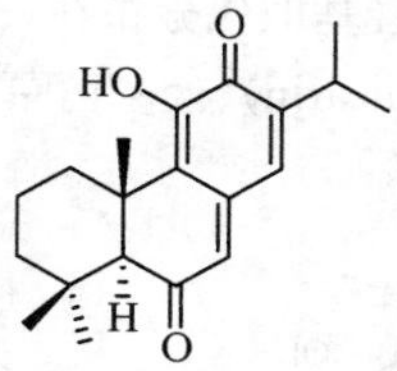　　　　　　　　落羽松二酮

## 四、蒽醌类

绝大多数蒽醌类化合物存在于高等植物、霉菌和地衣中,从动物中仅发现为数不多的蒽醌类成分。高等植物中,茜草科植物中的蒽醌类化合物最多,芸香科、鼠李科、豆科山扁豆属、蓼科大黄属和酸模属、紫葳科、马鞭草科、玄参科毛地黄属及百合科植物中蒽醌类化合物也较多。霉菌中以曲菌属及青霉属中蒽醌类化合物较多。

蒽醌类(anthraquinones)成分按母核的结构分为单蒽核和双蒽核两大类。

### (一) 单蒽核类

1. **蒽醌及其苷类**　天然蒽醌以 9,10-蒽醌最为常见,由于整个分子形成一共轭体系,$C_9$、$C_{10}$又处于最高氧化水平,故比较稳定。

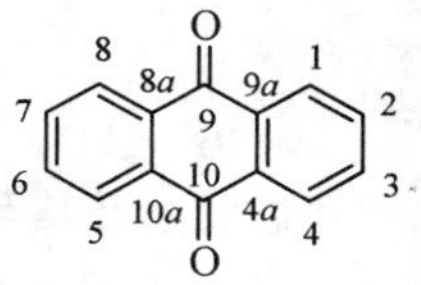

1,4,5,8位为α位
2,3,6,7位为β位
9,10位为meso位,又称中位

蒽醌基本母核

蒽醌类化合物在蒽醌母核上常有羟基取代,根据羟基在蒽醌母核上的分布情况,可将羟基蒽醌衍生物分为两种类型。

(1) 大黄素型:羟基取代分布在两侧的苯环上,多数化合物呈棕色至黄色,如大黄中的主要蒽醌成分多属于这一类型。

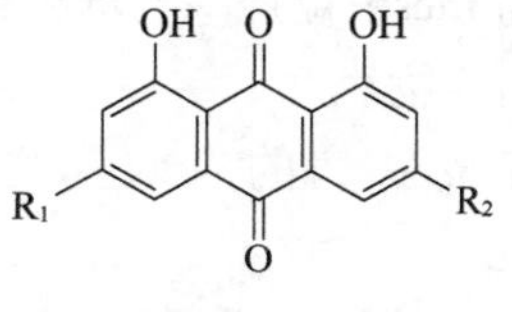

| 大黄酚(chrysophanol) | $R_1$＝H | $R_2$＝$CH_3$ |
| 大黄素(emodin) | $R_1$＝OH | $R_2$＝$CH_3$ |
| 大黄素甲醚(physcion) | $R_1$＝$OCH_3$ | $R_2$＝$CH_3$ |
| 芦荟大黄素(aloeemodin) | $R_1$＝H | $R_2$＝$CH_2OH$ |
| 大黄酸(rhein) | $R_1$＝H | $R_2$＝COOH |

大黄中的羟基蒽醌衍生物多与葡萄糖、鼠李糖结合成苷类,一般多为单糖苷和双糖苷。

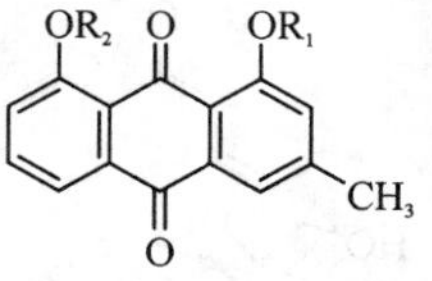

大黄酚-8-O-β-D葡萄糖苷　$R_1$=H　$R_2$=glc
大黄酚-1-O-β-D葡萄糖苷　$R_1$=glc $R_2$=H

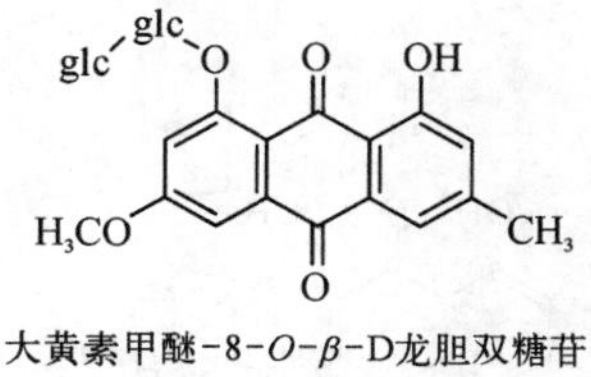

大黄素甲醚-8-O-β-D龙胆双糖苷

(2) 茜草素型：羟基取代分布在一侧的苯环上,此类化合物颜色较深,多为橙黄色至橙红色,如茜草中的茜草素(alizarin)、羟基茜草素(purpurin)和伪羟基茜草素(pseudopurpurin)等化合物即属于这种类型蒽醌。

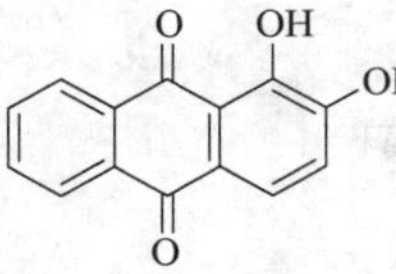

茜草素 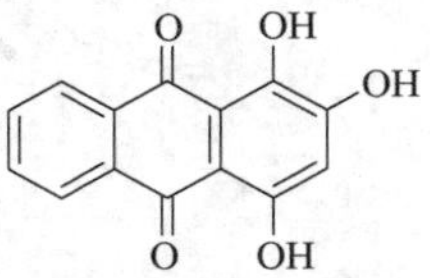　　　　　　　　羟基茜草素 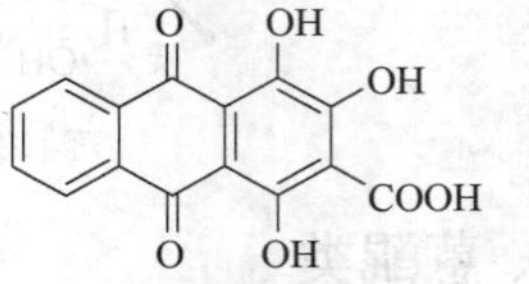　　　　　　　伪羟基茜草素

茜草中除含有游离蒽醌外,还含有木糖和葡萄糖的蒽醌苷类化合物,已分离得到的有单糖苷和双糖苷。

天然存在的蒽醌类化合物在蒽醌母核上除羟基取代外,还常有羟甲基、甲基、甲氧基和羧基取代。2,5,7-三羟基大黄素可能是自然界中含羟基最多的蒽醌,它存在于地衣(*Mycoblastus sanguinarius*)中,极性很强,需用热丙酮提取。

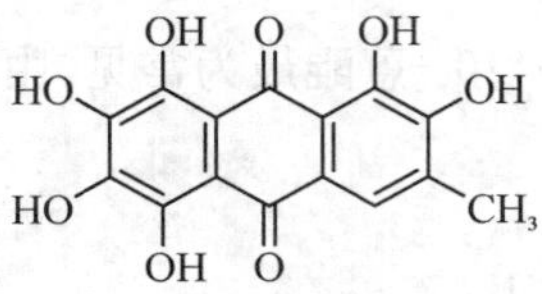

2,5,7-三羟基大黄素

**2. 蒽酚或蒽酮衍生物**　蒽醌在酸性环境中被还原,可生成蒽酚及其互变异构体蒽酮。

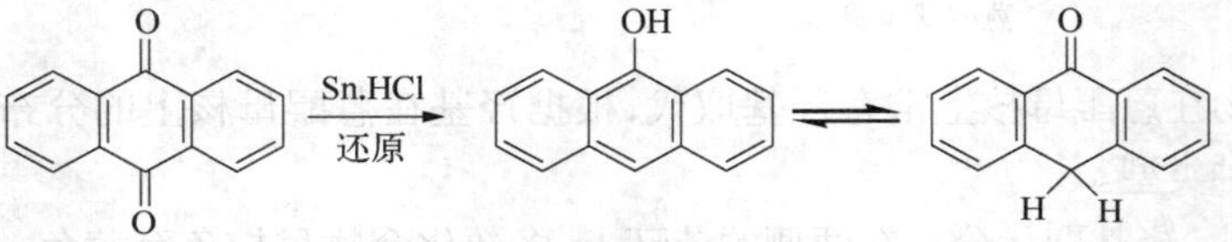

蒽醌　　　　　　　　　　蒽酚　　　　　　　　　　蒽酮

蒽酚(或蒽酮)的羟基衍生物一般存在于新鲜植物中,该类成分可以慢慢被氧化成蒽醌类化合物,如储存2年以上的大黄基本检识不到蒽酚。当蒽酚衍生物的meso-位羟基与糖缩合成苷时,则其性质比较稳定,只有经过水解除去糖才能被氧化转变成蒽醌衍生物。

羟基蒽酚类化合物对真菌有较强的杀灭作用,是治疗皮肤病的有效药物,如柯桠素(chrysarobin)治疗疥癣效果良好。

**3. C-糖基蒽衍生物**　这类蒽衍生物以糖作为侧链通过碳—碳键直接与苷元相结合,如芦荟中的芦荟苷(aloin)等。

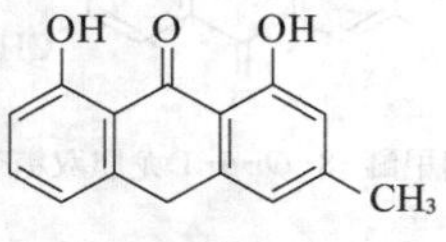

柯桠素 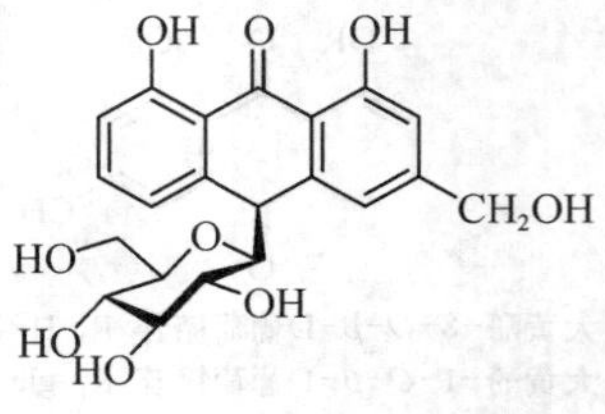　　　　　　　　　　　　　　　　芦荟苷

**（二）双蒽核类**

1. **二蒽酮类**　二蒽酮类成分可以看成是 2 分子蒽酮脱去 1 分子氢通过碳—碳键结合而成的化合物,结合方式多为 C-10 与 C-10′连接(称为中位连接),也有其他位置连接。大黄及番泻叶中致泻的主要有效成分番泻苷 A～D 等皆为二蒽酮衍生物。

番泻苷 A(sennoside A)是黄色片状结晶,酸水解后生成 1 分子番泻苷元 A(sennidin A)和 2 分子葡萄糖。番泻苷元 A 是 2 分子大黄酸蒽酮通过 C-10 与 C-10′相互结合而成的二蒽酮类衍生物,其 C-10 与 C-10′为反式连接。番泻苷 A 不溶于水、苯、乙醚或三氯甲烷,难溶于甲醇、乙醇或丙酮,但在与水相混的有机溶剂中的溶解度随含水量的增加而增加(含水量达 30％时溶解度最大),能溶于碳酸氢钠水溶液中。

番泻苷 B(sennoside B)是番泻苷 A 的异构体,水解后生成 1 分子番泻苷元 B(sennidin B)和 2 分子葡萄糖,其 $C_{10}$ 与 $C_{10'}$ 为顺式连接。

番泻苷 C(sennoside C)是 1 分子大黄酸蒽酮与 1 分子芦荟大黄素蒽酮通过 $C_{10}$ 与 $C_{10'}$ 反式连接而形成的二蒽酮二葡萄糖苷。

番泻苷 D(sennoside D)为番泻苷 C 的异构体,其 $C_{10}$ 与 $C_{10'}$ 为顺式连接。

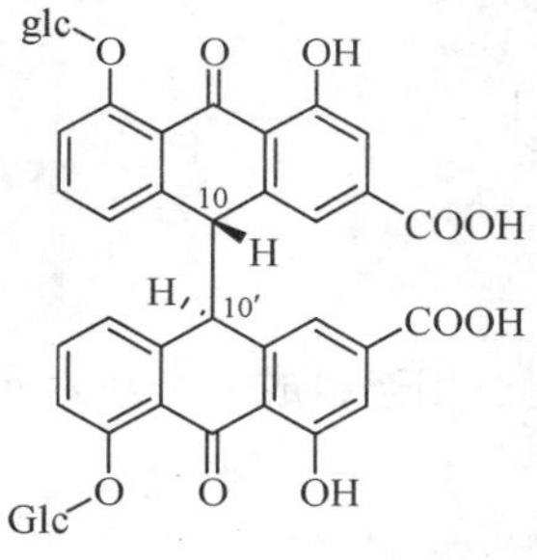

番泻苷A 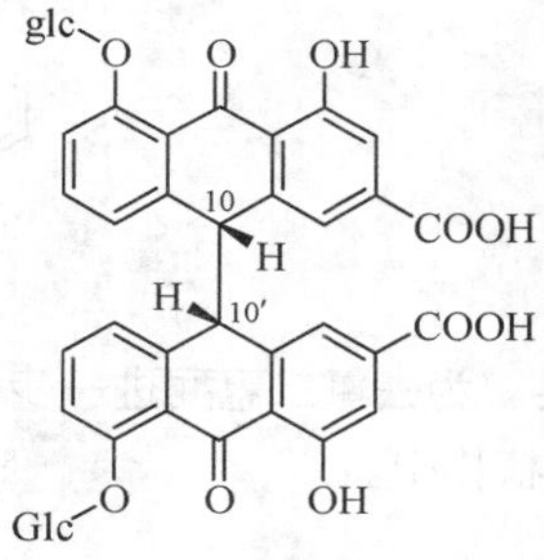　　　　　　　　　番泻苷B

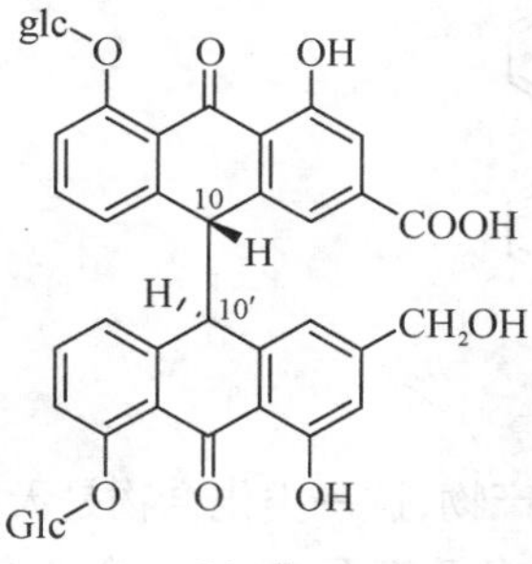

番泻苷C 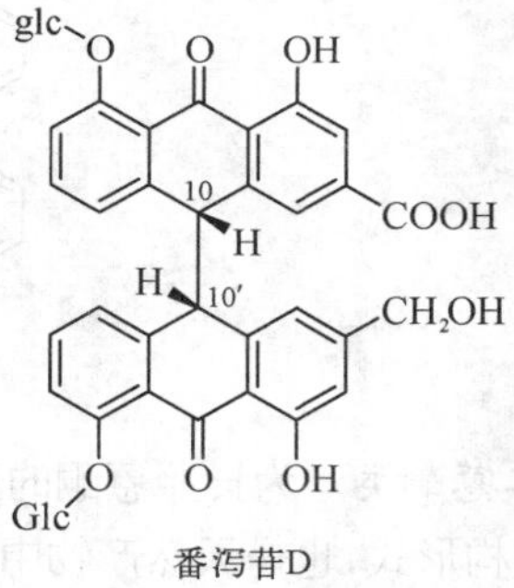　　　　　　　　　番泻苷D

二蒽酮类化合物的 C-10 和 C-10′键与通常 C—C 键不同,易于断裂,生成相应的蒽酮类化合物。如大黄及番泻叶中的番泻苷 A 的致泻作用即因其在肠内变为大黄酸蒽酮所致。

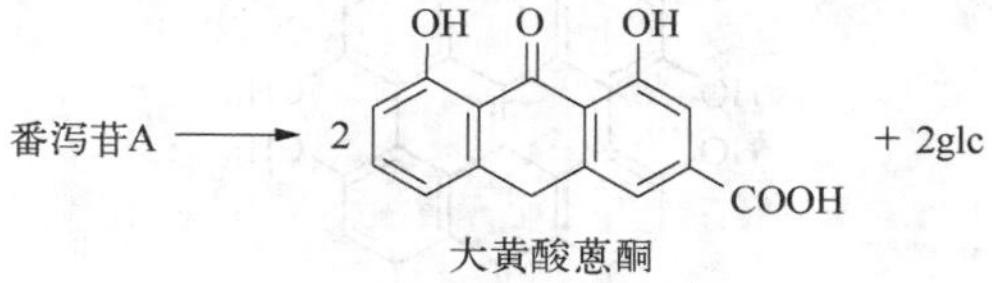

番泻苷A ⟶ 2 ⟨结构式⟩ + 2glc

大黄酸蒽酮

2. **二蒽醌类**　蒽醌类脱氢缩合或二蒽酮类氧化均可形成二蒽醌类。天然二蒽醌类化合物中的两个蒽醌环由于空间位阻的相互排斥作用,而呈反向排列,如天精(skyrin)和山扁豆双醌(cassiamin C)。

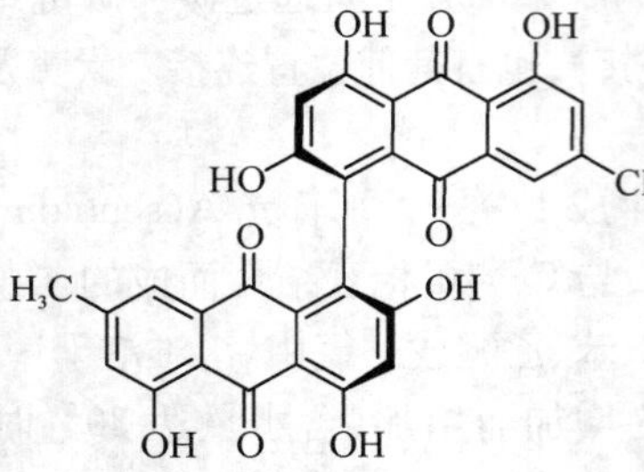

天精

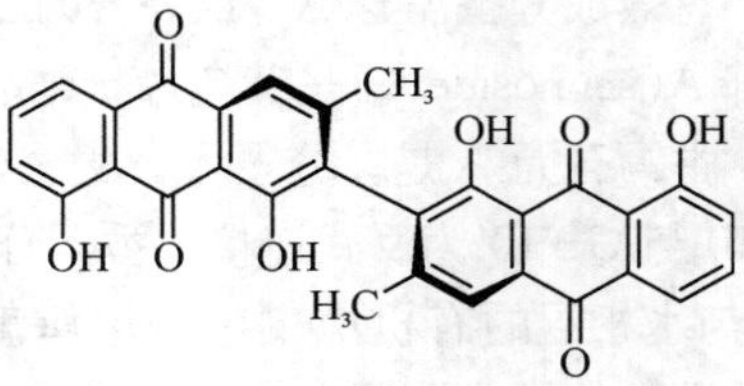

山扁豆双醌

**3. 去氢二蒽酮类** 中位二蒽酮脱去1分子氢即进一步氧化,两环之间以双键相连者称为去氢二蒽酮。此类化合物颜色多呈暗紫红色。此羟基衍生物存在于自然界中。

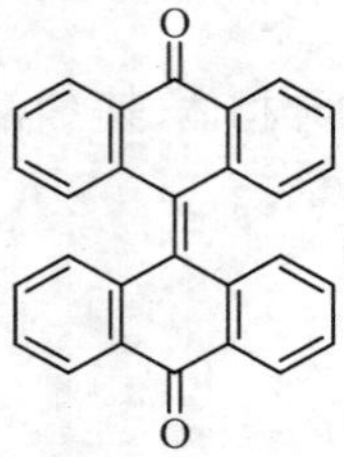

去氢二蒽酮

**4. 日照蒽酮类** 为去氢二蒽酮进一步氧化,$\alpha$ 与 $\alpha'$ 位相连组成一个新六元环,其多羟基衍生物存在于金丝桃属植物中。

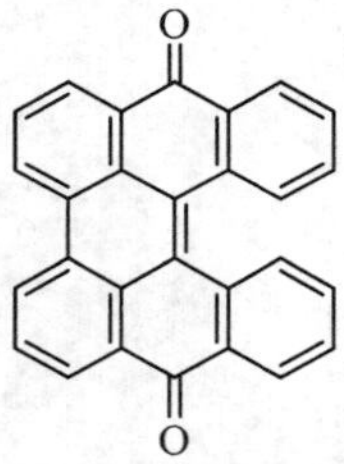

日照蒽酮

**5. 中位萘骈二蒽酮类** 为日照蒽酮的进一步氧化产物,这一类化合物是天然蒽衍生物中具有最高氧化水平的结构形式,也是天然产物中高度稠合的多元环系统之一(含8个环)。如金丝桃素(hypericin)为萘骈二蒽酮衍生物,存在于金丝桃属多种植物中,具有抑制中枢神经及抗病毒作用。

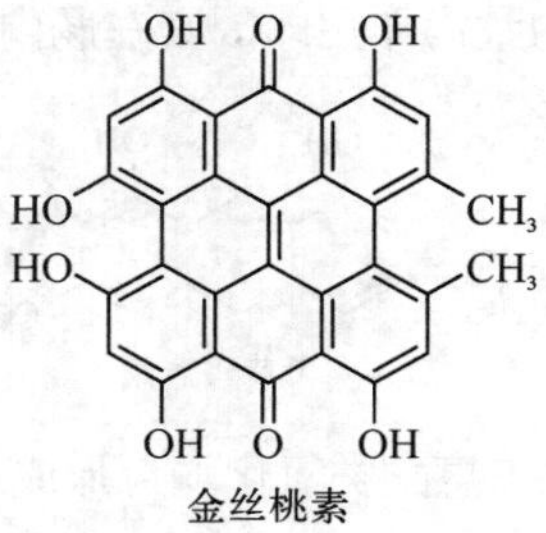

金丝桃素

# 第三节 醌类化合物的理化性质

## 一、物理性质

1. **性状** 醌类化合物母核上随着酚羟基等助色团的引入而呈一定的颜色。取代的助色团越多,颜色也就越深,有黄、橙、棕红以及紫红色等。天然存在的醌类成分因分子中多有取代,故为有色结晶。苯醌和萘醌多以游离态存在,而蒽醌一般结合成苷存在于植物体中,因极性较大难以得到结晶。蒽醌类化合物大多具有荧光,并在不同 pH 时显示不同的颜色。

2. **升华性及挥发性** 游离的醌类化合物一般具有升华性,且升华温度常随酸性增强而升高。小分子的苯醌类及萘醌类还具有挥发性,能随水蒸气蒸馏,利用此性质可对其进行分离和纯化。

3. **溶解度** 游离的醌类化合物极性较小,一般溶于甲醇、乙醇、丙酮、乙酸乙酯、三氯甲烷、乙醚、苯以及吡啶等有机溶剂中,不溶或难溶于水。与糖结合成苷后极性显著增大,易溶于甲醇、乙醇中,在热水中也可溶解,但在冷水中溶解度较小,几乎不溶于苯、乙醚、三氯甲烷等极性较小的有机溶剂中。蒽醌的碳苷在水中的溶解度很小,亦难溶于亲脂性有机溶剂,但易溶于吡啶中。

有些醌类成分对光不稳定,应注意避光保存。

## 二、化学性质

### (一)酸碱性

1. **酸性** 醌类化合物多具有一定的酸性,其酸性强弱与分子内是否存在羧基以及酚羟基的数目和位置有关。

一般来说,含有羧基的醌类化合物的酸性强于不含羧基者,可溶于碳酸氢钠溶液。不含羧基的醌类化合物随酚羟基数目增多而酸性增强。当酚羟基数目相同时,$\beta$-羟基醌类化合物的酸性强于$\alpha$-羟基醌类化合物。在$\beta$-羟基蒽醌中,由于受羰基吸电子作用的影响,$\beta$-羟基上氧原子的电子云密度降低,质子解离度增高,故酸性较强,一般可溶于碳酸钠溶液。而$\alpha$-位上的羟基因与相邻羰基形成分子内氢键,降低了质子的解离程度,故酸性较弱,只有$\alpha$-羟基的蒽醌可溶于氢氧化钠(钾)溶液。

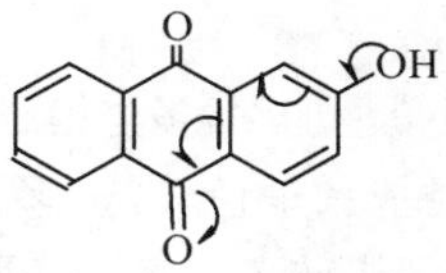

β-羟基蒽醌 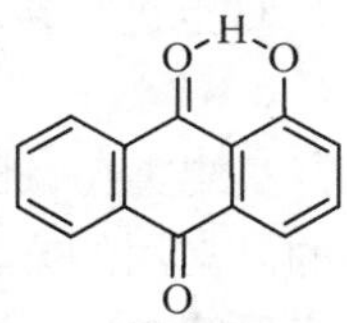 α-羟基蒽醌

根据醌类酸性强弱的差别,可用 pH 梯度萃取法进行这类化合物的分离工作。以游离蒽醌类衍生物为例,其酸性强弱按下列顺序排列:含—COOH>含 2 个或 2 个以上 $\beta$ - OH>含 1 个 $\beta$ - OH>含 2 个或 2 个以上 $\alpha$ - OH>含 1 个 $\alpha$ - OH。据此,可从有机溶剂中依次用 5% 碳酸氢钠、5% 碳酸钠、1% 氢氧化钠及 5% 氢氧化钠水溶液进行梯度萃取,从而达到分离的目的。

2. **碱性** 由于羰基上氧原子的存在,蒽醌类成分也具有微弱的碱性,能溶于浓硫酸中成锌盐再转成阳碳离子,同时伴有颜色的显著改变,如大黄酚为暗黄色,溶于浓硫酸中转为红色,大黄素由橙红色变为红色,其他羟基蒽醌在浓硫酸中一般呈红色至红紫色。

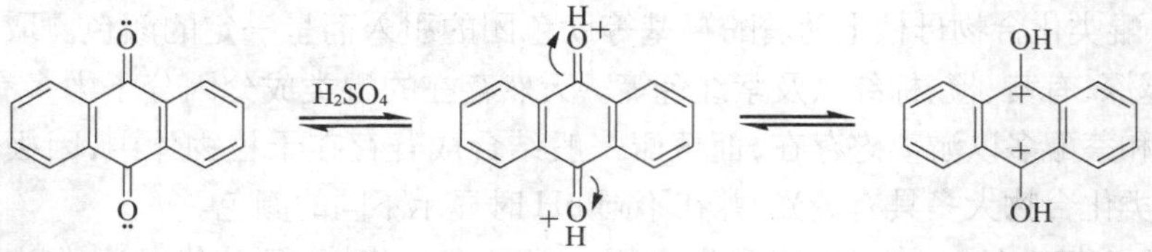

### (二) 颜色反应

醌类的颜色反应主要基于其氧化还原性质以及分子中的酚羟基性质。

1. **Feigl 反应** 醌类衍生物在碱性条件下经加热能迅速与醛类及邻二硝基苯反应生成紫色化合物。其反应机制如下。

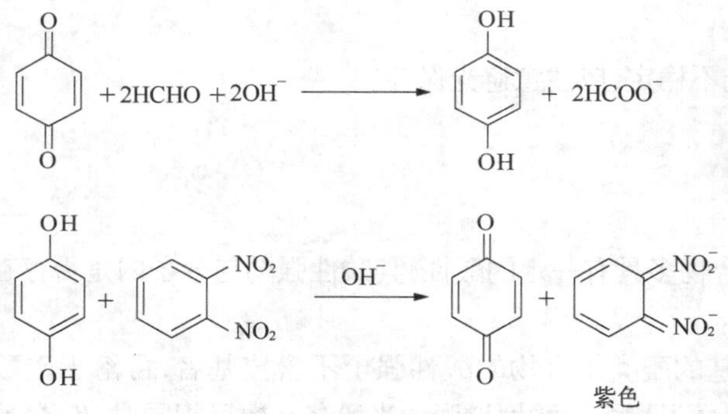

在此反应中,醌类在反应前后无变化,只是起到传递电子的媒介作用。醌类成分含量越高,反应速度也就越快。试验时可取醌类化合物的水或苯溶液 1 滴,加入 25% 碳酸钠水溶液、4% 甲醛及 5% 邻二硝基苯的苯溶液各 1 滴,混合后置水浴上加热,在 1～4 min 内产生显著的紫色。

2. **无色亚甲蓝显色反应** 无色亚甲蓝(leucomethylene blue)溶液为苯醌类及萘醌类的专用显色剂。此反应可在 PC 或 TLC 上进行,苯醌类及萘醌类的样品呈蓝色斑点,可与蒽醌类化合物相区别。

3. **Bornträger 反应** 羟基醌类在碱性溶液中会使颜色加深,多呈橙、红、紫红及蓝色,是检识中药中羟基蒽醌类成分存在的最常用的方法之一。单羟基者呈色较浅,多为红橙色,非相邻双羟基者多呈红色(但 1,4 -羟基蒽醌呈紫色),相邻双羟基者多为蓝色。多羟基取代在一个环上者在碱液中容易氧化,会逐渐变色。其反应机制如下。

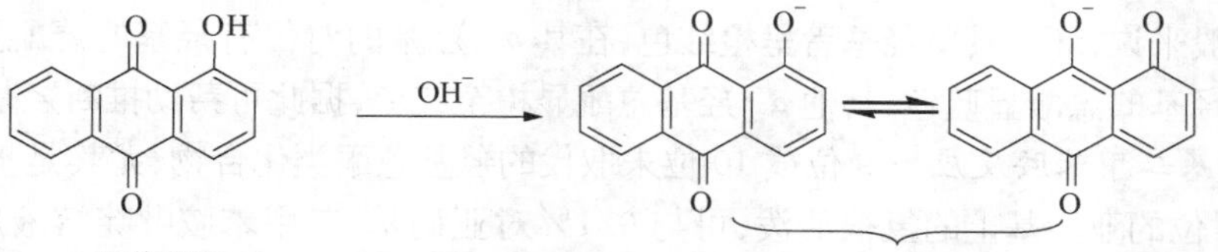

α-羟基蒽醌        红色

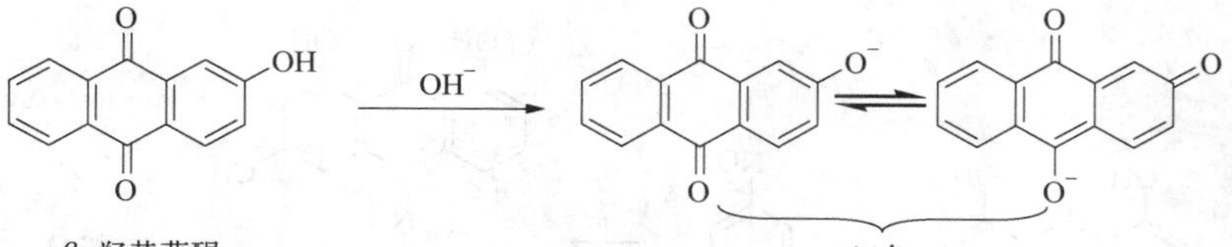

β-羟基蒽醌        红色

该显色反应与形成共轭体系的酚羟基和羰基有关。因此,羟基蒽醌以及具有游离酚羟基的蒽醌苷均可呈色,但蒽酚、蒽酮、二蒽酮类化合物则需氧化形成羟基蒽醌类化合物后才能呈色。

用本反应检查中药中是否含有蒽醌类成分时,可取样品粉末约 0.1 g,加 10％硫酸水溶液 5 ml,置水浴上加热 2～10 min 趁热过滤,滤液冷却后加乙醚 2 ml 振摇,静置后分取醚层溶液,加入 5％氢氧化钠水溶液 1 ml,振摇。如有羟基蒽醌存在,醚层则由黄色褪为无色,而水层显红色。

4. **Kesting-Craven 反应** 此反应常被称为与活性亚甲基试剂的反应。苯醌及萘醌类化合物醌环上有未被取代的位置时,可在碱性条件下与一些含有活性亚甲基的试剂(如乙酰乙酸酯、丙二酸酯和丙二腈等)的醇溶液反应,生成蓝绿色或蓝紫色。以萘醌与丙二酸酯的反应为例,反应时丙二酸酯先与醌核加成生成产物 A,再进一步经电子转位生成产物 B 而显色。

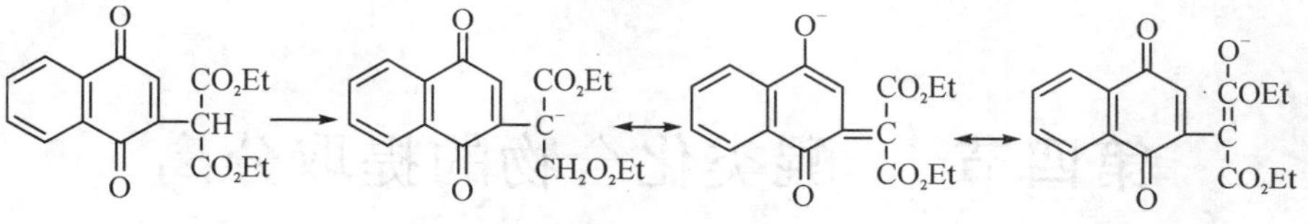

A             B

萘醌的苯环上如有羟基取代,此反应即减慢或不反应。蒽醌类化合物因醌环两侧有苯环,不能发生该反应,故可加以区别。

5. **与金属离子的反应** 在蒽醌类化合物中,如果有 α-酚羟基或邻二酚羟基结构时,则可与 $Pb^{2+}$、$Mg^{2+}$ 等金属离子形成络合物。以乙酸镁为例,生成物可能具有下列结构。

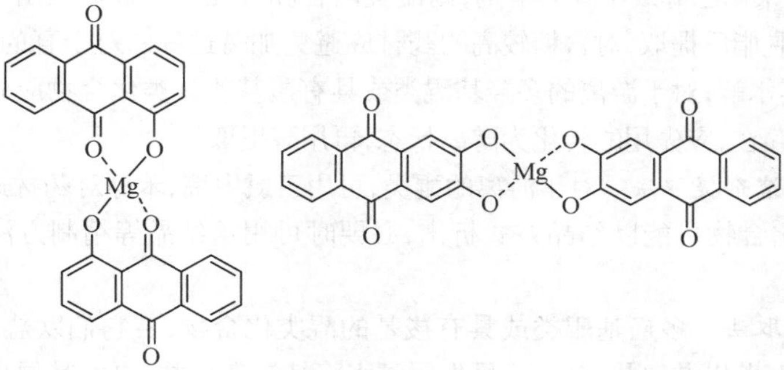

当蒽醌化合物结构中至少含有一个 α-羟基时,与乙酸镁形成的络合物会显示不同的颜色,可用于鉴别。一般来说,环上具单羟基者呈橙红色,在其 α-羟基的对位有羟基的蒽醌显紫色,在 α-羟基的邻位有羟基的蒽醌显蓝色,其他 α-羟基蒽醌显橙至红色,据此可帮助推断羟基的取代位置。

6. 对亚硝基二甲苯胺反应   9 位或 10 位未取代的羟基蒽酮类化合物,尤其是 1,8-二羟基衍生物,其羰基对位的亚甲基上的氢很活泼,可与 0.1% 对亚硝基-二甲苯胺吡啶溶液反应缩合而产生各种颜色。

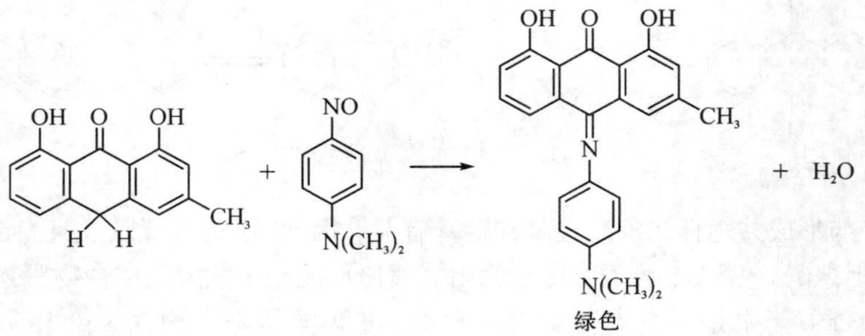

缩合物的颜色随分子结构而不同,可以是紫色、绿色、蓝色及灰色等,1,8-二羟基者均呈绿色。此反应可用作蒽酮化合物的定性检查,通常用纸色谱,以吡啶—水—苯(1∶3∶1)的水层为展开剂,以对亚硝基二甲苯胺的乙醇液做显色剂,在滤纸上发生颜色变化,如大黄酚蒽酮-9 在滤纸上开始呈蓝色立即变绿,芦荟大黄素蒽酮-9 在滤纸上开始呈绿色很快变蓝。本反应可作为蒽酮类化合物的定性鉴别反应,不受蒽醌类、黄酮类、香豆素类、糖类及酚类化合物的干扰。

# 第四节 醌类化合物的提取分离

## 一、醌类的提取方法

中药材中的醌类化合物以苷或游离状态或以盐的状态存在,提取时应考察其存在形式,以便选取不同的提取方法。

1. **醇提取法**   采用乙醇或甲醇为溶剂,则醌类的苷和苷元均可被提取出来。提取时,对含脂质较多的药材应先脱脂后提取,对含糖较高的药材应避免加温过高。对于苷的提取应避免酶、酸、碱的作用,以防止其水解;对于游离的多羟基醌类或具有羧基的醌类化合物应先考察其存在形式,若它们以盐的形式存在,应先用酸转化为游离状态,再用醇提取。

2. **非极性有机溶剂提取法**   对于游离的醌类,可用三氯甲烷、苯等对药材进行提取,提取液浓缩后,游离的醌类化合物可能以结晶方式析出,必要时可用重结晶等精制方法处理,使之进一步纯化。

3. **水或碱水提取法**   多羟基醌类或具有羧基的醌类化合物,若它们以盐的形式存在于药材中,可直接用水提取;若以游离状态存在,可先用碱水将其转变成盐,再将其提出,然后用酸将其转化为游离状态而析出。此法称碱提酸沉法(也称碱溶酸沉法),主要用于提取含羧基、酚羟基的醌类及其衍生物。

4. **其他方法**　醌类化合物中小分子苯醌类及萘醌类化合物具有挥发性,可用水蒸气蒸馏法将其从中药材中提出。有些游离的醌类化合物具有升华性,常压下加热即能升华而不分解,故可用升华法提取。

## 二、醌类的分离方法

### (一) 蒽醌苷和游离蒽醌类化合物的分离

蒽醌苷和游离蒽醌类化合物的极性不同,蒽醌苷极性大易溶于水,而游离蒽醌极性小易溶于有机溶剂。方法是将总提取物在三氯甲烷—水或乙醚—水之间进行分配,游离蒽醌类化合物可转入有机溶剂层,而苷则留在水层中。

但应注意一般羟基蒽醌类衍生物及其相应的苷类在植物体内多通过酚羟基或羧基结合成镁、钾、钠、钙盐形式存在,提取时应先加酸(常用冰乙酸)酸化使之全部游离后再进行提取。

### (二) 游离羟基蒽醌类化合物的分离

分离游离羟基蒽醌类化合物,通常采用 pH 梯度萃取法和色谱法。

1. **pH 梯度萃取法**　该法适用于酸性强弱差别较大的游离羧基、酚羟基蒽醌类化合物的分离。它是将羟基蒽醌类化合物溶于三氯甲烷、乙醚、苯等有机溶剂中,用由低到高 pH 的碱性水溶液依次萃取,从而使酸性强弱不同的羟基蒽醌类化合物得以分离。其流程如下。

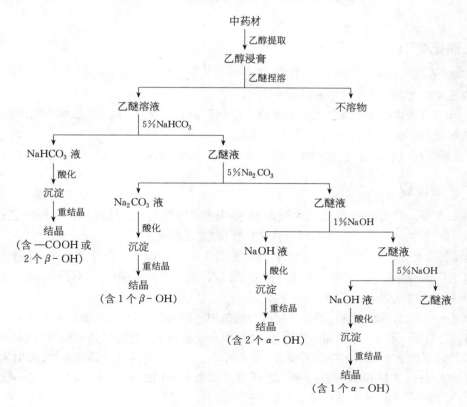

**2. 色谱法**　对于酸性相近或结构相近的游离羟基蒽醌类化合物,需用柱色谱或制备薄层色谱进行分离。常用的吸附剂有硅胶、磷酸氢钙聚酰胺等。氧化铝因易与蒽醌类化合物的羟基作用生成络合物,吸附强而难以洗脱,故一般不使用。洗脱剂需根据具体情况选用适当的溶剂,如石油醚—乙酸乙酯、三氯甲烷—甲醇等溶剂系统。

### (三) 蒽醌苷的分离

蒽醌苷类化合物的水溶性较强,分离及精制较困难,常用色谱法进行分离,但在进行色谱分离前,需预先处理提取物,除去大部分杂质,初步纯化后再进行分离。用极性较大的有机溶剂,如用正丁醇、乙酸乙酯等试剂将蒽醌苷从水提取液中提取出来,再用色谱法做进一步分离。

蒽醌苷常用聚酰胺、纤维素、硅胶及葡聚糖凝胶等柱色谱进行分离。聚酰胺对分离羟基蒽醌类衍生物效果较好,因为不同的羟基蒽醌类成分,其羟基数目和位置不同,与聚酰胺形成氢键的能力不同,因而吸附强度也不相同。应用葡聚糖凝胶法分离蒽醌苷类成分时,用70%乙醇洗脱,分段收集,可按蒽醌苷的分子量大小,依次得到二蒽酮苷、蒽醌二葡萄糖苷、蒽醌单糖苷和游离的蒽醌苷元。

## 第五节　醌类化合物的检识

### 一、理化检识

1. **苯醌、萘醌化合物**　利用 Feigl 反应、无色亚甲蓝显色反应和 Keisting - Craven 反应。
2. **羟基蒽醌化合物**　利用 Bornträger 反应。
3. **α-酚羟基或邻二酚羟基蒽醌类化合物**　与 $Pb^{2+}$、$Mg^{2+}$ 等金属离子形成络合物反应。
4. **蒽酮类化合物**　利用对亚硝基二甲苯胺反应。

检识反应可在试管中进行,也可在纸色谱或薄层色谱上进行。

### 二、色谱检识

1. **薄层色谱**　常用硅胶、聚酰胺做吸附剂,多采用混合溶剂做展开剂,如石油醚—乙酸乙酯、正己烷—丙酮、氯仿—甲醇,而蒽醌苷则用极性较大的溶剂系统。

蒽醌及其苷类在可见光下多显黄色,在紫外光灯下则显黄棕、红、橙色等荧光,若用氨熏或喷以10%氢氧化钾甲醇溶液、3%氢氧化钠或碳酸钠溶液,颜色加深或变色。亦可用0.5%醋酸镁甲醇溶液,喷后90℃加温5 min,再观察颜色。

2. **纸色谱**　羟基蒽醌类纸色谱的常用展开剂是甲醇饱和的石油醚、以浓氨水饱和的正丁醇等有机溶剂。显色剂一般用0.5%醋酸镁甲醇溶液,根据羟基的不同位置可显不同颜色的斑点;也可用1%～2%氢氧化钠或氢氧化钾溶液喷雾,显红色斑点。蒽苷类具有较强亲水性,采用含水量较大的溶剂系统展开,才能得到满意结果。常用展开剂如苯—丙酮—水(4∶1∶2)、苯—吡啶—水(5∶1∶10)、氯仿—甲醇—水(2∶1∶1下层)等。

# 第六节　醌类化合物的结构研究

## 一、衍生物的制备

制备醌类衍生物的主要目的是推测醌类化合物分子中羟基等官能团的位置,制备的衍生物主要有甲基化、乙酰化产物。

### (一) 甲基化衍生物

结构类型及化学环境不同的官能团,甲基化反应的难易程度不同,一般说来官能团的酸性越强,甲基化反应越易进行,故在醌类化合物中醇羟基、$\alpha$-酚羟基、$\beta$-酚羟基、羧基的甲基化能力逐渐增强。此外,甲基化试剂及反应条件不同,其甲基化能力也不同。

不同的甲基化试剂在一定的反应条件下可以选择不同的官能团进行甲基化反应,其关系见表5-1。据此,采用不同甲基化试剂,严格控制反应条件进行选择性甲基化,将可得到甲基化程度不同的衍生物,再分别做元素分析及光谱分析,很容易确定各个衍生物中甲氧基的数目,从而可推断原来分子中官能团的种类、数目和位置。

表5-1　甲基化试剂与反应官能团的关系

| 甲基化试剂的组成 | 反应官能团 |
| --- | --- |
| $CH_2N_2/Et_2O$ | —COOH、$\beta$-酚 OH、—CHO |
| $CH_2N_2/Et_2O+MeOH$ | —COOH、$\beta$-酚 OH、两个 $\alpha$-酚 OH 之一、—CHO |
| $(CH_3)_2SO_4+K_2CO_3+$丙酮 | $\beta$-酚 OH、$\alpha$-酚 OH |
| $CH_3I+Ag_2O$ | —COOH、酚 OH、醇 OH、—CHO |

### (二) 乙酰化衍生物

常用乙酰化试剂的乙酰化能力强弱顺序为：$CH_3COCl>(CH_3CO)_2O>CH_3COOR>CH_3COOH$。不同的乙酰化试剂在一定的反应条件下可以选择不同的官能团进行乙酰化反应,其关系见表5-2。

表5-2　乙酰化试剂、反应条件与反应官能团的关系

| 试剂组成 | 反应条件 | | 反应官能团 |
| --- | --- | --- | --- |
| 冰乙酸(加少量乙酰氯) | 冷置 | | 醇 OH |
| 乙酐 | 加热时间 | 短 | 醇 OH、$\beta$-酚 OH |
| | | 长 | 醇 OH、$\beta$-酚 OH、两个 $\alpha$-酚 OH 之一 |
| 乙酐＋硼酸 | 冷置 | | 醇 OH、$\beta$-酚 OH |
| 乙酐＋浓硫酸 | 室温放置过夜 | | 醇 OH、$\beta$-酚 OH、$\alpha$-酚 OH |
| 乙酐＋吡啶 | 室温放置过夜 | | 醇 OH、$\beta$-酚 OH、$\alpha$-酚 OH、烯醇式 OH |

乙酰化试剂醋酐因加热时间的不同,可使不同位置的羟基发生乙酰化反应,但反应时间的长短往往较难控制。有时为了使 $\alpha$-酚羟基不被乙酰化,可采用醋酐—硼酸。其原因是使硼酸与 $\alpha$-羟基形成硼酸酯,从而避免发生乙酰化反应。反应产物经水解,硼酸酯被水解,又恢复 $\alpha$-酚羟基。这样就可以得到仅 $\beta$-酚羟基的乙酰化衍生物,反应式如下。

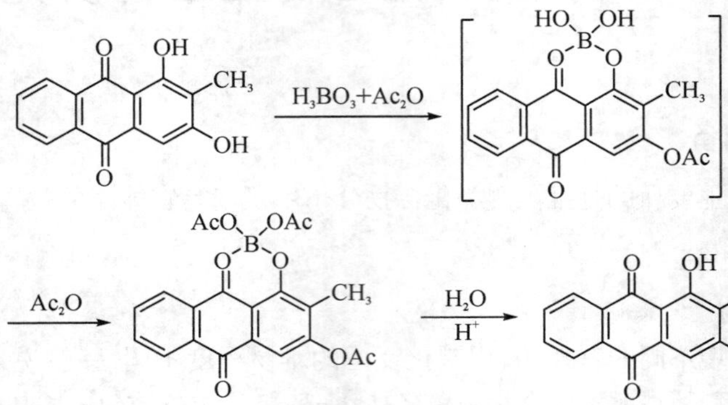

## 二、紫外光谱

蒽醌类母核的紫外光谱由分子内的 A、B 两个共轭系统所引起,产生相应的四个吸收峰。

其中 A 部分具有苯甲酰结构,可出现 252 nm 及 322 nm 的强峰。B 部分为对苯醌样结构,可给出 272 nm 及 405 nm 的吸收峰。

羟基蒽醌衍生物的紫外光谱与蒽醌母核相似,除具有与上述 A 和 B 两部分相对应的各吸收峰外,另在 230 nm 左右大多有一个强吸收峰。羟基蒽醌衍生物的五个主要吸收谱带大致范围如下。

第一峰 230 nm 左右;

第二峰 240~260 nm(A 系统引起);

第三峰 262~295 nm(B 系统引起);

第四峰 305~389 nm(A 系统引起);

第五峰 400 nm 以上(B 系统中的 C=O 结构引起)。

各吸收谱带具体的峰位及吸收强度与蒽醌母核上取代基的种类、数量及位置有关,故根据紫外光谱可初步推测羟基蒽醌的羟基取代方式。

## 三、红外光谱

羟基蒽醌类的红外光谱中,常可见芳环(1 600~1 480 cm$^{-1}$)、羰基(1 678~1 653 cm$^{-1}$)和羟基(3 600~3 100 cm$^{-1}$)的特征吸收峰。其中,$\upsilon_{C=O}$ 吸收峰位与分子中 $\alpha$-酚羟基的数目及位置有较强的相关性,对推测结构中 $\alpha$-酚羟基的取代情况有重要的参考价值。

当蒽醌母核上无取代基时,因两个 C=O 的化学环境相同,只出现一个 C=O 吸收峰,在石蜡糊中测定的峰位为 1 675 cm⁻¹。当芳环引入一个 α-羟基时,因与一个 C=O 缔合,使其吸收显著降低,另一个游离 C=O 的吸收则变化较小。当芳环引入的 α-羟基数目增多及位置不同时,两个 C=O 的缔合情况发生变化,其吸收峰位也会随之改变。

羟基蒽醌的羟基伸缩振动的谱带,随取代位置不同而有很大变化。α-羟基因与相邻的羰基缔合,其吸收频率均移至 3 150 cm⁻¹ 以下,多与不饱和 C—H 伸缩振动频率相重叠。β-羟基振动频率较 α-羟基高得多,在 3 600～3 150 cm⁻¹ 区间,若只有一个 β-羟基(包括一个—CH₂OH)则大多数在 3 300～3 390 cm⁻¹ 有一个吸收峰;若在 3 600～3 150 cm⁻¹ 有几个峰,提示蒽醌母核上可能有两个或多个 β-羟基。

## 四、核磁共振谱

### (一) 氢谱

1. **蒽醌母核芳氢的核磁共振信号**　蒽醌母核共有 8 个芳氢。α-芳氢处于羰基负屏蔽区,受羰基的各向异性影响,处于较低磁场(峰中心在 8.07 左右)。而 β-芳氢受羰基影响较小,共振发生在较高磁场,峰中心位置在 6.67 左右。

2. **取代蒽醌的化学位移**　蒽醌衍生物中取代基不仅可呈现出自身的质子信号,且因其性质、数目和位置不同,对芳氢的化学位移、峰的细微结构均产生一定的影响。

例如,当芳环上有甲基取代时,甲基质子的化学位移一般出现在 2.1～2.9,呈单峰或宽单峰。同时,由于甲基的供电子基性质而使相邻芳氢处于稍高场,δ 值减小约 0.15;使间位芳氢 δ 值减小约 0.10。再如蒽醌有酚羟基取代时,其化学位移因 α-酚羟基可与母核中的羰基形成分子内氢键,故其质子出现在 11.0～13.0 的低场区,而 β-酚羟基的质子一般位于 10.1～11.0。但是两种酚羟基对母核上芳氢的影响却是一致的,因其供电性均可使邻位及对位芳氢的共振信号向高场移动约 0.45。

### (二) 碳谱

当蒽醌母核上有羟基、甲氧基、甲基等供电取代基时,常使与其直接相连的碳原子化学位移处于低场,而使邻位碳原子处于较高场。未取代蒽醌母核中各碳原子的化学位移及 α-羟基蒽醌的 δ 值变化如下所示。

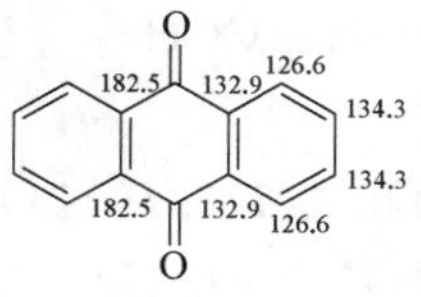

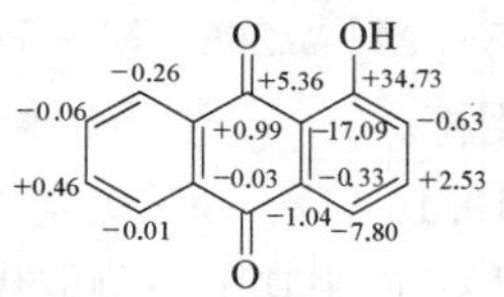

## 五、质谱

未取代蒽醌的质谱特征是其分子离子峰为基峰,裂解时相继失去 2 分子 CO 形成 m/z 180 [M—CO]及 152[M—2CO]的强峰,其裂解过程如下。

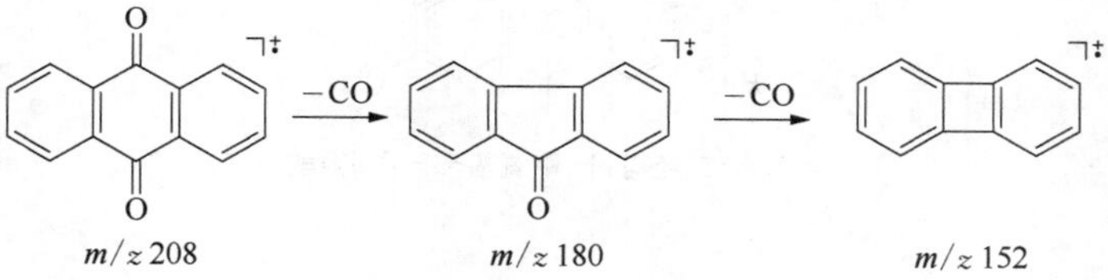

m/z 208　　　　　m/z 180　　　　　m/z 152

羟基蒽醌可连续失去多个 CO,如单羟基蒽醌与双羟基蒽醌可分别失去 3 个 CO 或 4 个 CO 而出现 $m/z$ 140 与 $m/z$ 128 的强峰。

## 六、结构研究实例

从具有清热解毒、利尿消肿、活血止痛功效的白花蛇舌草 *Oldenlandia diffusa*（willd.）Roxb. 中分得多种蒽醌,其中一种为新蒽醌化合物,命名为 2,6-二羟基-1-甲氧基-3-甲基蒽醌。该化合物为黄色粉末(甲醇),硅胶薄层展开,氨熏显红色,测得波谱数据如下。

UV(MeOH)nm：218,275,301,360;IR(KBr)cm$^{-1}$：3 423,1 664,1 596,1 314;EI-MS $m/z$：284,266,255,238;$^{1}$H NMR(DMSO-$d_6$,400 MHz) $\delta_H$ 10.82(1H, s),10.16(1H, s),8.02(1H, d, $J=8.8$ Hz),7.80(1H, s),7.42(1H, d, $J=2.4$ Hz),7.19(1H, dd, $J=8.8$, 2.4 Hz),3.79(3H, s),2.29(3H, s);$^{13}$C NMR(DMSO-$d_6$, 100 MHz) $\delta_C$ 181.6,180.7,162.3,155.4,146.7,134.4,131.0,129.4,126.4,125.5,125.2,124.0,121.0,111.3,61.1,16.3。

该化合物经硅胶薄层展开,氨熏显红色,并具有蒽醌类化合物紫外特征吸收。红外图谱显示在 3 423,1 664 cm$^{-1}$ 处有吸收,说明该化合物含羟基和羰基。

$^{1}$H NMR 各吸收峰归属如下：$\delta_H$ 10.82(1H, s,6-OH),10.16(1H, s,2-OH),8.02(1H, d, $J=8.8$ Hz, H-8),7.80(1H, s,H-4),7.42(1H, d, $J=2.4$ Hz,H-5),7.19(1H, dd, $J=8.8$, 2.4 Hz,H-7),3.79(3H, s,OCH$_3$),2.29(3H, s,CH$_3$)。其中 4 个芳氢质子信号 $\delta_H$ 8.02(1H, d, $J=8.8$ Hz),7.42(1H, d, $J=2.4$ Hz),7.19(1H, dd, $J=8.8$, 2.4 Hz)及 7.80(1H, s),说明该化合物为一侧 3 位取代,另一侧为 6 位或 7 位单取代蒽醌;$^{1}$H NMR 还显示 $\delta_H$ 10.82(1H, s),10.16(1H, s),3.79(3H, s),2.29(3H, s),说明该化合物 4 个取代基为 2 个羟基,1 个甲氧基和 1 个甲基。$^{13}$C NMR 各吸收峰归属如下：$\delta_C$ 181.6(C-10),180.7(C-9),162.3(C-6),155.4(C-2),146.7(C-1),134.4(C-10a),131.0(C-3),129.4(C-8),126.4(C-8a),125.5(C-4),125.2(C-4a),124.0(C-9a),121.0(C-7),111.3(C-5),61.1(OCH$_3$),16.3(CH$_3$)。其中显示 2 个羰基碳信号($\delta_C$ 181.6,180.7),3 个氧取代碳信号($\delta_C$ 162.3,155.4,146.7)及 2 个取代基碳信号 [$\delta_C$ 61.1(OCH$_3$),16.3(CH$_3$)]。

EI-MS $m/z$：284[M]$^+$,266 [M-H$_2$O]$^+$,255[M+H-OCH$_3$]$^+$,238 [M+H-H$_2$O-CO]$^+$ 也与以上推断相符。

HMBC 显示 $\delta_H$ 10.16 与 $\delta_C$ 131.0(与 CH$_3$ 相连的碳)和 $\delta_C$ 146.7(与 OCH$_3$ 相连的碳)相关,$\delta_H$ 7.80 与 $\delta_C$ 16.3 相关,说明其中一侧取代基位置为 2-羟基-1-甲氧基-3-甲基;$\delta_H$ 7.80,7.42 与 $\delta_C$ 181.6 相关及 $\delta_H$ 8.02 与 $\delta_C$ 180.7 相关,说明另一侧取代基位置为 6 位。因此,确定该化合物为 2,6-二羟基-1-甲氧基-3-甲基蒽醌。

2,6-二羟基-1-甲氧基-3-甲基蒽醌

# 第七节　含醌类化合物的中药实例

## 一、大黄

大黄是蓼科多年生草本植物掌叶大黄 *Rheum palmatum* L.、唐古特大黄 *Rheum tanguticum* Maxim. ex Balf. 或药用大黄 *Rheum officinale* Baill. 的干燥根及根茎,为常用中药。大黄味苦,性寒,具有泻热通肠、凉血解毒、逐瘀通经等功效。药理研究证明:① 具有泻下作用,而产生泻下的有效成分为番泻苷类,游离蒽醌类的泻下作用较弱。② 具有抗菌作用,其中以芦荟大黄素、大黄素及大黄酸作用较强,它们对多数革兰阳性菌及某些革兰阴性菌均有抑制作用。此外,大黄还具其他作用,如抗肿瘤、利胆保肝、利尿、止血等。

### (一) 化学成分与理化性质

**1. 化学成分**　大黄的化学成分从 19 世纪初开始研究,化学结构明确的至少已有 136 种以上,主要成分为蒽醌类化合物,总含量为 2%～5%,其中游离的羟基蒽醌类化合物仅占 1/10～1/5,主要为大黄酚、大黄素、芦荟大黄素、大黄素甲醚和大黄酸等,为五种较为重要的成分。而大多数的羟基蒽醌类化合物是以苷的形式存在,如大黄酚葡萄糖苷、大黄素葡萄糖苷、大黄酸葡萄糖苷、芦荟大黄素葡萄糖苷、一些双葡萄糖链苷及少量的番泻苷 A、B、C、D。除了上述成分外,还含有鞣质、脂肪酸及少量的土大黄苷(rhaponticin)和土大黄苷元。

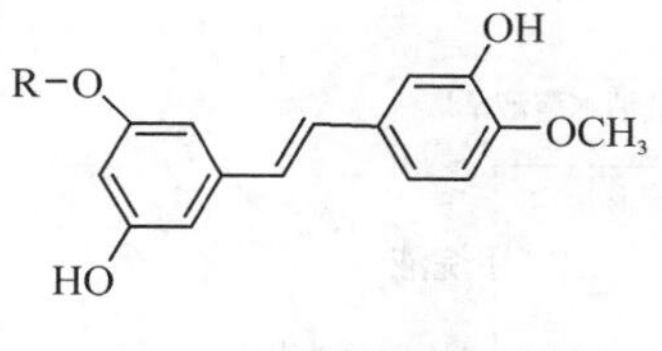

土大黄苷元　R = H
土大黄苷　　R = glc

《中国药典》以土大黄苷、总蒽醌和游离蒽醌为指标成分进行大黄的鉴别和含量测定。药典要求,本品不得检测出土大黄苷;按干燥品计算,含总蒽醌(以芦荟大黄素、大黄酸、大黄素、大黄酚和大黄素甲醚的总量计)不得少于 1.5%;含游离蒽醌(以芦荟大黄素、大黄酸、大黄素、大黄酚和大黄素甲醚的总量计)不得少于 0.20%。

**2. 理化性质**　大黄酚为长方形或单斜形结晶(乙醚或苯),能升华。几乎不溶于水,难溶于石油醚,略溶于冷乙醇,溶于苯、三氯甲烷、乙醚、冰醋酸及丙酮中,易溶于沸乙醇、氢氧化钠水溶液。大黄素为橙色针状结晶(乙醇),几乎不溶于水,溶于碳酸钠水溶液、氨水、氢氧化钠水溶液、乙醇、甲醇、丙酮。乙醚中溶解度为 0.14%,三氯甲烷中为 0.078%。大黄素甲醚为金黄色针晶,几乎不溶于水、碳酸钠水溶液,微溶于醋酸乙酯、甲醇、乙醚,溶于苯、吡啶、三氯甲烷、氢氧化钠水溶液等。芦荟大黄素为橙色针状结晶(甲苯),略溶于乙醇、苯、三氯甲烷、乙醚和石油醚,溶于碱水溶液和吡啶,易溶于热乙醇、乙醚、苯、丙酮、甲醇、稀氢氧化钠水溶液。

### （二）炮制后化学成分的变化

1. **对蒽醌类成分的影响**　用炒制法炮制大黄,因受热程度不同而影响各异。酒炒和醋炒由于受热程度低,总游离蒽醌衍生物减少,结合型苷类未受影响,炒炭受热温度较高,蒽醌类衍生物含量减少 2/3,用蒸、炖、煮法炮制大黄,结合型与游离型蒽醌类衍生物含量均明显下降。对各炮制品进行定性、定量分析,结果表明生大黄、炒大黄、大黄炭的总蒽醌苷元在性质上无差别,但其苷组分有些差别,大黄炮制后化学成分的量和质的变化致使药性和功效不同。实验结果表明,生大黄片总蒽醌减少约 1/3,所减少的主要是游离蒽醌类;酒大黄总蒽醌虽只减少约 1/10,但其中结合性蒽醌减少约 1/4;熟大黄总蒽醌减少约 1/4 以上,结合性大黄蒽醌减少约 1/2,大黄炭总蒽醌减少约 1/10,结合性蒽醌减少约 4/5。

2. **对鞣质类成分的影响**　用"干酪素法"测定对活性蛋白质能产生结合的具生理活性的鞣质含量,鞣酐等无活性的氧化鞣质则不被测定,结果显示各种炮制法对大黄活性鞣质均有明显影响,呈现不同程度降低。炒制的总鞣质含量下降约 18%,大黄炭减少近 80%。另有实验证明,受热时间较长,受热温度较高的酒炖、水炖品,大黄炭鞣质下降 80%～90%。说明大黄鞣质在高温或长时间加热条件下都不稳定。从测定结果看,大黄炭鞣质含量很少,因此认为大黄炭中止血成分不单是鞣质,可能还有其他止血成分存在。

### （三）提取分离

从大黄中提取分离的游离羟基蒽醌时,可先用 20% 硫酸和苯的混合液,在水浴上回流水解并使游离蒽醌转入有机溶剂中,然后采用不同 pH 的碱液进行分离,流程如下。

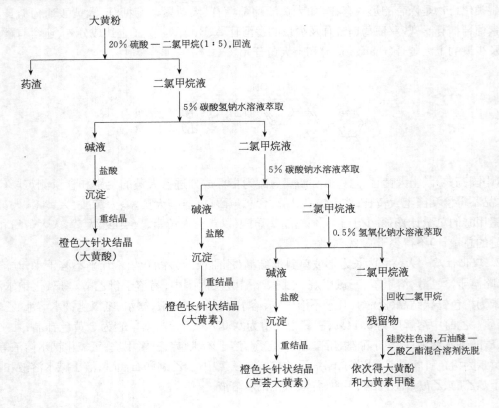

## 二、丹参

丹参为唇形科多年生植物丹参 *Salvia miltiorrhiza* Bge. 的干燥根及根茎,味苦,性微寒,具有祛瘀止痛、活血通经、清心除烦等功效。药理研究表明,丹参具有改善外周循环、提高机体的耐缺氧能力、扩张冠状动脉与外周血管、增加冠脉血流量、改善心肌收缩力的作用,故临床上用以治疗冠心病。另外还具有抗菌、抗肿瘤、镇静、镇痛和保肝等作用。

### (一) 化学成分与理化性质

1. 化学成分　　丹参的主要化学成分为脂溶性成分和水溶性成分两大类,脂溶性成分为菲醌衍生物,有丹参酮I、丹参酮II$_A$、丹参酮II$_B$、羟基丹参酮、丹参酸甲酯、隐丹参酮、次甲基丹参酮、二氢丹参酮及丹参新醌甲、乙、丙等,结构式见本章第二节。水溶性成分主要为丹酚酸类如丹酚酸 B 等。

《中国药典》用丹参酮类和丹酚酸 B 为质量指标进行本品的鉴别和含量测定。要求本品按干燥品计算,含丹参酮II$_A$、隐丹参酮和丹参酮 I 的总量不得少于 0.25%,含丹酚酸 B 的量不得少于 3.0%。

2. 理化性质　　丹参酮 II$_A$ 为红色小片状结晶,丹参酮 II$_B$ 为紫色针状结晶,隐丹参酮为橙色针状结晶,丹参新醌甲为橙黄色粉末,丹参新醌乙为橙红色针状结晶,丹参新醌丙为红色针状结晶。

丹参酮类化合物不溶于水,溶于有机溶剂。此类化合物多数为中性,但丹参新醌甲、乙、丙因其醌环上含有羟基,故有较强酸性,可溶于碳酸氢钠水溶液。

### (二) 提取分离

丹参酮 II$_A$ 的提取分离流程如下。

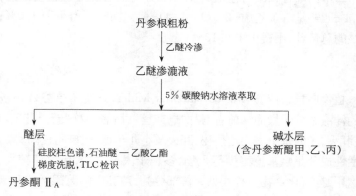

在上述流程中除可用乙醚冷渗外,还可直接用 95%乙醇回流提取,然后回收乙醇,浓缩物用乙醚或三氯甲烷溶解,再用碳酸钠水溶液萃取纯化后,进一步用柱色谱分离。

## 三、虎杖

虎杖为蓼科植物虎杖 *Polygonum cuspidatum* Sieb. et Zucc. 的干燥根茎和根,味苦,性微寒。本品苦能泄降,微寒能清。具有活血定痛、祛风利湿、清热解毒、化痰止咳,并兼泻下通便的功效。既治血瘀、湿热、热毒、肺热及肠道热结所致的多种病症,又治烫伤及毒蛇咬伤等。

虎杖主要含有蒽醌类化合物,还含有二苯乙烯类、黄酮类、水溶性多糖和鞣质等成分。蒽醌类成分包括大黄素、大黄酚、大黄酸、大黄素甲醚-1-$\beta$-D-葡萄糖苷、大黄素-1-$\beta$-D-葡萄糖苷 (anthraglycoside B)、6-羟基芦荟大黄素(citreorosein)、大黄素-8-单甲醚(questin)、6-羟基芦荟大黄素-8-单甲醚(questinol)等。此外,还含有非蒽醌类的化合物如虎杖苷(polydatin)等。《中国药典》采用高效液相色谱法测定药材中大黄素和虎杖苷含量,大黄素不得少于 0.60%,虎杖苷不得少于 0.15%。

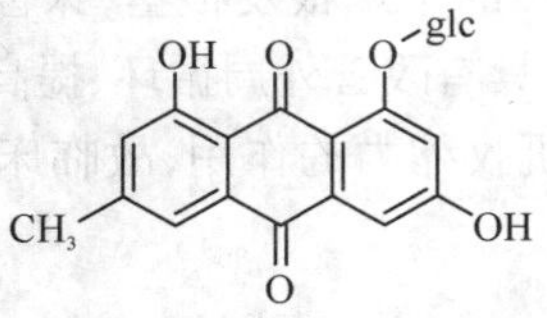

大黄素-1-β-D-葡萄糖苷 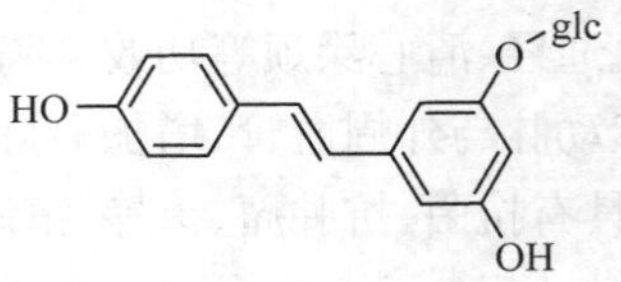　　　　　　　　　　　虎杖苷

大黄素、大黄素甲醚、大黄酚、白藜芦醇苷等化学成分已作为单体成分在医药、化工领域中应用,虎杖已成为这些单体成分的原料药。

## 四、何首乌

何首乌为蓼科植物何首乌 *Polygonum multiflorum* Thunb. 的干燥块根,味苦、甘、涩,性微温。本品入肝、肾经,制用生用性效有别。制用微温,甘补兼涩,不腻不燥,善补肝肾、益精血、乌须发、强筋骨,为滋补良药。生用平而偏凉,苦多甘少,善行泄而补虚力弱,能解毒、截疟、润肠燥。何首乌的主要成分为蒽醌类成分,以大黄素、大黄酚、大黄素甲醚、大黄酸、芦荟大黄素等为主,有降血脂、抗动脉粥样硬化、抗菌、润肠通便等药理作用。此外,具有抗肿瘤及提高免疫功能,延缓衰老及促进学习记忆能力的作用。

《中国药典》用二苯乙烯苷和结合蒽醌为指标成分对何首乌进行含量测定。要求本品按干燥品计算,含 2,3,5,4′-四羟基二苯乙烯-2-O-β-D-葡萄糖苷不得少于 1.0%;含结合蒽醌(以大黄素和大黄素甲醚的总量计)不得少于 0.10%。

## 五、芦荟

芦荟为百合科植物库拉索芦荟 *Aloe barbadensis* Miller、好望角芦荟 *Aloe ferox* Miller 或其他同属近缘植物叶的汁液浓缩干燥品。前者习称"老芦荟",后者习称"新芦荟"。本品味苦,性寒;既泻热通便,又清泻肝火,还能杀虫。为治热秘、肝火及小儿热惊、热疳的良药。

芦荟中主要活性成分是羟基蒽醌类衍生物,多属于大黄素型,包括芦荟大黄素、大黄酸、大黄素、大黄酚、大黄素甲醚等(化合物结构式见大黄部分)。芦荟中的蒽醌类成分大黄酸有抑菌、抗病毒作用,大黄素、芦荟大黄素有抗肿瘤作用,芦荟酸和芦荟泻素的药用价值为健胃和通便,芦荟霉素具有抗癌、抗病毒、抗菌作用。《中国药典》用芦荟苷、库拉素芦荟和好望角芦荟为指标成分对芦荟进行含量测定。要求本品按干燥品计算,含芦荟苷库拉素芦荟不得少于 16.0%,好望角芦荟不得少于 6.0%。芦荟苷的结构如下。

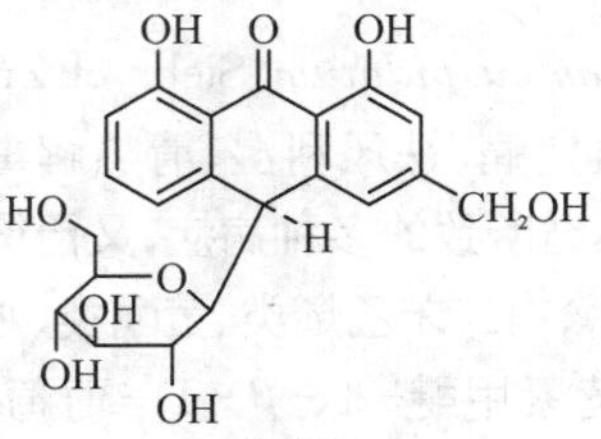

芦荟苷

## 六、决明子

决明子为豆科植物决明 *Cassia obtusifolia* L. 或小决明 *Cassia tora* L. 的干燥成熟种子,味甘、苦,性微寒。本品苦寒清泄,甘润滑肠;能清肝火、益肾阴而明目,为治目赤肿痛及目暗不明之要药。入大肠经,能清热润肠通便,为治热结肠燥便秘之佳品。

大决明和小决明的种子均含蒽醌类、萘并吡咯酮类、脂肪酸类化学成分等。蒽醌类化合物为其主要成分,含量约1‰,主要为大黄酚、大黄素甲醚、决明素、橙黄决明素、黄决明素、美决明素、葡萄糖美决明素、葡萄糖橙黄决明素。《中国药典》以大黄酚、橙黄决明素为指标成分进行鉴别和含量测定。要求本品按干燥品计算,含大黄酚不得少于0.20%,含橙黄决明素不得少于0.080%。其结构如下。

大黄酚　　　　　　　橙黄决明素

现代药理研究证实,决明子含决明素、决明内酯、大黄酚、大黄素、大黄酸、大黄素蒽酮等,对视神经有良好的保护作用,常用于治疗白内障、视网膜炎、视神经萎缩、青光眼、眼结膜炎等疾病。决明子还有抑制葡萄球菌生长及收缩子宫、降压、降血清胆固醇的功效,对防治血管硬化与高血压有显著效果。

## 七、紫草

紫草为紫草科植物新疆紫草 *Arnebia euchroma* (Royle) Johnst. 或内蒙紫草(*Arnebia guttata* Bunge)的干燥根;味甘、咸,性寒。本品甘寒清解,咸入心肝血分,并具滑利之性。既善清热凉血活血、解毒透疹,使热毒从内而解;又兼利尿滑肠,导热毒从二便出。凡斑、痘、疹属血热毒盛者均宜,尤以斑疹紫黑兼二便不利者用之为佳。

紫草的主要化学成分为萘醌类化合物,包括乙酰紫草素(acetylshikonin)、欧紫草素(alkannin)、紫草素(shikonin)、$\beta,\beta$-二甲基丙烯酰紫草素($\beta,\beta$-dimethylacrylshikonin)、$\beta,\beta$-二甲基丙烯酰欧紫草素($\beta,\beta$-dimethylacrylalkannin)、去氧紫根素(deoxyshikonin)等。紫草常用于麻疹和外阴部湿疹、阴道炎、子宫颈炎及婴儿皮炎等疾病的治疗。临床应用的紫草素为羟基萘醌的混合物,各类成分均系萘醌分子侧链上羟基与不同酸形成的酯,存在于紫草根中。该类成分具有抗肿瘤、抗炎和抗菌活性,还有抗肝脏氧化损伤和抗受孕作用。紫草素作为天然色素已广泛应用于医药、化妆品和印染工业中。

乙酰紫草素:R=$\alpha$-OAc
欧紫草素:R=$\beta$-OH
紫草素:R=$\alpha$-OH
$\beta,\beta$-二甲基丙烯酰紫草素:R=$\alpha$-OOCCH=C(CH$_3$)$_2$
$\beta,\beta$-二甲基丙烯酰欧紫草素:R=$\beta$-OOCCH=C(CH$_3$)$_2$

《中国药典》用羟基萘醌总色和 β, β′-二甲基丙烯酰阿卡宁为指标成分对紫草进行含量测定。要求本品按干燥品计算,含羟基萘醌总色素(以左旋紫草素计)不得少于 0.80%,含 β, β′-二甲基丙烯酰阿卡宁不得少于 0.30%。

### 八、马兜铃

马兜铃为马兜铃科植物北马兜铃(*Aristolochia contorta* Bge.)或马兜铃(*Airstalochia debilis* Sieb. et Zucc.)的干燥成熟果实。

马兜铃中主要含马兜铃酸类成分:马兜铃酸 A~E、7-甲氧基-8-羟基马兜铃酸、青木香酸、7-羟基马兜铃酸、7-甲氧基马兜铃酸;生物碱类成分:木兰花碱、轮环藤酚碱;以及挥发油类成分:马兜铃烯、1(10)-马兜铃烯、青木香酮、马兜铃酮、9-马兜铃酮等。

各种马兜铃酸均具有基本相同的结构,它们的种类取决于结构上的三个取代基——可以是氢原子(即无取代)、羟基或甲氧基。其中最重要及最常见的一种是马兜铃酸 I(马兜铃酸 A)。

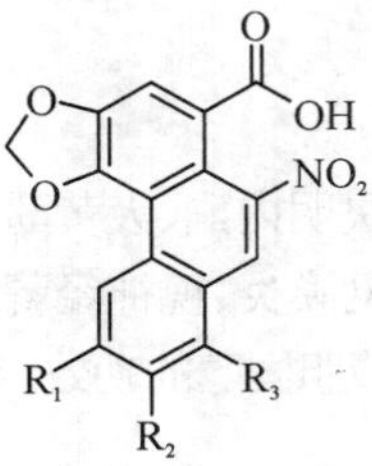

|  | $R_1$ | $R_2$ | $R_3$ |
|---|---|---|---|
| 马兜铃酸 I(马兜铃酸 A) | H | H | OCH₃ |
| 马兜铃酸 I a | H | H | OH |
| 马兜铃酸 II(马兜铃酸 B) | H | H | H |
| 马兜铃酸 III(马兜铃酸 C) | OH | H | H |
| 马兜铃酸 IV a(马兜铃酸 D) | OH | H | OCH₃ |
| 马兜铃酸 IV | OCH₃ | H | OCH₃ |
| 马兜铃酸 E | H | OCH₃ | OH |

马兜铃酸是一种有肾毒性的化学成分,可引起肾脏损害等不良反应。儿童及老年人慎用,孕妇、婴幼儿及肾功能不全者禁用。马兜铃用量不宜过大,以免引起呕吐。马兜铃醇提取物小鼠灌胃的 $LD_{50}$ 为 22.029 g/kg。马兜铃水煎剂 30 g(生药)/kg 大鼠灌胃可导致非少尿性肾脏损伤。此外,马兜铃还有致突变、致畸等毒性。

# 第六章 黄酮类

导学

1. 掌握黄酮的结构类型、理化性质，特别是判断黄酮酸性大小的原理与各种常用的显色方法。

2. 熟悉黄酮的提取与分离方法。

3. 了解中药实例槐花、葛根、银杏叶、淫羊藿、黄芩、陈皮、满山红等所含主要成分的性质。

## 第一节 概述

黄酮类化合物(flavonoids)是自然界广泛存在的一大类化合物。由于这类化合物大多呈黄色或淡黄色且分子中多含有羰基，因此被称为黄酮。

黄酮类化合物的经典概念是指以 2-苯基色原酮(2-phenylchromone)为基本母核的一类化合物，现在则泛指两个苯环(A 环与 B 环)通过 3 个碳原子相互连接而成的一类化合物。

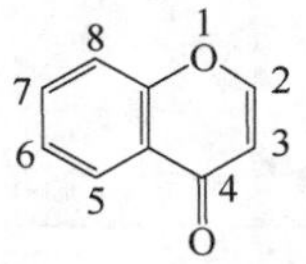

色原酮

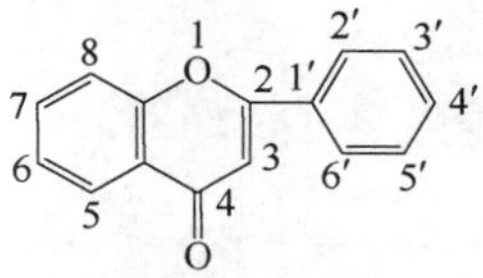

2-苯基色原酮

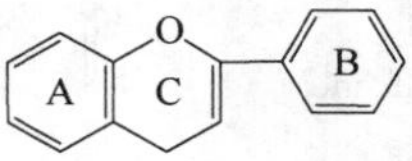

$C_6$-$C_3$-$C_6$

### 一、分类

根据黄酮类化合物 A、B 环之间三碳链的氧化程度、3 位是否有羟基取代、三碳链是否构成环状、B 环连接位置(2-或 3-位)等特点，可将主要的天然黄酮类化合物分类，如表 6-1 所示。

此外，还有由 2 分子黄酮、2 分子二氢黄酮，或 1 分子黄酮及 1 分子二氢黄酮按 C—C 或 C—O—C 键方式连接而成的双黄酮类化合物(bisflavonoids)。

表 6-1　黄酮类化合物的主要结构类型

| 类　型 | 基　本　结　构 | 类　型 | 基　本　结　构 |
|---|---|---|---|
| 黄酮<br>(flavone) | 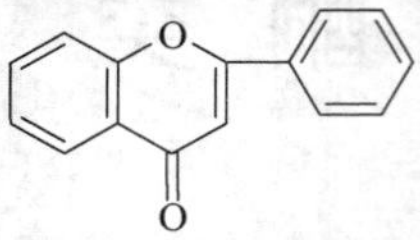 | 花色素<br>(anthocyanidin) | 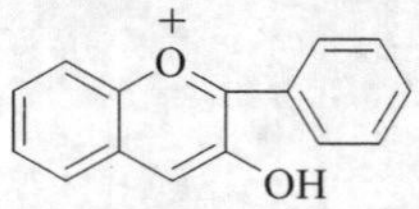 |
| 黄酮醇<br>(flavonol) | 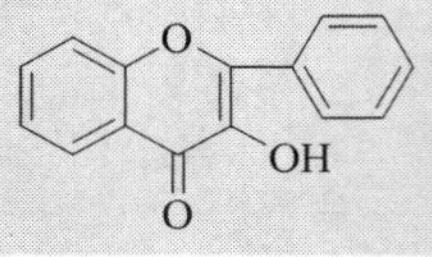 | 黄烷-3-醇<br>(flavan-3-ol) | 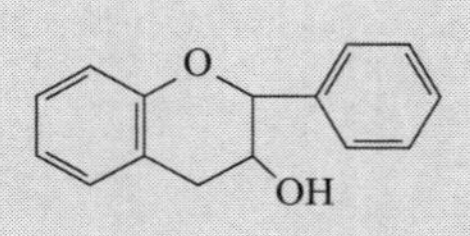 |
| 二氢黄酮<br>(flavanone) | 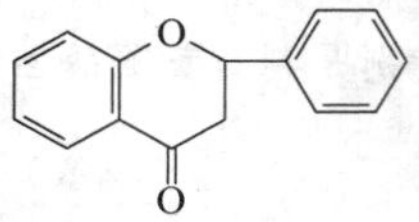 | 黄烷-3,4-二醇<br>(flavan-3,4-diol) | 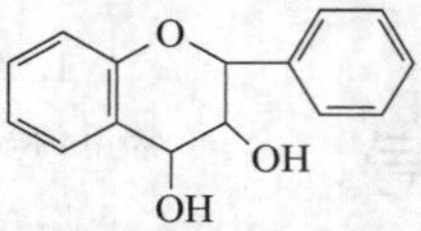 |
| 二氢黄酮醇<br>(flavanonol) | 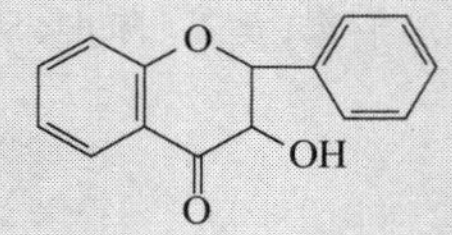 | 橙酮(噢哢)<br>(aurone) | 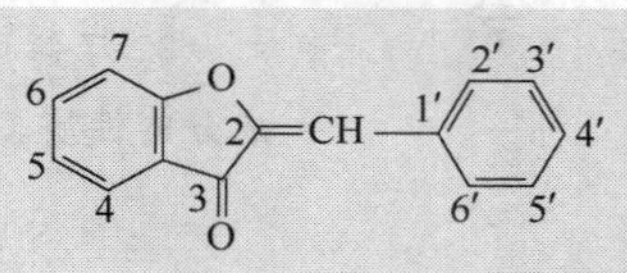 |
| 异黄酮<br>(isoflavone) | 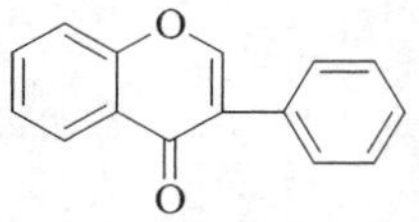 | 异橙酮<br>(isoaurone) | 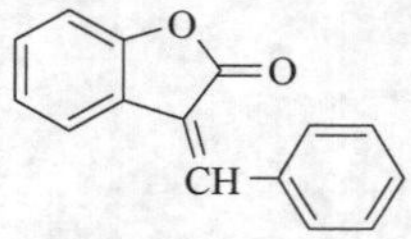 |
| 二氢异黄酮<br>(isoflavanone) | 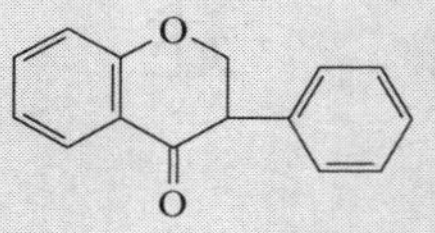 | 山酮(双苯吡酮)<br>(xanthone) | 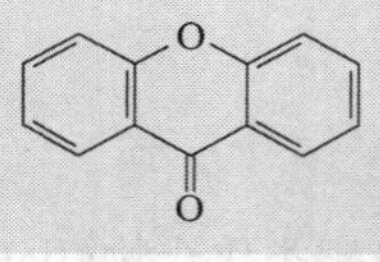 |
| 查耳酮<br>(chalcone) | 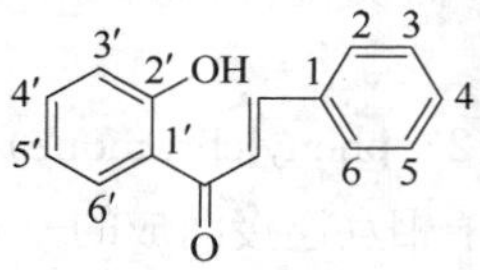 | 高异黄酮<br>(homoisoflavone) | 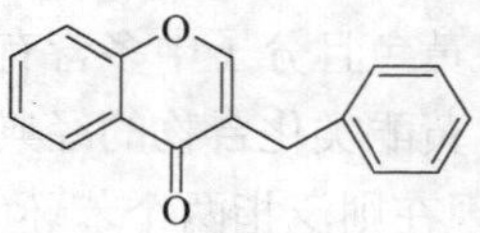 |
| 二氢查耳酮<br>(dihydrochalcone) | 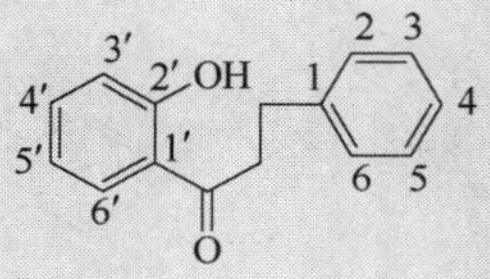 | | |

　　另有少数黄酮类化合物结构复杂,如水飞蓟素为黄酮木脂素类(flavonolignan),榕碱(ficine)为黄酮生物碱(flavonoid alkaloids)等。

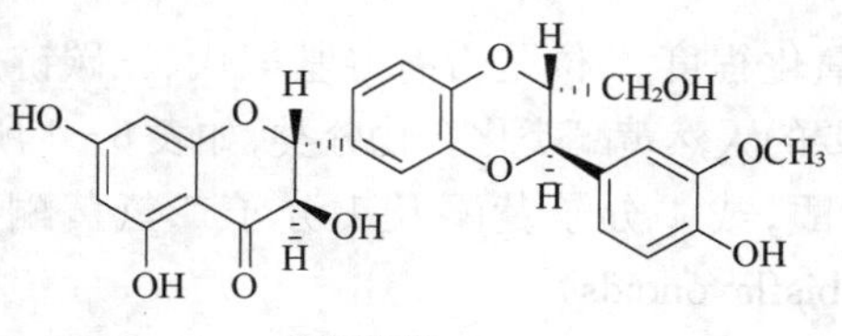

水飞蓟素

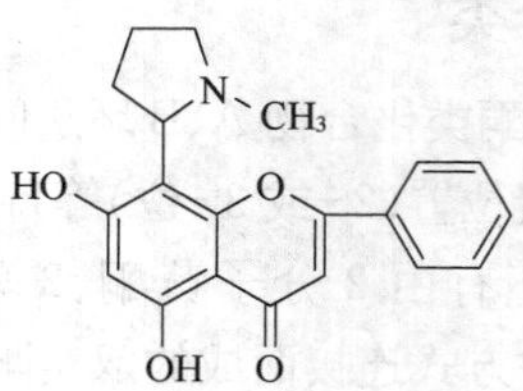

榕碱

各类型黄酮类化合物结构中，A、B环上常连接酚羟基、甲基、甲氧基、异戊烯基等官能团。

## 二、生物合成途径

黄酮类化合物在植物体内为复合型生物合成途径，即分别经莽草酸途径和乙酸—丙二酸途径，由3个丙二酰辅酶A和一个桂皮酰辅酶A在查耳酮合成酶的作用下生成查耳酮。经同位素标记证明由3个丙二酰辅酶A形成A环，桂皮酰辅酶A构成B环和提供A、B环之间的三碳链。生成的查耳酮再经过查耳酮异构化酶的作用形成二氢黄酮。二氢黄酮在各种酶的作用下生物合成而得到其他类型黄酮类化合物，详见第一章绪论。

## 三、组成黄酮的糖

天然黄酮类化合物多以苷的形式存在，一部分以游离形式存在。由于苷元不同，以及糖的种类、数量、连接位置、连接方式不同，形成了各种各样的黄酮苷类化合物。

组成黄酮苷的糖类主要有以下类型。① 单糖类：D-葡萄糖、D-半乳糖、D-木糖、L-鼠李糖、L-阿拉伯糖及D-葡萄糖醛酸等。② 双糖类：槐糖（glc$\beta$1→2glc）、龙胆二糖（glc$\beta$1→6glc）、芸香糖（rha$\alpha$1→6glc）、新橙皮糖（rha$\alpha$1→2glc）、刺槐二糖（rha$\alpha$1→6gal）等。③ 三糖类：龙胆三糖（glc$\beta$1→6glc$\beta$1→2fru）、槐三糖（glc$\beta$1→2glc$\beta$1→2glc）等。④ 酰化糖类：2-乙酰基葡萄糖（2-acetylglucose）、咖啡酰基葡萄糖（caffeoylglucose）

在黄酮O-苷中，糖的连接位置与苷元结构类型有关。如黄酮、二氢黄酮和异黄酮类多形成7-单糖链苷；黄酮醇和二氢黄酮醇类多形成3-、7-、3′-、4′-单糖链苷或3,7-、3,4′-及7,4′-双糖链苷；花色素类多在3-OH上连接一个糖或形成3,5-二葡萄糖苷。除常见的O-苷外，还发现有天然的黄酮C-苷，糖多连接在6-、8-或6,8-位，如牡荆素、葛根素等。

## 四、分布

黄酮类化合物广泛分布于被子植物中。黄酮类在唇形科、玄参科、爵麻科、苦苣苔科、菊科等植物中分布较多；黄酮醇类较广泛分布于双子叶植物，特别是一些木本植物的花和叶中；二氢黄酮类在蔷薇科、芸香科、豆科、杜鹃花科、菊科、姜科中分布较多；二氢黄酮醇类在豆科植物中普遍存在；异黄酮类在豆科蝶形花亚科和鸢尾科植物中存在较多；查耳酮类在菊科、豆科、苦苣苔科等植物中分布较多。而双黄酮类多局限于裸子植物，尤其是松柏纲、银杏纲和凤尾纲等。

## 五、生物活性

黄酮类化合物是中药中重要的有效成分，具有多方面的生理活性。银杏叶总黄酮、葛根总黄酮、葛根素（puerarin）等具有扩张冠状血管作用，临床上可用于治疗冠心病；芦丁（rutin）、橙皮苷（hesperidin）、d-儿茶素（d-catechin）等能降低毛细血管脆性和异常通透性，可用于毛细血管性出血以及高血压、动脉硬化的辅助治疗；水飞蓟素（silymarin）、异水飞蓟素（silydianin）及次水飞蓟素（silychristin）等具有保肝作用，临床上可用于治疗急、慢性肝炎，肝硬化及多种中毒性肝损伤等；木犀草素（luteolin）、黄芩苷（baicalin）、黄芩素（baicalein）等具有抗菌作用；槲皮素（quercetin）、桑色素（morin）等具有抗病毒作用；异甘草素（isoliquiritigenin）、大豆素（daidzein）等具有类似罂粟碱样解除平滑肌痉挛的作用；杜鹃素（farrerol）、川陈皮素（nobiletin）、槲皮素等具有止咳祛痰作用；染料木素（genistein）、金雀花异黄素（genistein）、大豆素等异黄酮类化合物因与己烯雌酚具有相似的结构部分,具有雌性激素样作用;营实苷 A(multiflorin A)有致泻作用;牡荆素(vitexin)、桑色素、$d$-儿茶素等具有抗肿瘤作用。最新研究表明,黄酮类化合物经过肠道微生物降解产生的代谢物脱氨基酪氨酸(DAT)被吸收后,能够上调 I 型干扰素信号通路,进而增强机体抗病毒免疫反应。DAT 虽然不能直接杀死流感病毒,但却是开启机体免疫保护和增强抗病毒免疫反应的关键组成部分。

# 第二节　黄酮类化合物的结构与分类

## 一、黄酮类

黄酮类是以 2-苯基色原酮为基本母核,且 3 位上无含氧基团取代的一类化合物。天然黄酮 A 环的 5,7-位几乎同时带有羟基;B 环常在 4′-位有羟基或甲氧基,3′-位有时也有羟基或甲氧基。常见的黄酮类化合物有芹菜素(apigenin)、木犀草素、牡荆素(vitexin)、黄芩苷等。

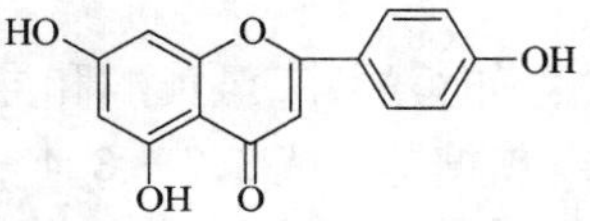

芹菜素 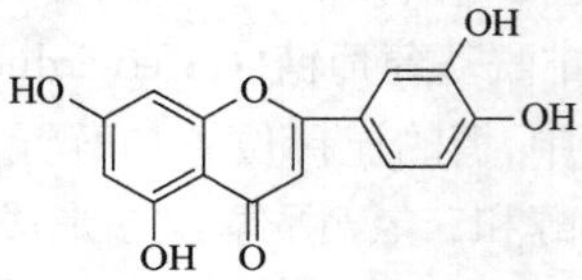　　　　　　　　　　木犀草素

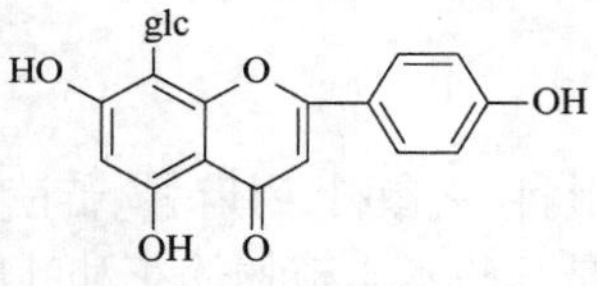

牡荆素 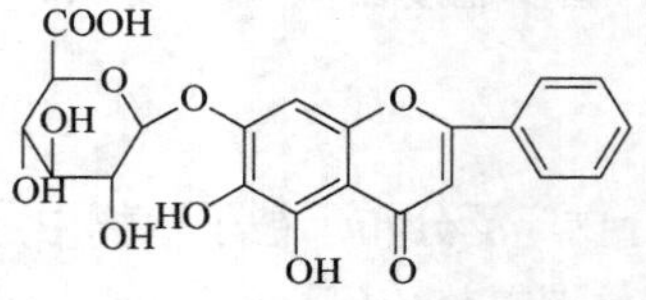　　　　　　　　　　黄芩苷

## 二、黄酮醇类

黄酮醇类是在黄酮基本母核的 3 位连有羟基或其他含氧基团的一类化合物。该类化合物种类较多,每一种黄酮醇又可形成多种苷,在同一植物中常有数种结构相似的苷同时存在。常见的黄酮醇类化合物有山柰酚(kaempferol)、杨梅素(myricetin)、槲皮素、芦丁等。

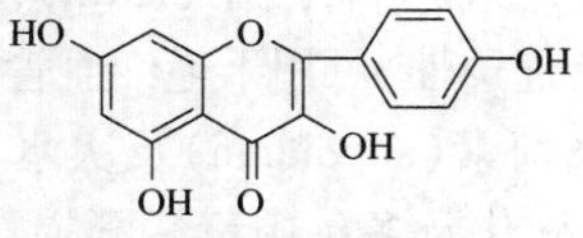

山柰酚 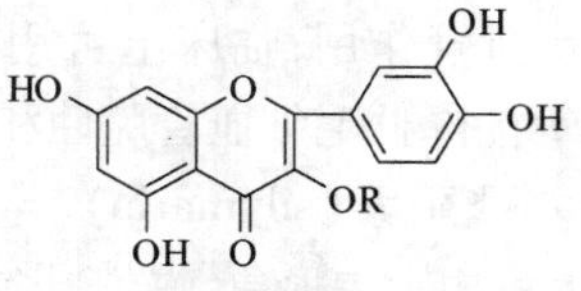　　　　　槲皮素　R=H　　　　　杨梅素
　　　　　　　　芦丁　　R=芸香糖基

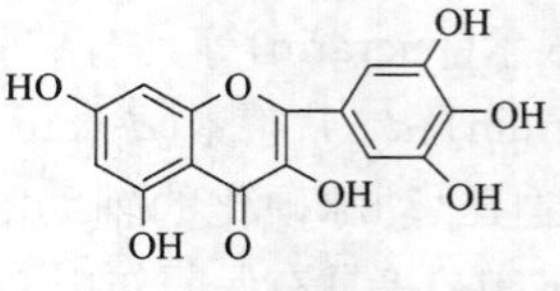

## 三、二氢黄酮类

二氢黄酮类可视为是黄酮基本母核的 2,3 位双键被氢化而成的一类化合物,如杜鹃素、橙皮苷

(hesperidin)等。

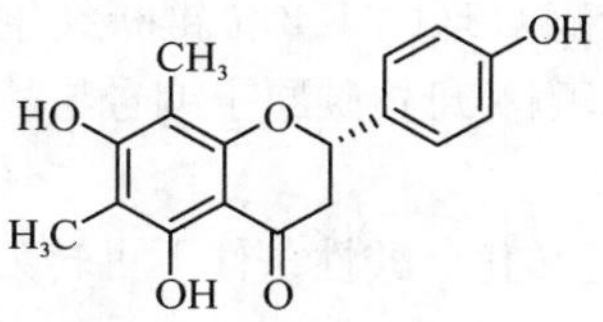

杜鹃素

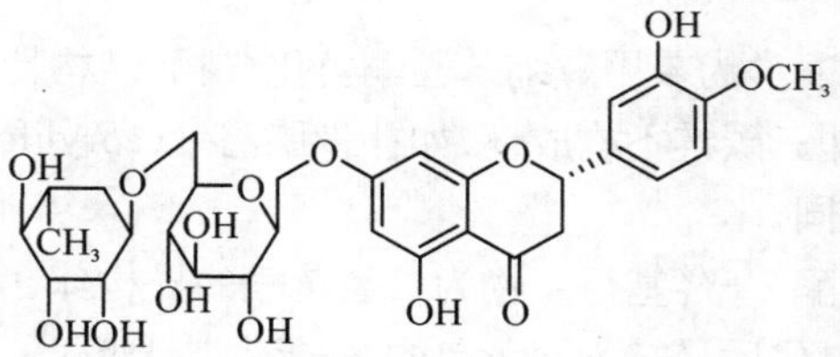

橙皮苷

## 四、二氢黄酮醇类

二氢黄酮醇类具有黄酮醇类 2,3 位被氢化的基本母核,如二氢槲皮素(dihydroquercetin)、二氢桑色素(dihydromorin)等。二氢黄酮醇类常与相应的黄酮醇共存于同一植物体中。

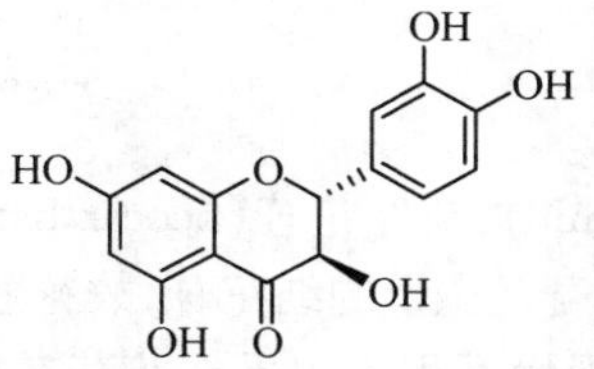

二氢槲皮素

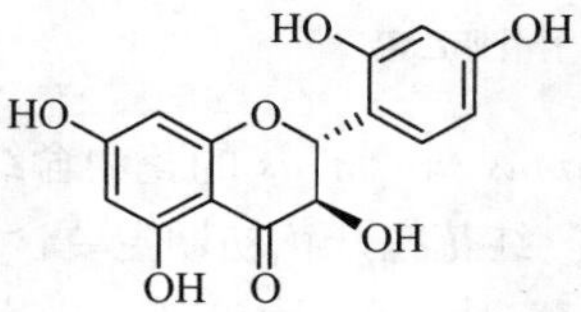

二氢桑色素

## 五、异黄酮类

异黄酮类以 3-苯基色原酮为基本母核,即 B 环连接在 C 环的 3 位上,如大豆素、大豆苷(daidzin)、葛根素(puerarin)等。

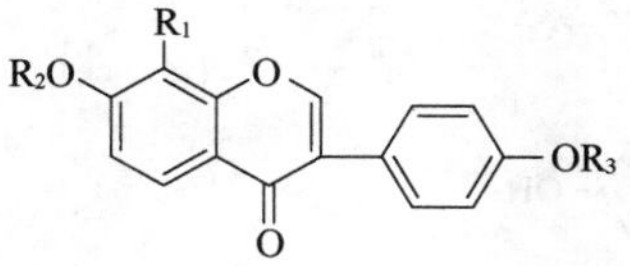

大豆素  $R_1 = R_2 = R_3 = H$
大豆苷  $R_1 = R_3 = H$  $R_2 = glc$
葛根素  $R_2 = R_3 = H$  $R_1 = glc$

## 六、二氢异黄酮类

二氢异黄酮类具有异黄酮 2,3 位被氢化的基本母核,如鱼藤酮(rotenone)、高丽槐素(maackiain)等。

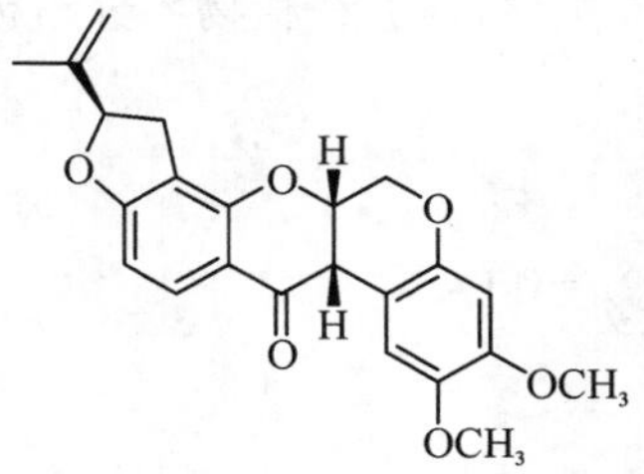

鱼藤酮

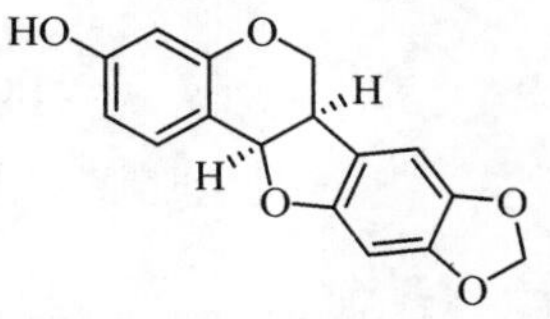

高丽槐素

## 七、查耳酮类

查耳酮类为苯甲醛缩苯乙酮类化合物,结构特点是二氢黄酮 C 环的 1,2 位键断裂生成的开环衍生物,即三碳链不构成环,如补骨脂乙素(corylifolinin)。查耳酮类母核碳原子编号与其他黄酮类化合物不同。

查耳酮 2′-羟基衍生物为二氢黄酮的异构体,两者可以相互转化。酸性条件下可转为无色的二氢黄酮,碱化后又转为深黄色的 2′-羟基查耳酮。

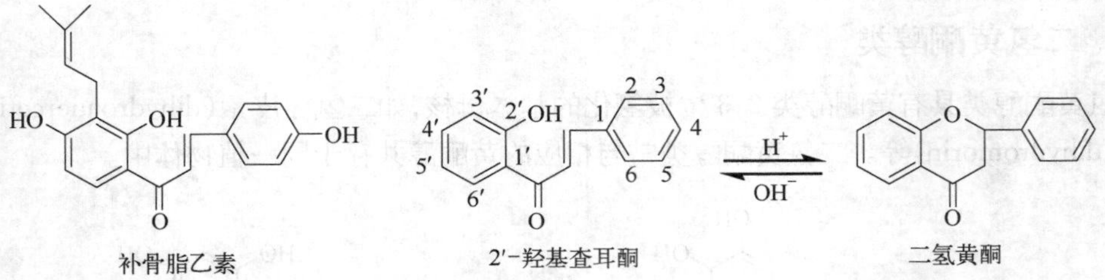

补骨脂乙素　　　　　　2′-羟基查耳酮　　　　　　二氢黄酮

红花 *Carthamus tinctorius* 的花中含红花苷(carthamin)、新红花苷(neocarthamin)和醌式红花苷(carthamone)。红花在开花初期主要含无色的新红花苷及微量的红花苷,故花冠呈淡黄色;开花中期主要含红花苷,故花冠呈深黄色;开花后期或采收干燥过程中由于红花苷在植物体中酶的作用下氧化变成红色的醌式红花苷,故花冠逐渐呈红色至深红色。

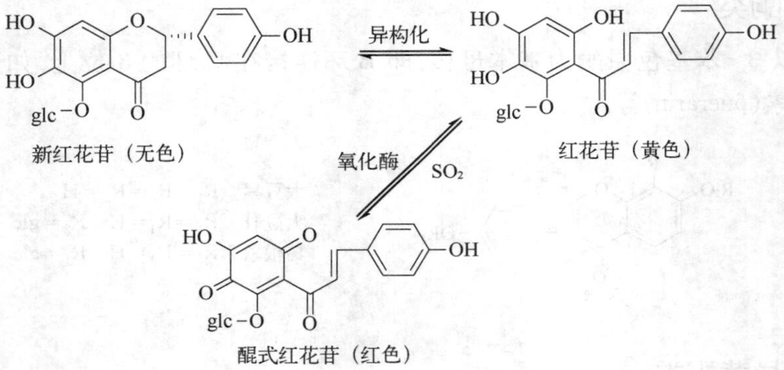

新红花苷(无色)　　　　　　异构化　　　　　　红花苷(黄色)

氧化酶　SO₂

醌式红花苷(红色)

## 八、二氢查耳酮类

二氢查耳酮类为查耳酮 α 和 β 位双键氢化而成的一类化合物,在植物界分布极少,如梨根苷(phloridzin)。

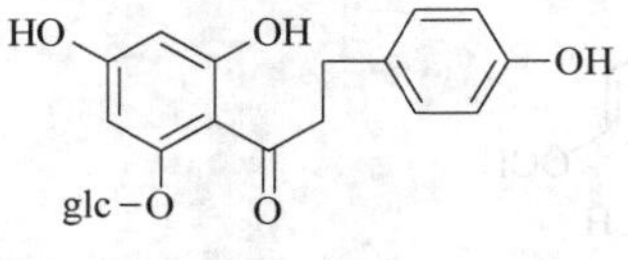

梨根苷

## 九、花色素类

花色素类的结构特点是基本母核 C 环无羰基,1 位氧原子以锌盐形式存在,是使植物的花、果、叶、茎等呈现蓝、紫、红等颜色的色素,在中药中多以苷的形式存在。花色苷(anthocyanin)一般用 20％盐酸煮沸 3 min 即可水解生成苷元和糖类。

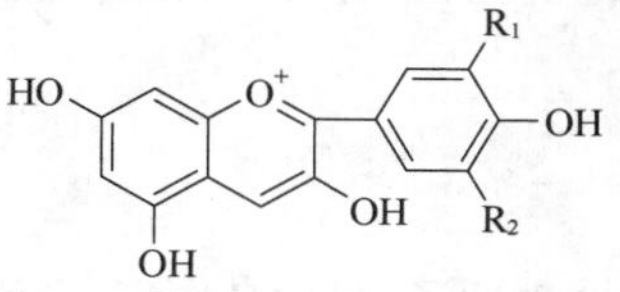

矢车菊苷元　$R_1=OH$　$R_2=H$
飞燕草苷元　$R_1=R_2=OH$
天竺葵苷元　$R_1=R_2=H$

## 十、黄烷醇类

黄烷醇类根据 C 环 3,4 位羟基的情况分为黄烷-3-醇和黄烷-3,4-二醇两类,在植物体内作为鞣质的前体,常以分子聚合的形式生成鞣质。

1. **黄烷-3-醇类**　又称为儿茶素类,在植物中分布较广,主要存在于含鞣质的木本植物中。儿茶素有四个光学异构体,但在植物体中主要存在(＋)儿茶素(catechin)和(－)表儿茶素(epicatechin)两个。

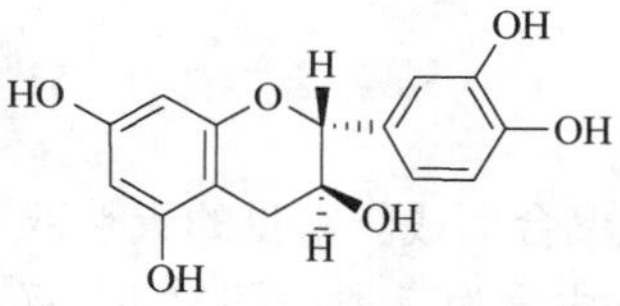

(+)儿茶素 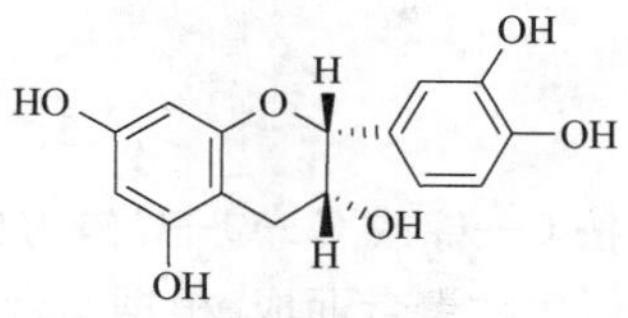　　　(−)表儿茶素 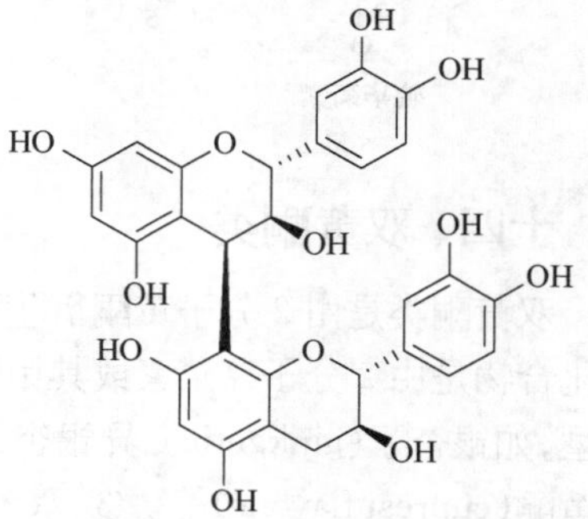　　　双聚原矢车菊苷元

2. **黄烷-3,4-二醇类**　又称为无色花色素类,在植物界分布也很广,尤其是含鞣质的木本植物和蕨类植物中,如无色矢车菊素(leucocyanidin)、无色飞燕草素(leucodelphinidin)、无色天竺葵素(leucopelargonidin)等。

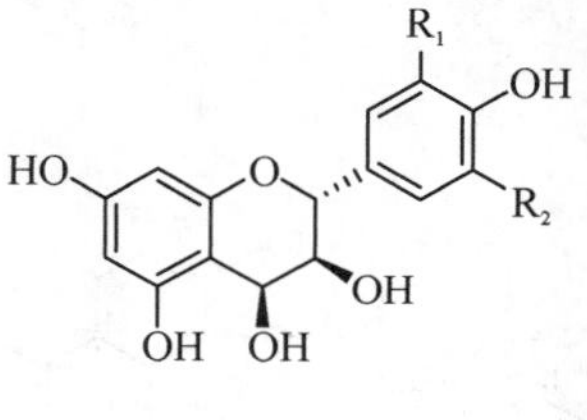

无色矢车菊素　$R_1=OH$,　$R_2=H$
无色飞燕草素　$R_1=R_2=OH$
无色天竺葵素　$R_1=R_2=H$

## 十一、橙酮类

橙酮类又称噢呿类,结构特点是 C 环为含氧五元环,母核碳原子编号也与其他黄酮类化合物

不同,如硫华菊素(sulphuretin)。此类化合物较少见,主要存在于玄参科、菊科、苦苣苔科和单子叶植物沙草科中。

## 十二、𬭊酮类

𬭊酮类又称双苯吡酮类或苯骈色原酮类,基本母核由苯环与色原酮的 2,3 位骈合而成,如异芒果素(isomengiferin)。这是一种特殊类型的黄酮类化合物,常存在于龙胆科、藤黄科植物中,在百合科植物中也有分布。

## 十三、高异黄酮类

高异黄酮类的基本母核比一般异黄酮母核多一个碳原子,是由色原酮、色满酮的 3 位接苄基而形成的一系列衍生物,如甲基麦冬黄酮 A(methylophiopogonone A)。

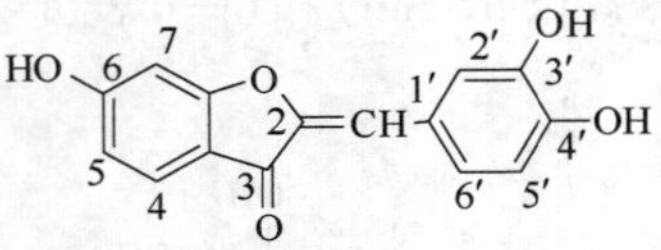

硫华菊素 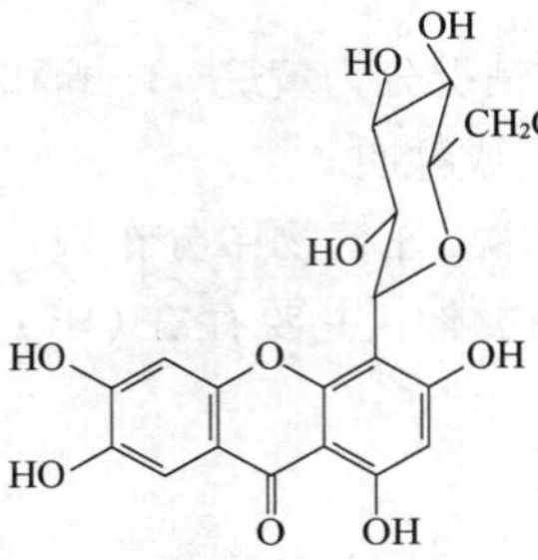　　　　　异芒果素 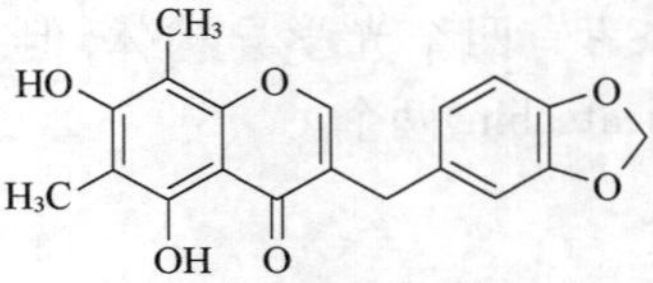　　　　　甲基麦冬黄酮A

## 十四、双黄酮类

双黄酮类是由 2 分子黄酮衍生物按 C—C 或 C—O—C 键方式聚合而成。常见的天然双黄酮类化合物是由 2 分子芹菜素或其甲醚衍生物聚合而成,根据结合方式分为三类:① 3′,8″-双芹菜素型,如银杏素(ginkgetin)、异银杏素(isoginkgetin)、白果素(bilobetin)等。② 8,8″-双芹菜素型,如柏黄酮(cupresuflavone)等。③ 双苯醚型,如扁柏黄酮(hinokiflavone)等。

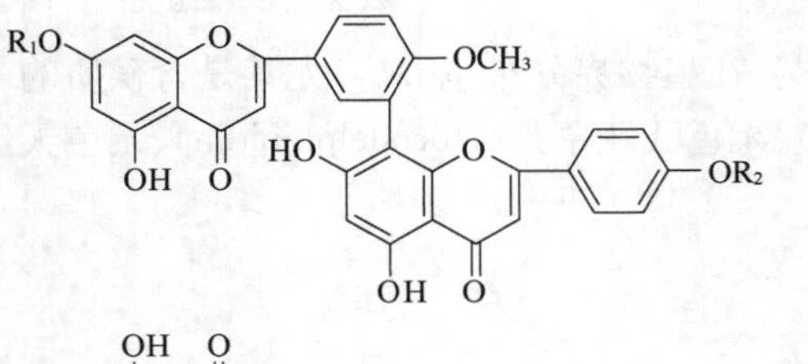

银杏素　　R₁=CH₃　R₂=H
异银杏素　R₁=H　R₂=CH₃
白果素　　R₁=R₂=H

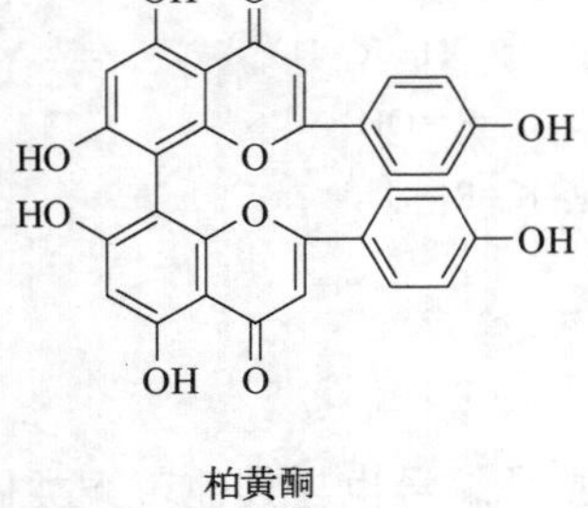

柏黄酮 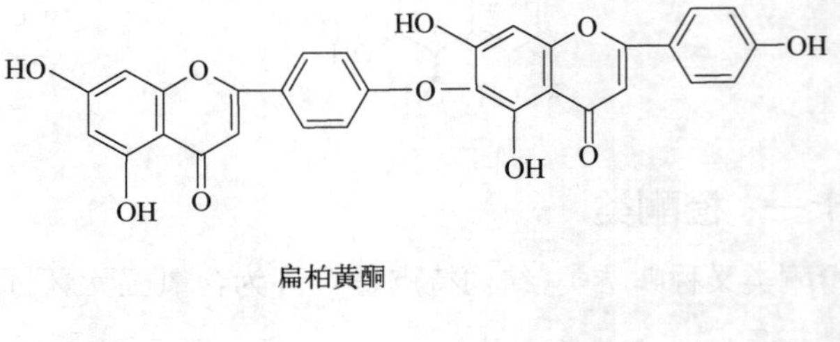　　　　　　扁柏黄酮

# 第三节　黄酮类化合物的理化性质

## 一、性状

**1. 形态**　黄酮类化合物多为结晶性固体,具有一定的结晶形状,少数(如黄酮苷类)为无定形粉末。

**2. 颜色**　黄酮类化合物大多呈黄色,所呈颜色主要与分子中是否存在交叉共轭体系以及助色团(—OH、—OCH₃ 等)的种类、数目和取代位置有关。

以黄酮为例,其色原酮部分无色,但在 2 位上引入苯环后即形成交叉共轭体系,并通过电子转移、重排,使共轭链延长,因而显现出颜色。一般情况下,黄酮、黄酮醇及其苷类多显灰黄色至黄色,查耳酮显黄色至橙黄色。

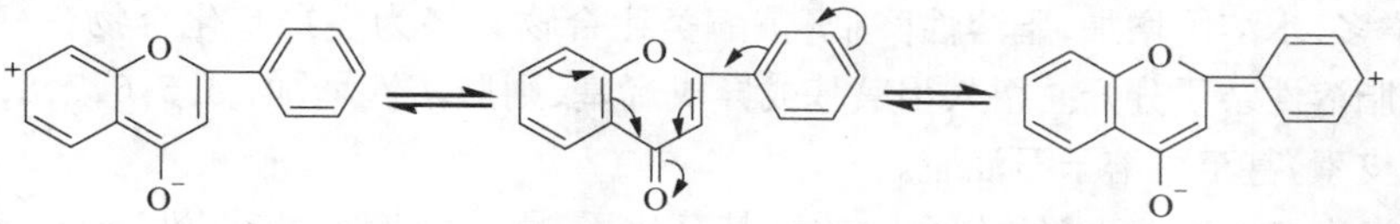

如果在黄酮、黄酮醇分子 7 位或 4′位引入—OH 及—OCH₃ 等供电子基团后,因产生 p-π 共轭,促进电子移位、重排,使共轭系统延长,化合物颜色加深;但在其他位置引入供电子基团则对颜色影响较小。

如果 2,3 位双键被氢化,则交叉共轭体系中断,因此二氢黄酮、二氢黄酮醇及黄烷醇几乎无色。异黄酮因 B 环接在 3 位,缺少完整的交叉共轭体系,显微黄色。

花色素的颜色可随 pH 不同而改变,一般 pH<7 时显红色,pH 8.5 时显紫色,pH>8.5 时显蓝色。

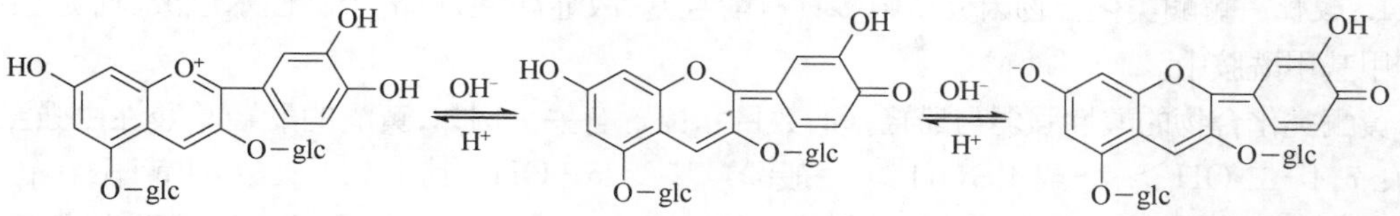

## 二、旋光性

游离黄酮类化合物中,二氢黄酮、二氢黄酮醇、二氢异黄酮、黄烷醇等类型因具有手性碳原子,具有旋光性,其余无旋光性。黄酮苷类由于结构中含有糖基,故均有旋光性,且多为左旋。

## 三、溶解性

黄酮类化合物的溶解性因结构类型及存在状态(苷或苷元,单糖苷、双糖苷或三糖苷等)不同而有很大差异。

1. **游离黄酮类化合物** 游离黄酮类化合物一般难溶或不溶于水,易溶于甲醇、乙醇、乙酸乙酯、氯仿、乙醚等有机溶剂及稀碱水溶液中。

黄酮、黄酮醇、查耳酮等分子中存在交叉共轭体系,为平面型分子,分子间排列紧密,引力较大,故很难溶于水。

二氢黄酮、二氢黄酮醇等因分子中的 C 环被氢化,具有近似于半椅式的结构,为非平面型分子,分子间排列不紧密,引力降低,有利于水分子进入,故在水中溶解度稍大。异黄酮类化合物的 B 环受吡喃环羰基的立体阻碍,也不是平面型分子,故亲水性比平面型分子增加。

花色素类虽具有平面型结构,但因以离子形式存在,具有盐的通性,故亲水性较强,水溶度较大。

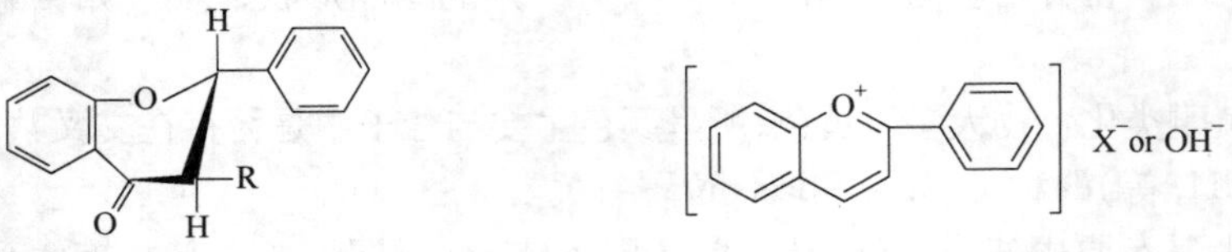

二氢黄酮 　R=H
二氢黄酮醇 　R=OH

花色素

黄酮类化合物母核上引入取代基的种类和数目不同,对溶解度的影响也不同。例如,分子中引入的羟基增多,水溶性增加,脂溶性降低,黄酮类化合物大多为多羟基化合物,一般不溶于石油醚中,故可与脂溶性杂质分开。引入甲氧基或异戊烯基,则脂溶性增加,如 $5,6,7,8,3',4'$-六甲氧基黄酮(川陈皮素)甚至可溶于石油醚。

2. **黄酮苷类化合物** 黄酮类化合物的羟基苷化后,水溶性增加,脂溶性降低。黄酮苷一般易溶于水、甲醇、乙醇等极性溶剂,难溶或不溶于苯、氯仿、乙醚等有机溶剂。苷分子中糖基的数目和位置,对溶解度亦有一定影响。一般多糖苷比单糖苷水溶性大,3-羟基苷比相应的 7-羟基苷水溶性大,如槲皮素-3-$O$-葡萄糖苷的水溶性比槲皮素-7-$O$-葡萄糖苷大,可能是由于 $C_3$-$O$-糖基与 $C_4$ 羰基的立体障碍使平面型分子变成非平面型分子。

## 四、酸碱性

1. **酸性** 黄酮类化合物因分子中多具有酚羟基,故显酸性,可溶于碱性水溶液、吡啶、甲酰胺及二甲基甲酰胺中。

黄酮类化合物的酸性强弱与酚羟基的数目和位置有关。例如,黄酮的酚羟基酸性由强至弱依次为:$7,4'$-二 OH > 7-或 $4'$-OH > 一般酚羟基 > 5-OH。其中 $7,4'$-二 OH 黄酮,在 p-π 共轭效应的影响下酸性增强,可溶于碳酸氢钠水溶液;7-或 $4'$-OH 黄酮可溶于碳酸钠水溶液;具有一般酚羟基的黄酮只溶于氢氧化钠水溶液;而仅有 5-位酚羟基的黄酮,因可与 4-位的羰基形成分子内氢键,故酸性最弱。此性质可用于提取、分离及鉴定工作。

2. **碱性** 黄酮类化合物分子中 γ-吡喃酮环上的 1-位氧原子,因有未共用电子对,故表现出微弱的碱性,可与强无机酸(如浓硫酸、盐酸等)生成锌盐,但生成的锌盐极不稳定,加水后即分解。

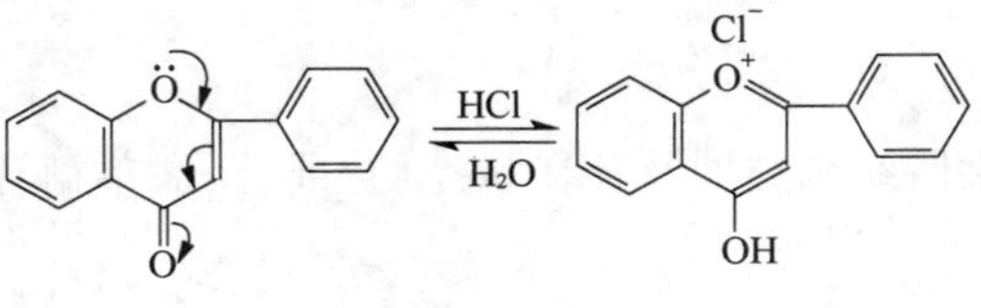

黄酮类化合物溶于浓硫酸中生成的锌盐,常常表现出特殊的颜色,可用于初步鉴别黄酮类化合物的结构类型。例如,黄酮、黄酮醇类显黄色至橙色,并有荧光;二氢黄酮类显橙色(冷时)至紫红色(加热时);查耳酮类显橙红色至洋红色;异黄酮、二氢异黄酮类显黄色;橙酮类显红色至洋红色。

## 五、显色反应

黄酮类化合物的颜色反应主要是利用分子中的酚羟基及 $\gamma$ -吡喃酮环的性质。

**1. 还原反应**

(1) 盐酸—镁粉(或锌粉)反应:是鉴定黄酮类化合物最常用的颜色反应。在样品的甲醇或乙醇溶液中加入少许镁粉(或锌粉)振摇,再滴加几滴浓盐酸,1~2 min 内(必要时微热)即可显色。

盐酸—镁粉显色反应机制,曾被解释为形成花色苷元之故,现在认为是因为生成了阳碳离子所致。

多数黄酮、黄酮醇、二氢黄酮及二氢黄酮醇类化合物显红~紫红色,少数显蓝色或绿色,分子中特别是当 B 环上有—OH 或—OCH$_3$ 取代时,呈现的颜色亦随之加深。但查耳酮、橙酮、儿茶素类则无此显色反应。异黄酮类除少数例外,也不显色。

花色素类及部分橙酮、查耳酮类化合物在单纯浓盐酸酸性环境下也会发生颜色变化,因此需注意必要时预先做空白对照实验,即在供试液中仅加入浓盐酸而不加镁粉进行观察。

此外,植物粗提取液常显酱红色,为了避免本身颜色的干扰,可注意观察加入浓盐酸后升起的泡沫颜色,如泡沫为红色,即示阳性。

(2) 钠汞齐反应:在样品的乙醇溶液中加入钠汞齐,放置数分钟至数小时或加热,过滤,滤液用盐酸酸化,黄酮、二氢黄酮、异黄酮、二氢异黄酮类显红色,黄酮醇类显黄~淡红色,二氢黄酮醇类显棕黄色。

(3) 四氢硼钠(钾)反应:四氢硼钠(NaBH$_4$)是对二氢黄酮类化合物专属性较高的一种还原剂。二氢黄酮类或二氢黄酮醇类可被还原产生红~紫红色,若 A 环与 B 环有一个以上—OH 或—OCH$_3$ 取代则颜色加深。其他黄酮类化合物均不显色,可与之区别。

取样品 1~2 mg 于试管加甲醇溶解,加 NaBH$_4$ 10 mg,再滴加 1% 盐酸,呈红~紫红色;也可在滤纸上进行,先在滤纸上喷 2% NaBH$_4$ 的甲醇溶液,1 min 后熏浓盐酸蒸气,斑点被还原显色。

**2. 金属盐类试剂的络合反应** 黄酮类化合物分子中若具有 3-羟基,4-羰基,或 5-羟基,4-羰基或邻二酚羟基,则可以与许多金属盐类试剂(铝盐、锆盐、锶盐、镁盐等)反应,生成有色络合物或沉淀。

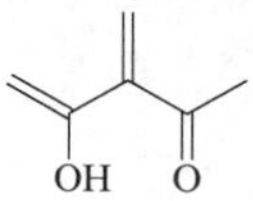

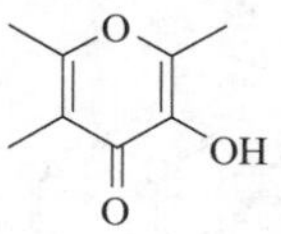

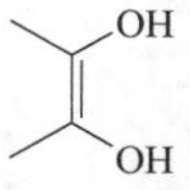

(1) 三氯化铝反应:可用于定性及定量分析。将样品的乙醇溶液和 1% 三氯化铝乙醇溶液在滤纸、薄层板或试管中反应,生成的络合物多呈黄色($\lambda_{max}=415$ nm),并显鲜黄色荧光,但 4$'$-羟基黄酮醇或 7,4$'$-二羟基黄酮醇显天蓝色荧光。

5-羟基黄酮铝络合物　　　　　　　　3-羟基黄酮铝络合物

（2）锆盐—枸橼酸反应：可鉴别黄酮类化合物分子中 3-或 5-OH 的存在。若黄酮类化合物分子中含有游离的 3-或 5-OH 存在，均可与 2%二氯氧锆（$ZrOCl_2$）甲醇溶液反应生成黄色络合物。再加入 2%枸橼酸甲醇溶液，若黄色不减褪，表示有 3-OH 或 3,5-二 OH；若黄色减褪，表示无 3-OH，但有 5-OH。因为这两种锆络合物对酸的稳定性不同，5-羟基、4-羰基与锆盐生成的络合物容易被弱酸分解。反应也可在滤纸上进行，得到的锆盐络合物斑点多呈黄绿色并有荧光。

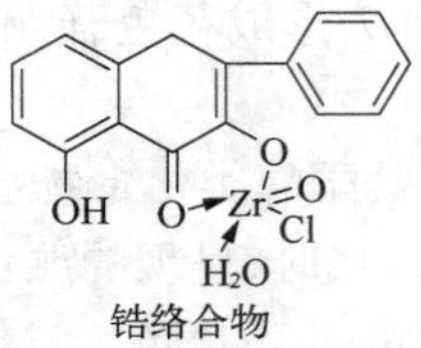

锆络合物

（3）氨性氯化锶反应：可鉴别黄酮类化合物分子中是否具有邻二酚羟基。取少许样品置试管中，用 1 ml 甲醇溶解（必要时可水浴加热），加入 3 滴 0.01 mol/L 氯化锶（$SrCl_2$）甲醇溶液和 3 滴被氨气饱和的甲醇溶液，如产生绿色至棕色乃至黑色沉淀，表示有邻二酚羟基。

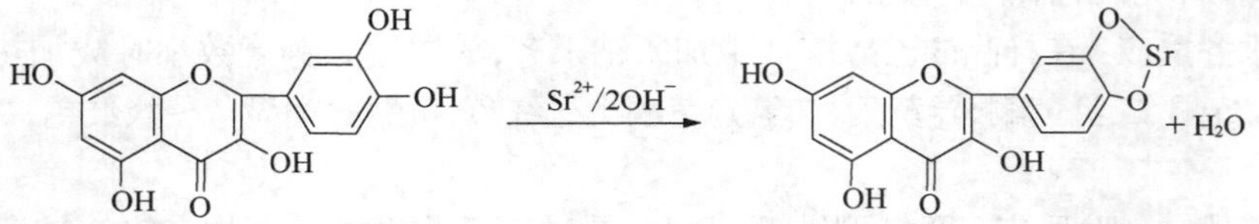

（4）乙酸镁反应：样品的乙醇溶液与 1%乙酸镁甲醇溶液在滤纸上反应，置紫外灯下观察。黄酮、黄酮醇、异黄酮类显黄～橙黄～褐色；而二氢黄酮、二氢黄酮醇类显天蓝色荧光，若具有 5-OH 色泽更明显。

（5）三氯化铁反应：黄酮类化合物分子中多含有酚羟基，可与三氯化铁水溶液或醇溶液反应，颜色与分子中所含酚羟基的数目和位置有关，可呈现紫、绿、蓝等不同颜色。

**3. 硼酸显色反应**　黄酮类化合物分子中含有如 5-羟基黄酮和 6'-羟基查耳酮结构时，在无机酸或有机酸存在条件下，可与硼酸反应，生成亮黄色，此可与其他类型的黄酮类化合物相区别。一般在草酸存在下显黄色并具有绿色荧光，但在枸橼酸丙酮存在的条件下，则只显黄色而无荧光。

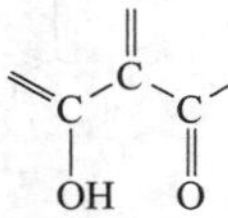

**4. 碱性试剂显色反应**　黄酮类化合物溶于碱性溶液可生成黄色、橙色或红色等，化合物类型不同，显色情况不同。如黄酮类在冷和热的氢氧化钠水溶液中能产生黄～橙色；查耳酮类或橙酮类在碱液中能很快产生红或紫红色；二氢黄酮类在碱液中开环，转变成查耳酮，因此在冷碱液中呈

黄色至橙色,放置一段时间或加热后则呈深红色至紫红色;黄酮醇类在碱液中先呈黄色,当溶液中通入空气后,因 3‑OH 易氧化,溶液变为棕色;具有邻三羟基的黄酮类化合物不稳定,易被氧化,产生暗绿色或蓝绿色纤维状沉淀。

因此,根据碱性试剂处理后颜色的变化,可以初步鉴别黄酮类化合物的基本结构类型和分子中某些结构特征。也可将样品与氨蒸气或碳酸钠水溶液通过纸斑反应,在可见光或紫外光下观察颜色变化情况来鉴别黄酮类化合物。其中,用氨蒸气处理后呈现的颜色变化置空气中随即褪去,但经碳酸钠水溶液处理而呈现的颜色置空气中却不褪色。

5. **五氯化锑反应**　查耳酮类的无水四氯化碳溶液与五氯化锑作用可生成红色或紫红色沉淀,而黄酮、二氢黄酮及黄酮醇类显黄~橙色,可以区别查耳酮类与其他黄酮类化合物。由于在湿空气及含水溶液中颜色产物不稳定,应注意反应时所用溶剂必须无水。

# 第四节　黄酮类化合物的提取和分离

## 一、黄酮类化合物的提取

中药中黄酮类化合物种类多,性质各异,且在植物体内分布部位不同,存在形式也不同,如在花、叶、果等组织中多以苷的形式存在,在木部坚硬组织中多以游离苷元的形式存在。

黄酮类化合物的提取,主要根据被提取物和共存杂质的性质选择合适的提取溶剂。大多数游离的黄酮苷元宜用极性较小的溶剂(如氯仿、乙醚、乙酸乙酯等)进行提取,而亲脂性较强的多甲氧基黄酮苷元,甚至可用甲苯进行提取。黄酮苷类和极性较大的黄酮苷元(如羟基黄酮、双黄酮、橙酮、查耳酮等),一般可根据具体情况选用乙酸乙酯、丙酮、乙醇、甲醇、水或混合溶剂提取,其中乙醇(或甲醇)/水的混合溶剂系统应用最多。提取花色素类化合物时可加入少量酸(如 0.1% 盐酸)。但提取一般黄酮苷类成分时,应当慎用酸水,以免发生水解反应。提取羟基黄酮时,也可采用碱水。

### (一) 乙醇或甲醇提取

含水乙醇或甲醇是最常用的提取黄酮类化合物的溶剂,高浓度的醇(如 90%~95%)适宜于提取黄酮苷元,浓度约 60% 的醇适宜于提取黄酮苷类。提取方法有冷浸法、渗漉法、回流法、连续回流提取法和超声提取法等。

### (二) 热水提取法

热水仅限于提取黄酮苷类,成本低、安全,适合于工业化生产。在提取过程中为了避免黄酮苷类发生水解,也可按一般提取苷的方法预先破坏酶的活性。但是,热水提取法所得的提取物杂质较多,提取效率也不高。

### (三) 碱性水或碱性烯醇提取法

由于黄酮类成分大多具有酚羟基,呈酸性,在碱性溶液中成盐溶解,因此可用碱性水或碱性烯醇提取,提取液经酸化后可使黄酮类化合物游离,或沉淀析出,或使用有机溶剂萃取。

常用的碱性水溶液有稀氢氧化钠水溶液、碳酸钠水溶液和石灰水(即氢氧化钙水溶液)。稀氢氧化钠水溶液浸出能力较大,但浸出杂质较多,可将浸出液酸化后迅速过滤,因先析出的沉淀物常常是杂质,故被过滤除去,而滤液中再析出的沉淀物可能是较纯的黄酮类化合物。碳酸钠水溶液浸出能力不如稀氢氧化钠水溶液,但浸出杂质较少。石灰水的优点是使含有多酚羟基的鞣质或含有羧基的果胶、黏液质等水溶性杂质生成钙盐沉淀而不被溶出,有利于提取液的纯化;缺点是浸出效果可能不如稀氢氧化钠水溶液,且有些黄酮类化合物也能与钙结合成不溶性物质,不被溶出,从而影响总黄酮的提出率。5%氢氧化钠稀乙醇液浸出效果较好,但浸出液酸化后,游离析出的黄酮类化合物在烯醇中有一定的溶解度,可能降低产品的收取率。

用碱性溶剂提取时,应当注意所用的碱浓度不宜过高,以免在强碱下(尤其是加热时)破坏黄酮类化合物母核。在加酸酸化时,酸性也不宜过强,以免生成锌盐,致使析出的黄酮类化合物又重新溶解,降低产品收取率。当黄酮类化合物结构中含有邻二酚羟基时,可添加硼酸对其进行保护。

**(四)系统溶剂提取法**

用极性由小到大的溶剂依次提取,其相应被提出的黄酮类化合物的极性也是由小到大。例如,先用石油醚或正己烷脱脂(针对叶类或全草类药材);然后依次用苯提取多甲氧基黄酮或含异戊烯基、甲基的黄酮;三氯甲烷、乙醚、乙酸乙酯提取大多数游离的黄酮类化合物;丙酮、乙醇、甲醇、甲醇—水(1:1)提取多羟基黄酮、双黄酮、查耳酮、橙酮类化合物;烯醇、沸水提取苷类;1%盐酸提取花色素类等。

## 二、黄酮类化合物的分离

黄酮类化合物的分离主要根据其极性差异、酸性强弱、分子量大小和有无特殊结构等,采用合适的分离方法。黄酮类化合物的分离方法虽然很多,但单体的分离仍主要依靠各种色谱法,近年来又应用了各种包括高效液相色谱法、高速逆流色谱法等新的色谱技术。

**(一)溶剂萃取法**

用水或不同浓度的醇提取得到的浸出物成分复杂,往往不能直接析出黄酮类化合物,需回收溶剂,使成糖浆状或浓水液。然后用不同极性的溶剂进行萃取,可使游离黄酮与黄酮苷分离或使极性较小与极性较大的黄酮分离。例如,先用乙醚从上述浓水液中萃取出游离黄酮苷元,再用乙酸乙酯反复萃取得到黄酮苷。此法是初步分离,主要分离苷元和苷。

利用黄酮类化合物与混入的杂质极性不同,选用不同溶剂处理,也可达到精制纯化目的。例如,植物叶子的醇提取液适当浓缩后,可用石油醚萃取除去叶绿素、胡萝卜素等低极性杂质。而某些提取物的水溶液经浓缩后则可加入多倍量浓醇,以沉淀除去蛋白质、多糖类等水溶性杂质。

**(二)聚酰胺吸附法**

黄酮类化合物大多具有酚羟基,可与聚酰胺形成氢键吸附,从而与不含酚羟基的成分分离。在操作过程中,对吸附有酚类物质的聚酰胺柱先用水将糖类等亲水性杂质洗脱下来,再用95%乙醇将黄酮等酚类化合物洗脱下来。此法常用于总黄酮的纯化精制。

**(三)硼酸络合法**

有邻二酚羟基的黄酮类化合物可与硼酸络合,生成物易溶于水,可与无邻二酚羟基的黄酮类化合物相互分离。例如,山柰酚和槲皮素的分离,可将其混合物溶于乙酸乙酯中,用饱和的硼酸水溶液萃取,槲皮素因结构中具有邻二酚羟基,可与硼酸络合而溶于水,山柰酚因结构中无邻二酚羟基则仍保留在乙酸乙酯层中。

### （四）pH 梯度萃取法

pH 梯度萃取法主要适用于酸性强弱不同的游离黄酮类化合物的分离。将混合物溶于乙醚等有机溶剂中,依次用 5%NaHCO$_3$(可萃取出 7,4′-二羟基黄酮)、5%Na$_2$CO$_3$(可萃取出 7 -或 4′-羟基黄酮)、0.2%NaOH(可萃取出具有一般酚羟基的黄酮)、4%NaOH(可萃取出 3 -羟基黄酮或 5 -羟基黄酮)萃取,达到分离的目的。

### （五）柱色谱法

柱色谱的填充剂有硅胶、聚酰胺、氧化铝、葡聚糖凝胶和纤维素粉等,其中以硅胶、聚酰胺最常用。

1. **硅胶柱色谱**　应用范围较广,主要适宜分离极性较低的黄酮类化合物如异黄酮、二氢黄酮、二氢黄酮醇及高度甲基化或乙酰化的黄酮及黄酮醇类。少数情况下,在加水去活化后也可用于分离极性较大的化合物(如多羟基黄酮醇及黄酮苷类等)。分离游离黄酮时,一般选择有机溶剂为洗脱剂,如不同比例的氯仿—甲醇混合溶剂等;分离黄酮苷时常用极性较大的含水溶剂系统洗脱,如氯仿—甲醇—水、乙酸乙酯—丙酮—水等。

2. **聚酰胺柱色谱**　聚酰胺对各种黄酮类化合物(包括黄酮苷和黄酮苷元)有较好的分离效果,是较为理想的吸附剂,且其容量比较大,适合于制备性分离。

聚酰胺色谱的分离机制,一般认为是"氢键吸附",即聚酰胺的吸附作用是通过其酰胺羰基与黄酮类化合物分子上的酚羟基形成氢键缔合而产生的,其吸附强度主要取决于黄酮类化合物分子中酚羟基的数目与位置等以及洗脱溶剂与黄酮类化合物或与聚酰胺之间形成氢键缔合能力的大小。

黄酮类化合物在聚酰胺柱上的一般洗脱规律如下。

(1) 黄酮类化合物分子中能形成氢键的基团(即酚羟基)数目越多,则聚酰胺对它的吸附力越强,在色谱柱上越难以被洗脱。

(2) 当黄酮分子中酚羟基数目相同时,酚羟基的位置对吸附也有影响。当酚羟基所处位置易于形成分子内氢键,则其与聚酰胺形成氢键吸附减小,在色谱柱上易被洗脱。所以,聚酰胺对酚羟基处于 C$_4$ 羰基邻位(即 3 -或 5 -位)的黄酮吸附力小于酚羟基处于其他位置的黄酮;对具有邻二酚羟基的黄酮吸附力小于具有间二酚羟基或对二酚羟基的黄酮。此外,当黄酮分子中的酚羟基与其他基团也能形成分子内氢键时,则聚酰胺对该化合物的吸附力也会降低。

大豆素　　　　＞　　　　卡来可新

(3) 黄酮分子内芳香化程度越高,共轭双键越多,则聚酰胺对它的吸附力越强,故查耳酮常常比相应的二氢黄酮难被洗脱。

(4) 不同类型黄酮化合物的洗脱顺序为:异黄酮＞二氢黄酮醇＞黄酮＞黄酮醇。

(5) 洗脱剂的影响:聚酰胺与各类化合物在水中形成氢键的能力最强,在有机溶剂中较弱,在碱性溶剂中最弱。因此,各种溶剂在聚酰胺柱上的洗脱能力由弱至强的顺序为:水＜甲醇或乙醇(浓度由低到高)<丙酮<稀氢氧化钠水溶液或氨水<甲酰胺<二甲基甲酰胺(DMF)<尿素水溶液。

（6）黄酮苷元与黄酮苷：如果以含水溶剂（如醇—水）做洗脱剂时，黄酮苷比相应的黄酮苷元先被洗脱下来，且洗脱的先后顺序一般是：叁糖苷>双糖苷>单糖苷>黄酮苷元；如果以有机溶剂（如三氯甲烷—甲醇，是属于非水溶剂系统）做洗脱剂，结果则相反，黄酮苷元比相应的苷先被洗脱下来。后者是不符合"氢键吸附"规律的。有人认为这是由于聚酰胺具有"双相色谱"特性之故，即其分子中既有非极性的脂肪链，又有极性的酰胺基团，当用极性溶剂（如含水溶剂系统）洗脱时，聚酰胺作为非极性固定相，其色谱行为类似反相分配色谱，因黄酮苷比黄酮苷元极性大，所以黄酮苷比黄酮苷元容易被洗脱。当用有机溶剂（如三氯甲烷—甲醇）洗脱时，聚酰胺作为极性固定相，其色谱行为类似正相分配色谱，所以黄酮苷元比黄酮苷容易被洗脱。

上述吸附规律也适用于黄酮类化合物在聚酰胺薄层色谱上的行为。

用聚酰胺柱分离黄酮苷元时，可用极性较小的氯仿—甲醇—丁酮—丙酮、苯—石油醚—丁酮—甲醇等混合溶剂洗脱；分离黄酮苷时，可用甲醇—水或乙醇—水等混合溶剂洗脱。

3. **氧化铝柱色谱** 氧化铝对黄酮类化合物吸附力强，特别是具有 3-羟基、4-羰基或 5-羟基、4-羰基或邻二酚羟基结构的黄酮类化合物与铝离子络合而被牢固地吸附在氧化铝柱上，难以洗脱，所以很少应用。但是当黄酮类化合物分子中没有上述结构，或虽有上述结构但羟基已被甲基化或苷化时，也可用氧化铝柱色谱分离。

4. **葡聚糖凝胶柱色谱** Sephadex G 型及 Sephadex LH-20 型凝胶常用于黄酮类化合物的分离。分离黄酮苷元时，主要靠吸附作用，因吸附力的强弱不同而分离，故在一般情况下，黄酮类化合物的酚羟基数目越多，凝胶对它的吸附力越大，越难洗脱。而分离黄酮苷时，主要靠分子筛作用，洗脱时一般按分子量从大到小的顺序被洗脱。

葡聚糖凝胶柱色谱中常用的洗脱剂有碱性水溶液或含盐水溶液、醇溶液和含水丙酮、甲醇—氯仿等。

### （六）高效液相色谱法

高效液相色谱法对各种类型黄酮类化合物均可获得良好的分离效果。由于黄酮类化合物大多具有多个羟基，黄酮苷含有糖基，花色素类为离子型化合物，故多采用反相高效液相色谱法分离，常用的流动相为含有一定比例的甲酸或乙酸的甲醇—水或乙腈—水溶剂系统。对于多甲氧基黄酮或黄酮类化合物的乙酰物可采用正相高效液相色谱法分离，以苯—乙腈或苯—丙酮等溶剂系统为流动相。

### （七）高速逆流色谱法

多元酚类物质在柱色谱分离过程中，其酸性酚羟基往往易与固体支持剂产生不可逆吸附，为了避免这种不可逆吸附，常常在流动相中加入一些酸，但加入酸有引起被分离物质结构改变的可能（如苷的水解等）。高速逆流色谱的特点是不需要固体支持剂，不存在不可逆吸附，所以不需要在流动相中加入酸，目前已广泛应用于分离黄酮类化合物。

### （八）大孔树脂色谱法

大孔树脂色谱法在黄酮类化合物分离精制方面应用较广。实际工作中，将含有黄酮类化合物的水溶液通过大孔树脂柱，先用水洗去糖等水溶性成分，再用浓度由低到高的甲醇或乙醇梯度洗脱，不同极性的黄酮类化合物可被不同浓度的甲醇或乙醇洗脱下来，一般得到黄酮的混合物。

# 第五节 黄酮类化合物的检识

## 一、理化检识

黄酮类化合物的物理检识主要根据黄酮类化合物的形态、颜色等,化学检识主要利用各种显色反应。常用于检识母核类型的反应包括盐酸—镁粉反应、四氢硼钠反应、碱性试剂反应和五氯化锑反应等;检识取代基的反应包括锆盐—枸橼酸反应、氨性氯化锶反应等,详见表6-2。

表6-2　常见黄酮类化合物的显色反应

| 名　称 | 盐酸—镁粉 | 四氢硼钠 | 三氯化铝 | 乙酸镁 | 碱性试剂 | 五氯化锑 |
|---|---|---|---|---|---|---|
| 黄酮 | 黄~红 | — | 黄 | 黄 | 黄 | 黄~橙 |
| 黄酮醇 | 红~紫红 | — | 黄绿 | 黄 | 深黄 | 黄~橙 |
| 二氢黄酮 | 红、蓝、紫 | 蓝~紫红 | 蓝绿 | 蓝 | 黄~橙(冷)<br>深红~紫红(热) | 黄~橙 |
| 查耳酮 | — | — | 黄 | 黄 | 橙~红 | 红~紫红 |
| 异黄酮 | — | — | 黄 | 黄 | 黄 | |
| 橙酮 | — | — | 淡黄 | — | 红~紫红 | |

## 二、色谱检识

黄酮类化合物的色谱检识主要有纸色谱法和薄层色谱法。

### (一) 纸色谱法

纸色谱法适用于检识包括游离黄酮和黄酮苷类的各种类型黄酮类化合物,比较复杂的混合物还可采用双向纸色谱法。

以检识黄酮苷为例,第一相常采用正丁醇—乙酸—水、叔丁醇—乙酸—水、水饱和的正丁醇等醇性展开剂,为正相分配色谱,极性小的化合物 $R_f$ 值大;第二相常采用水、2%~6%乙酸、3%氯化钠、乙酸—浓盐酸—水等水性展开剂,色谱行为类似于反相分配色谱,极性大的化合物 $R_f$ 值大。检识游离黄酮类化合物,一般宜用醇性展开剂或苯—乙酸—水、氯仿—乙酸—水、苯酚—水等。花色素及花色苷常用含盐酸或醋酸的水溶液做展开剂。

黄酮类化合物在纸色谱展开时的 $R_f$ 值与其结构有关:

(1) 不同类型的游离黄酮类化合物:用水性展开剂展开时,黄酮、黄酮醇、查耳酮等平面型分子,几乎停留在原点不动( $R_f$ <0.02);二氢黄酮、二氢黄酮醇、二氢查耳酮等非平面型分子,因亲水性稍强, $R_f$ 值较大(0.10~0.30)。

(2) 同一类型的游离黄酮类化合物:用醇性展开剂展开时,分子中羟基数目越多,极性越大, $R_f$ 值越小;羟基数目越少, $R_f$ 值越大。

（3）黄酮苷类：用醇性展开剂展开时，因极性比游离黄酮大，$R_f$ 值相应降低，故同一类型苷元的黄酮苷其 $R_f$ 值依次为：苷元＞单糖苷＞双糖苷。用水性展开剂展开时，则相反，游离黄酮几乎停留在原点不动，苷类的 $R_f$ 值大，糖链越长 $R_f$ 值越大，且糖的结合位置对 $R_f$ 值也有影响。

各种类型黄酮类化合物，包括游离黄酮和黄酮苷类，在双向纸色谱展开时常出现在特定的区域，据此可推测它们的结构类型以及判定是否成苷和含糖的数量。

多数黄酮类化合物的纸色谱用紫外灯检查时，可以看到有色斑点，以氨蒸气处理后常产生明显的颜色变化。此外，还可喷以 2% $AlCl_3$ 甲醇溶液（在紫外灯下检查）或 1% $FeCl_3$—1% $K_3Fe(CN)_6$（1∶1）水溶液等显色剂。

### （二）薄层色谱法

薄层色谱法是检识和分离黄酮类化合物的重要方法之一，一般采用硅胶薄层色谱和聚酰胺薄层色谱。

**1. 硅胶薄层色谱** 主要用于检识和分离大多数游离黄酮等极性较小的黄酮类化合物，也可用于黄酮苷。

游离黄酮常用有机溶剂系统展开，如甲苯—甲酸甲酯—甲酸、甲苯—甲醇、氯仿—甲醇、甲苯—甲醇—乙酸等；黄酮苷类则采用极性较大的溶剂系统展开，如正丁醇—乙酸—水、甲酸—乙酸乙酯—水、氯仿—乙酸乙酯—丙酮、氯仿—甲醇—水等。

**2. 聚酰胺薄层色谱** 适宜分离与检识各种类型含游离酚羟基的游离黄酮和黄酮苷。

聚酰胺对黄酮类化合物吸附能力较强，展开剂中大多含有醇、酸或水，展开能力强。游离黄酮常用有机溶剂系统展开，如氯仿—甲醇、氯仿—甲醇—丁酮、苯—甲醇—丁酮等；黄酮苷常用含水的有机溶剂展开，如甲醇—乙酸—水、甲醇—水、丙酮—水、异丙醇—水、水—正丁醇—丙酮—乙酸等。

可以根据被分离成分极性的大小适当调整展开系统的比例。

# 第六节 | 黄酮类化合物的结构研究

黄酮类化合物的检识和结构鉴定方法包括化学鉴别法和波谱解析法。在化学鉴别方法中，样品常用纸色谱(PC)或薄层色谱(TLC)展开，再用化学显色试剂喷雾后显色，以判断其结构类型。黄酮苷类化合物，往往应用稀酸水解成相应的苷元和糖两部分后，再对苷元和糖进行化学鉴别。波谱解析方法包括质谱(MS)、紫外光谱(UV)、红外光谱(IR)、核磁共振($^1$H NMR 和 $^{13}$C NMR)法；其中，UV 法、$^1$H NMR 法、$^{13}$C NMR 法和 MS 法最为重要。实际工作中，往往将化学鉴别法和波谱解析法结合应用。

## 一、利用紫外光谱鉴定黄酮类化合物的结构

紫外光谱法可用于黄酮类化合物的结构鉴定，一般程序为：先测定样品甲醇溶液的 UV；再分别测定样品甲醇溶液加入各种诊断试剂后的 UV。常见的诊断试剂有甲醇钠(NaOMe)、醋酸钠(NaOAc)、乙酸钠/硼酸($NaOAc/H_3BO_3$)、三氯化铝($AlCl_3$)及三氯化铝/盐酸($AlCl_3/HCl$)等。根据加入诊断试剂后产生的紫外吸收峰（峰带Ⅰ或峰带Ⅱ）的位移值对黄酮类化合物的结构类型和

取代位置等进行推导。若样品是黄酮苷类化合物,往往先进行水解或甲基化后水解,再测定其苷元或苷元衍生物的 UV。

随着[1]H NMR、[13]C NMR 和 MS 技术的发展,实际工作中已较少使用 UV 鉴定黄酮类化合物。

### (一)黄酮类化合物在甲醇溶液中的紫外光谱

黄酮类化合物结构中存在以下的交叉共轭体系,因此其甲醇溶液中的紫外吸收光谱在 200~400 nm 区域存在两个主要的吸收带。① 峰带 II(220~280 nm)由苯甲酰共轭体系产生:主要受 A 环氧取代程度的影响。B 环影响较小,但可影响其峰形,如 B 环上仅有 4′-OH 时,带 II 显单峰,若 B 环上有 3′,4′-二 OH 时,带 II 显双峰(或一个主峰一个肩峰)。② 峰带 I(300~400 nm)由桂皮酰共轭体系产生:主要受 B、C 环影响,整个母核氧取代程度越高,越有利于电子跃迁,则带 I 将越向长波方向位移。但 5-OH 形成的氢键和 7-OH 形成的 p-π 共轭对带 I 也有影响。

峰带 II(苯甲酰共轭体系)　　　　峰带 I(桂皮酰共轭体系)

1. **黄酮和黄酮醇类**　在 200~400 nm 出现两个主要吸收峰,两者峰形相似,但带 I 位置不同,黄酮带 I 位于 304~350 nm,黄酮醇带 I 位于 358~385 nm,可据此进行分类。

在黄酮及黄酮醇母核上,如 7-及 4′-位引入羟基、甲氧基等供电基,将促进结构重排,引起相应吸收带红移,通常整个母核上氧取代程度越高,带 I 越向长波方向位移。

带 II 的峰位主要受 A 环氧取代程度的影响见表 6-3,B 环的取代基对其峰位影响甚微,但可影响峰的形状。当 B 环有 3′,4′-二氧取代时,带 II 将为双峰。

表 6-3　A 环引入羟基对黄酮类化合物 UV 中带 II 的影响

| 化 合 物 | 带 II(nm) |
| --- | --- |
| 黄酮 | 250 |
| 5-羟基黄酮 | 268 |
| 7-羟基黄酮 | 252 |
| 5,7-二羟基黄酮 | 268 |
| 5,6,7-三羟基黄酮(黄芩素) | 274 |
| 5,7,8-三羟基黄酮(去甲汉黄芩素) | 281 |

2. **异黄酮、二氢黄酮和二氢黄酮醇类**　由于这三类化合物的结构中都有苯甲酰系统,而无桂皮酰系统,所以它们的 UV 特征是有强的带 II 吸收,而带 I 以带 II 的肩峰或低强度吸收峰出现。因此,很容易与黄酮、黄酮醇、查耳酮、橙酮等相区别。

3. **查耳酮和橙酮类**　这两类化合物 UV 的共同特征是带 I 很强,为主峰;带 II 较弱,为次强峰。查耳酮中,带 II 位于 220~270 nm,常为一个小峰;带 I 位于 340~390 nm;橙酮中,常显现 3~4 个吸收峰,但主要吸收峰一般位于 370~430 nm。

黄酮母核上的羟基被甲基化或苷化后,可引起相应吸收带,尤其是带 I 向紫位移。酚羟基乙酰化后,其原来对紫外光谱的影响将会完全消除。

表6-4　几种黄酮类化合物在甲醇溶液中的 UV 特征

| 结 构 类 型 | 峰带Ⅱ(nm) | 峰带Ⅰ(nm) | 峰 型 特 征 |
|---|---|---|---|
| 黄酮 | 240～280 | 304～350 | |
| 黄酮醇(3-OH游离) | 240～280 | 352～385 | 峰型相似,强度相等,<br>但带Ⅰ波长不同 |
| 黄酮醇(3-OH取代) | 240～280 | 328～357 | |
| 二氢黄酮、二氢黄酮醇 | 270～295 | 300～330,肩峰 | 带Ⅱ相似,为主峰; |
| 异黄酮类 | 245～270 | 310～330,肩峰 | 带Ⅰ很弱,为肩峰 |
| 查耳酮类 | 220～270,次强峰 | Ⅰₐ340～390, Ⅰ_b 300～320 | 带Ⅰ很强,为主峰; |
| 橙酮类 | 220～270,次强峰 | Ⅰₐ370～430, Ⅰ_b 280～310 | 带Ⅱ较弱,为次强峰 |

**（二）加入诊断试剂后引起的位移及在结构鉴定中的意义**

在黄酮类化合物的甲醇溶液中,分别加入以下诊断试剂后,其 UV 吸收峰带可能发生红移或紫移,根据位移的情况,可得到其酚羟基的取代位置等结构信息。

以黄酮和黄酮醇为例,说明几种主要的诊断试剂与其结构特征的关系,见表6-5。

表6-5　黄酮和黄酮醇类化合物加入诊断试剂前后的 UV 及结构特征

| 试 剂 | 带Ⅱ(nm) | 带Ⅰ (nm) | 结 构 特 征 |
|---|---|---|---|
| 甲醇 | 240～280 nm | 304～385 nm<br>304～350 nm,黄酮<br>328～357 nm, 3-OR<br>352～385 nm,3-OH | 两峰强度基本相同;<br>具体位置与母核上—OH, —OCH₃<br>等电负性取代基有关;<br>电负性取代基越多,越红移 |
| 甲醇钠 | A环有取代,<br>红移小,<br>无意义 | 红移40～60 nm 强度不降<br>红移50～60 nm 强度下降<br>320～330 nm 有吸收<br><br>吸收谱图随时间延长而衰退 | 示有 4′-OH<br>示有 3-OH,无 4′-OH<br>示有 7-OH,成苷后消失<br>示有对碱敏感的取代结构,易氧化破坏,<br>如 3, 4′-、3, 3′-、4′-、5, 6, 7-、5, 7,<br>8-、5, 3′, 4′-羟基,等 |
| 未熔融乙酸钠 | 红移5～20 nm | <br>在长波一侧有明显肩峰 | 示有 7-OH<br>示有 4′-OH,但无 3-和(或)7-OH |
| 熔融乙酸钠 | | 红移40～65 nm 强度下降<br>吸收谱图随时间延长而衰退 | 示有 4′-OH<br>有对碱敏感的取代结构(同上) |
| 乙酸钠/硼酸 | 红移5～10 nm | 红移12～30 nm | 示 B 环有邻二酚羟基<br>示 A 环有邻二酚羟基(不包括5,6-位) |
| 三氯化铝及<br>三氯化铝/盐酸 | AlCl₃/HCl 图谱与 AlCl₃ 图谱相同<br>AlCl₃/HCl 图谱与 AlCl₃ 图谱不同<br><br><br><br>AlCl₃/HCl 图谱与 MeOH 图谱相同<br>AlCl₃/HCl 图谱与 MeOH 图谱不同 | <br><br>紫移 20 nm<br>紫移 30～40 nm<br>紫移 50～65 nm<br><br><br>红移 17～20 nm<br>红移 35～55 nm<br>红移 50～60 nm<br>红移 60 nm | 示结构中无邻二酚羟基<br>示结构中可能有邻二酚羟基<br>示 B 环有邻三酚羟基<br>示 B 环有邻二酚羟基<br>示 A、B 环均可能有邻二酚羟基<br>示无 3-OH 及/或 5-OH<br>示可能有 3-OH 及/或 5-OH<br>示有 5-OH,且有 6-含氧取代基<br>示只有 5-OH,无 3-OH<br>示有 3-OH,或 3,5-二 OH<br>示只有 3-OH |

## 二、利用氢谱鉴定黄酮类化合物的结构

黄酮类化合物的氢谱($^1$H NMR)规律性较强,是结构鉴定的重要方法。根据化合物的极性,常选用的氘代试剂有氘代氯仿(CDCl$_3$)、氘代二甲基亚砜(DMSO-$d_6$)及氘代吡啶(Pyridine-$d_5$)等。其中,DMSO-$d_6$溶解范围宽,以DMSO-$d_6$为溶剂,可得到包括羟基在内的所有的氢质子信号峰。羟基的氢质子属活泼氢,加入重水(D$_2$O)后其信号峰消失。此外,黄酮类化合物可以用(CH$_3$)$_3$SiCl试剂生成硅醚化衍生物后,溶于四氯化碳中测定。

黄酮类化合物的$^1$HNMR规律性较强,归纳如下。

### (一) A环质子

1. 5,7-二羟基黄酮类化合物　A环上的芳香氢H-6,H-8相互间位偶合,均为二重峰(d, $J$=2.5 Hz),化学位移范围为5.70～6.90,其中H-6的信号较H-8的信号位于高场。当7-OH成苷时,H-6和H-8信号均向低场位移,见表6-6。

表6-6　5,7-二羟基黄酮类化合物中H-6和H-8的化学位移

| 化　合　物 | H-6 | H-8 |
|---|---|---|
| 黄酮、黄酮醇、异黄酮 | 6.00～6.20 d | 6.30～6.50 d |
| 黄酮、黄酮醇、异黄酮-7-$O$-葡萄糖苷 | 6.20～6.40 d | 6.50～6.90 d |
| 二氢黄酮、二氢黄酮醇 | 5.75～5.95 d | 5.90～6.10 d |
| 二氢黄酮、二氢黄酮醇-7-$O$-葡萄糖苷 | 5.90～6.10 d | 6.10～6.40 d |

2. 7-羟基黄酮类化合物　A环上有H-5、H-6、H-8三个芳香氢信号。H-5的信号峰,由于受到C-4位羰基的负屏蔽作用以及H-6的邻偶作用,位于较低场,显示为二重峰($\delta_H\approx$8.0, d, $J$=9.0 Hz)。H-6显示为双二重峰(dd, $J$=2.5,9.0 Hz);H-8显示为二重峰(d, $J$=2.5 Hz);它们的信号峰均较5,7-二羟基黄酮类的氢出现在低场,且信号峰的位置可能颠倒,见表6-7。

表6-7　7-羟基黄酮类化合物中H-5、H-6和H-8的化学位移

| 化　合　物 | H-5 | H-6 | H-8 |
|---|---|---|---|
| 黄酮、黄酮醇、异黄酮 | 7.90～8.20 d | 6.70～7.10 dd | 6.70～7.00 d |
| 二氢黄酮、二氢黄酮醇 | 7.70～7.90 d | 6.40～6.50 dd | 6.30～6.40 d |

### (二) B环质子

与A环的芳香氢相比,B环的芳香氢的信号峰位于较低场。

1. 4′-氧取代黄酮类化合物　B环质子可以分为H-2′,H-6′和H-3′,H-5′两组,构成AA′BB′系统。由于H-2′和H-6′的化学位移值相同,H-3′和H-5′的化学位移值相同,因此H-2′/H-6′和H-3′/H-5′均显示为相当于两个氢的二重峰,其芳香氢的邻位偶合常数$J$=8.5 Hz。由于受到4′-氧取代基的屏蔽效应和C环的负屏蔽效应,H-2′/H-6′的化学位移为7.10～8.10(2H, d, $J$=8.5 Hz),比H-3′/H-5′的化学位移6.50～7.10(2H, d, $J$=8.5 Hz)大,见表6-8。

表 6-8  4′-氧取代黄酮类化合物中 H-2′、H-6′和 H-3′、H-5′的化学位移

| 化　合　物 | H-2′、H-6′ | H-3′、H-5′ |
|---|---|---|
| 二氢黄酮类 | 7.10～7.30 d | |
| 二氢黄酮醇类 | 7.20～7.40 d | |
| 异黄酮类 | 7.20～7.50 d | |
| 查耳酮类(H-2,6 和 H-3,5) | 7.40～7.60 d | 6.50～7.10 d |
| 橙酮类 | 7.60～7.80 d | |
| 黄酮类 | 7.70～7.90 d | |
| 黄酮醇类 | 7.90～8.10 d | |

2. 3′,4′-二氧取代黄酮及黄酮醇类化合物　B环芳香氢中，H-6′既与 H-5′邻位偶合，又与 H-2′间位偶合，因此显示为双二重峰，$\delta_H$ 7.20～7.90(1H, dd, $J=2.5,8.5$ Hz)。而 H-2′和 H-5′均为二重峰，但偶合常数不同：H-2′为 $\delta_H$ 7.20～7.90(1H, d, $J=2.5$ Hz)，间位偶合；H-5′为 $\delta_H$ 6.70～7.10(1H, d, $J=8.5$ Hz)，邻位偶合。

3. 3′,4′-二氧取代异黄酮、二氢黄酮及二氢黄酮醇类化合物　B环芳香氢 H-2′、H-5′和 H-6′在 $\delta_H$ 6.70～7.10 范围内，显示为复杂的多重峰；B环上的含氧取代基是这些芳香氢的化学位移值大小的主要影响因素。

4. 3′,4′,5′-三氧取代黄酮类化合物　若 3′位和 5′位取代基相同时，H-2′和 H-6′作为一个单峰，出现在 $\delta_H$ 6.50～7.50。如 3′,4′,5′-三羟基取代黄酮类化合物，H-2′/H-6′在 $\delta_H$ 6.70～7.10 范围内显示为相当于两个氢的单峰。若 3′位和 5′位取代基不相同时，H-2′和 H-6′的化学位移不同，将分别显示为二重峰，$J=2.0$ Hz。

### (三) C 环质子

根据 C 环质子显示的特征，可用来区别黄酮类化合物的结构类型。

1. 黄酮和黄酮醇类化合物　黄酮类 C 环的烯氢 H-3 显示为尖锐的单峰：$\delta_H$ 6.30(CDCl$_3$, 1H, s)，若用 DMSO-$d_6$ 为溶剂，其信号峰将向低场位移至 $\delta_H$ 6.77 左右。

在 5,7,8-三含氧取代黄酮或 5,6,7-三含氧取代黄酮中，孤立的芳香氢 H-6 或 H-8 单峰信号可能与 H-3 单峰信号相混，应注意区别。在 5,7,8-三含氧取代黄酮中，H-6 因与 8-OCH$_3$ 的甲氧基氢有远程偶合，故其峰形变宽，峰强变低，可以与 H-3 的尖单峰相区别。另外，可以应用 2D $^1$H NMR 相关谱方法(如 HMBC 谱)，区别 H-6(或 H-8)单峰信号与 H-3 单峰信号。

黄酮醇类的 3 位有含氧取代基，故在 $^1$H NMR 上无 C 环质子。

2. 异黄酮类化合物　异黄酮的 2 位 C 上烯氢 H-2 信号峰，受 $\alpha,\beta$-不饱和羰基的负屏蔽效应以及 2 位含氧基团的吸电子效应影响，出现在比一般烯氢更低的磁场区(CDCl$_3$, $\delta_H$ 7.60～7.80, s)，若以 DMSO-$d_6$ 为溶剂，将低场位移到 $\delta_H$ 8.50～8.70 处。

3. 二氢黄酮和二氢黄酮醇类化合物　二氢黄酮的 H-2 与磁不等同的两个 H-3 偶合($J_{2,3-cis}=5.0$ Hz, $J_{2,3-trans}=11.0$ Hz)，显示为双二重峰，化学位移值中心在 $\delta_H$ 5.00～5.50。化学位移值不同的两个 H-3，既有同碳偕偶($J=17.0$ Hz)，又分别与 H-2 存在邻位偶合，因此分别显示为双二重峰，其化学位移值中心位于 $\delta_H$ 2.80 左右，但往往相互重叠。

天然的二氢黄酮醇中，H-2 和 H-3 一般为反式双直立键，分别显示为二重峰($J=$

11.0 Hz)。H-2 和 H-3 的化学位移值分别在 $\delta_H$ 4.80~5.00 和 $\delta_H$ 4.10~4.30。当 3-OH 成苷后，H-2 及 H-3 信号分别向低场位移到 $\delta_H$ 5.00~5.60 和 $\delta_H$ 4.30~4.60。

二氢黄酮　　　　　　　(2R, 3R)-二氢黄酮醇　　　　　(2S, 3S)-二氢黄酮醇

表6-9　二氢黄酮和二氢黄酮醇中 H-2 和 H-3 的化学位移

| 化　合　物 | H-2 | H-3 |
|---|---|---|
| 二氢黄酮 | 5.00~5.50 dd | 接近 2.80 dd |
| 二氢黄酮醇 | 4.80~5.00 d | 4.10~4.30 d |
| 二氢黄酮醇-3-O-糖苷 | 5.00~5.60 d | 4.30~4.60 d |

4. 查耳酮和橙酮类化合物　　查耳酮中，H-$\beta$ 化学位移为 $\delta_H$ 7.30 ~ 7.70(d, $J=17.0$ Hz)；H-$\alpha$ 化学位移为 $\delta_H$ 6.70 ~ 7.40(d, $J=17.0$ Hz)。

橙酮中苄基质子显示为单峰，$\delta_H$ 6.50 ~ 6.70(CDCl$_3$,1H, s)或 $\delta_H$ 6.37~6.94(DMSO-$d_6$, 1H, s)。

### (四) 糖上的质子

1. 单糖苷类　　黄酮苷中，与苷元相连的糖的端基 C 上的氢质子(以 H-1″表示)与糖上其他氢相比，处在最低场，峰位与成苷的位置和糖的种类有关，见表 6-10。

表6-10　黄酮类单糖苷中 H-1″的化学位移

| 化　合　物 | H-1″ |
|---|---|
| 黄酮醇-3-O-葡萄糖苷 | 5.70~6.00 |
| 黄酮类-7-O-葡萄糖苷 | |
| 黄酮类-4'-O-葡萄糖苷 | |
| 黄酮类-5-O-葡萄糖苷 | 4.80~5.20 |
| 黄酮类-6-及 8-C-糖苷 | |
| 黄酮醇-3-O-鼠李糖苷 | 5.00~5.10 |
| 黄酮醇-7-O-鼠李糖苷 | 5.10~5.30 |
| 二氢黄酮醇-3-O-葡萄糖苷 | 4.10~4.30 |
| 二氢黄酮醇-3-O-鼠李糖苷 | 4.00~4.20 |

鼠李糖苷的糖上的甲基显示为积分值相当于三个质子的二重峰：$\delta_H$ 0.80 ~ 1.20(3H, d, $J=6.5$ Hz)，是其特征信号。

黄酮苷类化合物中端基质子信号的偶合常数，可用来判断苷键的构型。

2. 双糖苷类　　黄酮双糖苷的末端糖上的质子(H-1‴)因离黄酮苷元较远，因此受到的负屏蔽影响较小，其信号峰比 H-1″的位于较高场。H-1‴的 $\delta$ 值，可因末端糖的连接位置不同而不同。例如：

苷元-芸香糖基〔即苷元-$O$-$\beta$-D-葡萄糖(6→1)-$\alpha$-L-鼠李糖〕：$\delta_H$ 4.20～4.40(1H, d, $J=2.0$ Hz, H-1‴)；$\delta_H$ 0.70～1.00(3H, d, H-6‴)。

苷元-新橙皮糖基〔即苷元-$O$-$\beta$-D-葡萄糖(2→1)-$\alpha$-L-鼠李糖〕：$\delta_H$ 4.90～5.00(1H, d, $J=2.0$Hz, H-1‴)；$\delta_H$ 1.10～1.30(3H, d, H-6‴)。

### （五）其他质子

1. **乙酰氧基上的质子**　脂肪族乙酰氧基的氢质子信号在 $\delta_H$ 1.65 ～ 2.10(3H, s)；芳香族乙酰氧基的质子在 $\delta_H$ 2.30 ～ 2.50(3H, s)。

2. **甲氧基上的质子**　信号一般在 $\delta_H$ 3.50 ～ 4.10(3H, s)。

3. **羟基质子**　样品用无水 DMSO-$d_6$ 为溶剂，可测得羟基氢信号峰。例如，在 3,5,7-三羟基黄酮的 $^1$H NMR(DMSO-$d_6$)中，三个酚羟基信号峰分别出现在 $\delta_H$ 12.40(1H, s, 5-OH)，10.93(1H, s, 7-OH)和 9.70(1H, s, 3-OH)；其中 5-OH 的信号峰由于 4-羰基的各向异性效应，处在最低场。黄酮苷类化合物的糖部分的羟基氢信号峰一般在 $\delta_H$ 3.30～6.00。羟基氢是活泼氢，加几滴重水($D_2O$)再测，则羟基氢的信号峰消失。

## 三、利用碳谱鉴定黄酮类化合物的结构

### （一）黄酮类化合物骨架类型的判断

黄酮类化合物 C 环的 3 个碳原子的化学位移和裂分情况因为母核结构不同而不同，各具特征，可用于推断其骨架类型（表 6-11）。

表 6-11　黄酮类化合物 C 环的 3 个碳原子的化学位移

| 化　合　物 | C-2(或 C-$\beta$) | C-3(或 C-$\alpha$) | C=O |
|---|---|---|---|
| 黄酮类 | 160.5～163.2 (s) | 104.7～111.8 (d) | |
| 黄酮醇类 | 147.9 (s) | 136.0 (s) | 174.5～184.0 (s) |
| 异黄酮类 | 149.8～155.4 (d) | 122.3～125.9 (s) | |
| 二氢黄酮类 | 75.0～80.3 (d) | 42.8～44.6 (t) | |
| 二氢黄酮醇类 | 82.7 (d) | 71.2 (d) | 188.0～197.0 (s) |
| 查耳酮类 | 136.9～145.4 (d) | 116.6～128.1 (d) | |
| 橙酮类 | 146.1～147.7 (s) | 111.6～111.9 (d)(=CH—) | 182.5～182.7 (s) |

### （二）黄酮类化合物取代模式的确定

黄酮类化合物中的芳环碳原子的信号特征可以用于确定母核上取代基的取代模式，但不能确定其基本母核的类型。无取代基的黄酮的 $^{13}$C NMR 信号归属如下。

1. **取代基位移的影响**　在黄酮母核上引入取代基(如羟基或甲氧基)时,将使 $\alpha$ 碳的信号峰大幅度向低场位移,邻、对位碳的信号峰都向高场位移,而间位碳的信号峰略向低场位移。通常,A 环或 B 环上引入取代基,位移效应的影响仅分别局限于 A 环或 B 环。这种取代基位移效应对 B 环的碳原子影响尤大(表 6-12)。

表 6-12　黄酮类化合物 B 环引入取代基的位移效应

| X | Zi | Zo | Zm | Zp |
|---|---|---|---|---|
| OH | 26.6 | −12.8 | 1.6 | −7.1 |
| OCH$_3$ | 31.4 | −14.4 | 1.0 | −7.8 |

在同一环中引入不止一个取代基时,其位移效应具有加和性。例如,引入 5-OH,除具有位移效应外,还由于 5-OH 与 $C_4$ =O 形成氢键,可使 C-4 和 C-2 信号分别向低场位移+4.5 和+0.9,使 C-3 信号向高场位移−2.0。当然,若 5-OH 被醚化或苷化,则由 5-OH 与 $C_4$ =O 氢键引起的位移效应将解除。

2. **C-6 或 C-8 被烷基或芳环取代的影响**　只有相关的 C-6 或 C-8 的 C 信号峰向低场位移 6.0～9.8,而对其他 C 信号无明显影响。

### (三) 黄酮类化合物-$O$-糖苷中糖的连接位置

1. **糖端基碳(C-1″)的苷化位移**　酚羟基成苷后,糖的端基碳的苷化位移值为+4.0～+6.0;若其 C-1″信号位于 100.0～102.5 时,则显示苷化位置在 C-7 位;若其 C-1″信号分别位于 104.3 和 99.0,则提示相应的酚苷分别为 5-$O$-葡萄糖苷及 7-$O$-鼠李糖苷。

在黄酮类双糖苷或低聚糖苷碳谱的 $\delta_C$ 98.0～109.0 区域,糖的端基碳信号常与 C-3 等芳香碳信号混在一起不易区别时,可应用 HMBC 等 2D NMR 相关谱技术进行判断。

2. **苷元的苷化位移**　苷元糖苷化后,直接与糖基相连的碳原子向高场位移 1.2～3.0,其邻位及对位碳原子则向低场位移 1.1～3.2,其中对位碳原子的位移幅度大且恒定;可以借此判断 $O$-糖苷中糖的连接位置。

3. **双糖苷及低聚糖苷中糖链苷键和糖的连接顺序**　当该类化合物的糖上某羟基被苷化时,与此羟基相连的碳的信号向低场大幅位移。例如,芦丁的双糖芦丁糖中葡萄糖的 C-6 信号向低场位移 5.8,同时 C-5 信号向高场位移 1.4。

该类化合物中糖的连接顺序,可应用 HMBC 谱等二维核磁共振技术加以解析。

## 四、质谱在黄酮类结构鉴定中的应用

黄酮类化合物可以用 EI-MS(电子轰击质谱)、FD-MS(场解吸质谱)、FAB-MS(快原子轰击质谱)、ESI-MS(电喷雾质谱)等方法测定其分子离子峰。多数黄酮类苷元在 EI-MS 中分子离子峰较强,成为基峰。但黄酮苷类化合物极性大,难气化,对热不稳定,用 EI-MS 难以得到分子离子峰,可以应用 FD-MS、FAB-MS、ESI-MS 等软电离质谱技术直接测定,获得很强的分子离子峰 [M+]或准分子离子峰,同时也能获得有关苷元及糖基部分的重要结构信息,为黄酮苷类化合物的结构确定提供了重要的依据。也可以将黄酮苷类化合物醚化成三甲基硅醚化衍生物后,再测其 EI-MS。

游离黄酮类化合物的 EI-MS 中,除分子离子峰[M+]外,也常常有[M—H]+、[M—CH$_3$]+

(甲基化衍生物)、[M—CO]$^+$ 等碎片离子峰出现。游离黄酮类化合物的 EI-MS 主要有裂解途径 Ⅰ 和裂解途径 Ⅱ 两种基本的裂解方式,由这两种裂解产生的碎片离子 $A_1^{+\cdot}$、$B_1^{+\cdot}$、$B_2^{+\cdot}$ 保留着 A、B 环的基本骨架,且 $A_1^{+\cdot}$ 碎片与相应的 $B_1^{+\cdot}$ 碎片的质荷比之和等于分子离子 $M^{+\cdot}$ 的质荷比,这在结构鉴定中有重要意义。此外,还有 [M—1]$^+$(M—H)及[M—28]$^+$[M—CO]以及由碎片离子 $A_1^{+\cdot}$ 生成[$A_1$—28]$^+$ 及 $B_1^{+\cdot}$ 生成[$B_2$—28]$^+$ 等次要过程。

这两种裂解方式相互竞争、相互制约。$B_2^{+\cdot}$、[$B_2$—CO]$^+$ 离子强度几乎与 $A_1^{+\cdot}$、$B_1^{+\cdot}$ 离子以及由 $A_1^{+\cdot}$、$B_1^{+\cdot}$ 进一步裂解产生的一系列离子(如[$A_1$—CO]$^+$、[$A_1$—CH$_3$]$^+$ 等)总强度成反比。

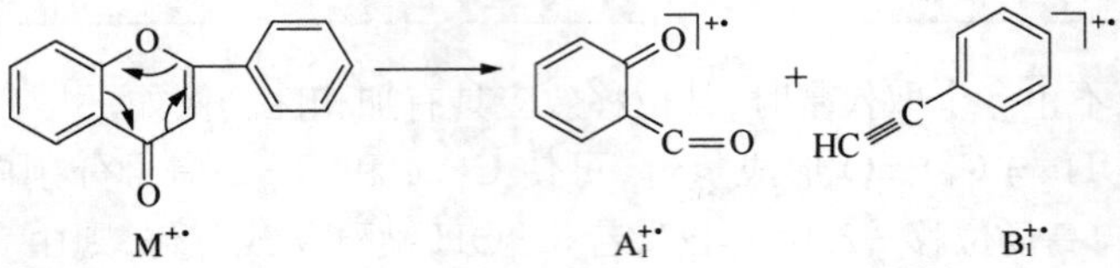

裂解途径 Ⅰ(RDA 裂解)

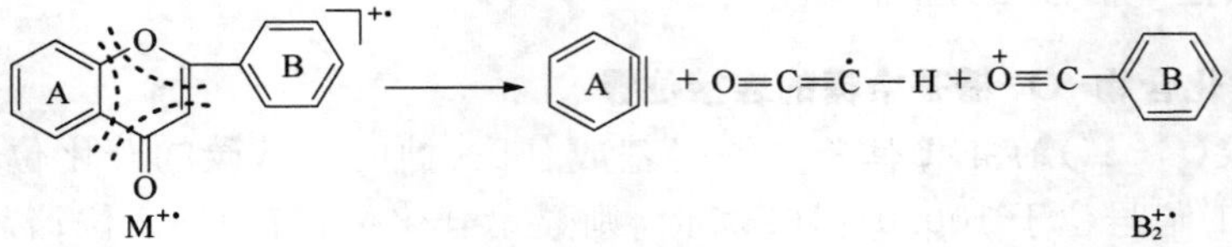

裂解途径 Ⅱ

**1. 黄酮类化合物的 EI-MS 基本裂解途径 Ⅰ** 大多数游离黄酮类化合物的分子离子峰强,为基峰;[M—28]$^+$[M—CO]峰以及由裂解途径 Ⅰ 得到的 $A_1^{+\cdot}$ 和 $B_1^{+\cdot}$ 峰突出。6,8-位有—OCH$_3$ 时,裂解过程中可失去甲基,得到[M—15]$^+$ 强峰(为基峰),随后再失去 CO,生成[M—43]$^+$ 碎片离子。黄酮类化合物的 EI-MS 基本裂解途径如下。

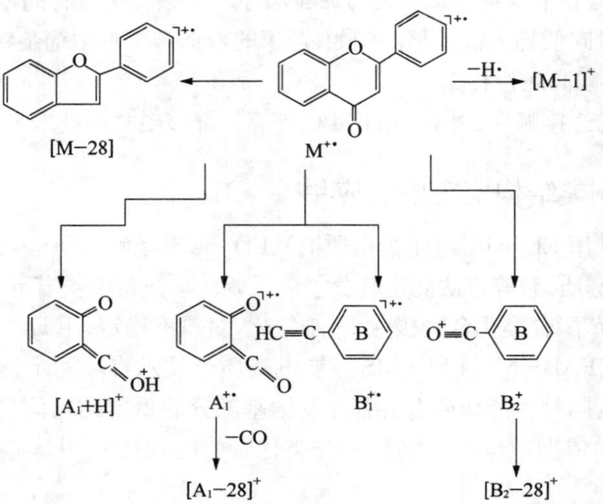

2. **黄酮醇类化合物的 EI-MS 基本裂解途径 Ⅱ**　多数游离黄酮醇类化合物的分子离子峰为基峰,其基本裂解途径如下,得到的 $B_2^+$ 离子及其失去 CO 所形成的 $[B_2-28]^+$ 有重要意义。当黄酮醇类化合物上的氧取代超过 4 个以上时,只能产生微弱的 $A_1^{+ \cdot}$ 和 $B_1^{+ \cdot}$ 离子。

## 五、黄酮类化合物结构鉴定实例

化合物 A,黄色针晶,mp 188～189℃(甲醇),溶于甲醇,不溶于氯仿、乙醚等。红外光谱显示有羟基(3 414 cm$^{-1}$,宽峰)、不饱和羰基(1 640 cm$^{-1}$)和苯环(1 605 cm$^{-1}$)。盐酸—镁粉反应呈阳性,FeCl$_3$ 反应呈阳性,Molisch 反应呈阳性,提示该化合物可能为黄酮苷类化合物。

ESI-MS 显示化合物 A 的准分子离子峰为 577[M—H]$^-$,表明其分子量为 578。431[M—C$_6$H$_{11}$O$_4$]$^-$ 和 285[M—C$_{12}$H$_{21}$O$_8$]$^-$ 碎片离子表明化合物结构中有两个六碳五氧糖。化合物 A 酸水解,产物经纸色谱鉴定有 L-鼠李糖。碳谱中羰基信号 $\delta_C$ 178.1 显示该化合物为黄酮醇苷类化合物,且有两个甲基信号 $\delta_C$ 18.0 和 $\delta_C$ 17.6。氢谱显示有两个羟基,其中一个在 5 位 $\delta_H$ 12.60(1H, s),另一个为 $\delta_H$ 10.23(1H,s);A 环上有两个质子 $\delta_H$ 6.46(1H, d, $J=2.1$ Hz, 6-H)和 $\delta_H$ 6.79(1H, d, $J=2.1$Hz, 8-H),B 环上有四个质子 $\delta_H$ 6.92(2H, d, $J=9.0$ Hz, 3′, 5′-H)和 $\delta_H$ 7.80(2H, d, $J=9.0$ Hz, 2′,6′-H);两个糖的端基质子 $\delta_H$ 5.55(1H, d, $J=1.3$Hz)和 $\delta_H$ 5.30(1H, d, $J=1.4$ Hz);两个甲基 $\delta_H$ 1.13(3H, d, $J=6.1$ Hz)和 $\delta_H$ 0.81(3H, d, $J=5.4$ Hz)。故推断该黄酮苷类化合物的苷元为 3,5,7,4′-四羟基黄酮,3 位和 7 位羟基分别与一个 L-鼠李糖成苷键。化合物 A 的理化常数和光谱数据与 3,5,7,4′-四羟基黄酮-3,7-O-α-二鼠李糖苷,即山柰酚-3,7-O-α-L-二鼠李糖苷一致,故确定化合物 A 为山柰酚-3,7-O-α-L-二鼠李糖苷(kaempferol-3,7-O-α-L-dirhamnoside)。化合物 A 的波谱数据归属见表 6-13。

化合物 A 的结构式

表 6-13　化合物 A 的 $^1$HNMR 和 $^{13}$CNMR 数据（DMSO-$d_6$）

| Position | C | H | Position | C | H |
|---|---|---|---|---|---|
| 2 | 156.2 | | 7-O-rha | | |
| 3 | 134.7 | | 1 | 98.6 | 5.55(d, $J$=1.3 Hz) |
| 4 | 178.1 | | 2 | 70.5 | |
| 5 | 161.1 | 12.60(s) | 3 | 70.2 | 3.14～5.12(m) |
| 6 | 99.6 | 6.46(d, $J$=2.1 Hz) | 4 | 71.3 | |
| 7 | 161.9 | | 5 | 70.0 | |
| 8 | 94.7 | 6.79(d, $J$=2.1 Hz) | 6 | 17.6 | 1.13(d, $J$=6.1 Hz) |
| 9 | 157.9 | | 3-O-rha | | |
| 10 | 105.9 | | 1 | 102.0 | 5.30(d, $J$=1.4 Hz) |
| 1' | 120.5 | | 2 | 70.8 | |
| 2',6' | 130.8 | 7.80(d, $J$=9.0 Hz) | 3 | 70.4 | 3.14～5.12(m) |
| 3',5' | 115.6 | 6.92(d, $J$=9.0 Hz) | 4 | 71.7 | |
| 4' | 160.3 | 10.23(s) | 5 | 70.2 | |
| | | | 6 | 18.0 | 0.81(d, $J$=5.4 Hz) |

# 第七节　含黄酮类化合物的中药实例

## 一、槐花

槐花为豆科植物槐 *Sophora japonica* L. 的干燥花及花蕾。夏季花开放或花蕾形成时采收,及时干燥,除去枝、梗及杂质。前者习称"槐花",后者习称"槐米"。味苦,性微寒。归肝、大肠经。具有凉血止血,清肝泻火的功效。用于便血,痔血,血痢,崩漏,吐血,衄血,肝热目赤,头痛眩晕。槐花米中含有芦丁、槲皮素、山奈酚等黄酮类化合物,可作为提取芦丁的原料。槲皮素即芦丁的苷元,可经芦丁水解制得。槐花米自古作为止血药,芦丁是主要有效成分,而芦丁具有减少毛细血管通透性的作用,临床上可用于治疗毛细血管脆性引起的出血症,并作为防治高血压的辅助治疗药物。此外,芦丁对于放射线伤害引起的出血症亦有一定的作用。根据现代研究表明,槐米中芦丁的含量高达 23.5%,槐花开花后降至约13.0%。《中国药典》以总黄酮和芦丁为指标成分进行鉴别和含量测定,要求含总黄酮以芦丁计,槐花不得少于 8.0%,槐米不得少于 20.0%;其中芦丁的含量槐花不得少于 6.0%,槐米不得少于 15.0%。

芦丁广泛存在于植物界,现已发现含芦丁的植物至少有 70 余种,除槐米外,荞麦叶、烟叶和蒲公英中均含有较多芦丁。

芦丁为浅黄色粉末或极细微淡黄色针状结晶,溶解度在冷水中 1∶10 000,沸水中 1∶200,沸乙醇中 1∶60,沸甲醇中 1∶7,可溶于乙醇、吡啶、甲酰胺、甘油、丙酮、冰醋酸、乙酸乙酯中,不溶于苯、乙醚、氯仿、石油醚。

芦丁分子中酚羟基较多,显弱酸性,易溶于碱液中,酸化后又可析出,因此可以用碱溶酸沉的方法提取。

取槐花米 20 g,置于 1 000 ml 烧杯中,加 0.4%硼砂水溶液 400 ml,pH 6～7,在搅拌下以石灰乳调至 pH 8,加热微沸 30 min,补充失去的水分,并保持 pH 8,静置 5～10 min,倾出上清液,用纱布过滤。重复提取 1 次,合并滤液,将滤液用盐酸调至 pH 5 左右,放置过夜,抽滤,用水洗 3～4 次,放置空气中自然干燥得粗芦丁。取粗芦丁 2 g,加乙醇 50～60 ml 加热溶解,趁热抽滤,将滤液浓缩至 20～30 ml,放置,析出结晶。取芦丁 1 g,加 2% $H_2SO_4$,小火加热微沸回流 30 min 至 1 h。开始加热 10 min 为澄清溶液,逐渐析出黄色小针状结晶,即槲皮素。

芦丁分子中因含有邻二酚羟基,性质不太稳定,暴露在空气中能缓缓氧化变为暗褐色,在碱性条件下更容易被氧化分解。硼酸盐能与邻二酚羟基结合,达到保护的目的,故在碱性溶液中加热提取芦丁时,往往加入少量硼砂。

## 二、葛根

葛根为豆科植物野葛 *Pueraria lobata*（Willd.）Ohwi 的干燥根,习称野葛。秋、冬二季采挖,趁鲜切成厚片或小块,干燥。味甘、辛,性凉。归脾、胃肺经。具有解肌退热,生津止渴,透疹,升阳止泻,通经活络,解酒毒的功效。是中医常用的祛风解表药之一,用于外感发热头痛,项背强痛,口渴,消渴,麻疹不透,热痢,泄泻,眩晕头痛,中风偏瘫,胸痹心痛,酒毒伤中。

葛根中主要含有异黄酮类化合物,包括大豆苷元(大豆素,daidzein)、大豆苷(daidzin)、葛根素(puerarin)、染料木素(genistein)、染料木苷(genistin)、芒柄花苷(ononin)等。《中国药典》以葛根素为指标成分进行鉴别和含量测定,要求含葛根素不得少于 2.4%。

葛根总异黄酮有增加冠状动脉血流量及降低心肌耗氧量等作用。大豆素具有类似罂粟碱的解痉作用。大豆素、大豆苷及葛根素均能缓解高血压患者的头痛症状。葛根素是葛根主要的活性成分之一,具有广泛的药理活性,有舒张平滑肌的作用,对正常和高血压的动物有一定的降压作用,有明显的扩张冠状动脉作用,可用于辅助治疗冠心病、心绞痛、心肌梗死、视网膜动静脉阻塞、突发性耳聋及缺血性脑血管病、小儿病毒性心肌炎等。葛根素注射剂偶可见急性血管内溶血的不良反应,建议对其过敏或过敏体质者禁用。

| | |
|---|---|
| 大豆苷元 | $R_1=R_2=R_3=R_4=R_5=H$ |
| 大豆苷 | $R_1=R_2=R_3=R_5=H$ $R_4=glc$ |
| 葛根素 | $R_1=R_2=R_4=R_5=H$ $R_3=glc$ |
| 染料木素 | $R_1=R_2=R_3=R_4=H$ $R_5=OH$ |
| 染料木苷 | $R_1=R_2=R_3=H$ $R_4=glc$ $R_5=OH$ |
| 芒柄花苷 | $R_1=R_3=R_5=H$ $R_2=CH_3$ $R_4=glc$ |

取野葛粉碎为粗粉,80%乙醇回流提取 3 次,减压浓缩至无醇味,过滤,滤液以适量水混悬,依次用石油醚、乙酸乙酯、正丁醇萃取。乙酸乙酯部分经反复硅胶柱色谱(氯仿—甲醇梯度洗脱)、聚酰胺柱色谱(水—乙醇梯度洗脱)、Sephadex LH‐20 柱色谱(甲醇)和重结晶等方法,分得大豆苷元和染料木素;正丁醇部分经硅胶反复柱色谱(氯仿—甲醇梯度洗脱)、聚酰胺柱色谱(水—乙醇梯度洗脱)、Sephadex LH‐20 柱色谱(甲醇)和重结晶等方法,分得大豆苷、葛根素、染料木苷和芒柄花苷。

## 三、银杏叶

银杏叶为银杏科植物银杏 *Ginkgo biloba* L. 干燥叶。秋季叶尚绿时采收,及时干燥。味甘、苦、涩,性平。归心、肺经。具有活血化瘀,通络止痛,敛肺平喘,化浊降脂的功效。用于瘀血阻络,胸痹心痛,中风偏瘫,肺虚咳喘。银杏中黄酮类化合物含量较高,特别是叶中。黄酮类化合物是银杏叶的主要活性成分之一,具有扩张冠状血管和增加脑血流量、抗氧化、清除人体超氧离子自由基、增强机体免疫力等作用。

银杏叶中的黄酮类化合物有黄酮、黄酮醇及其苷类、双黄酮和儿茶素类等。国内外多将槲皮素及其苷、山柰酚及其苷类、木犀草素及其苷类作为银杏黄酮质量控制的指标性成分。《中国药典》以总黄酮醇苷和萜类内酯为指标成分进行鉴别和含量测定,以槲皮素、山柰酚和异鼠李素的含量换算总黄酮醇苷的含量,要求含总黄酮醇苷不得少于0.40%;以银杏内酯A、银杏内酯B、银杏内酯C和白果内酯的总量计,要求含萜类内酯不得少于0.25%。

银杏叶制剂是血小板激活因子抑制剂,长期服用可能抑制血小板的凝血功能,引起脑出血。此外,还可引起过敏、粒细胞减少、剥脱性皮炎等不良反应。

银杏叶中所含黄酮类化合物主要分为四种类型。

**1. 单黄酮** 主要有山柰酚、槲皮素、芹菜素、木犀草素、杨梅素等。

| | |
|---|---|
| 芹菜素 | $R_1=R_2=R_3=H$ |
| 山柰酚 | $R_1=OH$ $R_2=R_3=H$ |
| 槲皮素 | $R_1=R_2=OH$ $R_3=H$ |
| 杨梅素 | $R_1=R_2=R_3=OH$ |
| 木犀草素 | $R_1=R_3=H$ $R_2=OH$ |

**2. 双黄酮** 主要有银杏双黄酮、异银杏双黄酮、去甲银杏双黄酮、穗花杉双黄酮等。

| | |
|---|---|
| 银杏双黄酮 | $R_1=R_2=CH_3$ $R_3=R_4=H$ |
| 异银杏双黄酮 | $R_1=R_3=CH_3$ $R_2=R_4=H$ |
| 去甲银杏双黄酮 | $R_1=CH_3$ $R_2=R_3=R_4=H$ |
| 穗花杉双黄酮 | $R_1=R_2=R_3=R_4=H$ |

**3. 黄酮苷** 主要有槲皮素-3-葡萄糖苷、山柰酚-3-鼠李糖苷、山柰酚-3-葡萄糖-6-鼠李糖苷、木犀草素-3-葡萄糖苷等。

| | |
|---|---|
| 山柰酚-3-鼠李糖苷 | $R_1=O-rha$ $R_2=R_3=H$ |
| 槲皮素-3-葡萄糖苷 | $R_1=O-glc$ $R_2=OH$ $R_3=H$ |
| 木犀草素-3-葡萄糖苷 | $R_1=O-glc$ $R_2=OH$ $R_3=H$ |
| 山柰素-3-葡萄糖-6-鼠李糖苷 | $R_1=O-glc-rha$ $R_2=R_3=H$ |

**4. 儿茶素类** 主要有儿茶素、表儿茶素、没食子酰儿茶素和表没食子酰儿茶素等。

| | | |
|---|---|---|
| 儿茶素 | $3S$ | R=H |
| 表儿茶素 | $3R$ | R=H |
| 没食子酰儿茶素 | $3S$ | R=OAC |
| 表没食子酰儿茶素 | $3R$ | R=OAC |

银杏叶总黄酮的生产工艺较多,一般分为提取和精制两步,常用方法如下。

(1) 丙酮提取法

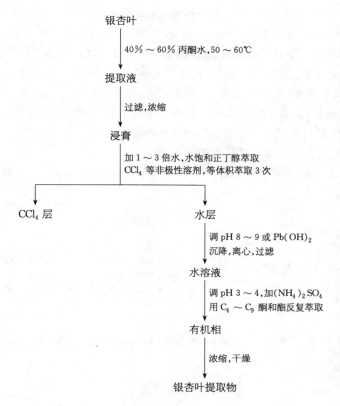

(2) 乙醇提取、大孔吸附树脂分离法

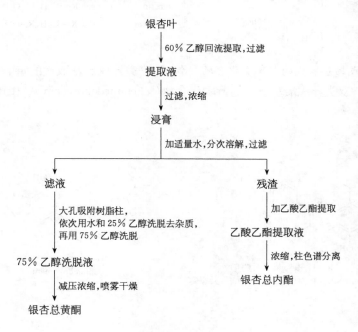

## 四、淫羊藿

淫羊藿为小檗科植物淫羊藿 *Epimedium brevicornum* Maxim.、箭叶淫羊藿 *E. sagittatum* (Sieb. et. Zucc.) Maxim.、柔毛淫羊藿 *E. pubescens* Maxim. 或朝鲜淫羊藿 *E. koreanum* Nakai 的干燥叶。夏、秋二季茎叶茂盛时采收,晒干或阴干。味辛、甘,性温。归肝、肾经。具有补肾阳,强筋骨,祛风湿的功效。用于肾阳虚衰,阳痿遗精,筋骨痿软,风湿痹痛,麻木拘挛。现代药理研究证明,淫羊藿能增强脑血管血流量,促进造血功能,提高免疫功能,调节骨代谢,还具有延缓衰老和抗肿瘤等功效。《中国药典》以总黄酮和淫羊藿苷为指标成分进行鉴别和含量测定,要求含总黄酮以淫羊藿苷计不得少于 5.0%,其中淫羊藿苷的含量不得少于 0.50%。

淫羊藿中所含黄酮类化合物主要分为四种类型。

1. 8-异戊烯基山柰酚类黄酮化合物　主要有淫羊藿苷、宝藿苷 Ⅳ、宝藿苷 Ⅴ、朝藿苷 A、朝藿苷 B 等。

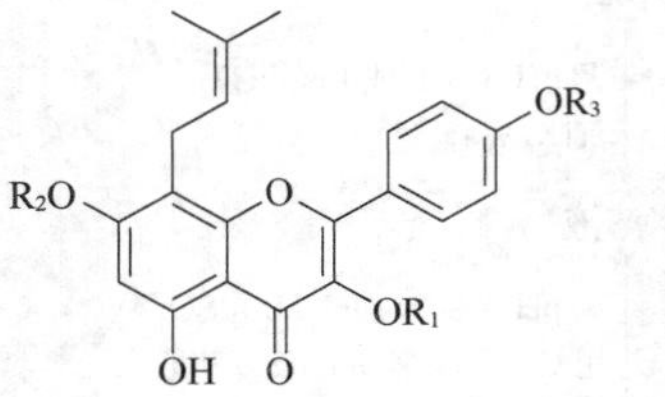

| 淫羊藿苷 | $R_1$=H | $R_2$=glc | $R_3$=$CH_3$ |
| 宝藿苷Ⅳ | $R_1$=rha | $R_2$=rha | $R_3$=H |
| 宝藿苷Ⅴ | $R_1$=rha-2-rha | $R_2$=glc | $R_3$=H |

2. 无异戊烯基取代的黄酮化合物　主要有 isoquercetin、hyperin、quercitrin、satittatin A、satittatin B 等。

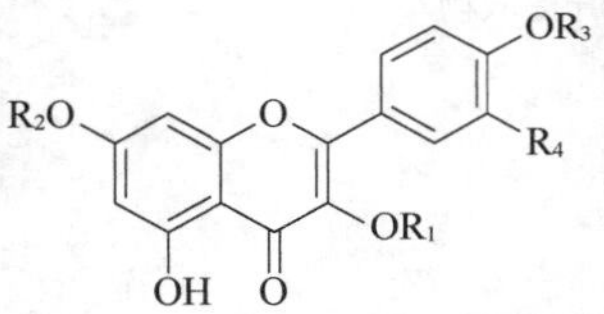

| isoquercetin | $R_1$=glc $R_2$=$R_3$=H $R_4$=OH |
| hyperin | $R_1$=gal $R_2$=$R_3$=H $R_4$=OH |
| quercitrin | $R_1$=rha $R_2$=$R_3$=H $R_4$=OH |

3. 其他类异戊烯基取代的黄酮类化合物　包括 8-类异戊烯基取代的黄酮类化合物(如朝藿苷 D、brevicornin)、双类异戊烯基取代的黄酮化合物(如 epimedokoreanin A)和其他位置异戊烯基取代的黄酮类化合物。

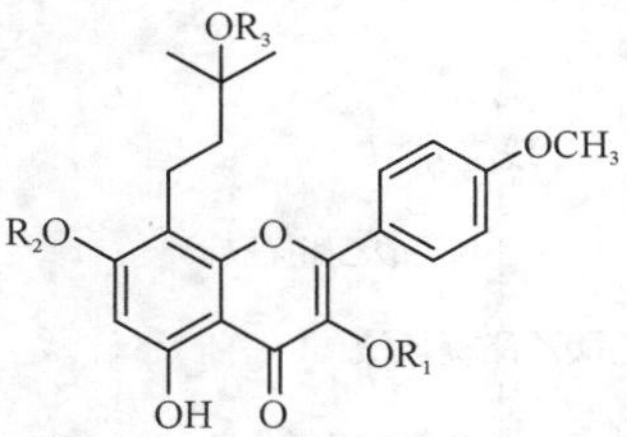

| 朝藿苷D | $R_1$=H $R_2$=glc $R_3$=$CH_3$ |
| brevicornin | $R_1$=$R_2$=H $R_3$=$CH_3$ |

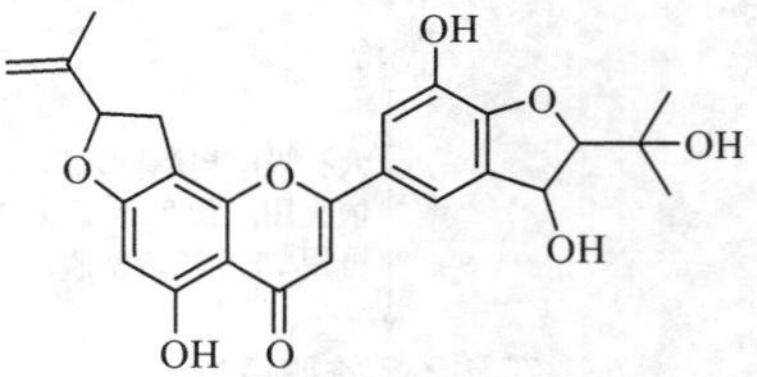

epimedokoreanin A

**4. 双黄酮类化合物**　主要有 ginkgetin、isoginkgetin、bilobetin 等。

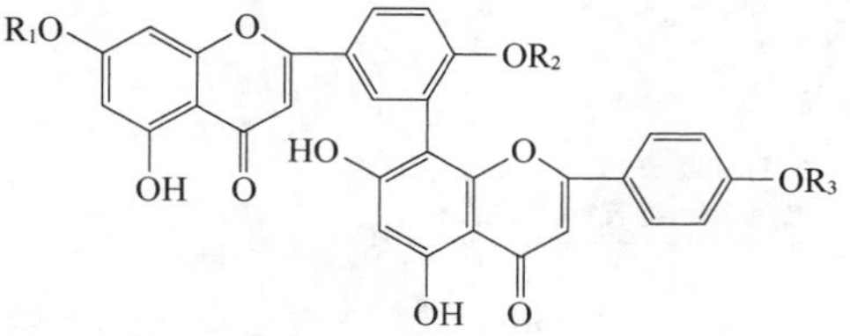

| | | |
|---|---|---|
| ginkgetin | $R_1=R_2=CH_3$ | $R_3=H$ |
| isoginkgetin | $R_1=H$ | $R_2=R_3=CH_3$ |
| bilobetin | $R_1=R_3=H$ | $R_2=CH_3$ |

淫羊藿的主要有效成分为苷类化合物,故常采用乙醇、碱溶液、水等为溶媒提取。以水为溶媒提取,浓缩时间过长,有效成分破坏大,且无效杂质成分多;以碱溶液为溶媒提取,会发生碱性水解,使苷类有效成分提取量减少;以乙醇为溶媒提取,pH 适中,苷类成分损失较少,故一般选用乙醇提取淫羊藿的有效成分。此外,可以采用超声波提取法,避免了高温对提取成分的影响,既可提高提取效率,又可缩短提取时间。

## 五、黄芩

黄芩为唇形科植物黄芩 *Scutellaria baicalensis* Georgi 的干燥根。春、秋二季采挖,除去须根及泥沙,晒后撞去粗皮,晒干。味苦,性寒。归肺、胆、脾、大肠、小肠经。功能清热燥湿,泻火解毒,止血,安胎。黄芩为常用的清热解毒中药,用于湿温、暑湿胸闷呕恶,湿热痞满,泻痢,黄疸,肺热咳嗽,高热烦渴,血热吐衄,痈肿疮毒,胎动不安。

从黄芩中分离出黄芩苷(含 4.0%～5.2%)、黄芩素、汉黄芩苷、汉黄芩素等 20 余种黄酮类化合物。其中黄芩苷为主要有效成分,具有抗菌、消炎作用,是中成药“注射用双黄连(冻干)”的主要成分。《中国药典》以黄芩苷为指标成分进行鉴别和含量测定,要求含黄芩苷不得少于 9.0%。此外,黄芩苷还有降低转氨酶的作用。黄芩苷元(黄芩素)的磷酸酯钠盐可用于治疗过敏、喘息等疾病。

黄芩苷为淡黄色针晶,几乎不溶于水,难溶于甲醇、乙醇、丙酮,可溶于含水醇和热乙酸。溶于碱水及氨水初显黄色,不久则变为黑棕色。经水解后生成的苷元黄芩素分子中具有邻三酚羟基,易被氧化转为醌类衍生物而显绿色,这是黄芩因保存或炮制不当变绿色的原因。黄芩变绿后,有效成分受到破坏,质量随之降低。

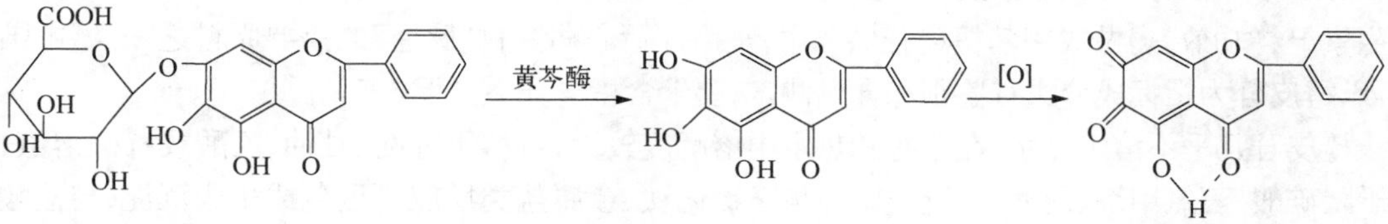

黄芩苷　　　　　　　　　　黄芩素(黄色)　　　　　　　　绿色

黄芩中黄芩苷的提取分离方法如下。

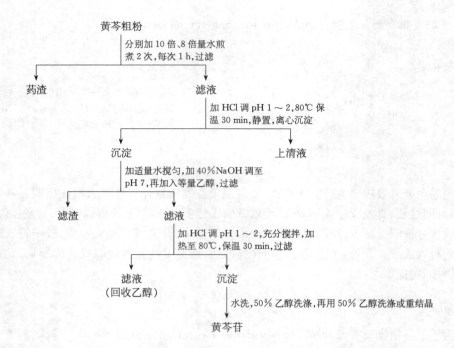

利用黄芩苷含酚羟基,在酸性环境下水溶性较小的原理,沉淀黄芩苷;利用黄芩苷含酚羟基,在碱性环境下水溶性较大的原理,溶解黄芩苷。通过反复的碱溶酸沉法,达到精制黄芩苷的目的。

近年来有报道双黄连注射剂可引起过敏性休克、过敏样反应、高热、寒战等不良反应,使用时应注意。

## 六、陈皮

陈皮为芸香科植物橘 *Citrus reticulata* Blanco 及其栽培变种的干燥成熟果皮。栽培变种主要有茶枝柑 *Citrus reticulata* Chachi(广陈皮)、大红袍 *Citrus reticulata* Dahongpao、温州蜜柑 *Citrus reticulata* Unshiu、福橘 *Citrus reticulata* Tangerina。药材分为"陈皮"和"广陈皮"。采摘成熟果实,剥取果皮,晒干或低温干燥。味苦、辛,性温。归肺、脾经。具有理气健脾,燥湿化痰的功效。用于胸脘胀满,食少吐泻,咳嗽痰多。

陈皮中除含有挥发油外,还含有多种黄酮类化合物,其中橙皮苷具有和芦丁相同的用途,也有维生素 P 样功效,多做成甲基橙皮苷供药用,是治疗冠心病药物"脉通"的重要原料之一。《中国药典》以橙皮苷为指标成分进行鉴别和含量测定,要求含橙皮苷不少于 3.5%。

橙皮苷几乎不溶于冷水,在乙醇和热水中溶解度较大,可溶于吡啶、甘油、乙酸或稀碱溶液,不溶于稀矿酸、三氯甲烷、丙酮、乙醚或苯。与三氯化铁、金属盐类反应可显色或生成沉淀,与盐酸—镁粉反应呈紫红色。

橙皮苷在碱性水溶液中其 $\gamma$-吡喃酮环容易开裂,生成黄色的橙皮查耳酮苷,酸化后又环合成原来的橙皮苷沉淀析出。

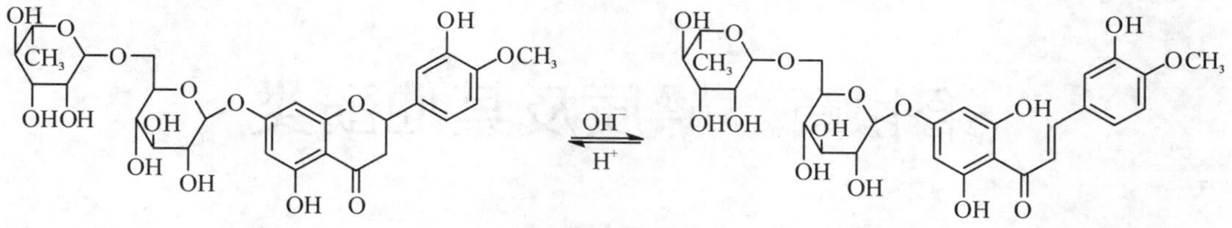

橙皮苷与橙皮查耳酮苷的结构互变

## 七、满山红

满山红为杜鹃花科植物兴安杜鹃 *Rhododendron dauricum* L. 的干燥叶。夏、秋二季采收,阴干。味辛、苦,性温。归肺、脾经。具有止咳祛痰的功效,用于咳嗽气喘痰多。从满山红叶中已分离出杜鹃素、8-去甲基杜鹃素、山柰酚、槲皮素、杨梅素、金丝桃苷、异金丝桃苷,以及莨菪亭、伞形酮、木毒素、牻牛儿酮、薄荷醇、杜松脑和 α-桉叶醇、β-桉叶醇、γ-桉叶醇等。其中杜鹃素是祛痰成分,临床用于治疗慢性支气管炎。《中国药典》以杜鹃素为指标成分进行鉴别和含量测定,要求含杜鹃素不少于 0.080%。

杜鹃素为淡黄色片状结晶,可溶于甲醇、乙醇和稀碱液,难溶于水。与盐酸—镁粉反应呈粉红色,加热后变为玫红色,与三氯化铁反应呈草绿色。

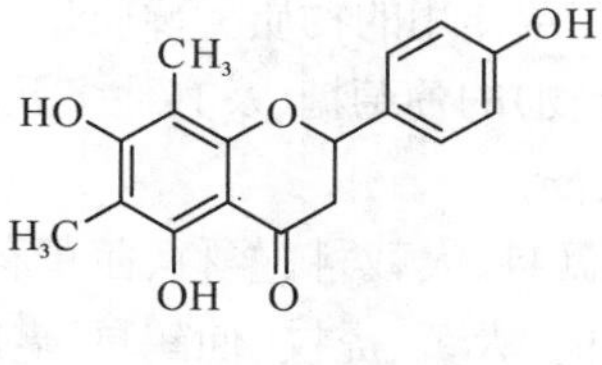

杜鹃素 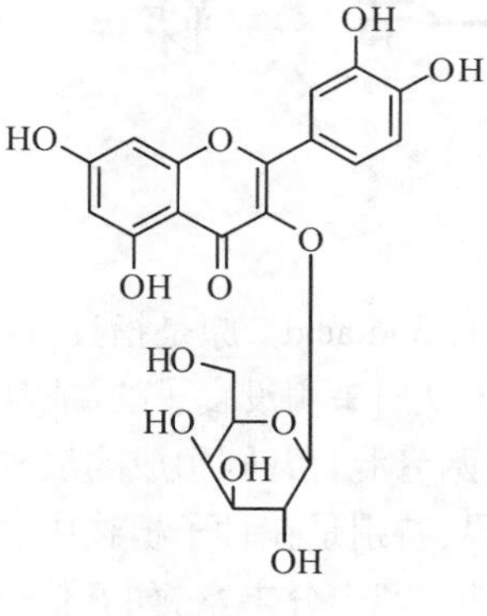                金丝桃苷 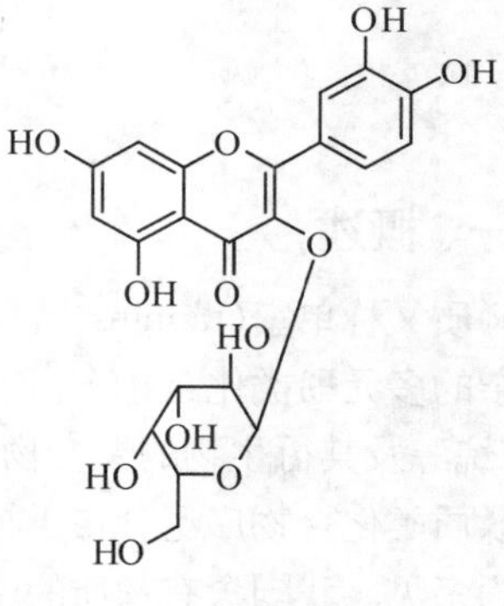                异金丝桃苷

临床上服用满山红水溶性粗提取物有轻度短期降压作用,部分患者服用后可引起心率减慢,使用时应该注意。

# 第七章 鞣质及其他酚类

**导学**

1. 掌握鞣质定义与结构分类。
2. 熟悉鞣质常用的提取分离方法。
3. 了解其他酚类化合物的分类及重要的代表性化合物。

## 第一节 | 鞣 质

### 一、概述

鞣质又称单宁(tannins)或鞣酸(tannic acid),原是指具有鞣制皮革作用的物质。鞣质是一类结构复杂的多元酚类化合物。目前认为鞣质是由没食子酸(或其聚合物)的葡萄糖(及其他多元醇)的酯、黄烷醇及其衍生物的聚合物以及两者混合共同组成的植物多元酚。

鞣质类化合物广泛分布于植物界,特别是在种子植物中,如蔷薇科、大戟科、蓼科、茜草科植物中最为多见。我国含有鞣质的中草药资源十分丰富,如五倍子、地榆、大黄、虎杖、仙鹤草、老鹳草、四季青、麻黄等。随着现代色谱、波谱技术的发展,鞣质成为十分活跃的研究领域,目前已分离鉴定的鞣质类化合物达上千种之多。

鞣质具有广泛的生物活性,除传统的收敛、止血、止泻及抗菌作用外,在抗氧化、抗病毒、抗过敏、抗突变、抗肿瘤、抗艾滋病等方面均显示出较强的生物活性。近年来,我国在鞣质的化学及其应用研究上也取得了不少的成果,如以鞣质类为有效成分研制成功的抗肿瘤二类新药威麦宁胶囊;以四季青鞣质为原料制成的制剂用于治疗烫伤、烧伤;以茶叶中的鞣质为主研制的茶多酚制剂,用于延缓衰老、治疗帕金森病等。鞣质类化合物还具有很强的抗龋齿作用,且无毒副作用,长期使用不产生耐药性。此外,从富含鞣质的植物水提取液经浓缩制成的"栲胶",在皮革工业用作鞣皮剂,酿造工业用作澄清剂,以及木材粘胶剂、墨水原料、染色剂、防垢除垢剂等。

可水解鞣质的生物合成来自莽草酸途径下的桂皮酸途径。桂皮酸侧链经氧化酶催化发生双键断裂,生成苯甲酸,再经羟基转移酶的作用生成没食子酸,进一步与葡萄糖等缩合生成没食子鞣质、逆没食子鞣质等可水解鞣质,其中五没食子酰基葡萄糖(pentagalloyl glucose)为其关键中间产物。

　　缩合鞣质生物合成的直接前体是二氢黄酮醇,在二氢黄酮醇还原酶(dihydroflavonol reductase, DFR)的作用下生成黄烷-3,4-二醇、黄烷-3-醇,再生成儿茶素和表儿茶素,经多酚氧化酶(polyphenol oxidase, PPO)的作用,形成低聚或多聚的缩合鞣质。鞣质生物合成途径如下。

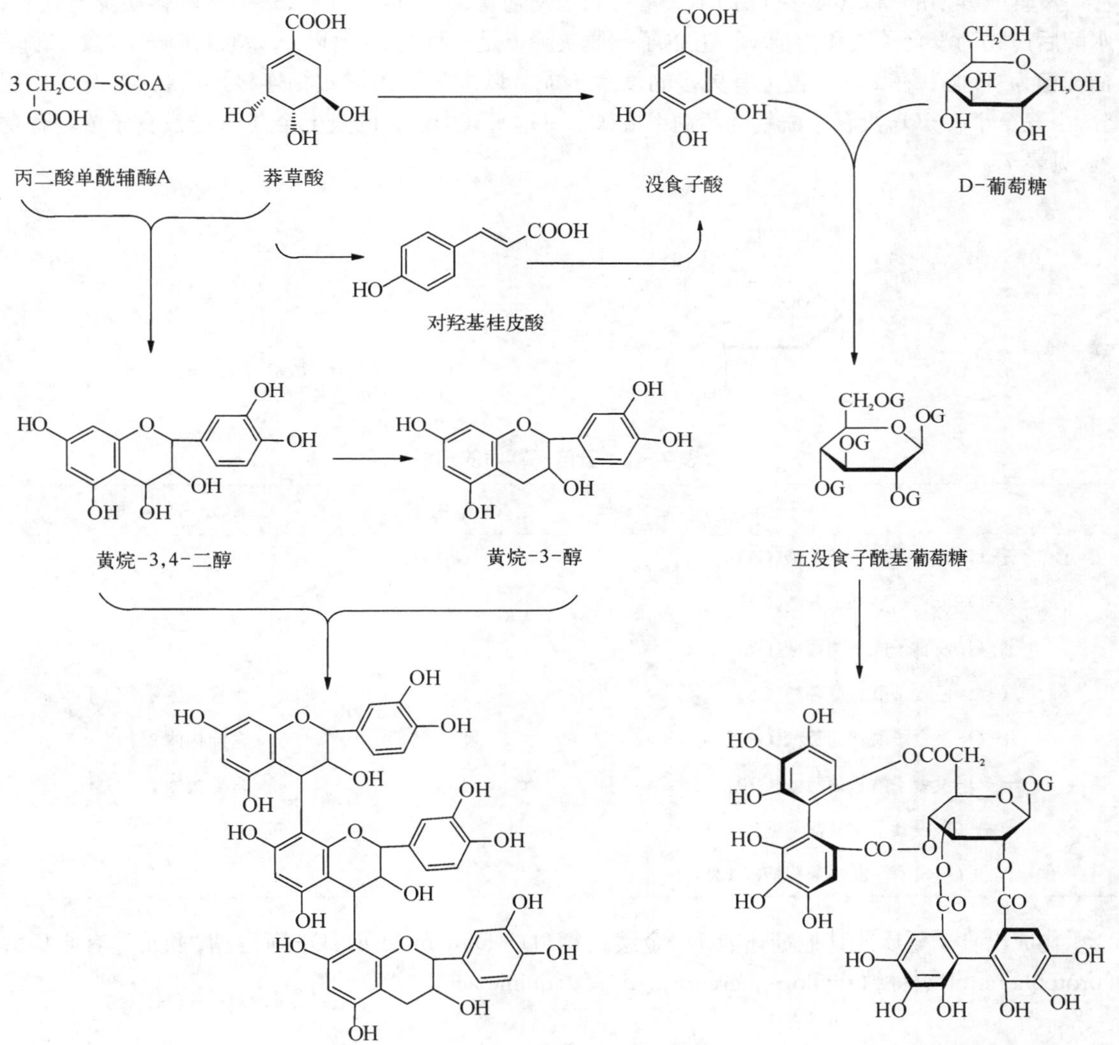

丙二酸单酰辅酶A　　莽草酸　　　　　　　没食子酸　　　　　D-葡萄糖

对羟基桂皮酸

黄烷-3,4-二醇　　　　　黄烷-3-醇　　　　　五没食子酰基葡萄糖

缩合鞣质　　　　　　　木麻黄亭

## 二、鞣质的结构与分类

　　根据鞣质的化学结构特征,可将其分为可水解鞣质(hydrolysable tannins)、缩合鞣质(condensed tannins)和复合鞣质(complex tannins)三大类。

### (一)可水解鞣质

可水解鞣质为没食子酸等酚酸与糖或多元醇通过酯键、酯苷键形成的酯,在酸、碱、酶(特别是鞣质酶或苦杏仁酶)的作用下,可水解成小分子酚酸类化合物和糖或多元醇。根据水解产物(酚酸及其多元醇)的不同,进一步分为没食子鞣质、逆没食子鞣质(鞣花鞣质)、可水解鞣质低聚体(hydrolysable tannin oligomers)、C-苷鞣质和咖啡鞣质等。

1. 没食子鞣质(gallotannins) 水解后能生成没食子酸和糖或多元醇。此类鞣质的糖或多元醇部分的羟基全部或部分地被酚酸或缩酚酸(depside)所酯化。

没食子鞣质的糖基(或多元醇)中最常见的是葡萄糖,如五倍子鞣质,是可水解鞣质类的代表,水解后产物为没食子酸和葡萄糖。五倍子鞣质实际上是一种混合物,以 1,2,3,4,6-五没食子酰基葡萄糖为"核心",在 2,3,4 位上有更多的没食子酰基以缩酚酸的形式相连接形成,共含有 8 个组分,由五至十二-O-没食子酰基葡萄糖组成($G_5 \sim G_{12}$),其中最多的是七至九-O-没食子酰基葡萄糖,见表 7-1。

GG=二倍没食子酰基
GGG=三倍没食子酰基

表 7-1 五倍子鞣质的组成

| 组　分 | 相对含量(%) | 分子组成 |
|---|---|---|
| 五-O-没食子酰基葡萄糖(G5) | 4 | |
| 六-O-没食子酰基葡萄糖(G6) | 12 | |
| 七-O-没食子酰基葡萄糖(G7) | 19 | |
| 八-O-没食子酰基葡萄糖(G8) | 25 | 含异构体 8 个以上 |
| 九-O-没食子酰基葡萄糖(G9) | 20 | 含异构体 9 个以上 |
| 十-O-没食子酰基葡萄糖(G10) | 13 | 含异构体 7 个以上 |
| 十一-O-没食子酰基葡萄糖(G11) | 6 | |
| 十二-O-没食子酰基葡萄糖(G12) | 2 | |

构成没食子鞣质的其他糖还有 D-金缕梅糖(D-hamamelose)、D-阿洛糖,多元醇有原栎醇(protoquercitol)、栎醇(scyllo-quercitol)、奎宁酸(quinic acid)、莽草酸等。

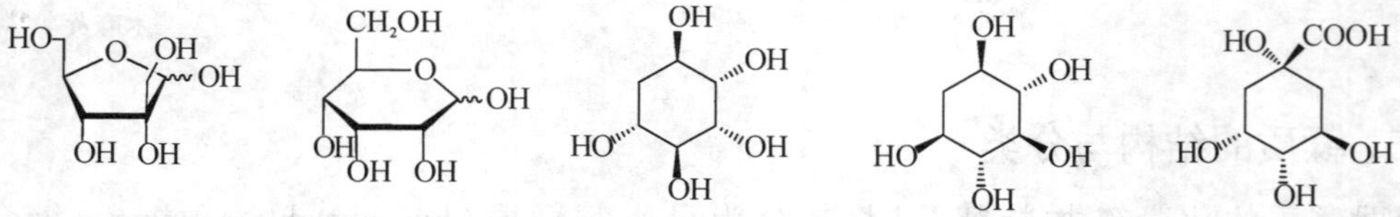

D-金缕梅糖　　D-阿洛糖　　原栎醇　　栎醇　　奎宁酸

如从日本栗 *Castanea crenata* 中得到的 2,2′,5-三-O-没食子酰基呋喃金缕梅糖(2,2′,5-tri-O-galloylhamamelofuranose);从狼毒大戟 *Euphorbia fischeriana* 中得到的 1,2,3,6-四-O-

没食子酰基-D-吡喃阿洛糖（1，2，3，6 - tetra-*O*-galloyl-D-allopyranose）；从清香木 *Pistacia weinmannifolia* 叶中得到的 pistafolin A 是多元醇部分，为奎宁酸的没食子酸鞣质；从栎属植物九龙腾 *Quercus stenophylla* 中得到的 1，2，-二-*O*-没食子酰栎醇（1，2 - Di - *O* - galloyl - scyllo - quercitol）。

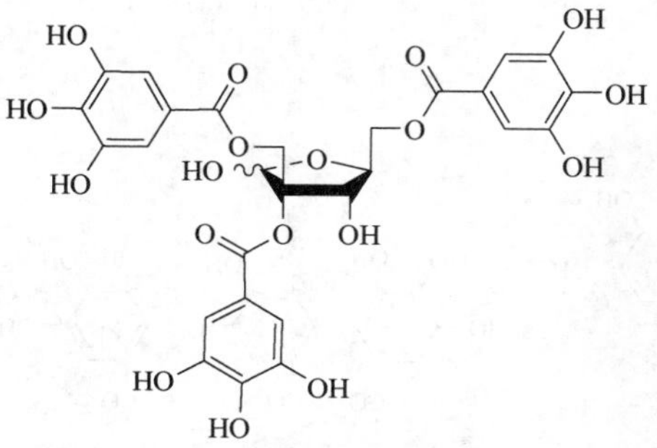

2, 2′, 5-三-*O*-没食子酰呋喃金缕梅糖

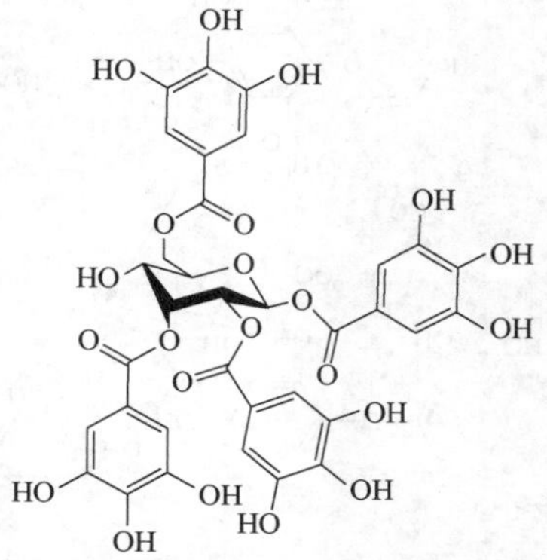

1, 2, 3,6-四-*O*-没食子酰基-D-吡喃阿洛糖

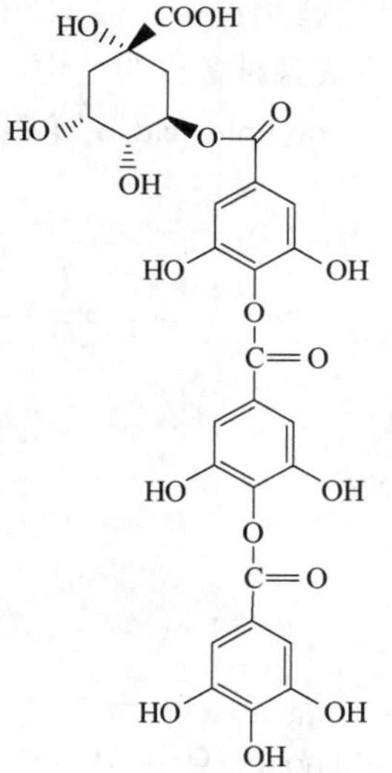

pistafolin A

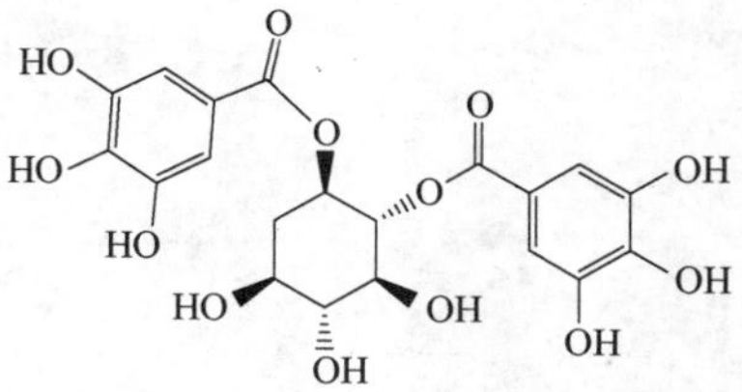

1,2-二-*O*-没食子酰栎醇

**2. 逆没食子鞣质**　逆没食子鞣质又称鞣花鞣质（ellagitannins），是六羟基联苯二酸及其衍生物与多元醇（多数是葡萄糖）形成的酯，水解后可产生逆没食子酸（鞣花酸，ellagic acid）和糖。六羟基联苯二甲酰基（hexahydroxydiphenoyl，HHDP）的衍生物主要有：脱氢六羟基联苯二甲酰基（dehydrohexahydroxydiphenoyl，DHHDP）、诃子酰基（chebuloyl）以及对-脱氢二没食子酰基（*p* - GOG）、间-脱氢二没食子酰基（*m* - GOG）、对-六羟基联苯二甲酰没食子酰基（地榆酰基，*p* - DOG）、间-六羟基联苯二甲酰没食子酰基（橡椀酰基，*m* - DOG）等系列基团。这些酰基态的酚酸在植物体内均来源于没食子酰基，是相邻的 2 个、3 个或 4 个没食子酰基之间发生脱氢、偶合、重排、环裂等变化形成，其衍生关系如下。

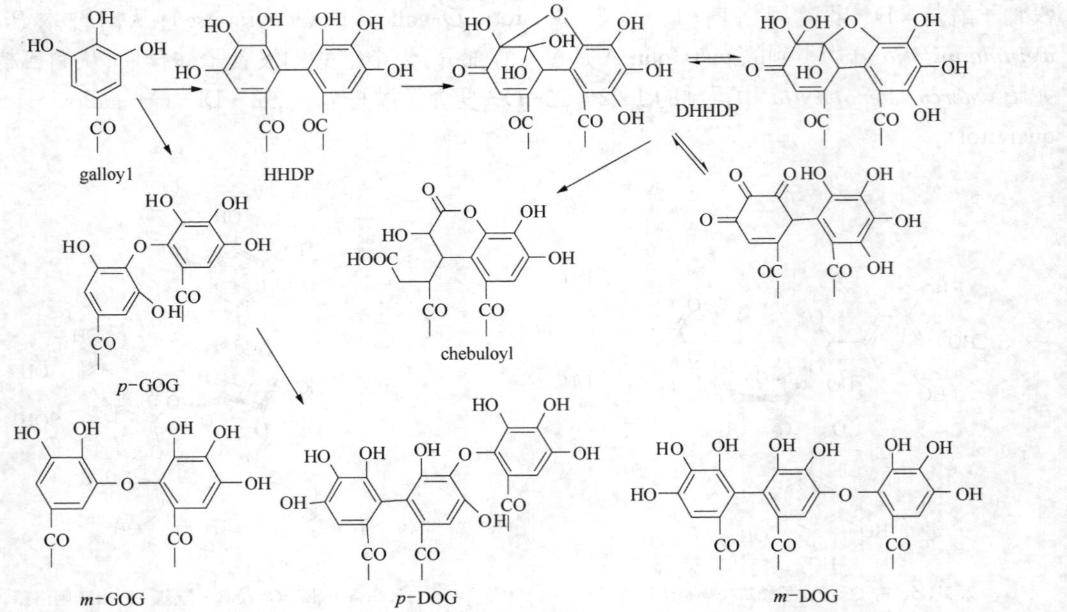

galloyl  HHDP  DHHDP

*p*-GOG  chebuloyl

*m*-GOG  *p*-DOG  *m*-DOG

　　逆没食子鞣质是种类最多的可水解鞣质,但仅存在于双子叶植物类群中。因 HHDP、DHHDP 基及没食子酰基的数目、脱氢、氧化程度、结合位置等不同,可组合成各种各样的结构。如诃子中的诃子酸(chebulinic acid)、诃黎勒酸(chebulagic acid),老鹳草中的 geraniinic acid B,龙眼花中的石岩枫酸(repandusinic acid),叶下珠中的 phyllanthusiin A~C 等。

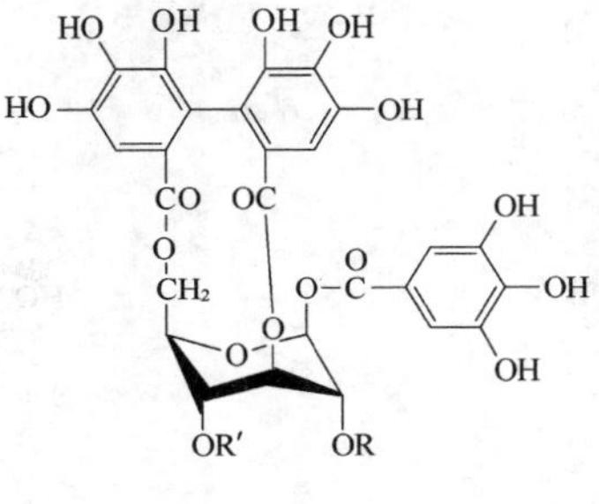

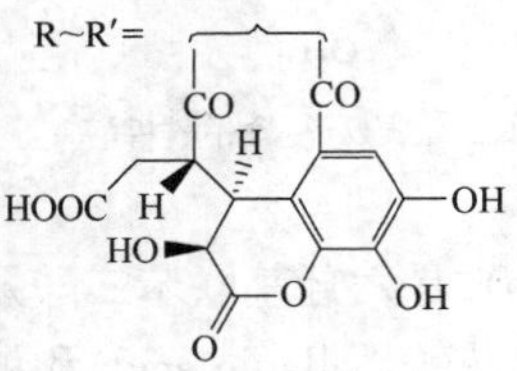

诃黎勒酸 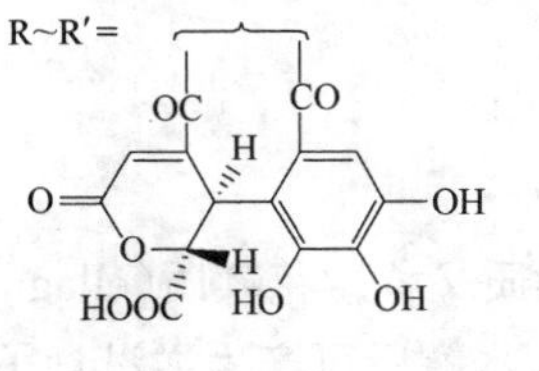  geraniinic acid B 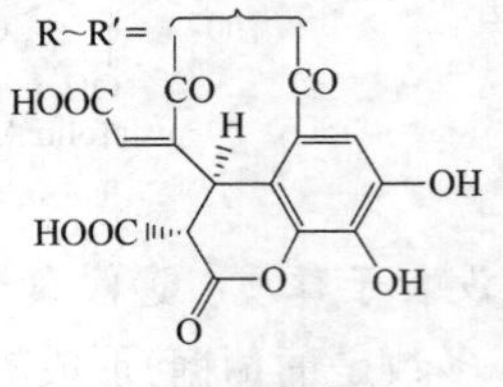  石岩枫酸

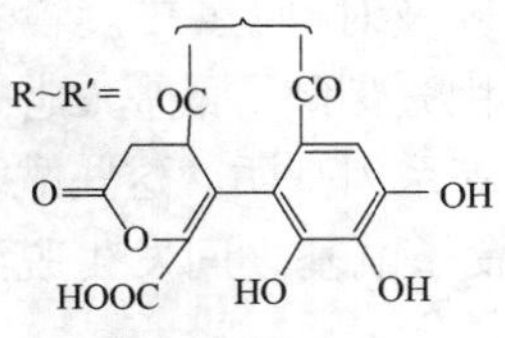

phyllanthusiin A 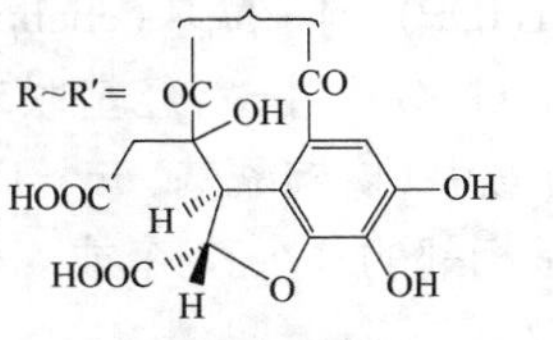  phyllanthusiin B 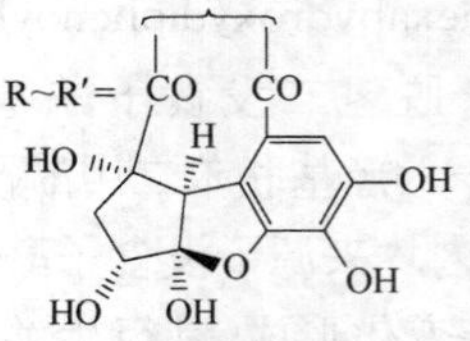  phyllanthusiin C

老鹳草属植物中的老鹳草素(geraniin)是结晶性的逆没食子酸鞣质,其结构中含有 HHDP 和 DHHDP 基团,由于 DHHDP 基团易互变,因此老鹳草素是以两个互变异构体的形式存在。

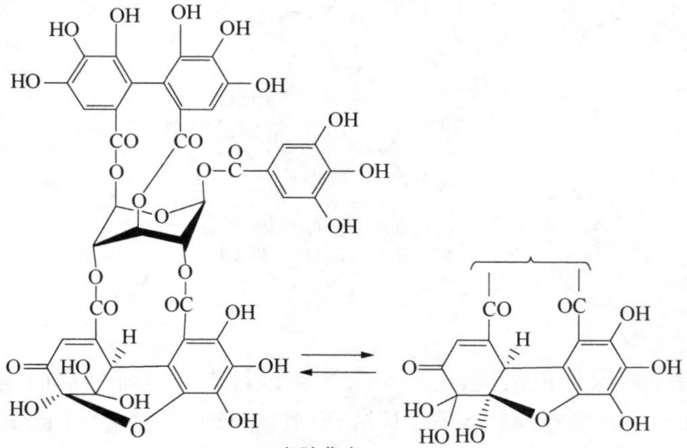

老鹳草素

**3. 可水解鞣质低聚体**(hydrolysable tannin oligomers)　是由 2 分子以上的逆没食子鞣质缩合所产生。根据葡萄糖核的数目可分为二聚体、三聚体、四聚体及五聚体,因没食子酰基(G)、HHDP、GOG、DOG 等位置、缩合度的不同衍生出多种类型。其中以二聚体种类最多,如从仙鹤草 *Agrimonia pilosa* 中得到的仙鹤草素 agrimoniin。

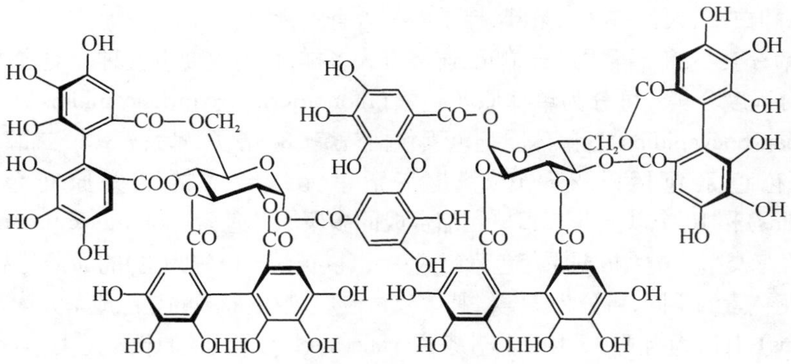

仙鹤草素

**4. C-苷鞣质**(C - glycosidic tannins)　主要特征是糖开环后端基碳与没食子酸苯环上的碳通过 C—C 键直接相连。C-苷鞣质较其他可水解鞣质化学性质稳定,不易水解。到目前已有 80 多种天然的 C-苷鞣质被发现,如木麻黄科植物中的木麻黄宁(casuarinin)、木麻黄素(casuariin),旌节花科植物中的旌节花素(stachyurin)等。此外,在桃金娘科、桦木科、山毛榉科、金缕梅科、千屈菜科、石榴科、野牡丹科、蔷薇科、胡颓子科、山茶科、胡桃科等植物中也有 C-苷鞣质的存在。

木麻黄宁　R＝OH　R′＝H
旌节花素　R＝H　R′＝OH

### （二）缩合鞣质

缩合鞣质通常指缩合原花色素类，是由黄烷醇类通过碳—碳键缩合而成，用酸、碱、酶处理或久置均不能水解，但可缩合为高分子、不溶于水的产物"鞣红"（tannin reds），亦称鞣酐（phlobaphenes），故又称为鞣红鞣质类（phlobatannins）。原花色素在热酸—醇处理下能生成花色素（anthocyanidins）。构成缩合鞣质的结构单元以（＋）-儿茶素（catechin）和（－）-表儿茶素（epicatechin）为最多，其他的尚有棓儿茶素（gallocatechin）、阿福豆素（afzelechin）、菲瑟亭醇（fisetinidol）、牧豆素（prosopin）等多种黄烷-3-醇（flavan-3-ol）类，因此又称为黄烷类鞣质（flavonoid tannin）。原花色素本身不具鞣性，二聚原花色素能使蛋白质沉淀，因此被列为缩合鞣质，但二聚体只有不完全的鞣性，自三聚体起才有明显的鞣性，随分子量的增加而鞣性增加。天然鞣质大多属于缩合鞣质，主要存在于植物的果实、种子及树皮等中。此类鞣质分布广泛，如槟榔、钩藤、山茶、麻黄、翻白草、大黄、肉桂、茶叶、柿子等都含有缩合鞣质。

**缩合鞣质的分类**　缩合鞣质组成单元、连接方式多样，目前主要有五种分类方法。

（1）按聚合程度分类：可分为单体原花色素（monomeric proanthocyanidins）和聚合原花色素（condensed proanthocyanidins）。单体原花色素包括黄烷-3-醇类，黄烷-3,4-二醇类，黄烷-4-醇类等；聚合原花色素包括以 2～10 个儿茶素单元缩合成的低聚原花色素（oligomeric proanthocyanidins）和 10 个以上儿茶素单元缩合成的多聚原花色素（polymeric proanthocyanidins）。

（2）按酚羟基类型分类：根据原花色素组成单元（以黄烷-3-醇为主）的酚羟基数和类型以及它们相应生成的花色素的不同，可分为 11 类，其中分布最广、数量最多的是组成单元为儿茶素的原花青定类（procyanidins），其次为组成单元中有棓儿茶素（gallocatechin）单元的原雀翠定类（prodelphinidins）。

（3）按照儿茶素单元间连接键数目分类：可分为单连键型和双连键型。单连键型是各单元间以 C-4→C-8 或 C-4→C-6 位碳—碳键直接相连，是最为常见的一类，又称为原花色素 B 型（proanthocyanidin B-type）。双连键型由一个醚键和一个碳—碳键双链连接而成，能够被酸处理而形成含有黄锌盐类（flavylium salts），称为原花色素 A 型（proanthocyanidin A-type）。目前已在樟科（Lauraceae）、七叶树科（Hippocastanaceae）、杜鹃花科（Ericaceae）、蔷薇科（Rosaceae）及豆科（Leguminose）等植物中发现。

（4）按照组成单元的排列形式分类：可分为直链型、角链型和支链型三种。

（5）按普通原花色素与复杂原花色素分类：由黄烷型单元组成的原花色素称普通型，由黄烷基与其他类型的单元组成的原花色素，在酸的处理下可生成复杂的花色素，称复杂型。

很多中草药中都含有缩合鞣质,主要以二聚体至六聚体形式存在,大多数为单链键型。例如,从山楂叶分离得的 10 个原花色素类,分别为(一)-表儿茶素,二聚体的原花青定 B2,B4,B5(procyanidin B2, B4, B5),三聚体的原花青定 C1(procyanidin C1),四聚体的原花青定 D1(procyanidin D1),五聚体的原花青定 E1(procyanidin E1),以及一个六聚体的原青花素成分,均为单链键型的缩合鞣质。

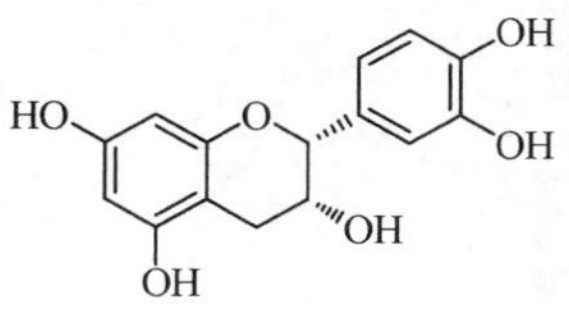

表儿茶素

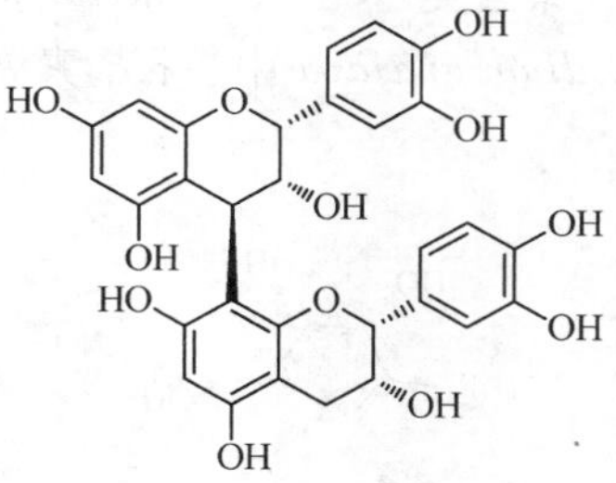

原花青定B2

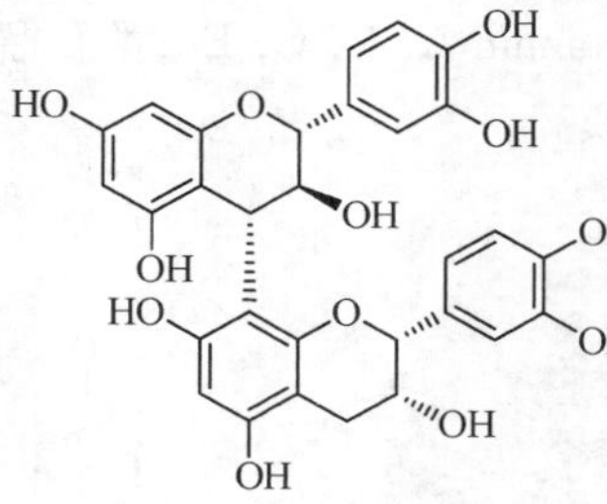

原花青定B4

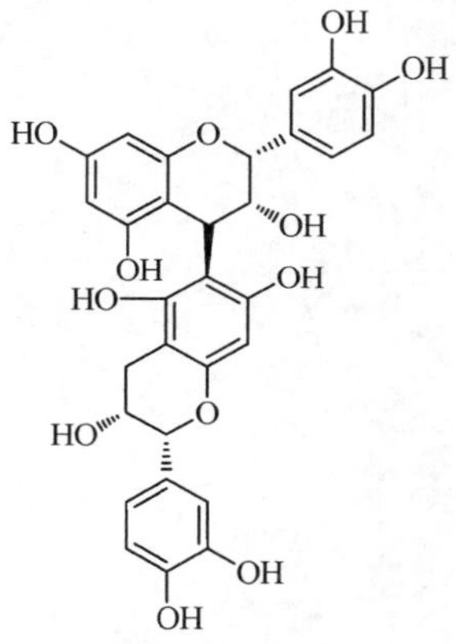

原花青定B5

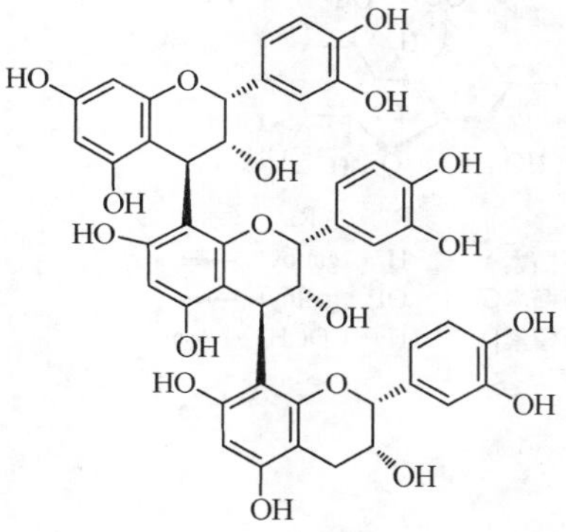

原花青定C1

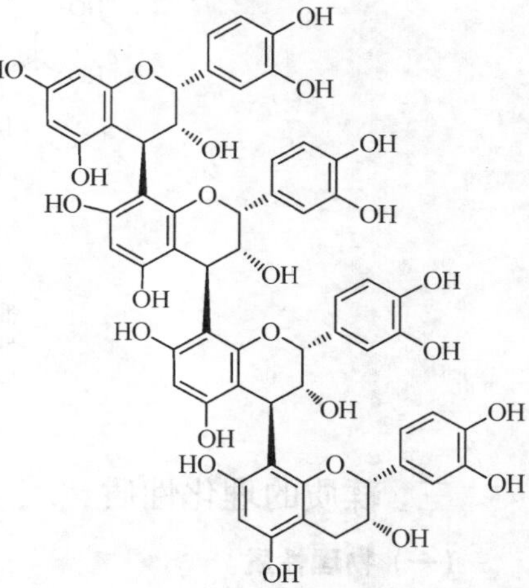

原花青定D1

双链键型(原花色素 A 型)的缩合鞣质在植物中分布比单链键型的狭窄,第一个双链键型的缩合鞣质原花青定 A2(procyanidin A2)是从欧洲七叶树中分离出来的,此后在麻黄、肉桂、花生衣、乌药、葡萄籽、荔枝、山杏等中草药中均发现了多种双链键型的缩合鞣质。例如,中药肉桂除含有多种 2~6 聚体单链键型的缩合鞣质外,同时还含有多种 3~5 聚体双链键型的缩合鞣质。

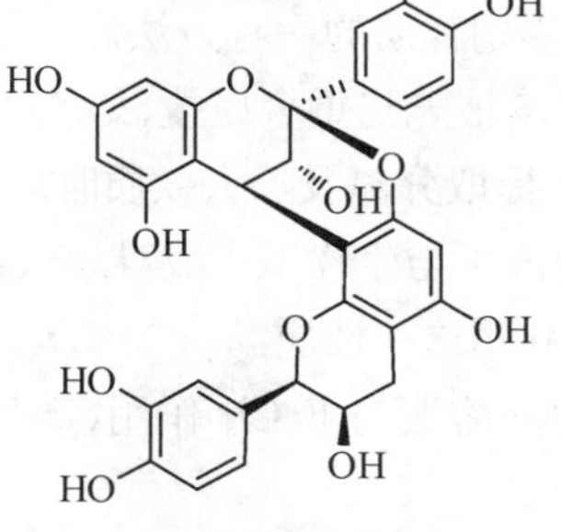

原花青定A2

### （三）复合鞣质

复合鞣质(complex tannins)是由逆没食子鞣质部分与缩合鞣质部分结合而成的,同时具有可水解鞣质与缩合鞣质的特征,因此将其称为复合鞣质。从生源上讲复合鞣质属于C-苷鞣质中的一类,因此在实际研究中也是将其归类于C-苷鞣质,其结构比其他类型的C-苷鞣质多一个与开环糖C—C键直接连接的黄烷醇类(大多为儿茶素类)。山茶 *Camellia japonica* 中的山茶素 A、B、C、E(cameliatannin A, B, C, E),番石榴 *Pisdium guajava* 中番石榴素 A、C、D(guavin A, C, D)均属于复合鞣质。

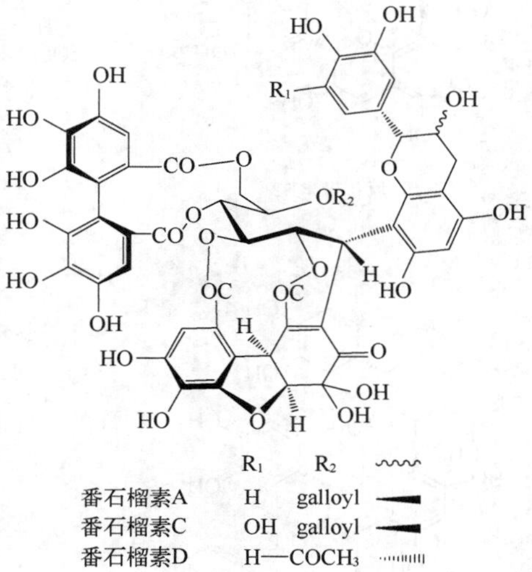

| | $R_1$ | $R_2$ | ~ |
|---|---|---|---|
| 番石榴素A | H | galloyl | ◄ |
| 番石榴素C | OH | galloyl | ◄ |
| 番石榴素D | H—COCH₃ | | ⫶ |

## 三、鞣质的理化性质

### （一）物理性质

鞣质类大多为灰白色无定形粉末,少数为结晶状,如老鹳草素,多具吸湿性。鞣质极性较强,溶于水、甲醇、乙醇、丙酮,可溶于乙酸乙酯、丙酮和乙醇的混合液,难溶或不溶于乙醚、苯、氯仿、石油醚及二硫化碳等。少量水存在能够增加鞣质在有机溶剂中的溶解度。

### （二）化学性质

1. **还原性** 鞣质含有很多酚羟基,为强还原剂,易被氧化,能还原斐林试剂。

2. **与蛋白质沉淀** 鞣质能与蛋白质结合产生不溶于水的沉淀,使生皮鞣制成革,能使明胶从水溶液中沉淀出来,此可作为提纯、鉴别鞣质的一种方法。

3. **与重金属盐沉淀** 鞣质的水溶液能与重金属盐,如乙酸铅、乙酸铜、氯化亚锡或碱土金属的氢氧化物溶液等作用,生成沉淀。在提取分离及除去鞣质时均可利用这一性质。

4. **与生物碱沉淀** 鞣质的水溶液可与生物碱生成难溶或不溶的沉淀,故可用作生物碱沉淀试剂。在提取分离及除去鞣质时亦常利用这一性质。

5. **与三氯化铁的作用** 鞣质的水溶液与 $FeCl_3$ 作用,产生蓝黑色或绿黑色反应或产生沉淀。蓝黑墨水的制造就以鞣质为原料。

6. **与铁氰化钾氨溶液的作用** 鞣质与铁氰化钾氨溶液反应呈深红色,并很快变成棕色。

## 四、鞣质的提取与分离

### (一) 鞣质的提取

鞣质性质不稳定,极易发生氧化、聚合,故在选择合适溶媒的基础上,须注意控制提取的温度和时间,力求快速,以防止鞣质变性。最好用新鲜原料,且宜立即浸提,也可以用冷冻或浸泡在丙酮中的方法储存。原料的干燥宜在尽可能短的时间内完成,以避免鞣质在水分、日光、氧和酶的作用下变性。

经过粉碎的干燥原料或新鲜原料(茎叶类)可在高速搅碎机内加溶剂进行组织破碎提取,然后过滤得到浸提液。组织破碎提取法是目前提取鞣质类化合物最常用的提取方法。

提取鞣质时多使用50%～70%丙酮,含水丙酮对鞣质的溶解能力最强,能够断开植物组织内鞣质—蛋白质的连接链,使鞣质的提取率提高。经减压浓缩可很容易地将丙酮从提取液中回收,得到鞣质的水溶液。现在鞣质提取液的浓缩多采用冷冻干燥法,以避免因温度过高引起鞣质缩合。

### (二) 鞣质的分离

上述提取得到的总鞣质,仍然是一混合物,需要进一步分离、纯化。由于鞣质是复杂的多元酚,有较大的分子量和强的极性;又又常是由许多化学结构和理化性质十分接近的化合物组成的复杂混合物,难以分开;同时鞣质的化学性质比较活泼,在分离时可能发生氧化、缩合等反应。因此,鞣质的研究进展较为缓慢。近年来,随着各种色谱的发展及应用,使鞣质的研究有了迅速的发展。将鞣质制成甲醚化或乙酸酯衍生物有助于鞣质的分离。目前缩合鞣质中绝大部分高聚物的纯化合物都是以甲基醚或乙酸酯的形式分离出来的。

对于鞣质的分离及纯化,经典方法主要有溶剂法、沉淀法、透析法及结晶法,现在常用色谱法。

1. **溶剂法**　通常将含鞣质的水溶液先用乙醚等极性小的溶剂萃取,除去极性小的杂质,然后用乙酸乙酯提取,可得到较纯的鞣质。亦可将鞣质粗品溶于少量乙醇和乙酸乙酯中,逐渐加入乙醚,鞣质可沉淀析出。

2. **沉淀法**　利用鞣质与蛋白质结合的性质,可从水溶液中分离鞣质。向含鞣质的水溶液中分批加入明胶溶液,滤取沉淀,用丙酮回流,鞣质溶于丙酮而与蛋白质分开,这也是将鞣质与非鞣质成分相互分离的常用方法。

3. **柱色谱法**　柱色谱法是目前分离、纯化鞣质的最主要方法。普遍采用的固定相是 Diaion HP-20, Toyopearl HW-40, Sephadex LH-20 及 MCI Gel CHP-20 等吸附性填料。以水—甲醇、水—乙醇、水—丙酮为流动相。

在分离鞣质时,常采用多种柱色谱相结合的方法。其组合使用的顺序一般为 Diaion HP-20→Toyopearl HW-40→MCI Gel CHP-20,因它们在水中吸附力最强,故开始先用水冲洗,洗脱出多糖、多肽及蛋白质等水溶性杂质,然后依次用10%、20%、30%、40%甲醇洗脱,最后用70%丙酮洗脱。实验室一般操作流程如下。

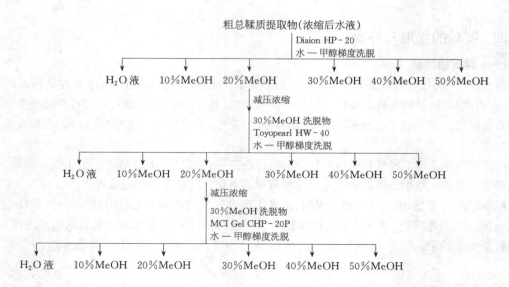

经 MCI GHP-20P 柱色谱分离后的各洗脱流分可用 HPLC 检测,单一组分者合并后回收溶剂,即可得到单体鞣质化合物。

4. **高效液相色谱法** HPLC 法对鞣质不仅具有良好的分离效果,而且还可用于判断鞣质分子的大小、各组分的纯度及 $\alpha$、$\beta$-异构体等,具有简便、快速、准确、实用性强等优点。

常用于分离鞣质的正相 HPLC 色谱系统多采用 Superspher Si 60 及 Zorbax SIL 柱,流动相为环己烷—甲醇—四氢呋喃—甲酸(60∶45∶15∶1,V/V),加草酸 500 mg/1.2 L;反相 HPLC 系统可采用 Lichrospher RP-18 柱,流动相为 0.01 mol/L 磷酸—0.01 mol/L 磷酸二氢钾—乙酸乙酯(85∶10∶5),或 0.01 mol/L 磷酸—0.01 mol/L 磷酸二氢钾—乙腈(87∶13)。

5. **高速逆流色谱法(HSCCC)** 随着 HSCCC 这一分离技术应用范围不断扩大,也成功应用于鞣质类成分的分离纯化,如采用二相、三相等不同的溶剂系统从绿茶中分离茶多酚类,从黑茶中分离茶黄素,从苹果中分离 2~5 聚体花青定类成分等。

## 五、鞣质的检识

鞣质的定性检识最基本的反应是使明胶溶液变混浊或生成沉淀。此外,鞣质的简易定性检识法如下:以丙酮—水(8∶2)浸提植物原料(0.1~0.5 g),将提取物在薄层色谱上(硅胶 G 板,以氯仿—丙酮—水—甲酸不同比例作为展开剂)展开后,依次喷三氯化铁及茴香醛—硫酸或三氯化铁—铁氰化钾(1∶1)溶液,根据薄层色谱上的斑点颜色可初步判断化合物的类型。

由于鞣质分子量大,含酚羟基多,故薄层鉴定时一般需在展开剂中加入微量的酸,以提高极性,增加酚羟基的游离度。在硅胶层析中,常用的展开系统为苯—甲酸乙酯—甲酸(2∶7∶1)。此外,利用化学反应也可对可水解鞣质与缩合鞣质进行初步的鉴别,方法和结果见表 7-2。

表 7-2 两类鞣质的鉴别反应

| 试　　剂 | 可水解鞣质 | 缩合鞣质 |
|---|---|---|
| 1. 稀酸(共沸) | 无沉淀 | 暗红色鞣红沉淀 |
| 2. 溴水 | 无沉淀 | 黄色或橙红色沉淀 |

续　表

| 试　　剂 | 可 水 解 鞣 质 | 缩 合 鞣 质 |
|---|---|---|
| 3. 三氯化铁 | 蓝色或蓝黑色(或沉淀) | 绿色或绿黑色(或沉淀) |
| 4. 石灰水 | 青灰色沉淀 | 棕色或棕红色沉淀 |
| 5. 乙酸铅 | 沉淀 | 沉淀(可溶于稀乙酸) |
| 6. 甲醛或盐酸 | 无沉淀 | 沉淀 |

## 六、鞣质的结构研究

鞣质的结构鉴定,可通过元素分析、衍生物制备、碱熔法、氧化降解法、旋光色散法、圆二色谱法、紫外—可见光谱法、红外光谱法、质谱法、核磁共振法、X—衍射法等方法进行。核磁共振法是研究鞣质结构最有力的工具。

### (一) 氢谱

1. $^1$H NMR 在水解鞣质结构鉴定中的作用　$^1$H NMR 谱是可水解鞣质的结构测定行之有效的手段之一。$^1$H NMR 能够测定水解鞣质中没食子酰基、六羟基联苯二酰基的个数、吡喃葡萄糖端基碳原子的 $\alpha$ - 及 $\beta$ -构型及比例、糖基的构象。通过自旋耦合法可以确定糖基每个位子上的氢质子的化学位移及糖基酰化的位置。

(1) 芳香氢部分:

1) 没食子酰基(G):在 $\delta_H$ 6.9~7.2 出现一个双质子单峰,根据此范围内出现的双质子单峰的个数,可推断分子中没食子酰基的数目。

2) 六羟基联苯二甲酰基(HHDP):在 $\delta_H$ 6.3~6.8 出现 $H_A$ 和 $H_B$ 的两个单峰信号。但 $H_A$ 与 $H_B$ 的确定,一般较难进行。

3) 橡椀酰基(Val):在 $\delta_H$ 6.3~6.8 分别出现两个质子的单峰信号,在 $\delta_H$ 6.9~7.2 出现一个质子的单峰信号,它们分别归属于 $H_A$、$H_B$ 及 $H_C$。

4) 地榆酰基(Sang)及脱氢二没食子酰基(DHDG):两者在 $\delta_H$ 6.8~7.4 均可出现来源于没食子酰基 $H_A$ 和 $H_B$ 的两个双峰信号,偶合常数约 2 Hz;另外,在 $\delta_H$ 7.0~7.20 还可见一个单质子的单峰信号($H_c$)。

(2) 糖基部分:鞣质中的糖部分主要为葡萄糖。它以 $^4C_1$ 型或 $^1C_4$ 型两种形式存在,其中 $^4C_1$ 型最为多见。$^1C_4$ 型因羟基均为直立键,不稳定,若被酰化后,羟基被固定,如老鹳草素等。上述两种构型的葡萄糖中,其 1 - OH 有 $\alpha$、$\beta$ 两种构型存在,一般以 $\beta$ 型多见。对完全未取代的葡萄糖来讲,其糖基上的各个氢较难区分。但对鞣质类来讲,因糖上各个羟基被酰化,所以各个氢都分开,并显著向低场位移。当葡萄糖 1 - OH 未被酰化时,则出现一对 $\alpha$、$\beta$ 异构体的信号,此时 $^1$H NMR 变得较为复杂。

2. $^1$H NMR 在缩合鞣质结构鉴定中的作用　$^1$H NMR 能够从质子的个数、化学位移($\delta$)、偶合常数($J$)及峰形判断缩合鞣质的单元黄烷醇的 A、B 环羟基取代类型及 C 环的构型。以儿茶素的二聚体(原花青定类)为例,共有 9 个芳氢质子:其中 A 环的 3 个芳氢质子化学位移在 $\delta_H$ 5.8~6.2,上部单元 A 环 2 个芳氢为 $d$ 峰,偶合常数在 2 Hz 左右,下部单元 A 环 1 个芳氢为单峰;B 环的 6 个芳氢质子化学位移在 $\delta_H$ 6.2~7.5,呈现 2 个 ABX 偶合系统。原儿茶素 C 环的 4 个质子中,

H-4 的 2 个质子化学位移在高场,H-2 化学位移在低场,形成二聚体后,上部单元 C 环 H-4 只有一个质子,化学位移向低场位移。当 4→8 连接时,原花青定 H-6 的化学位移值在 $\delta_H$ 6.12～6.20,而 4→6 连接时,H-8 在 $\delta_H$ 6.29～6.38,利用这一点可以判断是 4→8 还是 4→6 连接。当 H-3 与 H-4、H-2 相互偶合,$J$ 值的大小决定于它们之间的键角。因此,通过 H-2 的峰形、偶合常数可判断 2,3 位的构型。当 H-2 为单峰或宽单峰时,即 2,3 为顺式构型,当 H-2 为 $d$ 峰,偶合常数在 3～8 Hz 时,2,3 为反式构型。

### (二) 碳谱

$^{13}$C NMR 能够判断黄烷醇、低聚原花色素的 A、B 芳环羟基取代情况及 C 环的构型、单元间连接位置。利用 C-4 位取代基对 C-2 的 $\gamma$ 效应可以推断 C-4 位取代基的立体位置和推测 2,3-相对构型。$^{13}$C NMR 对于多聚原花色素,是最主要的研究工具。$^{13}$C NMR 图谱能够提供多聚原花色素中原花青定与原翠雀定单元的比例,2,3-顺式与反式的构型的比例,3-$O$-没食子酰基的比例和原花色素的平均聚合度。

如利用"$\gamma$ 效应"可以判断原花青定的上部单元的绝对构型。当组成单元 C-4 上有取代基时,C-2 的化学位移值随 C-4 上取代基的方向而变。当 4-取代基在准平伏键上时(即 4$\alpha$ 位),C-2 受到的影响最小(+0.4)。当 4-取代基在准直立键上时(即 4$\beta$ 位),C-2 的化学位移向高场(-4.5)。

A 型与 B 型原花色素类的最主要区别在于:A 型上部单元 C 环的 C-2 为季碳,其化学位移明显向低场位移至 $\delta_C$ 103～104 左右,而 B 型结构 C-2 为叔碳,其化学位移向低场位移不超过 5。B 型者 C-4 的化学位移向低场移动 10 左右,而 A 型者 C-4 的位碳的化学位移仅变化 1 左右。

$^{13}$C NMR 也能判断水解单宁中没食子酰基、六羟基联苯二酰基的个数、酰化位置及糖基的构型,可以方便地判断聚棓酰(缩酚酸型的)葡萄糖分子中聚酰基所在的位置。

近年来 HMQC 及 HMBC 的应用,使得鞣质化学结构的判断更为方便、准确。通过前者测定,可以知道结构中碳与氢的关系,测定后者可以了解相距 2 个或 3 个键以上的碳与氢间的偶合,从而确定它们之间的相对位置。

### (三) 质谱

鞣质类属于多元酚类,分子量大,难于气化,因此多用 FAB-MS 谱。可水解鞣质不必制备衍生物,可直接测定,常得[M+Na]$^+$、[M+K]$^+$ 或 [M+H]$^+$ 峰,这是因为在测定时使用了 NaCl 或 KCl。例如,FAB-MS 谱技术成功地用于测定可水解鞣质二聚体水杨梅素 A(gemin A)([M+H]$^+$ 1 873)的分子量,如下图所示。

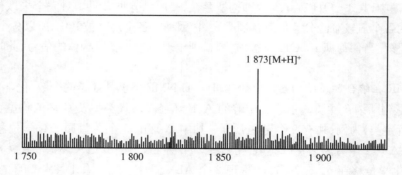

ESI-MS和API-MS也常用于鞣质的分子量测定,常能获得[M+Na]⁺、[M+H]⁺和[M-H]⁻等准分子离子峰。

基体辅助激光解吸/电离飞行时间质谱(MALDI-TOF-MS)也可用于可水解鞣质和原花色素类鞣质的分子量测定,如采用MALDI-TOF-MS技术测定葡萄籽提取物中原花色素类系列化合物,可获得儿茶素/表儿茶素系列[M + Na]⁺,从二聚体(601 $m/z$)到九聚体(2 618 $m/z$)的准分子离子峰。如下图所示。

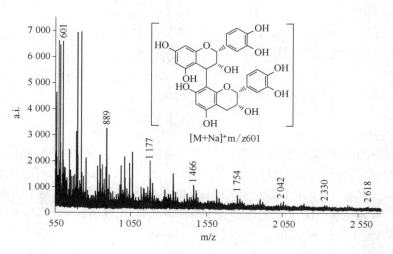

**(四) 圆二色谱**

圆二色谱(CD谱)在鞣质结构研究中已经成为常规方法,可用于测定缩合鞣质和水解鞣质的构型。

(1) CD谱用于测定缩合鞣质时,可准确判断C-4的绝对构型,当黄烷醇上下单元连接键为4β时(4R 构型),在200~220 nm区域有正的Cotton效应,当上下单元连接键为4α时(4S 构型),在200~220 nm区域有负的Cotton效应。

(2) 当用于测定逆没食子鞣质的构型时,在逆没食子鞣质分子内的 HHDP、Val、Sang基等酚酸的绝对构型,可以从它们的甲基醚甲酯衍生物CD谱得到确认。分子中有一个 R-或 R-HHDP的逆没食子鞣质,在 265 nm附近分别有正或负Cotton效应,此外 235 nm是 HHDP的特征峰,R-及 S-HHDP在此处分别有负正的Cotton效应,若有两个 HHDP基,则 235 nm的Cotton效应应增加1倍。若分子结构中既有 R 型,又有 S 型,Cotton曲线则基本抵消。上述可用下图表示。

**(五) 结构研究实例**

豆科植物水皂角 *Cassia nomame* 主要含有黄烷类的缩合鞣质,该类化合物是一种天然脂肪酶抑制剂,能抑制脂肪的吸收,可用于治疗肥胖症等疾病。从其果实中分离得到 5 个二聚体的黄烷鞣质,对脂肪酶均有较强的抑制作用。

其中化合物Ⅰ为淡棕色无定型粉末,快原子轰击(FAB)质谱,正离子模式,准分子离子峰[M+Na]⁺ $m/z$ 569,[M+H]⁺ $m/z$ 547,负离子模式[M-H]⁻ $m/z$ 545,与原花青定 B 类($C_{30}H_{26}O_{12}$)相比少了 32 质量单位,结合元素分析确定分子式为 $C_{30}H_{26}O_{10}$。Ⅰ的¹H NMR谱与原花青定 B2(Procyanidin B2)相似,故Ⅰ为原花青素类二聚体。Ⅰ具有 10 个芳氢质子,较原花青定 B2 多 1 个

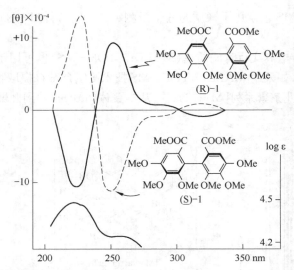

芳氢质子,可发现三组取代苯环 ABX 自旋系统的 9 个质子:6.23~6.26[2H, m;H-8(U)和 H-6(U)],6.62~6.66[3H, m;H-5(U), H-6′(U), H-6′(L)], 6.69, 6.74[各1H,d, $J=8$ Hz;H-5′(U)和 H-5′(L)], 6.83[2H, d, $J=2$ Hz;H-2′(U), H-2′(L)],两个归属于上部单元 A 和 B 环,表明 C-5 无羟基取代,另外一个归属于下部单元 E 环,剩余的一个芳氢 6.08(s)单峰归属于下部单元 D 环,示Ⅰ为 4→8 连接。

Ⅰ有 8 个脂肪族氢,较原花青定 B2 多 1 个脂肪族氢质子,形成两个四核自旋系统。一个归属于上部单元 C 环 CH(2)-CH₂(3)-CH(4)结构片断:5.24[1H,m;H-2(U)], 2.17[1H,m;H-3(U)], 2.45[1H,br. m;H-3(U)], 4.47[1H,t, $J=6$ Hz;H-4(U)],表明 C 环 C-3 无羟基取代;另外一个四核自旋系统,归属于下部单元 F 环 CH(2)-CH(3)-CH₂(4)的结构片断:4.42[1H,br;H-2(L)], 4.02[1H,m;H-3(L)], 2.57 [1H,dd, $J=8.16$ Hz;H-4(L)], 2.92[1H,dd, $J=5.5, 16$ Hz;H-4(L)]。以上推导由 HMQC 和 HMBC 相关谱得到证实。由于黄烷分子聚合后分子内空间位阻效应使分子中下部单元(Lower unit)中的 H-2 和 H-3 偶合模糊,但下部单元 C-2 化学位移为 82.3,可推定下部单元 2,3 位为反式构型。

为证实分子内两个单元的连接方式,将Ⅰ在硫酸二甲酯和碳酸钾的丙酮液中进行甲基化反应,得到Ⅰ的七甲基化衍生物Ⅰa。NOESY 实验显示,D 环上的 H(6.35, s, H-6)与 C-5 和 C-7 位上的两个甲氧基 3.67,3.86 相关。因此,Ⅰ的分子内是 4→8 连接。

Ⅰ的 CD 谱在短波长区域显示两个正的 Cotton 效应(211 nm, 204 nm),表明上下单元连接键为 4。在 290 nm 附近正的 Cotton 效应表明分子内(U)单元和(L)单元的 C-2 位上苯环取代基为 α

取向。为了进一步确认分子内(U)单元和(L)单元的 C-2 位的取向，Ⅰ的 CD 谱与三个同样取向的合成物的 CD 谱进行了比较，确证了Ⅰ的上下单元 C-2 位为 α 取向。由此确定Ⅰ的结构为：(2S)-3′,4′,7-三羟基黄烷-(4β→8)-儿茶素。

表 7-3　化合物Ⅰ的 $^{13}$C 和 $^1$H NMR( in acetone - $d_6$ + $D_2O$ at 30℃ ) 数据

| Carbon | $\delta_C$ | Correlated protons | |
| --- | --- | --- | --- |
| | | $\delta_H$ 由 HMQC 归属 | HMBC(C→H) |
| C-4(U)* | 28.5 | 4.47 | |
| C-4(L)$ | 28.8 | 2.57, 2.92 | |
| C-3(U) | 35.8 | 2.17, 2.45 | |
| C-3(L) | 67.8 | 4.02 | H-4(L) |
| C-2(U) | 75.9 | 5.24 | H-2′(U), H-6′(U) |
| C-2(L) | 82.3 | 4.42 | H-4(L), H-2′(L) |
| C-6(L) | 96.6 | 6.08 | |
| C-10(L) | 101.2 | | |
| C-8(U) | 103.6 | 6.23-6.26 | H-6(U) |
| C-6(U) | 108.4 | 6.23-6.26 | H-8(U) |
| C-8(L) | 110.7 | | H-4(U), H-6(L) |
| C-2′(U), C-2′(L) | 114.0, 115.0 | 6.83 | H-6′(U), H-6′(L) |
| C-5′(U), C-5′(L) | 115.6, 115.7 | 6.69, 6.74 | |
| C-6′(U), C-6′(L) | 118.2, 119.9 | 6.62-6.66 | H-2′(U), H-2′(L) |
| C-10(U) | 118.4 | | |
| C-5(U) | 129.5 | 6.62-6.66 | |
| C-1′(U), C-1′(L) | 131.9, 135.1 | | |
| C-4′(U), C-4′(L) | 144.8, 145.5 | | H-2′(U), H-2′(L) H-6′(U), H-6′(L) |
| C-3′(U), C-3′(L) | 145.3, 145.4 | | H-5′(U), H-5′(L) |
| C-5(L) | 155.0 | | H-4(L), H-6(L) |
| C-7(U), C-7(L), C-9(U), C-9(L) | 154.7, 155.3, 156.5, 156.9 | | |

* The upper flavan residue.
$ The lower(terminal) flavan residue.

## 七、含鞣质的中药实例

### (一) 五倍子

五倍子为漆树科植物盐肤木 *Rhus chinensis* Mill.、青麸杨 *Rhus potaninii* Maxim 或红麸杨 *Rhus punjabensis* Stew. var. sinica (Diels) Rehd. et Wils. 叶上的虫瘿，主要由五倍子蚜 *Melaphis chinensis* (Bell)Baker 寄生而形成。秋季采摘，置沸水中略煮或蒸至表面呈灰色，杀死蚜虫，取出，干燥。按外形不同，分为"肚倍"和"角倍"。味酸、涩，寒。归肺、大肠、肾经。功能具有敛肺降火，涩肠止泻,敛汗,止血,收湿敛疮的功效。用于肺虚久咳,肺热痰嗽,久泻久痢,自汗盗汗,消渴,便血痔血,外伤出血,痈肿疮毒,皮肤湿烂。我国是五倍子主产国,产量约占世界总产量的95%,国际上又将五倍子称为中国五倍子。五倍子中主要含有7~9分子没食子酸和1分子葡萄糖缩合而成的五倍子鞣质,含量为60%~80%,尚含有没食子酸2%~4%、脂肪、树脂及蜡质等,还有若干缩合没食子鞣质。五倍子鞣质与皮肤黏膜、溃疡接触后,组织蛋白即凝固,形成一层被膜而具有收敛和止血的作用,还可以减轻肠道炎症而具有止泻作用。此外,以五倍子为主要原料生产的五倍子鞣质、没食子酸、焦性没食子酸和抗生素增效剂(TMP)等产品在医药、化工领域均具有重要的用途。

《中国药典》以总鞣质和没食子酸为指标成分,对五倍子进行鉴别和含量测定。要求含总鞣质以没食子酸($C_7H_6O_5$)计,不得少于50.0%。

### (二) 花生衣

花生衣是豆科植物落花生 *Arachis hypogaea* L. 的种皮。具有止血、散瘀、消肿的功效。可用于血友病、类血友病,原发性及继发性血小板减少性紫癜,肝病出血症,术后出血,癌肿出血,胃、肠、肺、子宫等出血,也可用于支气管炎。

花生衣富含原花色素类鞣质,采用沸水提取,提取物通过 HP-20 树脂柱,分别用水、不同比例的丙酮—水洗脱,收集70%的丙酮—水洗脱部分,再经过 Toyopearl HW-40,Sephadex LH-20,低压、高压色谱柱分离,纯化,可得到纯度较高的原花色素类成分。

### (三) 茶叶

茶叶为山茶科植物茶树 *Camellia sinensis* (L.) O. Ktze. 的干燥嫩叶或嫩叶,是一种传统的药食同源的天然保健饮品。茶叶中含有咖啡因、茶多酚、维生素类、矿物质、氨基酸和脂多糖等成分,其中茶多酚(Tea Polyphenols, TP)是茶叶的主要生理活性成分。

茶多酚又名茶单宁、茶鞣质,是茶叶中含有的一类多酚类化合物的总称,占天然茶叶干物质总量的20%~30%,其中以黄烷醇类(主要是儿茶素类化合物)最为重要,占茶多酚总量的60%~80%,主要包括儿茶素(catechin)、表儿茶素(epicatechin, EC)、没食子儿茶素(gallocatechin, GC)、表没食子儿茶素(EGC)、表没食子儿茶素没食子酸酯(EGCG)、表儿茶素没食子酸酯(ECG)等,其中以 EGCG 含量最高,约占儿茶素的80%。

EC    R=H
ECG   R=G

EGC    R=H
EGCG   R=G

对茶多酚的大量研究表明,茶多酚具有增强机体抵抗力、抗氧化、防癌、抗肿瘤、抗辐射、抑菌、抗病毒、降血糖、降血脂、预防心血管疾病、延缓衰老等多种生物活性。2006年10月茶多酚被美国食品和药物管理局(FDA)批准作为新的处方药,用于局部(外部)治疗由人类乳头瘤病毒引起的生殖器疣,成为 FDA 首个批准上市的植物(草本)药。

# 第二节 │ 其 他 酚 类

本节主要介绍芪类及联苄类、缩酚酸类、苯乙醇苷类、多聚间苯三酚类。

## 一、芪类

芪类化合物(stilbenoids)是以二苯乙烯为母核的一类酚性化合物,为 1,2-二苯乙烯及其衍生物。其二氢化合物为二苯乙烷,又称为联苄类(bibenzyls)。芪类化合物具有多种生理活性,如抗菌、抗炎、扩张冠状动脉血管、降胆固醇、降血脂、调节植物生长及激素样作用等。

芪类分布于 20 余科植物中,如葡萄科、蓼科、百合科、兰科,及苔藓植物地钱科等。很多中药如虎杖、何首乌、大黄、石斛、白及等含有此类化合物。

芪类具有 $C_6 - C_2 - C_6$ 的结构单元,其基本母核为 1,2-二苯乙烯或 1,2-二苯乙烷,苯环上常连有多个酚羟基或甲氧基,或与糖结合成苷。芪类化合物多以单元结构存在,也可形成多聚物,还可与黄酮、萜、木脂素等缩合形成复合物。

1. **二苯乙烯类** 如虎杖中的白藜芦醇(resveratrol)及其 $3 - O - \beta - D$-葡萄糖苷(虎杖苷,polydatin),何首乌中的 2,3,4′,5-四羟基二苯乙烯 $-2 - O - \beta - D$-葡萄糖苷等。以白藜芦醇为主要活性成分的葡萄籽提取物、虎杖提取物已成为国际医药、保健品市场的热门产品。

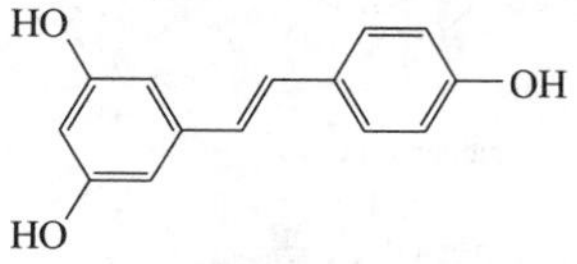

白藜芦醇 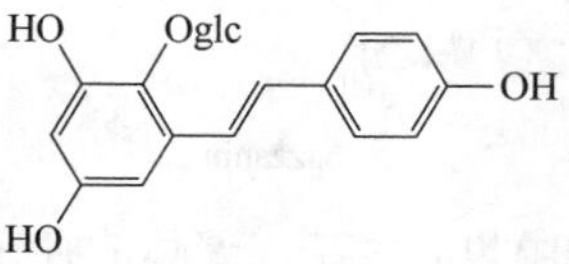          2, 3, 5, 4′-四羟基二苯乙烯-2-O-β-D-葡萄糖苷

2. **联苄类** 联苄类主要存在于兰科植物石斛属、白及属、石豆兰属等植物中。如中药石斛中的毛兰素(erianin)、鼓槌联苄(chrysotobibenzyl)、石斛酚(gigantol)等。

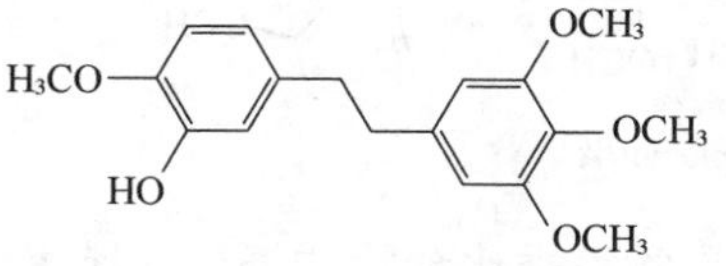

毛兰素 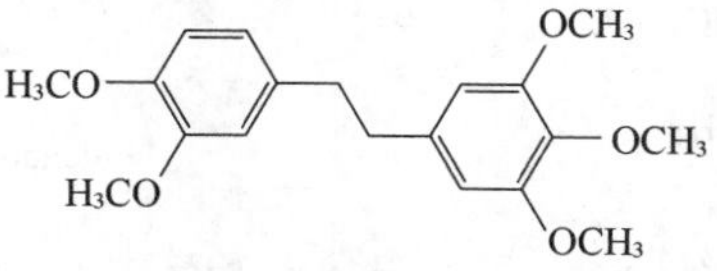          鼓槌联苄 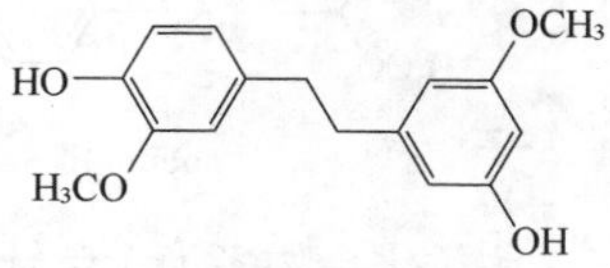          石斛酚

3. **多聚二苯乙烯或多聚联苄类** 由两个以上芪类缩合而成的一类化合物。常见的有白藜芦醇的二聚、三聚、四聚体,大多存在于葡萄属、地锦属、买麻藤属、槐属、蛇葡萄属等植物中。如从小叶蛇葡萄中分离得到的二聚体白蔹素 A、B(ampelopsin A、B),从海南买麻藤中分离得到的三聚体海南买麻藤宁 M(gnetuhainin M),及从葡萄中得到的四聚体葡萄素 B(vitisin B)等。

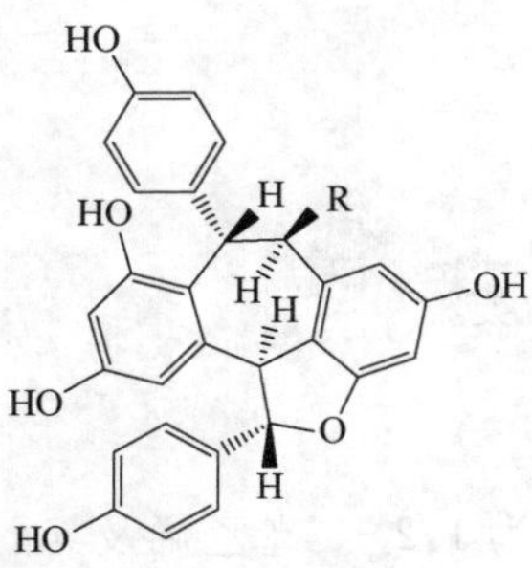

白蔹素 A  R=OH
白蔹素 B  R=H

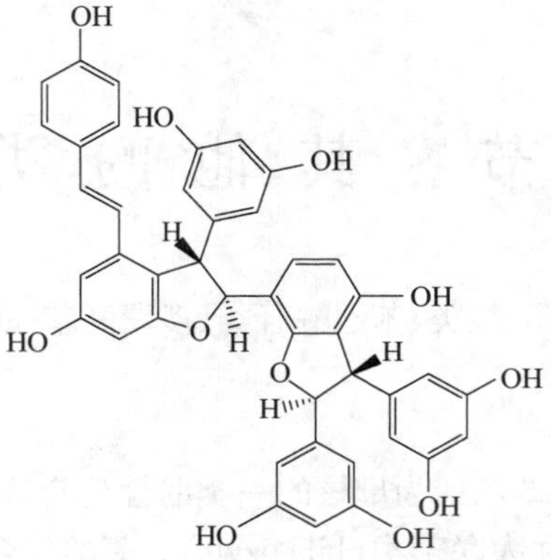

买麻藤宁 M

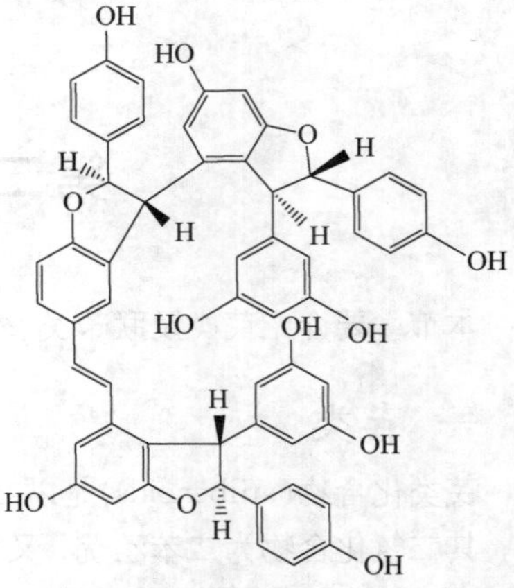

葡萄素 B

从苔藓植物地钱科、扁萼苔科、绿片苔科等植物中获得了 70 多个多聚联苄类化合物,其中二聚体数量最多,如 bazzanin、riccardin C。

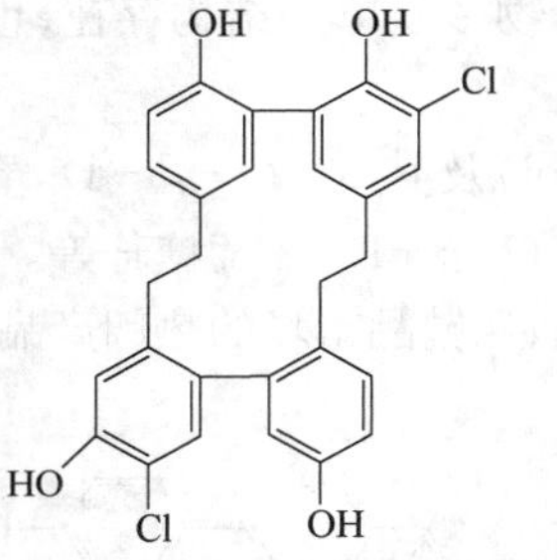

bazzanin

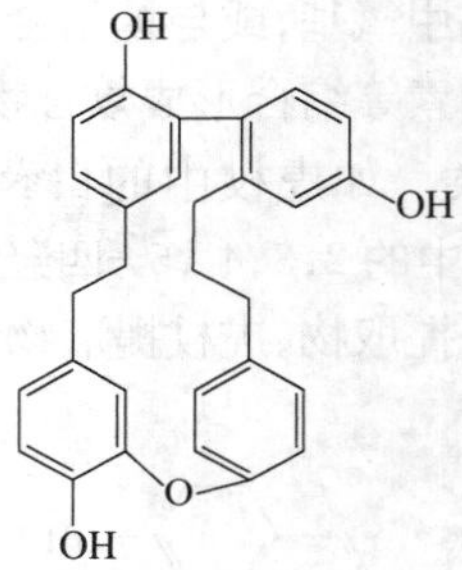

riccardin C

石斛属植物中也有联苄二聚体的存在,如 nobilin E、dendrophenol A 等。

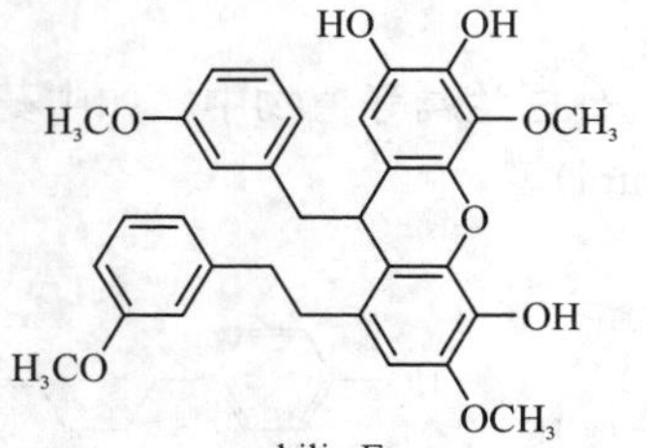

nobilin E

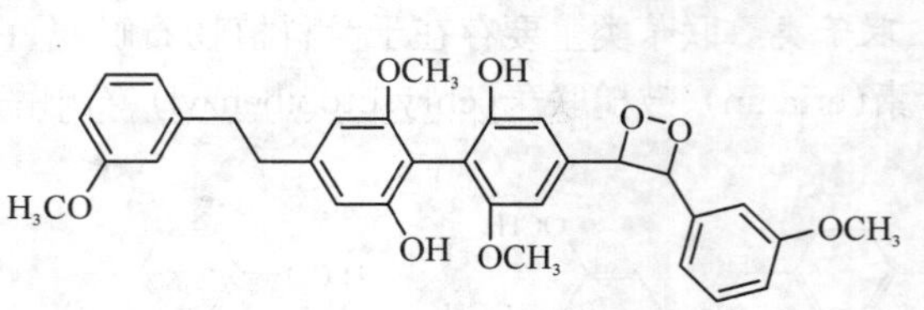

dendronophenol A

芪类化合物多为无色针状结晶,少数为白色的粉末状固体,具备酚类化合物的通性,其溶解性、酸性的强弱取决于酚羟基的数目和取代位置。

## 二、缩酚酸类

缩酚酸(depsides)是由酚羟基取代的芳香羧酸(酚酸)与不同的醇、酸等类成分,经酯键缩合而成的一类化合物。缩酚酸类化合物主要有咖啡酰缩酚酸和苯甲酰缩酚酸两大类,咖啡酰缩酚酸类广泛分布于菊科、豆科、伞形科、旋花科等高等植物中,苯甲酰缩酚酸主要分布于地衣、苔藓、真菌等低等植物中。咖啡酰缩酚酸类化合物具有多种生物活性,如抗氧化、抗炎、抗微生物、保肝、抑制血小板聚集等作用。茵陈、金银花等中药中存在的绿原酸(chlorogenic acid),是抗菌、利胆的主要成分。

由于苯甲酰缩酚酸在中药中并不多见,此处主要介绍咖啡酰缩酚酸类。根据其组成单元结构和数量的不同,主要有咖啡酰奎尼酸类和丹参素缩酚酸类两种类型。

1. **咖啡酰奎尼酸类**(caffeoylquinic acid)　是由奎尼酸(quinic acid)和若干个咖啡酸通过酯化反应缩合而成的一类缩酚酸类化合物。根据分子中咖啡酸数目的不同可分单咖啡酰奎尼酸类、双咖啡酰奎尼酸类、三咖啡酰奎尼酸类和多咖啡酰奎尼酸类等。当分子中含较多个咖啡酸单元时,可表现出鞣质样性质,故也称为咖啡鞣质。

| | $R_1$ | $R_2$ | $R_3$ | $R_4$ |
|---|---|---|---|---|
| chlorogenic acid | caffeoyl | H | H | H |
| 4 - O - caffeoylquinic acid | H | caffeoyl | H | H |
| 3,4 - di - O - caffeoylquinic acid | caffeoyl | caffeoyl | H | H |
| 3,5 - di - O - caffeoylquinic acid | caffeoyl | H | caffeoyl | H |
| 4,5 - di - O - caffeoylquinic acid | H | caffeoyl | caffeoyl | H |
| 1,3 - di - O - caffeoylquinic acid | caffeoyl | H | H | caffeoyl |
| 1,3,5 - di - O - caffeoylquinic acid | caffeoyl | H | H | caffeoyl |
| 3,4,5 - di - O - caffeoylquinic acid | caffeoyl | caffeoyl | caffeoyl | H |

2. **丹参素缩酚酸类**　是由咖啡酸及其衍生物和丹参素[D-(+)-$\beta$-(3,4-二羟基苯基)乳酸]缩合而成的一类化合物,主要存在于鼠尾草属、紫草属等高等植物中,中药丹参的水溶性成分丹酚酸类便属于该类化合物。丹酚酸类具有很强的抗脂质过氧化和清除自由基作用,在临床上主要用于抗肝损伤、抗动脉粥样硬化等。

丹酚酸类(salvianolic acids)的化学结构看似复杂,其实是由不同单元的咖啡酸和丹参素缩合而成。如迷迭香酸(rosmarinic acid)由1分子丹参素和1分子咖啡酸缩合而成,丹酚酸A由1分子丹参素与2分子咖啡酸缩合而成,丹酚酸B由3分子丹参素与1分子咖啡酸缩合而成,丹酚酸C则由2分子丹参素与1分子咖啡酸缩合而成。丹酚酸通常通过酯键、醚键或碳—碳键聚合而成。通过酯键聚合时,一般由咖啡酸提供羧基,丹参素提供羟基。

缩酚酸类化合物多为无定形的粉末固体,少数为结晶,多呈灰白色、黄色或淡黄色,少数为白色。缩酚酸类化合物因其分子中多具有羧基和较多的酚羟基,故极性较强,显酸性,可溶于水、甲醇、乙醇、丙酮等亲水性有机溶剂和碱性水溶液、吡啶、甲酰胺等,难溶或不溶于亲脂性有机溶剂。

该类化合物都有邻位酚羟基,受热易氧化,性质不稳定。同时,该类化合物多通过酯键聚合而成,因此在碱性条件下易发生降解。因此在提取分离应尽量避免高温、长时间操作。高速逆流色谱法是丹酚酸类的分离纯化的理想方法。

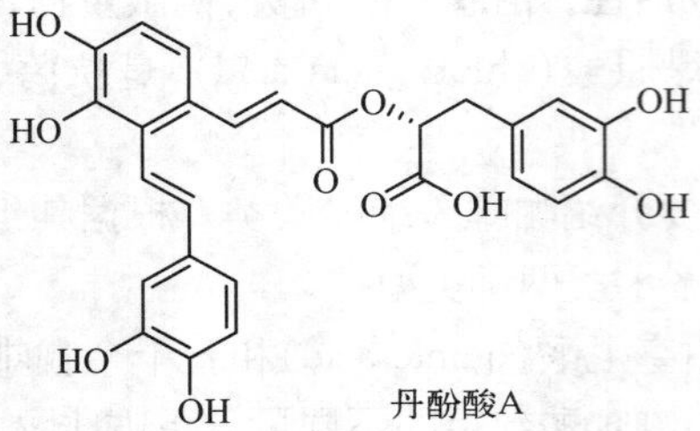

丹酚酸A

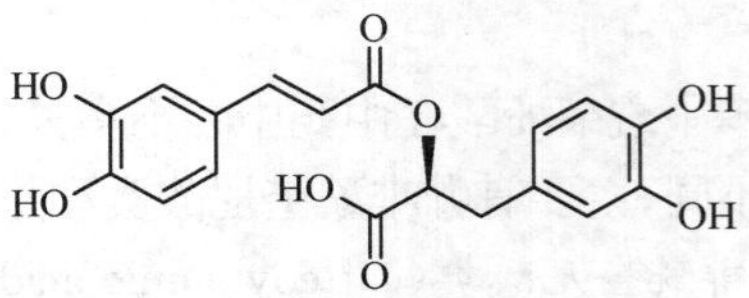

迷迭香酸

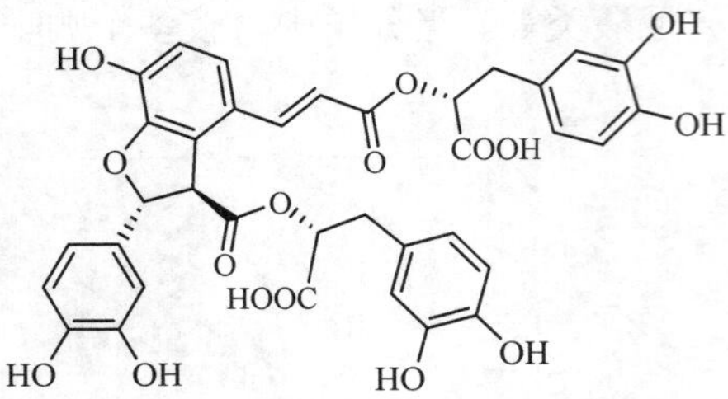

丹酚酸B

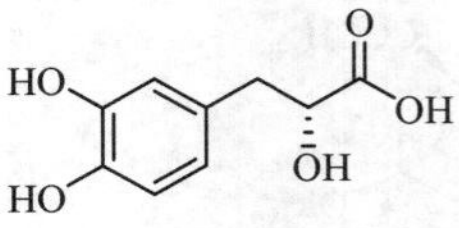

丹参素

## 三、苯乙醇苷类

苯乙醇苷类(phenylethanoid glycosides)通常是苯乙醇的葡萄糖苷,具有抗菌、抗炎、抗病毒、抗肿瘤、抗氧化、调节免疫、增强记忆、保肝、强心等多方面的药理作用。

苯乙醇苷类化合物广泛存在于中草药中,目前已分离得到 120 多个化合物。中药连翘、红景天、肉苁蓉、地黄、车前等均含该类化学成分。如连翘中的主要活性成分连翘酯苷 A(forsythoside A)对金黄色葡萄球菌具有很强的抑制活性。红景天的主要有效成分红景天苷(rhodioside)具有提高机体免疫力、抗缺氧、延缓衰老、抗肿瘤、抗疲劳、抗辐射、预防高原反应等广泛的药理作用。

苯乙醇(苷元)部分通常在苯环上连有羟基、甲氧基等含氧取代;糖的部分常连有乙酰基、咖啡酰基、阿魏酰基或香豆酰基等苯丙烯酰基,也可连接葡萄糖、鼠李糖等形成多糖苷。如中药肉苁蓉中主要苯乙醇苷类化合物的结构如下。

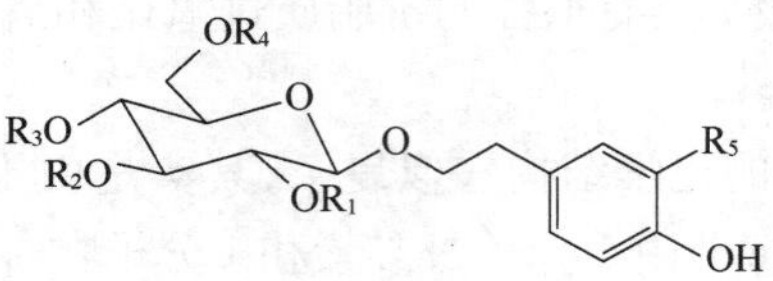

| 化合物名称 | $R_1$ | $R_2$ | $R_3$ | $R_4$ | $R_5$ |
|---|---|---|---|---|---|
| 毛蕊花苷 acteoside | H | rha | Cf | H | OH |
| 2′-乙酰基毛蕊花苷 2′- acetylacteoside | Ac | rha | Cf | H | OH |
| 异毛蕊花苷 isoacteoside | H | rha | H | Cf | OH |
| 松果菊苷 echinacoside | H | rha | Cf | glc | OH |
| 管花苷 B tubuloside E | Ac | rha | Cm | H | OH |
| 肉苁蓉苷 A cistanoside A | H | rha | Cf | glc | OMe |
| 肉苁蓉苷 B cistanoside B | H | rha | Fr | glc | OMe |

Ac:乙酰基, Cf:反式咖啡酰基, Cm:反式香豆酰基, Fr:反式阿魏酰基,
glc:$\beta$-D-吡喃葡萄糖基,rha:$\alpha$-L-吡喃鼠李糖基。

## 四、多聚间苯三酚类

多聚间苯三酚类是由若干个间苯三酚单元聚合而成的复杂化合物,主要有贯叶金丝桃素类、笼状元宝草素类、绵马次酸类等类型。此类成分主要分布于蔷薇科和蕨类鳞毛蕨科植物中,具有抗菌、抗病毒、抗肿瘤、抗疟等活性。如中药仙鹤草和贯众的主要活性成分均为多聚间苯三酚类化合物。本节主要介绍由绵马次酸类衍生而成的多聚间苯三酚类。

绵马次酸类多聚间苯三酚的结构特点是多个间苯三酚单元通过 $CH_2$ 碳桥连接而成。其基本结构单元主要为绵马酚和绵马根酸,含有不同的酰基侧链而形成多种化学性质极为相似的一系列同系物。绵马酚和绵马根酸的衍生物的结构如下图所示,常见的酰基有乙酰基(简写为 A)、丙酰基(简写为 P)、丁酰基(简写为 B)等。如绵马中的黄绵马酸是由两个间苯三酚经一个 $CH_2$ 碳桥连接构成的二聚体,仙鹤草中的仙鹤草酚 A 是三聚体,从绵马和贯众中还分得四聚黄绵马酸 BBBB、六聚黄绵马酸 ABBBBB 等多聚体衍生物。

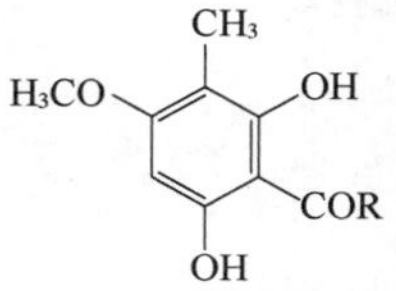

绵马酚衍生物 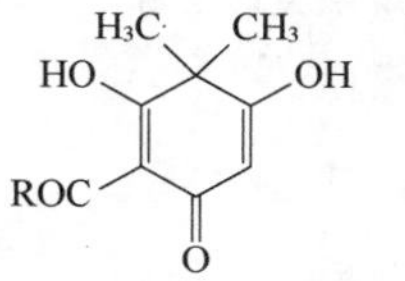　绵马根酸衍生物

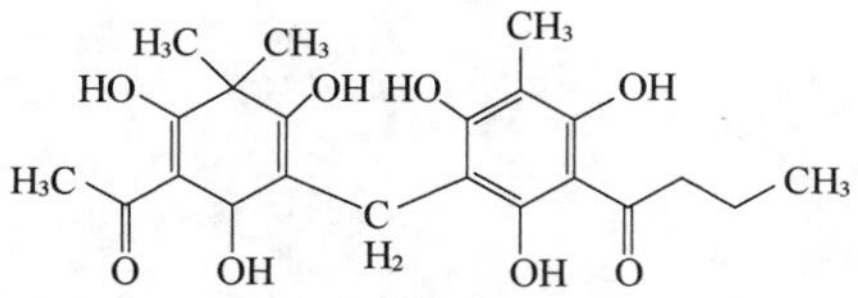

黄绵马酸 AB 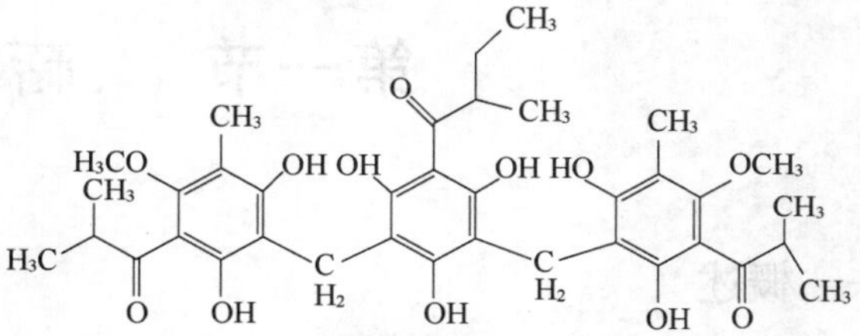　仙鹤草酚 A

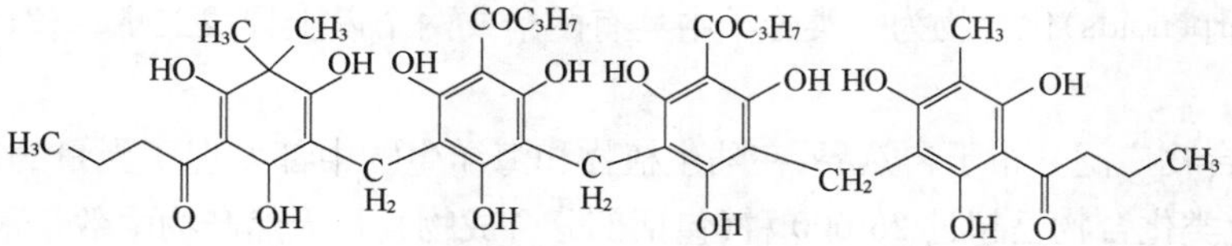

四聚黄绵马酸BBBB

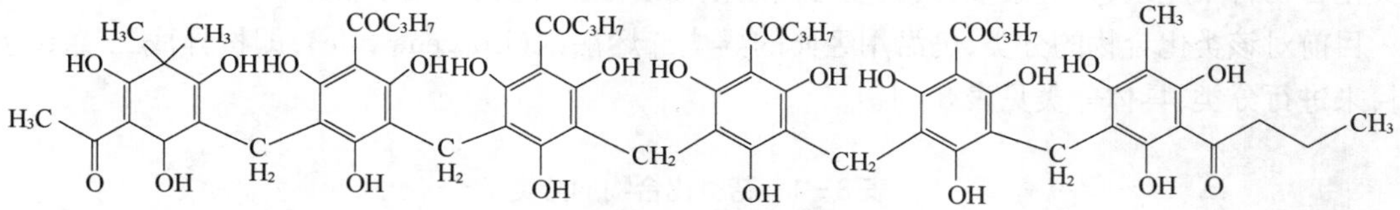

六聚黄绵马酸 ABBBBB

# 第八章 萜类和挥发油

**导学**

1. 掌握萜类的定义、结构类型及其代表性化合物;挥发油的组成、性质、检识及其提取、分离方法;环烯醚萜类化合物的理化性质。
2. 熟悉中药青蒿、紫杉等所含主要萜类成分的类别。
3. 了解萜类的生源途径、分布和生理活性。

## 第一节 萜 类

### 一、概述

#### (一) 萜类的定义及分类

萜类(terpenoids)化合物为一类分子中具有两个或两个以上异戊二烯单位($C_5$单位)结构特征的化合物。

萜类化合物广泛分布于自然界,在陆生植物和海洋生物中都发现了大量的萜类化合物。据不完全统计,此类化合物已超过 26 000 种(包括部分合成物),是天然产物中数量最多的一类化合物。萜类化合物骨架庞杂,种类繁多,具有多方面的生物活性,有的已应用于临床。

目前对该类化合物的分类,仍沿用经典的异戊二烯法则(isoprene rule),即按异戊二烯单位的数目来进行分类,具体分类见表 8-1。

表 8-1 萜类化合物的分类

| 类 别 | 碳 原 子 数 | 异戊二烯单位数($C_5H_8$) |
|---|---|---|
| 半萜 | 5 | 1 |
| 单萜 | 10 | 2 |
| 倍半萜 | 15 | 3 |
| 二萜 | 20 | 4 |

| 类　别 | 碳原子数 | 异戊二烯单位数（$C_5H_8$） |
|---|---|---|
| 二倍半萜 | 25 | 5 |
| 三萜 | 30 | 6 |
| 四萜 | 40 | 8 |
| 多萜 | $7.5×10^3\sim3×10^5$ | ＞8 |

本章主要介绍单萜、倍半萜、二萜及二倍半萜等萜类以及挥发油类化合物。三萜类化合物生物活性特殊,将在第九章专门叙述。四萜类化合物主要为胡萝卜烃类(carotenoids)色素,多萜类化合物主要为橡胶(caoutchouc)及硬橡胶,这些内容在有机化学中已简要介绍,本章不再赘述。

**（二）萜类化合物的生物活性和分布**

1. **萜类化合物的生物活性**　萜类化合物种类繁多、结构复杂、性质各异,具有多方面的生物活性。

（1）对循环系统的作用：一些萜类具有较好的抗血小板聚集、扩张心脑血管、增加血流量以及调整心率、降压、降脂、降血清胆固醇等作用。如芍药苷(paeoniflorin)、银杏内酯(ginkgolides)及泽泻萜醇 A(alisol A)等。

（2）对消化系统的作用：齐墩果酸(oleanolic acid)具有保肝降酶作用,甘草次酸(glycyrrhetinic acid)有利胆健胃、抗胃溃疡等作用,栀子苷(gardenoside)有泻下作用。

（3）对呼吸系统的作用：穿心莲内酯(andrographolide)等有一定抗上呼吸道感染作用,辣薄荷酮(piperitone)等有平喘、祛痰、镇咳活性。

（4）对神经系统的作用：某些萜类成分对神经系统有镇静、镇痛、局部麻醉、兴奋中枢、治疗神经分裂症等作用。如莽草毒素(anisatin)和龙脑(borneol)等。

（5）抗病原微生物作用：臭蚁内酯(iridomyrmecin)有抑菌活性,穿心莲内酯、14-去氧穿心莲内酯(14-deoxyandrographolide)等对菌痢和钩端螺旋体病有一定疗效。

（6）抗肿瘤作用：如紫杉醇(taxol)对乳腺癌、卵巢癌具有良好的疗效,斑蝥素的衍生物则试用于治疗肝癌。

（7）抗生育作用：如芫花酯甲(yuanhuacin)、芫花酯乙(yuanhuadin)具引产作用,棉酚(gossypol)有抗雄性生育活性。

（8）杀虫驱虫作用：除虫菊内酯(chrysanthin)、土木香内酯(costunolide)等具有杀虫驱虫作用。

（9）抗疟作用：青蒿素(artemisinin)及鹰爪甲素(yingzhaosu A)等有很强的抗疟疾活性。

（10）其他作用：萜类化合物还具有许多其他生物活性,如甜菊苷(rebaudioside)、罗汉果甜素(mogroside)等甜度为蔗糖的几百倍,是无毒、天然的有机甜味剂;二萜醛(sacculatal)、瑞香毒素(daphnetoxin)有较强的毒鱼活性;天蚕蛾保幼激素等具有昆虫保幼激素样作用。挥发油中的不少单萜和倍半萜具有祛痰、止咳、祛风、健胃、解热、镇痛等活性。

2. **萜类化合物的分布**　萜类化合物在植物界分布极为广泛,藻类、菌类、地衣类、苔藓类、蕨类、裸子植物及被子植物中均有萜类的存在。但最丰富的还是种子植物,尤其是被子植物,在被子植物的30多个目、数百个科属中均发现有萜类化合物。萜类化合物经常与树脂、树胶等并生,而富含生物碱的植物不含或少含萜类化合物。水生植物一般不含挥发油,如睡莲目等水生植物未见有单萜及倍半萜类成分的报道。

## 二、单萜

### （一）概述

单萜类（monoterpenoids）基本碳架由 2 个异戊二烯单位构成，即含有 10 个碳原子的一类化合物。单萜广泛存在于高等植物的腺体、油室及树脂道等分泌组织内，在昆虫和微生物的代谢产物以及海洋生物中也有存在。

单萜多是挥发油中沸点较低（140～180℃）部分的组成成分（单萜含氧衍生物沸点较高），有些单萜在植物体内以苷的形式存在，不具有挥发性，不能随水蒸气蒸馏出来。单萜多具有较强的香气和生物活性，是医药、食品及化妆品工业的重要原料。

### （二）单萜的结构类型和重要的单萜化合物

一般按结构中的碳环数目将单萜分为无环（链状）、单环、双环及三环等种类，碳环大多为六元环，也有三元、四元、五元及七元碳环。

**1. 无环单萜**（acyclic monoterpenoids）　常见的有月桂烷型、艾蒿烷型和薰衣草烷型。

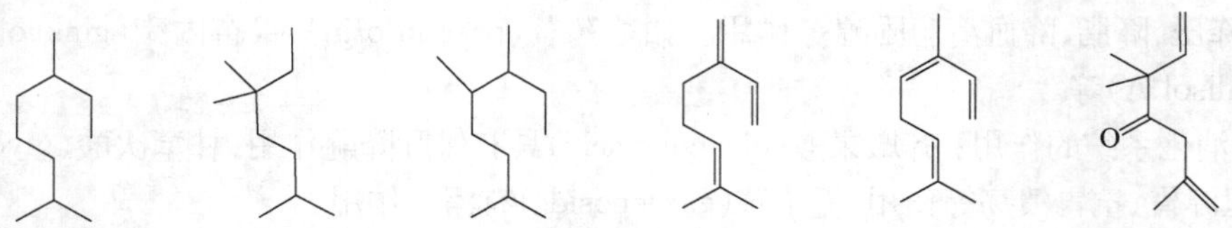

月桂烷型　　艾蒿烷型　　薰衣草烷型　　月桂烯　　罗勒烯　　蒿酮

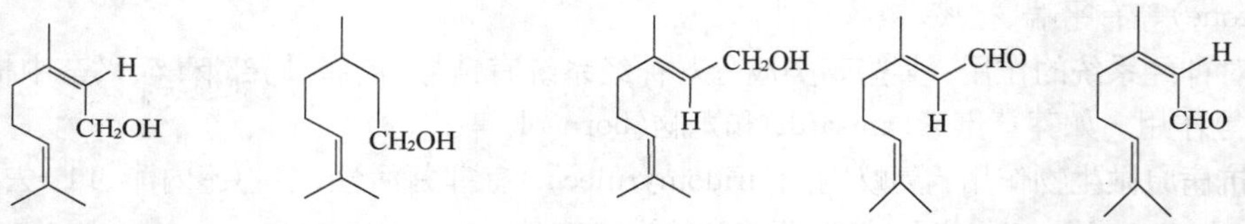

橙花醇　　香茅醇　　香叶醇　　α-柠檬醛　　β-柠檬醛

月桂烯（mycrene）和罗勒烯（ocimene）：两者互为同分异构体。月桂烯存在于桂叶、蛇麻、马鞭草的挥发油中，为无色油状液体，有特殊香味。罗勒烯存在于罗勒叶、吴茱萸果实等的挥发油中，性状与月桂烯相似。两者是典型的链状单萜烯，工业上主要用作香料的原料。

香叶醇（geraniol）：习称牻牛儿醇，牻牛儿苗油、玫瑰油、香叶天竺葵油及香茅 *Cymbopogon marfini* 叶的挥发油中均含有此成分，有似玫瑰的香味，是玫瑰系香料必含的成分，亦是香料工业不可缺少的原料。玫瑰花中含有香叶醇葡萄糖苷（geranyl-β-D-glucoside），此苷可缓慢水解，使花的芳香保持久长。香叶醇可与无水氯化钙形成结晶性分子复合物，利用这一性质可方便地将其从挥发油中分离出来，该结晶复合物加水后分解，再进行减压蒸馏即可提纯。

香橙醇又名橙花醇（nerol），是香叶醇（反式）的几何异构体，在香橙油及香柠檬 *Citrus bergamia* 果皮挥发油中存在，也是香料工业不可缺少的原料。

香茅醇（citronellol）：存在于香茅油、玫瑰油等多种植物的挥发油中，亦可从香叶醇或橙花醇部分氢化还原后的产物中得到。

蒿酮（artemisia ketone）：存在于黄花蒿 *Artemisia annua* 挥发油中。蒿酮虽由两个异戊二烯单位组成，但不是头—尾或尾—尾相联缩合而成，而是一种不规则的单萜。

柠檬醛(citral)：具有顺反异构体,反式为α-柠檬醛,又称香叶醛(geranial),顺式为β-柠檬醛,又称橙花醛(neral)。柠檬醛通常为混合物,以反式为主,具有柠檬香气,为重要的香料,在香茅油中可达70%～85%。

2. 单环单萜(monocyclic monoterpenoids)　常见的有对-薄荷烷型、环香叶烷型和草酚酮型。

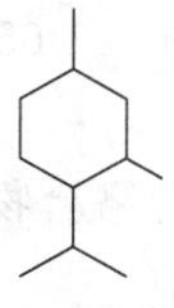

对-薄荷烷型 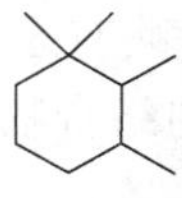　　　环香叶烷型　　　草酚酮型 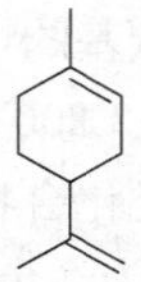　　　柠檬烯

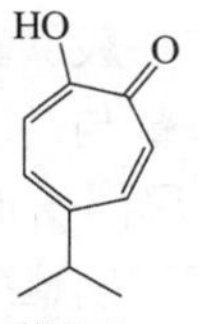

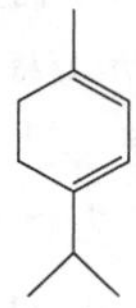

α-松油烯 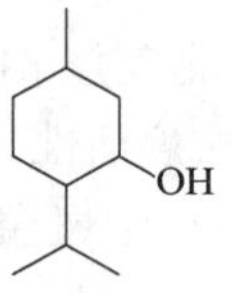　　薄荷醇 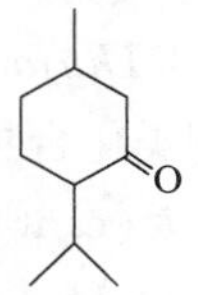　　薄荷酮 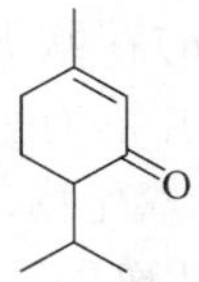　　胡椒酮 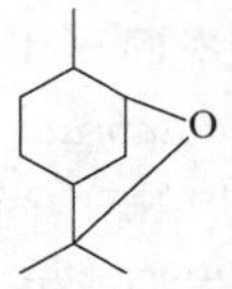　　桉油精

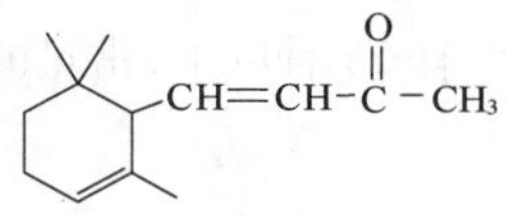

α-紫罗兰酮 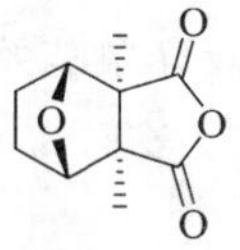　　　斑蝥素 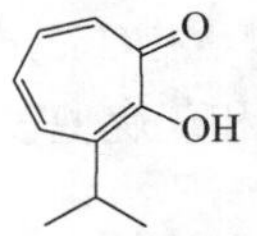　　　α-崖柏素

(1) 对-薄荷烷型

柠檬烯(limonene)：为无色油状液体,具柠檬香气。分布极为广泛,它是枸橼属 *Citrus* 植物果皮挥发油中的主要成分,如柠檬油、橘皮油、佛手油等。中药香附 *Cyperus rotundus*、砂仁 *Amomum microcarpum*、荆芥 *Nepeta cataria*、青蒿 *Artemisia carrifolia* 及紫苏 *perilla frutescens* 等挥发油中也含有柠檬烯,具有镇咳、祛痰、抗菌等活性。

松油烯(terpinene)：与柠檬烯为同分异构体,其中α-松油烯在中药大叶香薷 *Clinopodium polycephalum*、芫荽 *Coriandrum satirum*、茴香根 *Foeniculum rulgare* 及鹤虱 *Carpesium abrotanoides* 等的挥发油中均有存在。天然来源的α-松油烯常常混有少量β-与γ-松油烯。

薄荷醇(menthol)：是薄荷和秋薄荷等挥发油中的主要成分,其左旋体习称薄荷脑,为白色块状或针状结晶。薄荷醇对皮肤和黏膜有清凉、弱的镇痛、止痒和局部麻醉作用,亦有防腐、杀菌和清凉作用,可用作牙膏和食品的香料。

薄荷酮(menthone)：常与薄荷醇共存于薄荷油中,也具有浓郁的薄荷香气。

胡椒酮(piperitone)：习称辣薄荷酮,存在于多种中药的挥发油中,具有松弛平滑肌作用,是治疗支气管哮喘的有效成分。

桉油精(cineole,eucalyptol)：是桉叶挥发油中的主成分(约占70%),分子中具有一个环醚结构,属于单萜氧化物,遇盐酸、氢溴酸、磷酸及甲苯酚等可形成结晶性加成物,加碱处理又分解出桉油精。有似樟脑的香气,具有解热消炎和抗菌防腐作用。

(2) 环香叶烷型：如紫罗兰酮(ionone)存在于千屈菜科指甲花 *Lawsonia inermis* 挥发油中,工业上由柠檬醛与丙酮缩合制备。紫罗兰酮是混合物,α-紫罗兰酮可作香料,β-紫罗兰酮可用作合成维生素 A 的原料。二氢-α-紫罗兰酮存在于龙涎香中,有较佳的香气。

(3) 䓬酚酮型:䓬酚酮类化合物(troponoides)是单环单萜中一种变形的结构类型,其碳架不符合异戊二烯规则,这类化合物结构中都有一个七元芳环。

䓬酚酮类化合物具有芳香性,环上的羟基具有酚的通性,由于邻位吸电子基团的存在而具有较强的酸性,其酸性介于酚类和羧酸之间。分子中的羟基易于甲基化,但不易酰化。分子中的羰基类似羧酸中羰基的性质,但不能与一般羰基试剂反应。红外光谱显示羰基($1\,600\sim1\,650$ cm$^{-1}$)和羟基($3\,100\sim3\,200$ cm$^{-1}$)的吸收峰,与一般化合物的羰基略有区别。

䓬酚酮类化合物能与某些金属离子形成不同颜色的络合物结晶体,如与铜络合物为绿色结晶,铁络合物为红色结晶。可用于鉴别䓬酚酮类化合物。

较简单的䓬酚酮类化合物是一些霉菌的代谢产物,在柏科的心材中也含有䓬酚酮类化合物。如 α-崖柏素(α-thujaplicin)在欧洲产崖柏 *Thuja plicata*、北美崖柏 *T. occidentalis* 及罗汉柏 *Thujopsis dolabrata* 的心材中含有。䓬酚酮类化合物多具有抗癌活性,但同时多有毒性。

在环状单萜中尚有单萜氧化物,如斑蝥素(cantharidin)存在于斑蝥、芫青干燥虫体中,可作为皮肤发赤、发疱或生毛剂。用斑蝥素制成的 N-羟基斑蝥胺(N-hydroxycantharidimide),试用于肝癌,有一定疗效。

3. **双环单萜**(bicyclic monoterpenoids) 双环单萜的结构类型有 15 种以上,常见的有 6 种,其中以蒎烷型和莰烷型较稳定,形成的衍生物也较多。

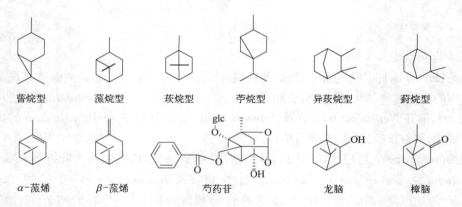

蒈烷型　　蒎烷型　　莰烷型　　苎烷型　　异莰烷型　　葑烷型

α-蒎烯　　β-蒎烯　　　芍药苷　　　　龙脑　　　樟脑

蒎烯有 α-蒎烯和 β-蒎烯。α-蒎烯在松节油中含量最高,约 70%,是合成樟脑和龙脑的重要原料;β-蒎烯在松节油中含量较少,在一定条件下可转化为 α-蒎烯。

芍药苷是芍药根中的蒎烷单萜苷。在芍药中还有白芍药苷(albiflorin)、氧芍药苷(oxypaeoniflorin)、苯甲酰芍药苷(benzylpaeoniflorin)等结构类似物,多具有镇静、镇痛、抗炎活性。

樟脑(camphor)主要存在于樟树的挥发油中,是重要的医药工业原料,我国天然樟脑产量世界第一。樟脑有局部刺激作用和防腐作用,可用于神经痛、炎症及跌打损伤等。

龙脑(borneol)俗称冰片,是樟脑的还原产物。龙脑的右旋体$[\alpha]_D^{20}$ +37.7°(乙醇),得自龙脑香树 *Dryobalanops camphora* 的挥发油及其他多种挥发油,一般以游离状态或结合成酯的形式存在。左旋龙脑$[\alpha]_D^{20}$ -37.7°(乙醇)存在于艾纳香 *Blumea balsmifera* 的叶子和野菊花花蕾挥发油中。合成品是消旋龙脑。龙脑具有发汗、兴奋、祛痰、镇静、防腐、抗氧化等作用,广泛用于香料、清凉剂、中成药及临床。

### 三、环烯醚萜及其苷

#### (一) 概述

环烯醚萜类(iridoids)是一类特殊的单萜,为臭蚁二醛(iridoidial)的缩醛衍生物。

臭蚁二醛原是从臭蚁 *Iridomyrmex detectus* 的防卫性分泌物分离出的物质,是衍生环烯醚萜的关键性中间氧化物。这类物质在植物体内也是由焦磷酸香叶酯(GPP)经水解脱去焦磷酸衍生而成。GPP 在植物体内先逐步转化成臭蚁二醛,再衍生成环烯醚萜,环烯醚萜形成后,其 4-甲基经氧化脱羧,形成 4-去甲基环烯醚萜(4-demethyliridoids),其 C-7、C-8 处断键开环,则形成裂环环烯醚萜(secoiridoids),其生物合成途径如下。

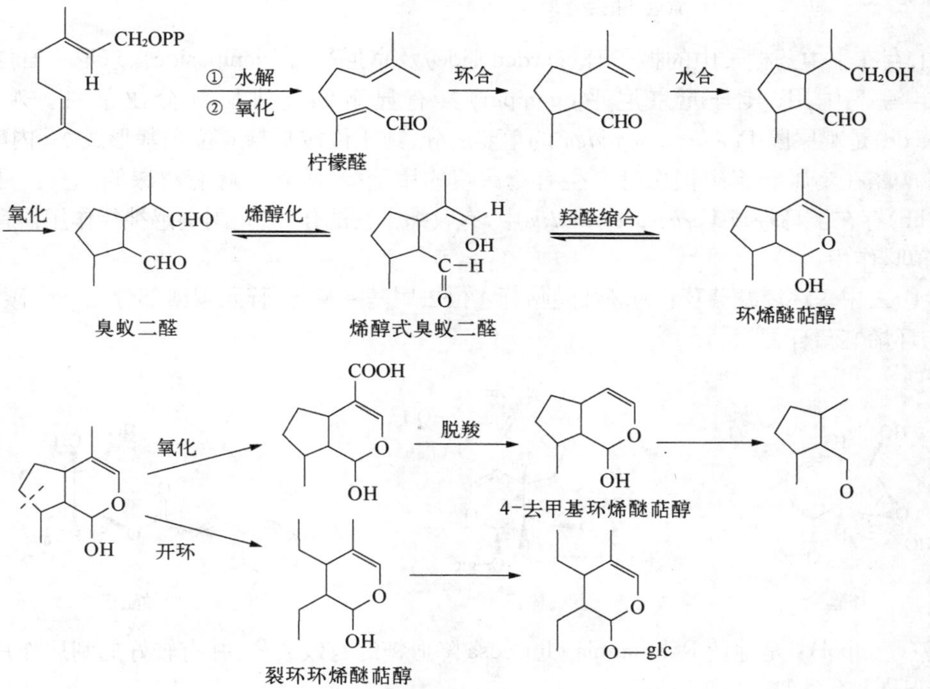

环烯醚萜类多与糖结合成苷而存在,在中药中分布较广,特别是在玄参科、茜草科、唇形科及龙胆科中较为常见。常用中药如地黄、玄参、栀子、龙胆等都含有此类成分。

环烯醚萜类具有多种活性,如京尼平具有显著的促胆汁分泌和泻下作用,梓醇具有降血糖作用,桃叶珊瑚苷元有抗菌消炎作用。

#### (二) 结构类型

环烯醚萜类化合物基本结构一般含有环戊烷环及半缩醛结构,其半缩醛 1-OH 性质不稳定,故 1-OH 常与糖成苷的形式存在于植物体内,而根据其环戊烷环是否裂环,可将环烯醚萜类化合物分为环烯醚萜苷及裂环环烯醚萜苷两大类。

1. **环烯醚萜苷类** 其苷元结构特点为 C-1 多连羟基,并多成苷,且多为 $\beta$-D-葡萄糖苷,常有双键存在,一般为 $\Delta^{3(4)}$,也有 $\Delta^{6(7)}$ 或 $\Delta^{7(8)}$ 或 $\Delta^{5(6)}$,C-5、C-6、C-7 有时连羟基,C-8 多连甲基或羟甲基或羟基,C-6 或 C-7 可形成环酮结构,C-7 和 C-8 之间有时具环氧醚结构,C-1、C-5、

C-8、C-9多为手性碳原子。

根据4位取代基的有无,环烯醚萜苷类又分为环烯醚萜苷及4-去甲基环烯醚萜苷两种类型。

(1) C-4位有取代基的环烯醚萜苷:4位多连甲基或羧基、羧酸甲酯、羟甲基。

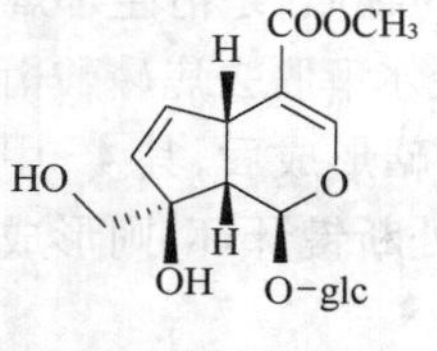

栀子苷 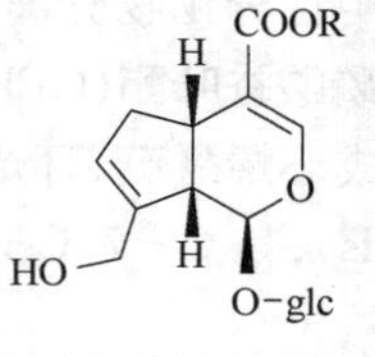　　京尼平苷　R=CH₃　　鸡屎藤苷 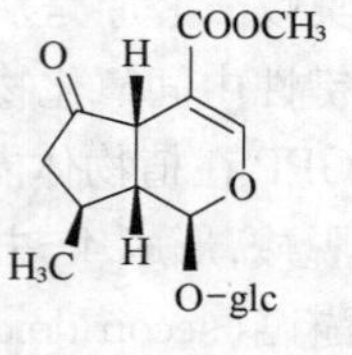　　马鞭草苷
　　　　　京尼平苷酸　R=H

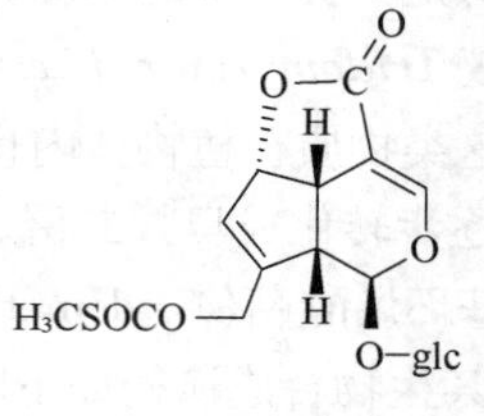

例如,存在于中药栀子中的栀子苷(gardenoside)及京尼平苷(geniposide)、京尼平苷酸。栀子苷有一定泻下作用,其苷元京尼平(genipin)具有显著的促进胆汁分泌活性。鸡屎藤苷(paederoside)是鸡屎藤 *Paederia scanden* 的主要成分,其4位羧基与6位羟基形成 γ-内酯,而10位的甲硫酸酯在鸡屎藤组织损伤时产生有鸡屎嗅的甲硫醇,故鸡屎藤有鸡屎的恶臭。马鞭草苷(verbenalin)存在于马鞭草 *Verbena offinalis* 中,有收缩子宫的作用,是副交感神经作用器官的兴奋剂,并有镇咳作用。

(2) 4-去甲基环烯醚萜苷:为环烯醚萜苷4位去甲基降解苷,苷元碳架部分由9个碳组成,环上取代与环烯醚萜苷相似。

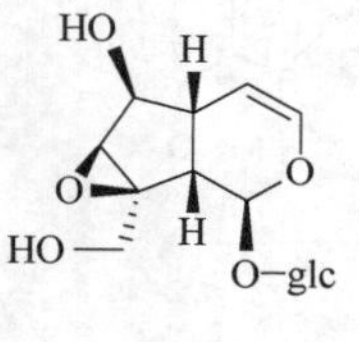

梓醇 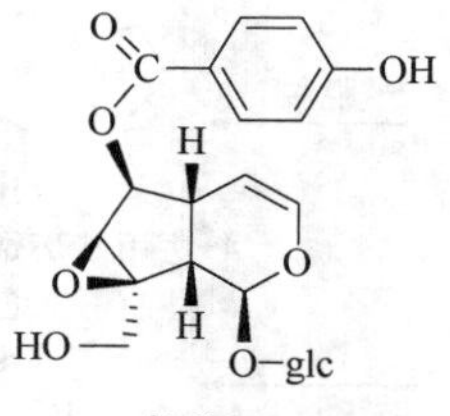　　　　梓苷 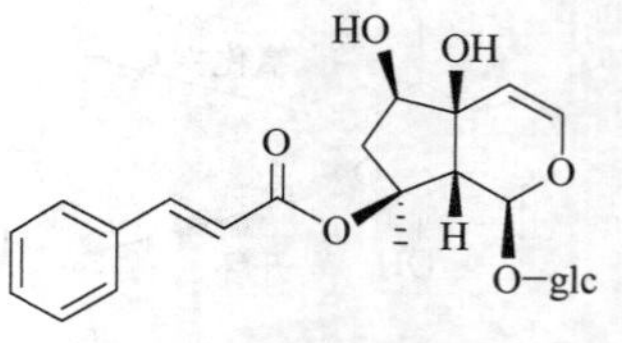　　　　哈帕酯苷

梓醇(catalpol):是地黄 Rehmannia glutinosa 降血糖的有效成分,并有较好的利尿作用。梓苷(catalposide)也有类似作用。

哈帕酯苷(harpagoside):存在于浙玄参 *Scrophularia ningpoensis* 和北玄参 *Scrophularia buergeriana* 根中,有一定的镇痛抗炎活性。

**2. 裂环环烯醚萜苷**　裂环环烯醚萜苷是环烯醚萜苷元部分在C-7、C-8位处开环衍变而来,C-7有时还可与C-11形成六元内酯结构。这类化合物在龙胆科的龙胆属及獐牙菜属、茜草科、木犀科等植物中分布较广。

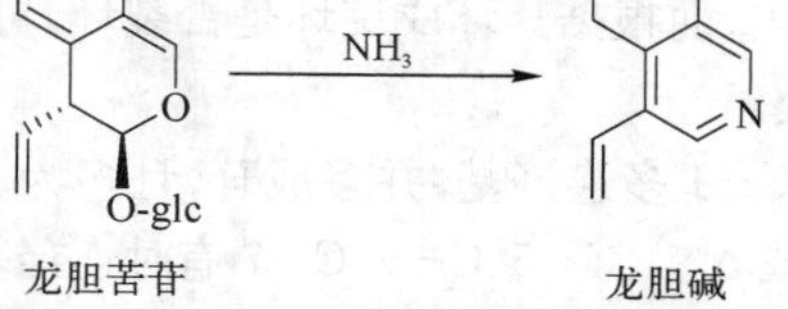

龙胆苦苷　　　　龙胆碱 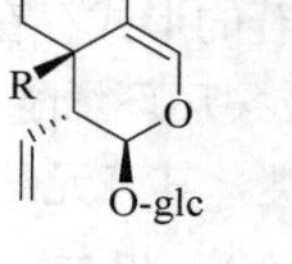　　　　当药苷　　R=H
　　　　　　　　　　　　　　　当药苦苷　R=OH

龙胆苦苷(gentiopicroside,gentiopicrin)存在于龙胆科植物龙胆 *Gentiana scabra*、当药 *Swertia pseudochinensis* 及獐牙菜 *Swertia mileensis* 等植物中,是龙胆的主要有效成分和苦味成分,味极苦。龙胆苦苷在氨的作用下可转化成龙胆碱(gentianine)。

当药苷(又名獐牙菜苷 sweraside)及当药苦苷(又名獐牙菜苦苷 swertiamarin)是当药和獐牙菜中的苦味成分。

### (三)理化性质

1. **性状**　环烯醚萜苷类化合物大多为无色结晶或无定形粉末,味苦,多有旋光性。

2. **溶解度**　易溶于水和甲醇,可溶于乙醇、丙酮和正丁醇,难溶于氯仿、乙醚和苯等亲脂性有机溶剂。

3. **检识和颜色反应**　环烯醚萜类对酸很敏感,易被水解,生成的苷元为半缩醛结构,其化学性质活泼,容易进一步聚合,难以得到结晶性的苷元。苷元遇酸、碱、羰基化合物和氨基酸等都能变色。因此,可利用酸水解检查环烯醚萜苷类的存在。

如车叶草苷(asperuloside)在酸性条件下加热,能被水解、聚合产生棕黑色树脂状聚合物沉淀;若用酶水解,则显深蓝色,不易得到结晶性苷元。游离的苷元遇氨基酸并加热,即产生深红色至蓝色,最后生成蓝色沉淀。因此,与皮肤接触,也能使皮肤染成蓝色。苷元溶于冰乙酸溶液中,加少量铜离子,加热显蓝色。这些呈色反应,可用于环烯醚萜苷的检识及鉴别。

### (四)提取分离

一般采用溶剂提取法。提取时在药材中常加入碳酸钙或氢氧化钡以抑制酶的活性并中和植物酸。一般采用水、甲醇、乙醇、丙酮等为溶剂,减压回收溶剂后转溶于水中,去除树脂等水不溶性杂质,再用乙醚或石油醚除去脂溶性杂质,水层中存在的酚性杂质用乙酸铅除去,再用正丁醇从水层萃取出环烯醚萜苷,减压回收溶剂后得到粗苷。

同一种中药中往往含有多种结构相似的环烯醚萜苷,进一步分离可采用硅胶、氧化铝等制备薄层或柱色谱等,也可应用制备型高效液相色谱分离纯化。

### (五)提取分离实例

独一味 *Lamiophlomis rotata* 为唇形科植物,根与根茎入药,有活血祛瘀、消肿止痛的功效,藏、蒙、纳西等民族用于治疗跌打损伤等症。从独一味根中分离得到四种环烯醚萜苷类化合物[8-*O*-acetylshanghiside methyl ester (Ⅰ),6-*O*-acetylshanghiside methyl ester(Ⅱ),penstemoside(Ⅲ),7,8-dehydropenstemoside(Ⅳ)]。

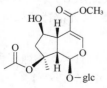

| 8-O-acetylshanghiside methyl ester | 6-O-acetylshanghiside methyl ester | Penstemoside | 7,8-dehydropenstemoside |

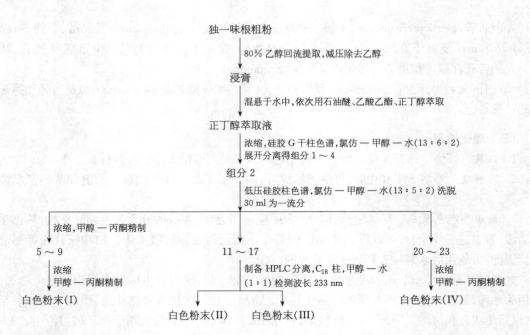

独一味根粗粉

　　↓ 80% 乙醇回流提取,减压除去乙醇

浸膏

　　↓ 混悬于水中,依次用石油醚、乙酸乙酯、正丁醇萃取

正丁醇萃取液

　　↓ 浓缩,硅胶 G 干柱色谱,氯仿 — 甲醇 — 水(13∶6∶2)
　　　展开分离得组分 1 ～ 4

组分 2

　　↓ 低压硅胶柱色谱,氯仿 — 甲醇 — 水(13∶5∶2)洗脱
　　　30 ml 为一流分

5 ～ 9 　　　　　　　11 ～ 17 　　　　　　　20 ～ 23

　↓ 浓缩,　　　　　↓ 制备 HPLC 分离,C₁₈ 柱,甲醇 — 水　　↓ 浓缩
　甲醇 — 丙酮精制　　(1∶1)检测波长 233 nm　　　　　　　 甲醇 — 丙酮精制

白色粉末(I)　　　　　　　　　　　　　　　　　　　　白色粉末(IV)

　　　　　　　白色粉末(II)　　白色粉末(III)

### (六) 结构测定

环烯醚萜类化合物的结构多采用波谱法测定,必要时辅以化学手段,如显色反应、氧化反应、氧化降解、制备衍生物等。

1. **紫外光谱**　C-4 位有—COOH、—COOR 取代基的环烯醚萜类化合物,由于分子中具有发色团 α、β 不饱和酸、酯结构,故在 230～240 nm 有较强吸收,ε 值在 10 000 左右。

该类型的环烯醚萜类化合物,若在 0.01 mol/L 氢氧化钠溶液中测定时,则 230～240 nm 吸收峰红移 30～40 nm。例如,马鞭草苷元(verbenalol)在醇中测定 $\lambda_{max}$ 为 240 nm(ε 9 050),而在 0.01 mol/L NaOH 溶液中测定时则为 271 nm(ε 19 000)。这种吸收峰的红移可归因于烯醇阴离子的形成。

马鞭草苷元(240 nm)　　　　　　　　　　马鞭草苷元烯醇型阴离子(271 nm)

2. **红外光谱**　可用 IR 光谱特征判断化合物是否为环烯醚萜类,C-4 位有无—COOR 取代基,是否为裂环环烯醚萜类,五元环中有无羟基、羰基、双键及环氧结构。主要 IR 光谱特征如下。

(1) 共同特征是在 1 640 cm⁻¹ 左右有烯醚双键的伸缩振动引起的强峰。

(2) 若 C-4 位有—COOR 基,则在 1 680 cm⁻¹ 左右(个别可在 1 710 cm⁻¹)有 α、β 不饱和酯的羰基吸收,也是强峰。此点可与 C-4 位无取代基或取代基为—CH₃,—CH₂OH 等相区别。

(3) 若环戊烷部分有环酮结构存在,则于 1 740 cm⁻¹(1 710～1 750 cm⁻¹)附近有一个强峰。

(4) 若五元环部分有环氧存在,如丁香醚苷,则应有 1 250 cm⁻¹、830～890 cm⁻¹ 两个吸收峰。

裂环环烯醚萜类化合物分子中多有乙烯基(—CH＝CH₂)结构,在 990 cm⁻¹、910 cm⁻¹ 两处有红外吸收。

**3. 氢谱**　¹H NMR 谱可用于判定环烯醚萜的结构类型,并能确定许多立体化学(构型、构象)结构问题,对结构测定极为重要。尤以 H-1 与 H-3 的 NMR 信号最有鉴别意义。

(1) C-1 原子与两个 O 原子相连,故 H-1 共振发生在较低磁场,$\delta_H$ 在 4.5～6.2。H-1 与 H-9 相互偶合,其偶合常数 $J_{1,9}$ 是判断二氢吡喃环构型和构像的重要依据。如果 $J_{1,9}$ 很小(0～3 Hz),表明 H-1 处于平伏键,而 C-1 的—OH(或 O—glc)则处于直立键,此时 C-1 折向平面上方;如果 $J_{1,9}$ 很大(7～10 Hz),表明 H-1 处于直立键,而 1-OH(或 $C_1$-O—glc)处于平伏键,在此情况下,二氢吡喃环几乎处于同一平面,但 C-1 折向下方。

(2) H-3 的 NMR 信号可用以区别 C-4 位有无—COOR、—CH₃ 或—CH₂OR 取代的环烯醚萜类。

当 C-4 位有—COOR 取代(包括裂环环烯醚萜类)时,H-3 因受—COOR 基影响处于更低的磁场区,一般 $\delta_H$ 多在 7.3～7.7(个别可在 $\delta_H$ 7.1～8.1),因与 H-5 为远程偶合,故 $J_{3,5}$ 很小,为 0～2 Hz。该峰为 C-4 位有—COOR 取代基的特征峰。

当 C-4 位有 CH₃ 取代基时,H-3 化学位移在 $\delta_H$ 6.0～6.2,为多重峰。当取代基为 CH₂OR 时其化学位移在 $\delta_H$ 6.28～6.6,也为多重峰。

当 C-4 位无取代基时,H-3 的化学位移与 C-4 取代基为—CH₃ 或—CH₂OR 相近(也在 $\delta_H$ 6.5 左右),但峰的多重度及 $J$ 值有明显区别。因 H-3 与 H-4 为邻偶,同时 H-3 与 H-5 又有远程偶合,故 H-3 多呈现双二重峰(dd),$J_1$＝6～8 Hz,$J_2$＝0～2 Hz。例如,车前草中的甲基梓醇(methyl catalpol)H-3 化学位移为 6.5,为 dd 峰,$J_1$＝6 Hz,$J_2$＝2 Hz。

(3) 其他质子信号:C-8 位上常连有 CH₃。若 C-8 为叔碳,则该 CH₃ 为二重峰,$J$＝6 Hz,化学位移多在 $\delta_H$ 1.1～1.2。若 C-7—C-8 之间有双键,则该甲基变成单峰或宽单峰,$\delta_H$ 2 左右。

分子中如有—COOMe 取代基,其—OCH₃ 信号为单峰,一般出现在 $\delta_H$ 3.7～3.9。

**4. 碳谱**　对于一般的环烯醚萜苷来说,1-OH 与葡萄糖成苷,C-1 化学位移在 $\delta_C$ 95～104;C-5 位连有羟基时,其化学位移在 $\delta_C$ 71～74;C-6 位存在羟基时,其化学位移在 $\delta_C$ 75～83;C-7 一般情况下没有羟基,如果 C-7 位连有羟基时,其化学位移在 $\delta_C$ 75 左右;C-8 位连有羟基时,其化学位移在 $\delta_C$ 62 左右;C-10 位甲基通常为羟甲基或羧基化,如果 C-10 为羟甲基,其化学位移为 $\delta_C$ 66 左右;若 C-7 有双键,其化学位移为 $\delta_C$ 61 左右。C-10 为羧基时,其化学位移在 $\delta_C$ 175～177。C-11 通常为羧酸甲酯、羧基或醛基,如为醛基时,化学位移在 $\delta_C$ 190 左右;为羧基时,化学位移在 $\delta_C$ 170～175;若形成羧酸甲酯,其化学位移在 $\delta_C$ 167～169。环烯醚萜绝大多数有 $\Delta^{3(4)}$,由于 2 位氧的影响,C-3 比 C-4 处于低场。如果分子中 C-7 和 C-8 之间有双键,且同时 C-8 位有羟甲基取代,则 C-7 化学位移比 C-8 处于高场。而若 C-8 有羧基取代,则 C-7 比 C-8 处于低场。有的化合物 C-6 为羰基,其化学位移在 $\delta_C$ 212～219。

4-去甲基环烯醚萜苷由于 4 位无甲基,故 C-4 化学位移一般在 $\delta_C$ 102～111,C-3 在 $\delta_C$ 139～143。

8-去甲基环烯醚萜苷由于 8 位无甲基,如果有 $\Delta^{7(8)}$ 时,其化学位移在 $\delta_C$ 134～136,若 C-7 和 C-8 与氧形成含氧三元环,其化学位移一般在 $\delta_C$ 56～60。

5. **旋光谱**　具有环戊酮结构的环烯醚萜类,一般都显示较强的负 Cotton 效应。这对判断羰基的存在及某些立体结构很有价值。

### (七) 独一味中环烯醚萜苷的结构测定

从藏药独一味 *Lamiophlomis rotata* 根的乙醇提取物中分离得到四种化合物(Ⅰ～Ⅳ),均为环烯醚萜苷,化合物Ⅳ鉴定为 7,8‐dehydropenstemoside,其结构研究如下。

化合物Ⅳ为白色粉末,Vanillin 反应阳性,示为萜类化合物。FAB‐MS $m/z$:443[M+K]$^+$,示分子量 404,结合元素分析得分子式 $C_{17}H_{24}O_{11}$。IR 光谱(KBr) cm$^{-1}$:3 400(羟基),1 630,1 670 ($\alpha,\beta$‐不饱和酮)。UV 光谱 $\lambda_{Max}^{MeOH}$ 234.4 nm 亦示有 $\alpha,\beta$‐不饱和酮的吸收。酶水解检出葡萄糖。$^1$H NMR 谱中糖的端基质子信号 $\delta_H$ 4.56(d, $J=7.8$ Hz),示为 $\beta$‐D‐葡萄糖。$^1$H NMR 和 $^{13}$C NMR 谱显示其为环烯醚萜苷,$\delta_H$ 7.50(1 H, s)处为 H‐3 的信号,C‐3,C‐4 和 C‐11 为 $\alpha,\beta$‐不饱和酯结构。$\delta_H$ 1.80(3 H, d, $J=1.0$ Hz)属于 10 位甲基信号,$\delta_H$ 5.52(1 H,d, $J=1.5$ Hz)为 7 位烯氢的信号,表明 C‐7 和 C‐8 为双键结构。Ⅳ的 $^1$H 和 $^{13}$C NMR 谱与 penstemoside(Ⅲ)比较(表 8‐2 与表 8‐3),C‐7 和 C‐8 显著向低场位移($\delta_C$ 129.7 和144.3),H‐7、H‐9 和 H‐10 亦向低场位移,而无 H‐8 的信号,两者其他质子和碳的化学位移相近,因此,Ⅳ的化学结构应为 7,8‐dehydropenstemoside。为了进一步确定 5 位和 6 位羟基的相对构型,将Ⅳ与苯甲醛和 $ZnCl_2$ 反应,制备薄层分离得到两个双‐苯亚甲基衍生物Ⅴ和Ⅵ,$^1$H NMR 谱显示Ⅴ与Ⅵ分别有 10 个苯环质子($\delta_H$ 7.30～7.62)和 2 个苯亚甲基质子(Ⅴ:$\delta_H$ 6.58 和 5.52;Ⅵ:$\delta_H$ 5.90 和 5.56),H‐6 显著向低场位移至 $\delta_H$ 5.18 或 5.23,示 5 位和 6 位羟基与苯甲醛缩合,因此,5‐OH 和 6‐OH 为顺式。在所报道的环烯醚萜苷中,C‐1、C‐5 和 C‐9 均有相同的绝对构型,H‐9 多为 $\beta$ 型,所以 5‐OH,6‐OH 和 1‐O—glc 均为 $\beta$ 型,Ⅳ中 $J_{1,9}=0.5(<1$ Hz)亦证明了上述结论。

**表 8‐2　化合物Ⅲ和Ⅳ的氢谱数据**

| No. | Ⅳ | Ⅲ |
| --- | --- | --- |
| H‐1 | 5.83(1H,d,0.5) | 5.77(1H,s) |
| H‐3 | 7.50(1H,s) | 7.57(1H,s) |
| H‐6 | 4.51(1H,d,1.5) | 4.25(1H,t,4.3) |
| H‐7 | 5.52(1H,d,1.5) | 1.45(1H,m)1.76(1H,m) |
| H‐9 | 3.11(1H,d,0.5) | 2.57(1H,m) |
| H‐10 | 1.80 (3H,d,1.0) | 0.84(3H,d,6.8) |
| OMe | 3.71(3H,s) | 3.69(3H,s) |
| H‐1′ | 4.56 (1H, d,7.8) | 4.69(1H,m,8.2) |

表 8-3　化合物Ⅲ和Ⅳ的碳谱数据

| No. | Ⅳ | Ⅲ |
| --- | --- | --- |
| 1 | 95.0 | 96.3 |
| 3 | 155.9 | 155.5 |
| 4 | 113.5 | 112.3 |
| 5 | 74.4 | 73.2 |
| 6 | 79.2 | 76.3 |
| 7 | 129.7 | 39.6 |
| 8 | 144.3 | 30.5 |
| 9 | 57.5 | 49.2 |
| 10 | 16.6 | 16.2 |
| 11 | 169.0 | 169.1 |
| OMe | 52.5 | 52.6 |

## 四、倍半萜

### （一）概述

倍半萜类（sesquiterpenoids）是由 3 个异戊二烯单位构成,含 15 个碳原子,多与单萜共存于植物挥发油中,是挥发油高沸程(250～280℃)的主要组分,也有低熔点的固体。倍半萜的含氧衍生物多有较强的香气和生物活性,是医药、食品、化妆品工业的重要原料。

倍半萜类的骨架类型及化合物数量是萜类成分中最多的一类,其研究发展很快,已发现的倍半萜化合物数量已达 1 万种。

### （二）结构类型和重要化合物

倍半萜类化合物按其结构的碳环数目分为无环(开链)、单环、双环、三环及四环等,其碳环可有五、六、七甚至十一元的大环。倍半萜的结构类型、部分基本碳架及主要代表化合物介绍如下。

1. **无环倍半萜**（acyclic sesquiterpenoids）

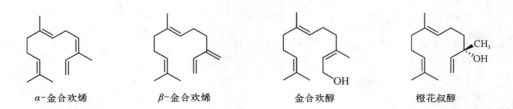

α-金合欢烯　　　β-金合欢烯　　　金合欢醇　　　橙花叔醇

金合欢烯（farnesene）存在于枇杷、生姜等挥发油中,有 α 和 β 两种构型。金合欢醇（farnesol）在金合欢 *Acacia farnesiana* 花油、橙花油、香茅油中含量较多,是重要的高级香料原料。橙花叔醇（nerolidol）具有苹果香,是橙花油中主成分之一。

2. **单环倍半萜**（monocyclic sesquiterpenoids）

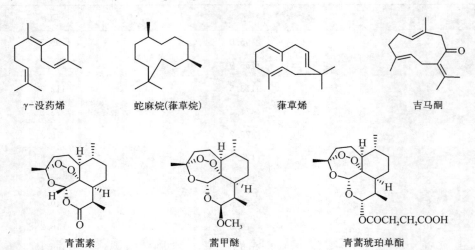

γ-没药烯　　　　蛇麻烷（葎草烷）　　　　葎草烯　　　　吉马酮

青蒿素　　　　蒿甲醚　　　　青蒿琥珀单酯

没药烯（bisabolene）存在于没药油、柠檬油等多种挥发油中。

葎草烯（α-丁香烯，humulene，α-caryophyllene）存在于啤酒花挥发油中，为β-丁香烯（双环九碳大环）的十一碳大环异构物。

吉马酮（germacrone）存在于牻牛儿苗科植物大根老鹳草 *Geranium macrorrhizum*、杜鹃花科植物兴安杜鹃 *Rhododendron dauricum* 叶的挥发油中，有平喘、镇咳作用。

青蒿素（qinghaosu，arteannuin，artemisinin）是过氧化物倍半萜内酯，存在于中药青蒿（黄花蒿 *Artemisia annua*）中，有很好的抗恶性疟疾活性，其多种衍生物制剂如蒿甲醚、青蒿琥珀酸单酯等已用于临床。

3. **双环倍半萜**（bicyclic sesquiterpenoids）

（1）萘烷型衍生物

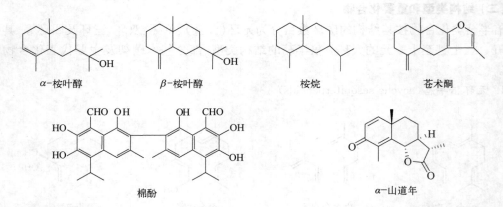

α-桉叶醇　　　　β-桉叶醇　　　　桉烷　　　　苍术酮

棉酚　　　　　　　　　　　　α-山道年

桉叶醇（eudesmol）有 α-桉叶醇（α-eudesmol）及 β-桉叶醇（β-eudesmol）2 种异构体，存在于桉油、厚朴、苍术中。

苍术酮（atractylone）存在于苍术挥发油中，属桉烷型。

棉酚（gossypol）为杜松烯型的双分子衍生物，主要存在于棉籽中，在茎叶中也含有。棉酚结构中虽不含手性碳原子,但由于 2 个苯环折叠障碍而有旋光性,在棉籽中为消旋体。棉酚是有毒的黄色色素,有杀精子作用,曾试用作为男性计划生育药,但因副作用大而未应用于临床。

α -山道年(α - santonin)是山道年草或蛔蒿 *Artemisia incana* 未开放的头状花序或全草的主要成分。山道年是强力驱虫剂,服用过量可中毒,已被临床淘汰。

(2)薁类:薁类化合物(azulenoids)是由五元环与七元环骈合而成的芳烃衍生物。可看成由环戊二烯负离子和环庚三烯正离子骈合而成,是一种非苯型的芳烃类化合物。但自然界存在的薁类衍生物多是氢化产物的衍生物,基本母核已失去芳香性。这类成分在愈创木油、香附子油、桉叶油中均有存在。

愈创木醇(guaiol)是存在于愈创木 *Guaiacum officinale* 木材挥发油中的氢化薁类衍生物,当愈创木醇类成分在蒸馏、酸处理时可氧化脱氢形成薁类。

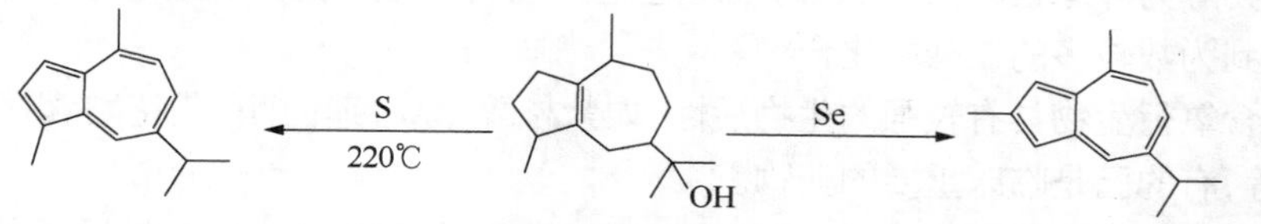

愈创木薁　　　　　　　愈创木醇　　　　　2, 4-二甲基-7-异丙基薁

将挥发油分级分馏时,在高沸点馏分中有时可看见美丽的蓝色、紫色或绿色的馏分,这显示可能有薁类成分存在。薁类沸点较高,一般在 250～300℃,可溶于石油醚、乙醚等有机溶剂,不溶于水。可溶于强酸,加水稀释又可析出,故可用 60%～65%硫酸或磷酸提取,提取后的酸液加水稀释,薁类成分可析出。

薁类与苦味酸或三硝基苯试剂产生 π 络合物结晶,此结晶具有敏锐的熔点可借以鉴定。

薁分子具有高度共轭体系的双键,在可见光(400～700 nm)吸收光谱中有强吸收峰。

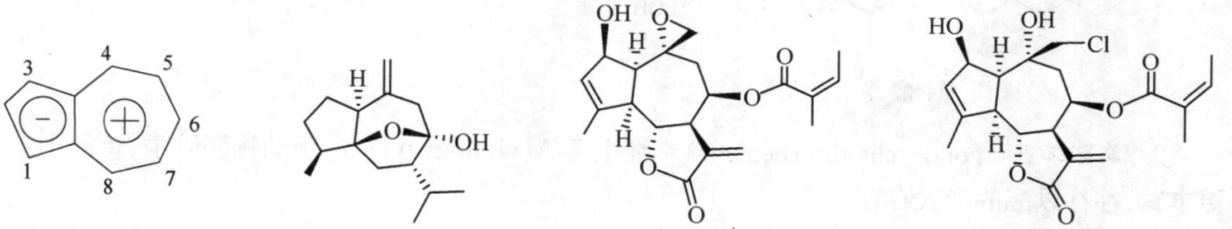

薁　　　　　　　莪术醇　　　　　泽兰苦内酯　　　　　泽兰氯内酯

薁类化合物多具有抑菌、抗肿瘤、杀虫等活性。如莪术醇(curcumol)及莪术二醇、异莪术醇等存在于莪术 Curcuma zedoaria 根茎的挥发油内,具有抗肿瘤活性。泽兰苦内酯(euparotin)、泽兰氯内酯(eupachlorin)是圆叶泽兰 *Eupatorium rotundifolium* 中抗癌活性成分。

4. 三环倍半萜(tricyclic sesquiterpenoids)

环桉醇　　　　　　　　　　α-白檀醇

环桉醇(cycloeudesmol)存在于对枝软骨藻 *Chondric oppsiticlada* 中,具有很强的抗金黄色葡萄球菌作用,还有抗白色念珠菌活性。

α-白檀醇(α-santalol)存在于白檀木的挥发油中,属α-檀香烷衍生物,有很强的抗菌作用,曾用作尿道消毒药。

## 五、二萜和二倍半萜

### (一)二萜类概述

二萜类(diterpenoids)化合物可看成是由 4 个异戊二烯单位聚合而成的衍生物,含 20 个碳原子。二萜类的结构显示多样性,但都是由焦磷酸香叶基香叶醇(GGPP)衍生而成,几乎都成环状结构。二萜类化合物分子量较大,挥发性较差,绝大多数不能随水蒸气蒸馏。

二萜在自然界分布很广,植物分泌的乳汁、树脂等均以二萜类为主,在松科中分布尤为普遍。属二萜类的植物醇为叶绿素的组成部分,凡绿色植物均含有之。此外,在菌类的代谢物及海洋生物中也分离得到为数较多的二萜类化合物。

不少二萜含氧衍生物具有较强的生物活性,如紫杉醇、穿心莲内酯、芫花酯、雷公藤内酯、银杏内酯、丹参酮等,有的已是临床重要的药物。

近年来二萜类的研究进展很快,目前发现的碳架类型近百种,化合物数量近万种。

### (二)二萜类结构类型及重要化合物

二萜类化合物按结构不同分为无环(开链)、单环、双环、三环、四环、五环等类型,天然存在以双环及三环二萜数量较多,无环及单环二萜较少。下面列举一些主要二萜碳架及代表化合物。

1. **无环二萜**(acyclic diterpenoids) 植物醇(phytol)是叶绿素的组成成分,也是维生素 E 和 $K_1$ 的合成原料。

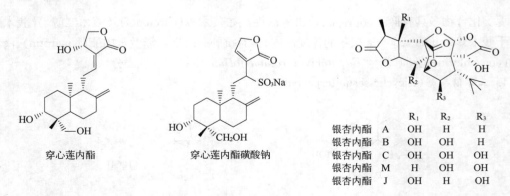

植物醇　　　　　　　　　　维生素A

2. **单环二萜**(monocyclic diterpenoids) 维生素 A(vitamin A)存在于动物肝脏中,鱼肝中含量更丰富,往往以酯的形式存在。

3. **双环二萜**(bicyclic diterpenoids)

穿心莲内酯　　　　穿心莲内酯磺酸钠

| | | $R_1$ | $R_2$ | $R_3$ |
|---|---|---|---|---|
| 银杏内酯 | A | OH | H | H |
| 银杏内酯 | B | OH | OH | H |
| 银杏内酯 | C | OH | OH | OH |
| 银杏内酯 | M | H | OH | OH |
| 银杏内酯 | J | OH | H | OH |

穿心莲 *Andrographis paniculata* 叶含有较多二萜内酯类成分,其中穿心莲内酯(andrographolide)

是抗炎主要活性成分,临床上已用于治疗急性菌痢、胃肠炎、咽喉炎、感冒发热等,但其水溶性较差,为了增强溶解度,将穿心莲内酯制备成溶解度较大的穿心莲内酯磺酸钠或穿心莲内酯丁二酸半酯钾盐。

银杏内酯(ginkgolides)是银杏 *Ginkgo biloba* 根皮及叶的苦味成分,是银杏叶制剂中治疗心脑血管病的主要有效成分之一。目前已分离出银杏内酯 A～C、M、J(ginkgolide A～C,M,J)。其基本结构中有 3 个内酯环,但碳环只有 2 个。

**4. 三环二萜(tricyclic diterpenoids)**　常见的基本母核有松香烷、海松烷、紫杉烷等。

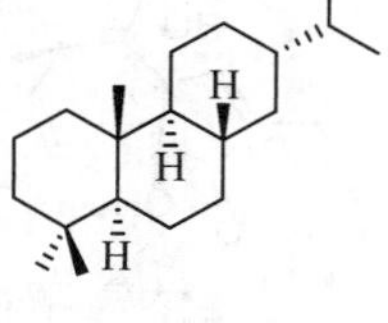

松香烷 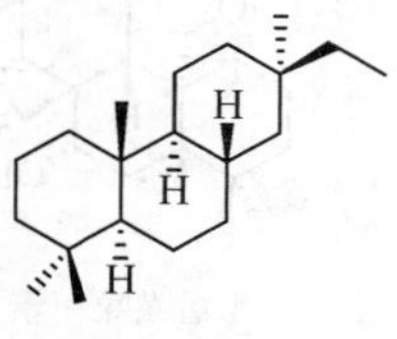　　　　海松烷 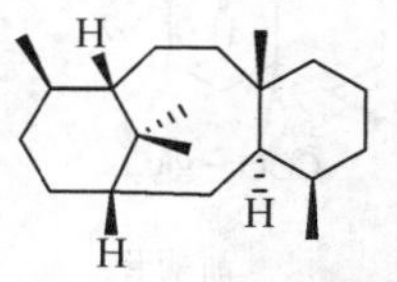　　　　紫杉烷

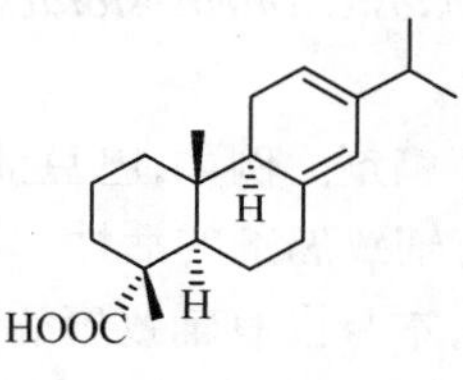

左松脂酸 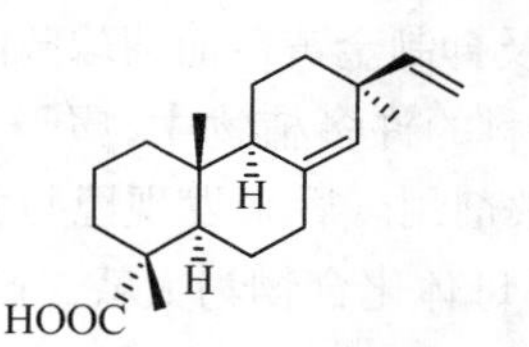　　　松脂酸 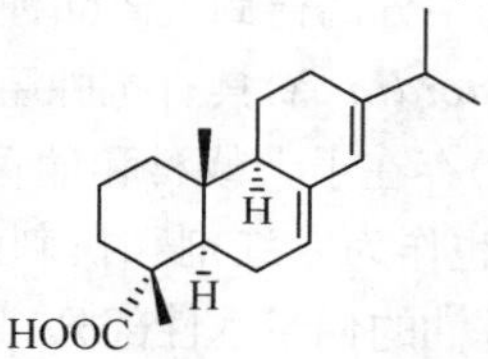　　　　松香酸 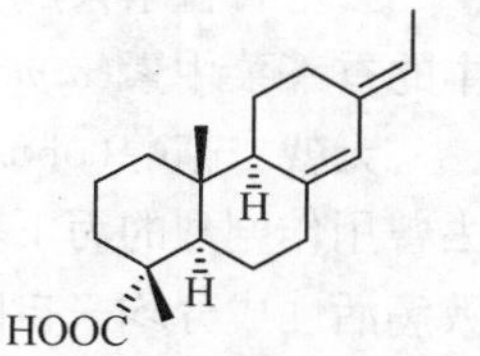　　　　新松香酸

左松脂酸(levopimaric acid)、松脂酸(pimaric acid)和松香酸(abietic acid)是从松树干中流出的黏稠液体,称为松脂,其中挥发油称松节油,不挥发性成分中以左松脂酸为主。左松脂酸经酸、热或空气的催化,易发生异构化转变为性质更稳定的松香酸。实际上松脂经水蒸气蒸馏分出松节油后,在剩余的松香中已全部转变为松香酸,而不再以左松脂酸存在。松脂中同时存在的还有右松香酸、新松香酸和去氢松香酸。

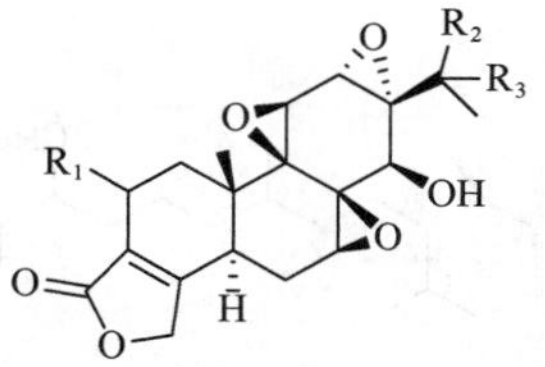

| 雷公藤甲素 | R₁=H | R₂=H | R₃=CH₃ |

雷公藤甲素　　　　$R_1$=H　　　$R_2$=H　　$R_3$=CH$_3$
雷公藤乙素　　　　$R_1$=$\beta$-OH　$R_2$=H　　$R_3$=CH$_3$
雷公藤内酯　　　　$R_1$=H　　　$R_2$=OH　$R_3$=CH$_3$
16-羟基雷公藤内酯醇　$R_1$=H　　　$R_2$=H　　$R_3$=CH$_2$OH

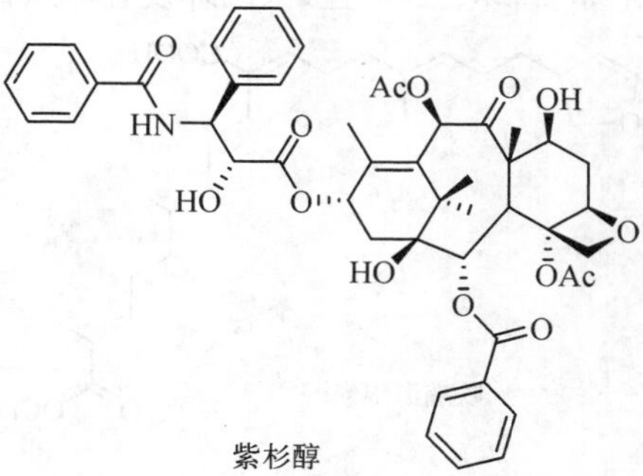

紫杉醇

雷公藤甲素(triptolide)、雷公藤乙素(tripdiolide)、雷公藤内酯(triptolidenol)及 16-羟基雷公藤内酯醇(16-hydroxytriptolide)是从雷公藤 *Tripterygium wilfordii* 中分离出的抗癌活性物质。雷公藤甲素对乳癌和胃癌细胞系集落形成有抑制作用,16-羟基雷公藤内酯醇具有较强的抗炎、免疫抑制和雄性抗生育作用。

紫杉醇(taxol)又称红豆杉醇,存在于红豆杉科红豆杉属 *Taxus* 多种植物中,为具有紫杉烷的二萜类化合物,临床上主要用于治疗卵巢癌、乳腺癌和肺癌等,有较好疗效。

5. 四环二萜(tetracyclic diterpenoids) 甜菊苷(stevioside)是菊科植物甜叶菊 *Stevia rebaudianum* 叶中所含的四环二萜苷,还有甜菊苷 A、D、E(rebaudiosides A,D,E)等多种甜味苷,甜菊苷 A 甜味较强,但含量较少。总甜菊苷甜度约为蔗糖的 300 倍。甜叶菊在我国已大面积栽培,甜菊苷作为蔗糖代用品在医药、食品工业广泛应用,但近年来甜菊苷有致癌作用的报道,美国及欧盟已禁用。

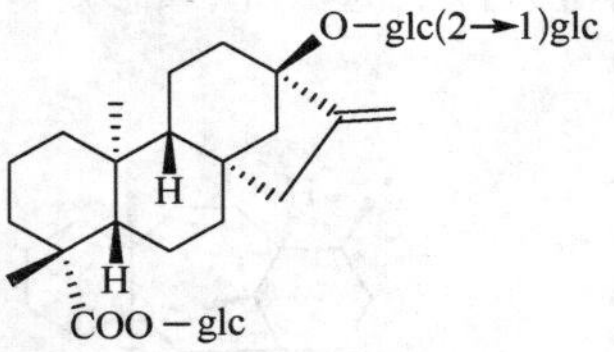

甜菊苷 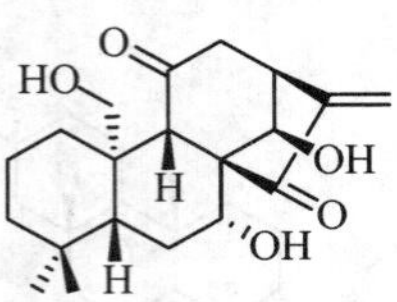　　　　　　　　香茶菜甲素 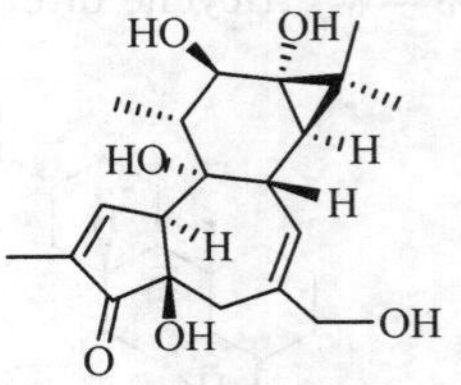　　　　　　　　大戟二萜醇

芸香科香茶菜属植物中分离得到近 200 种二萜化合物,其中香茶菜 *Rabdosia amethystoides* 叶中的香茶菜甲素(amethystoidin A)具有抗肿瘤及抑制金黄色葡萄球菌活性。

大戟二萜醇(phorbol)存在于大戟科和瑞香科的许多植物中,属于辅致癌剂。例如,巴豆油过去曾用作剧烈的泻下药,也作为发红剂和抗刺激剂用。后来发现巴豆油有辅致癌剂的活性,其辅致癌活性成分均来自巴豆油的偏亲水性部分,其母体化合物为大戟二萜醇,本身没有辅致癌活性。大戟二萜醇分子中有 5 个羟基,C - 12 和 C - 13 位上的两个羟基酯化生成二元酯时,若其中一个酯键由长链脂肪酸形成,而另一个酯键是由短链脂肪酸形成,所得的化合物即有辅致癌活性。

### (三) 二倍半萜

二倍半萜类(sesterterpenoids)可以看成是由 5 个异戊二烯单位构成的化合物,基本碳架包含 25 个碳原子。其生物合成途径是焦磷酸香叶基金合欢酯(FPP)衍生而来。此类成分数量不多,是萜类家族中最少的一员,在羊齿植物、菌类、地衣类、海洋生物及昆虫分泌物中陆续发现。二倍半萜类共有无环、单环、二环、三环、四环及五环六种类型。

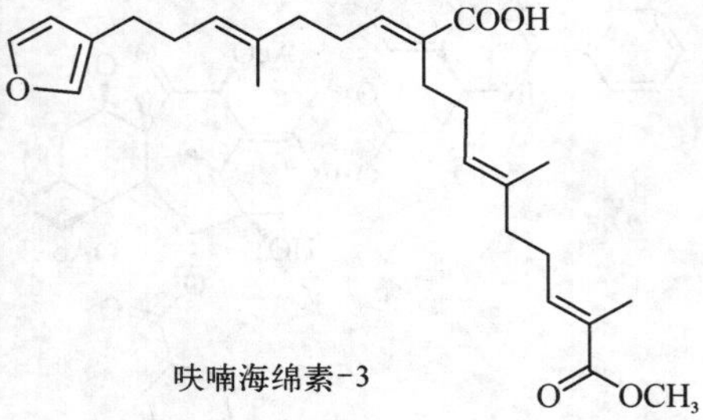

呋喃海绵素-3 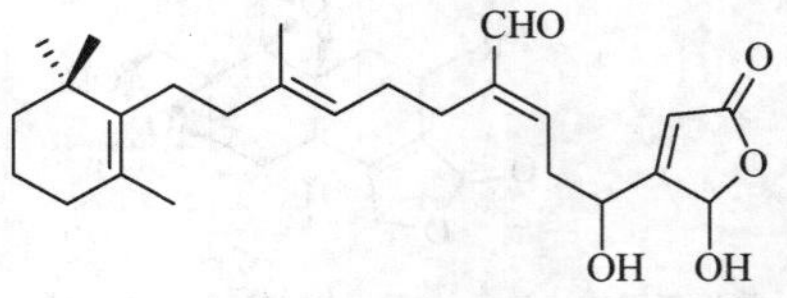　　　　　　　　　　　　　　　*seco*-manoalide

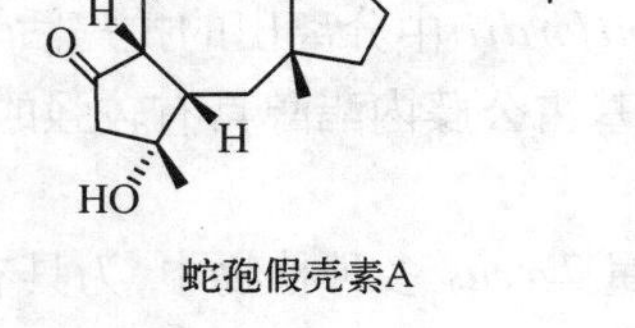

蛇孢假壳素A 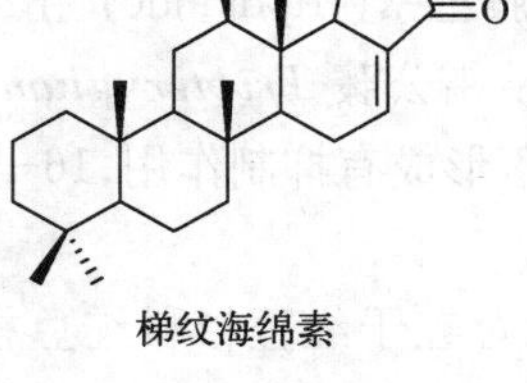　　　　　　梯纹海绵素 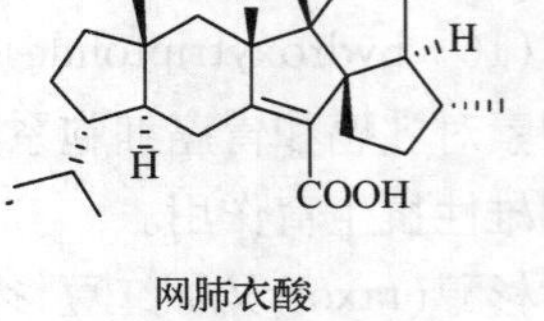　　　　　　网肺衣酸

呋喃海绵素-3(furospongin-3)是从海绵中分得的链状二倍半萜化合物。*seco*-manoalide 是从 *Luffarilla uariabillis* 中分得的具有抗菌作用的单环二倍半萜,蛇孢假壳素 A(ophiobolin A)是真菌稻芝麻枯病菌 *Ophiobulus miyabeanus* 的成分,具有 $C_5$—$C_8$—$C_5$ 骈合基本骨架,有阻止白癣菌及毛滴虫生长发育作用。梯纹海绵素是梯纹海绵 *Cacosponga scalaris* 中的四碳环二倍半萜,网肺衣酸(retigeranic acid)是网肺衣中的五碳环二倍半萜。

## 六、萜类化合物的理化性质

萜类化合物结构类型差异很大,但因分子结构中多具有双键、共轭双键等,因而具有一些相同的物理和化学性质。

### (一) 物理性质

1. 性状　单萜及倍半萜在常温下多为具特异性香气的油状液体,具有挥发性,少数为固体结晶。单萜及倍半萜可随水蒸气蒸馏。二萜及二倍半萜多为固体结晶。萜苷多为固体结晶或粉末,无挥发性。

2. 味　萜类化合物多具苦味,又称苦味素。也有少数萜有甜味,如甜菊苷。

3. 旋光性　萜类化合物大多含手性碳,有光学活性。

4. 溶解性　萜类化合物一般极性低,难溶于水,溶于甲醇、乙醇,易溶于乙醚、氯仿、乙酸乙酯、苯等亲脂性有机溶剂。具羧基、酚羟基及内酯结构的萜还可溶于碳酸氢钠或氢氧化钠水液,加酸使之游离或环合后,又可自水中析出或转溶于亲脂性有机溶剂,此性质常用于提取分离此类结构的萜类化合物。

萜苷类化合物极性较大,水溶性较强,一般能溶于热水,易溶于甲醇及乙醇,不溶或难溶于亲脂性有机溶剂。

萜类化合物结构中常有双键、羰基等不饱和基团,对热、光、酸及碱较敏感,长时间接触,常会引起其氧化、重排及聚合反应,导致结构变化。因此在提取、分离及储存萜类化合物时,应注意尽量避免这些因素的影响。

### (二) 化学性质

含有双键和醛酮等羰基的萜类化合物,可与相应的试剂发生加成反应,加成产物因溶解性改变而析出结晶,故可用加成反应分离和纯化这些类型的萜类化合物。

1. 双键加成反应

(1) 卤化氢加成反应:萜类化合物的双键与氯化氢及溴化氢等卤化氢类试剂在冰乙酸为溶剂时,进行加成反应,加成产物可于冰水中析出结晶。如 $\beta$-荜澄茄烯($\beta$-cadinene)的冰乙酸溶液中加入氯化氢饱和的冰乙酸,反应完后,倒入冰水中,即析出加成物结晶。

(2) 溴加成反应:萜类化合物的双键在冰乙酸或乙醚—乙醇混合溶液中滴加溴,在冰冷却下,可生成其溴加成物的结晶。

(3) 亚硝酰氯反应:很多不饱和萜类化合物能与亚硝酰氯(Tilden 试剂)加成,生成亚硝基氯化物。先将不饱和萜或其冰乙酸溶液与亚硝酸戊酯混合,冷却下加入浓盐酸,振摇,即可析出亚硝基氯化物结晶,其结晶多为蓝色或蓝绿色,可用于不饱和萜的分离及鉴别。

需要注意的是,非四取代萜烯的氯化亚硝基衍生物结晶多为无色的二聚体,可加热至熔融或做成溶液解聚而呈蓝或蓝绿色。

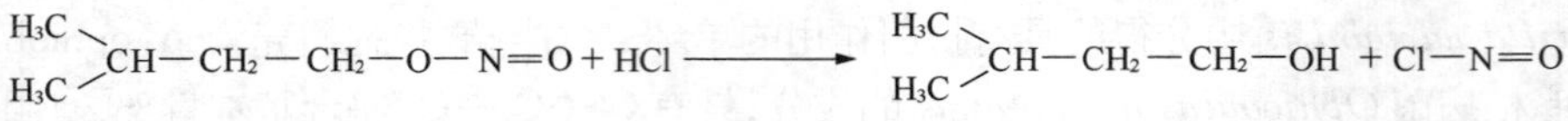

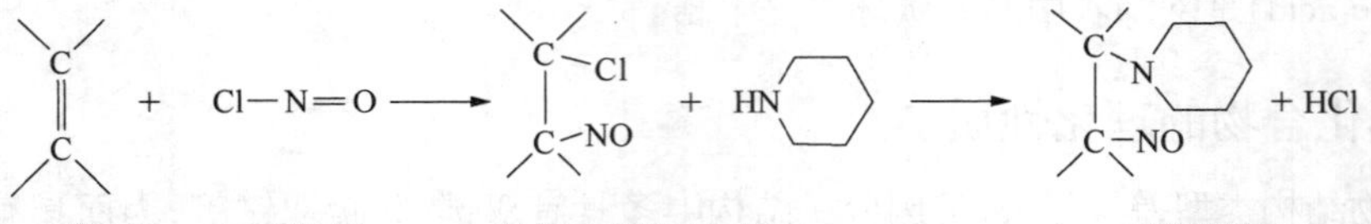

$$H_3C \quad CH—CH_2—CH_2—O—N=O + HCl \longrightarrow H_3C \quad CH—CH_2—CH_2—OH + Cl—N=O$$

亚硝酰氯

萜烯　　　亚硝酰氯　　　氯化亚硝基衍生物　　　亚硝基胺类

（4）Diels-Alder 反应：含共轭二烯结构的萜类化合物能与顺丁烯二酸酐发生 Diels-Alder 反应，生成物为结晶，可以此初步证明共轭双键的存在。

2. 羰基加成反应

（1）亚硫酸氢钠加成：具羰基的萜类化合物可与亚硫酸氢钠加成，生成结晶性的加成物而与非醛酮类的萜分离，其加成物用酸或碱（多用草酸、硫酸或碳酸钠）处理，可分解复原成原萜醛或萜酮。但此反应时间过长或温度过高，会使双键发生不可逆的加成，故用此法处理具有双键的萜醛或萜酮时要注意控制反应条件。如柠檬醛的加成，不同条件下得到的加成物不同。

（2）与硝基苯肼加成：具羰基的萜类化合物可与对硝基苯肼或2,4-二硝基苯肼在磷酸中发生加成反应，生成硝基苯肼或2,4-二硝基苯肼的加成物，加成物常以结晶析出。

（3）吉拉德试剂加成：吉拉德试剂是一类带季铵基团的酰肼，可与具羰基的萜类生成水溶性加成物而与脂溶性非羰基萜类分离，常用的试剂为吉拉德 T 及 P 试剂两种。反应时在萜酮及萜醛的乙酸—无水乙醇(1∶10)溶液中加入吉拉德试剂(加乙酸为促进反应)，加热回流，反应完毕后水稀释，用乙醚萃取非羰基类化合物后，分取水层用硫酸或盐酸酸化，再用乙醚萃取，乙醚萃取液蒸去溶剂即得原萜酮或萜醛。反应式见本章第二节挥发油。

萜类化合物除具有上述加成反应外，还有分子重排、氧化和脱氢反应等。

## 七、萜类化合物的提取分离

萜类化合物种类繁多、骨架庞杂、数量庞大，同分异构体多，理化性质差异较大，结构稳定性差，故提取分离难度相对较大。提取分离的方法也应根据结构类型的不同而呈现多样化。

### （一）萜类化合物的提取

1. 挥发性萜　可用挥发油的方法提取，详见本章第二节挥发油提取。

2. 游离萜　可用甲醇或乙醇提取，提取液减压浓缩至一定体积，并调整适当的醇浓度，再用不同极性的亲脂性有机溶剂按极性由小到大的顺序依次萃取，得到不同脂溶性的萜类提取物。

3. 萜苷　提取萜苷类多用甲醇或乙醇做溶剂，提取液经减压浓缩后加水溶解，滤去水不溶性杂质，用乙醚、氯仿或石油醚萃取去除脂溶性杂质，脱脂后的萜苷水溶液可采用正丁醇萃取法、活性炭、大孔树脂吸附法去除水溶性杂质。

萜苷的提取纯化过程中，酶及酸易使苷键裂解，尤其是环烯醚萜苷稳定性差，更需注意。

4. 萜内酯　萜内酯的提取采用碱水提取酸化沉淀法。利用内酯在热碱溶液中易开环成盐溶于水，酸化环合又可析出原内酯的特性，用碱水提取酸化沉淀的方法处理粗总萜，可得到较纯的总萜内酯(倍半萜内酯用此法较多)。但某些遇酸碱易引起结构发生不可逆变化的萜内酯,不可用。

**(二) 萜类化合物的分离**

1. **结晶法分离**　有些萜类化合物的粗提取物,溶液浓缩至小体积时,常会析出粗晶,滤取此结晶,再用适当溶剂重结晶,可得到较纯的萜类化合物。如薄荷醇、樟脑等可用结晶法分离。

2. **利用结构中特殊官能团分离**　萜类化合物中常有双键、羰基、内酯环、羧基、碱性氮原子(萜类生物碱)及羟基等官能团,可有针对性地利用特殊官能团的特殊性质来分离纯化。如含双键的萜类其加成物可使液态单萜烯以结晶形式析出,内酯萜碱开环酸环合与非内酯类分离。

3. **柱色谱法分离**　柱色谱法是分离萜类化合物的主要方法。常用的吸附剂为硅胶、中性氧化铝,其中硅胶应用最广。多以石油醚、正己烷、环己烷及苯单一低极性溶剂分离萜烯,或混以不同比例的乙酸乙酯或乙醚分离含氧萜,对于多羟基的萜醇及萜酸还要加入甲醇或用氯仿—乙醇洗脱。

**(三) 提取分离实例**

1. **单萜化合物的提取分离**　月桂 *Laurus nobilis* L. 系樟科植物,叶富含挥发油,油中含有 $\alpha$-蒎烯(**1**)、$\beta$-蒎烯(**2**)、樟烯(**3**)、月桂烯(**4**)、$\alpha$-菲兰烯(**5**)、$\beta$-菲兰烯(**6**)、柠檬烯(**7**)、1,8 桉油精(**8**)、对-聚伞素(**9**)等单萜成分,以及 $\beta$-瑟林烯(**10**)、$\gamma$-杜松烯(**11**)和 $\delta$-杜松烯(**12**)等。提取分离流程如下。

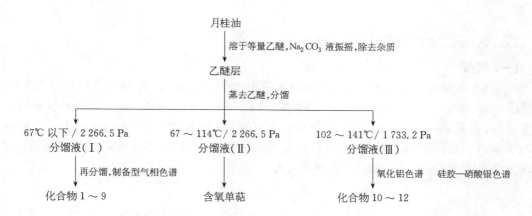

2. **二萜化合物的提取分离**　穿心莲中含有多种二萜内酯类化合物,目前已分离鉴定的化合物主要有穿心莲内酯、新穿心莲内酯(neoandrographolide)、去氧穿心莲内酯(dexyandrographolide)、脱水穿心莲内酯(dehydroandrographolide)等,其中以穿心莲内酯的含量最高。

穿心莲内酯又称穿心莲乙素,为无色方形或长方形结晶,味极苦。易溶于甲醇、乙醇、丙酮等,微溶于氯仿、乙醚,难溶于水、石油醚、苯。具有内酯的通性,遇碱并加热,内酯可开环成穿心莲酸盐,遇酸则闭环恢复成穿心莲内酯,对酸碱不稳定,pH>10 时,不但内酯开环,并可产生双键位移等结构改变。内酯环具有活性亚甲基反应,可与 Legal 试剂、Kedde 试剂等反应显紫红色。提取与分离方法如下。

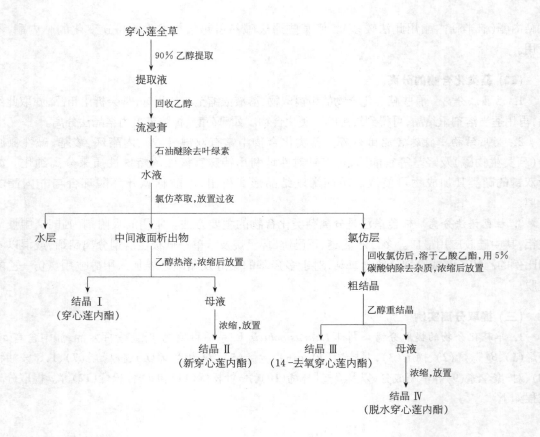

```
                        穿心莲全草
                            │
                            │ 90% 乙醇提取
                            │
                        提取液
                            │
                            │ 回收乙醇
                            │
                        流浸膏
                            │
                            │ 石油醚除去叶绿素
                            │
                        水液
                            │
                            │ 氯仿萃取,放置过夜
          ┌─────────────────┼─────────────────────────────────────┐
          │                 │                                     │
        水层          中间液面析出物                              氯仿层
                            │                                     │
                            │ 乙醇热溶,浓缩后放置                    │ 回收氯仿后,溶于乙酸乙酯,用 5%
                 ┌──────────┴──────────┐                          │ 碳酸钠除去杂质,浓缩后放置
                 │                     │                        粗结晶
               结晶Ⅰ                  母液                         │
             (穿心莲内酯)                │                          │ 乙醇重结晶
                                       │ 浓缩,放置          ┌────────┴────────┐
                                     结晶Ⅱ              结晶Ⅲ              母液
                                  (新穿心莲内酯)     (14-去氧穿心莲内酯)       │
                                                                          │ 浓缩,放置
                                                                        结晶Ⅳ
                                                                    (脱水穿心莲内酯)
```

## 八、含萜类化合物的中药实例

### (一) 青蒿

青蒿为菊科植物黄花蒿 *Artemisia annua* L. 的干燥地上部分,性寒,味苦、辛,具有清热解毒、除蒸截疟的功效。青蒿所含萜类化合物有蒿酮、异蒿酮(isoartemisia ketone)、桉油精(cineole)、樟脑等单萜,青蒿素(artemisinin)、青蒿甲素(qinghaosu A)、青蒿乙素(qinghaosu B)、青蒿丙素(qinghaosu C)及青蒿酸等倍半萜,$\beta$-香树脂醋酸酯等三萜化合物及部分黄酮、香豆素和植物甾醇类成分,其中倍半萜内酯化合物研究得最为深入。

| 青蒿素 | 青蒿甲素 | 青蒿乙素 | 青蒿丙素 | 青蒿酸 |

我国学者于 20 世纪 70 年代初首次从青蒿中分离得到的具有过氧桥的新型倍半萜内酯—青蒿素是主要抗疟有效成分,对间日疟或恶性疟的治疗具有疗效显著、副作用小的优点,是一种高效、速效的抗疟有效单体化合物。多年来药学工作者对青蒿素构效关系、结构修饰进行了大量研究工作,成果累累。

青蒿素的水溶性很差,通过结构修饰,得到了抗疟效价更高的水溶性青蒿琥酯(artesunate)及油溶性好的蒿甲醚(artemether)。青蒿琥酯钠可供静脉注射以抢救血栓型恶性疟疾。

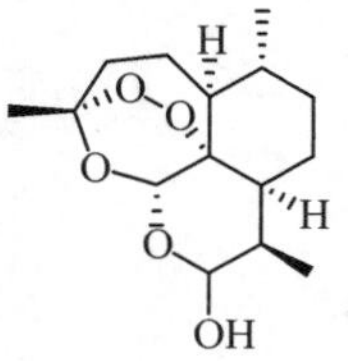

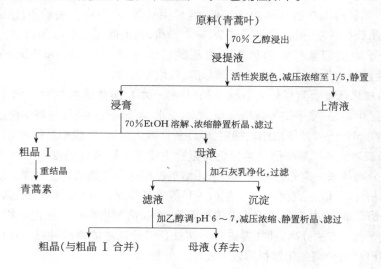

双氢青蒿素 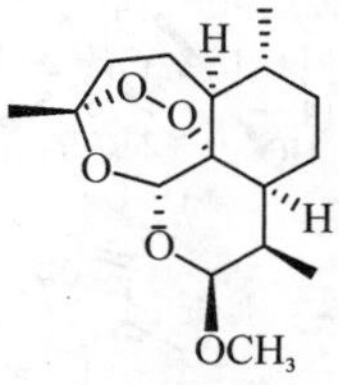　　　　　　蒿甲醚 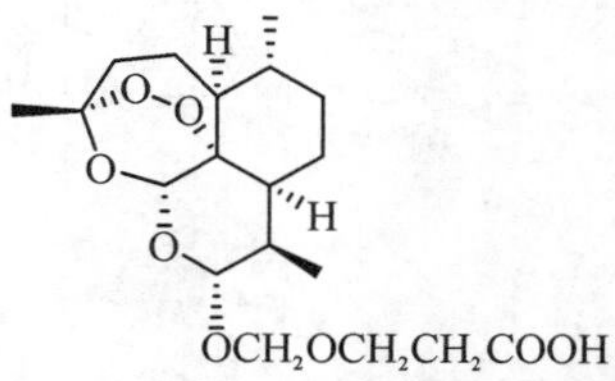　　　　　　青蒿琥酯

提取分离青蒿素的方法有多种,适合中型生产的工艺流程如下。

原料(青蒿叶)
↓ 70%乙醇浸出
浸提液
↓ 活性炭脱色、减压浓缩至1/5,静置

浸膏　　　　　　　　　　　　　　　　上清液
↓ 70%EtOH溶解、浓缩静置析晶、滤过

粗晶 I　　　　　　母液
↓ 重结晶　　　　　↓ 加石灰乳净化,过滤
青蒿素

　　　　　滤液　　　　　　沉淀
　　　　　↓ 加乙醇调pH 6~7,减压浓缩、静置析晶、滤过

粗晶(与粗晶 I 合并)　　　母液(弃去)

### (二) 紫杉

紫杉又称红豆杉,为红豆杉科红豆杉属 *Taxus* 植物。红豆杉属共有 11 个种,我国有 4 种和 1 变种。1971 年,Wani 等首先从短叶红豆杉 *Taxus brevifolia* 的树皮中分离得到紫杉醇(Taxol),其后又有人陆续从其他同属植物中分离得到。我国的东北红豆杉 *T. cuspidata*、西藏红豆杉 *T. wallichiana*、云南红豆杉 *T. yunnanensis* 和中国红豆杉 *T. chinensis* 等红豆杉属植物也分离到紫杉醇。

研究表明,紫杉醇有明显的抗肿瘤作用,临床上主要用于卵巢癌,也用于肺癌、恶性淋巴瘤、乳腺癌等。紫杉醇的抗癌机制独特,它能与微量蛋白结合,并促进其聚合,抑制癌细胞的有丝分裂,有效阻止癌细胞的增殖。紫杉醇于 1992 年 12 月底最先在美国经 FDA 批准上市,随后加拿大、美国、法国、德国等数十个国家均允许紫杉醇上市销售,被誉为 20 世纪 90 年代国际上抗肿瘤药三大成就之一。

1. **化学成分**　目前,已从红豆杉属植物中分离出近 200 多种紫杉烷二萜类似物。其中,紫杉醇具有显著的抗肿瘤活性,分子结构中 C-4、C-5、C-20 位的环氧丙烷结构、C-2 的苯甲酰氧基及 C-4 位的乙酰基是活性必需基团。紫杉醇在植物体内可以游离状态存在,也可与糖结合成苷,如 7-木糖基紫杉醇和 7-木糖基-10-去乙酰紫杉醇。

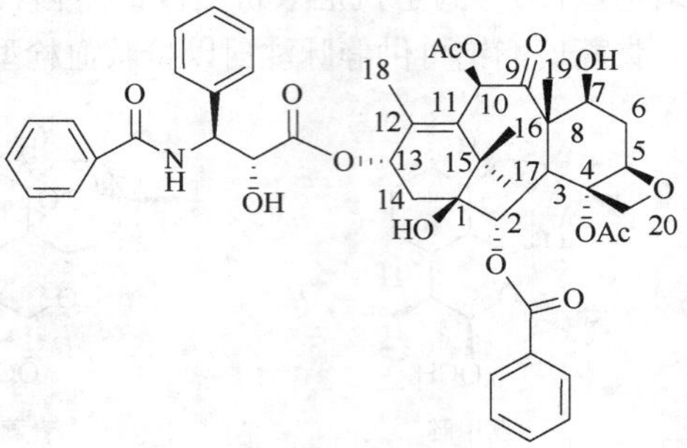

紫杉醇

紫杉醇的含量在同属不同种植物、不同部位及不同采集期差别很大,大体上在 0.001%～0.076%(干品)。紫杉醇因在植物体内含量低,紫杉生长缓慢,树皮剥去后不能再生,来源受限。紫杉醇的全合成虽获得成功,但合成步骤复杂、成本昂贵,目前尚无工业应用价值。现大多是以浆果紫杉的新鲜叶子中提取紫杉醇前体 10 -去乙酰巴卡亭 Ⅲ(10 - deacetyl-baccatin Ⅲ,含量约 0.1%)为原料,经过四步化学过程可半合成紫杉醇,收取率近 50%。

2. **紫杉醇的理化性质** 紫杉醇为针状结晶(甲醇—水),游离的紫杉醇可溶于甲醇、乙醇、丙酮、乙酸乙酯、二氯甲烷、三氯甲烷等有机溶剂,难溶于水,不溶于石油醚;与糖结合成苷后水溶性大大提高。紫杉醇在 pH 4～8 范围内比较稳定,碱性条件很快分解,对酸相对稳定。

3. **紫杉醇的提取分离** 紫杉醇及紫杉烷类似物主要存在于紫杉树皮和叶中,含量极低,给其从植物中的提取分离带来一定的困难。一般采用溶剂提取结合色谱法纯化分离。以甲醇、乙醇、丙酮、甲醇—二氯甲烷(1∶1)、乙酸乙酯—丙酮(1∶1)等溶剂浸提,用石油醚萃取除去脂溶性杂质,继用二氯乙烷或氯仿萃取,合并二氯乙烷或氯仿萃取液,回收溶剂得稠浸膏状提取物,再用硅胶常压柱、低压柱、干柱等色谱方法分离,往往要进行多次柱色谱分离才能得到纯品。其中以 $C_{18}$ 反相色谱柱进行制备 HPLC 法分离纯化紫杉醇效果较好。

# 第二节 | 挥 发 油

## 一、概述

挥发油(volatile oil)又称精油(essential oil),是存在于植物体中的一类具有挥发性、可随水蒸气蒸馏出来的油状液体的总称。这类成分大多具有香气、具有多方面的生物活性,是一类常见而重要的中药成分。

挥发油广泛分布于植物界,我国野生与栽培的含挥发油的芳香药用植物有 56 科 136 属数百种之多。特别是菊科植物如菊、苍术、艾、白术、泽兰、木香、佩兰等;芸香科植物如芸香、橙皮、吴茱萸、枳实、花椒、佛手等;唇形科植物如薄荷、荆芥、藿香、紫苏等;木兰科植物如八角茴香、厚朴、辛夷、五味子等;樟科植物如山鸡椒、乌药、肉桂、樟等;姜科植物如姜、豆蔻、莪术、郁金、砂仁等;马兜铃科植物如细辛、杜衡、马兜铃等;桃金娘科植物如桉、丁香等;伞形科植物如小茴香、当归、川芎、白芷、前胡、防风等；马鞭草科植物如马鞭草、牡荆、蔓荆等都富含挥发油。此外，松科、柏科、杜鹃花科、木犀科、蔷薇科、瑞香科、檀香科、天南星科等的某些植物中，也含有丰富的挥发油。

挥发油存在于植物的腺毛、油室、油管、分泌细胞或树脂道，大多呈油滴状存在，有些与树脂、黏液质共存，还有少数以苷的形式存在，如冬绿苷。挥发油存在部位常随品种不同差异较大，有的全株植物都含有，有的集中于根、茎、叶、花、果实、果皮或某一器官。挥发油在植物中的含量一般在1%以下，也有少数达10%以上，如丁香中含丁香油高达14%以上。同一植物的不同药用部位，所含挥发油的含量和成分亦不相同，如樟科桂属植物的树皮挥发油多含桂皮醛，叶中则主要含丁香酚，而根和木部主要含有樟脑。同一品种的植物因生长环境不同或采收期不同，所含挥发油的含量和品质也均有可能存在差异。全草类药材一般以开花前期或含苞待放时含油量最高；而根茎类药材则以秋天成熟后采集为宜。

挥发油多具有止咳、平喘、祛痰、消炎、抗菌、驱风、健胃、解热、镇痛、解痉、杀虫、利尿、抗肿瘤、降压和强心等作用。如芸香油、满山红油和小叶枇杷挥发油等在止咳、平喘、祛痰、消炎方面有显著疗效；莪术油具有抗肿瘤活性；小茴香油、豆蔻油、木香油具有驱风健胃功效；柴胡挥发油制备的注射液，有较好的退热效果。挥发油不仅在医药上有重要的用途，在香料工业、日用食品工业及化学工业上也是重要的原料。

## 二、挥发油的组成

挥发油是一种混合物，化学组成比较复杂，一种挥发油多含有数十种乃至数百种化学成分，如在保加利亚玫瑰油中已发现了270多种化合物。每种挥发油虽然组成成分很多，但其中往往以某种或某几种成分占较大的比例。按化学结构将挥发油中所含的化学成分分为萜类化合物、芳香族化合物、脂肪族化合物以及它们的含氧衍生物。此外，在少数挥发油中还存在一些含硫和含氮的化合物。

### （一）萜类化合物

挥发油的组成成分主要是单萜、倍半萜及其含氧衍生物。含氧衍生物是挥发油具有生物活性和芳香气味的主要组成成分，如 α-蒎烯、薄荷醇、柠檬烯、桉油精等。前节所论及的单萜及倍半萜类化合物，除它们的苷衍生物等外，几乎在挥发油中均有存在。

### （二）芳香族化合物

在挥发油中，芳香族化合物仅次于萜类，存在也相当广泛。挥发油中的芳香族化合物，有些是苯丙烷类衍生物，多具有 $C_6$ - $C_3$ 骨架，如桂皮醛（cinnamyl-aldehyde）、丁香油酚（eugenol）、茴香脑（anethole）、α-细辛醚和β-细辛醚；有些是萜源化合物，如百里香酚（thymol）、α-，β-姜黄烯（α-，β-curcumene）；还有一些具有 $C_6$ - $C_2$ 或 $C_6$ - $C_1$ 骨架的化合物，如苯乙烯、苯乙醇、花椒油素（xanthoxylin）、茴香醛（anisaldehyde）、牡丹酚（paeonol）等。

桂皮醛　　　　　　　茴香脑　　　　　　　百里香酚

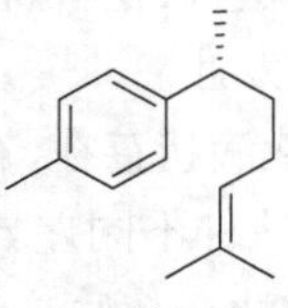

α-姜黄烯

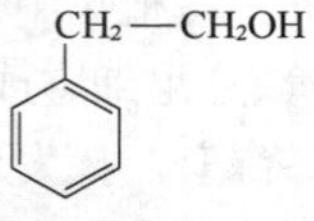

苯乙醇

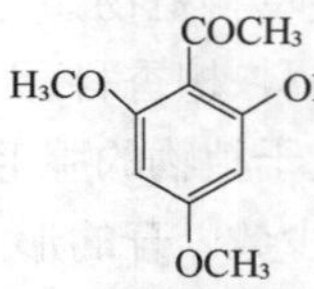

花椒油素

**（三）脂肪族化合物**

在挥发油中也存在某些小分子脂肪族化合物，如甲基正壬基甲酮（methyl-*n*-nonyl-ketone）、正壬醇（*n* - nonyl alchol）、正庚烷（*n* - heptane）等。

$H_3C-(CH_2)_8-\overset{\overset{\displaystyle O}{\|}}{C}-CH_3$　　$H_3C-(CH_2)_7-CH_2OH$　　$H_3C-(CH_2)_5-CH_3$

甲基正壬基甲酮　　正壬醇　　正庚烷

**（四）其他类化合物**

除以上三类化合物外，还有一些挥发油样物质，如芥子油（mustard oil）、挥发杏仁油（volatile bitter almond oil）、大蒜油（garlic oil）等，也能随水蒸气蒸馏，故也称之为"挥发油"。黑芥子油是芥子苷酶解后产生的异硫氰酸烯丙酯；挥发杏仁油是苦杏仁苷水解后产生的苯甲醛；大蒜油则是大蒜中大蒜氨酸经酶解后产生的物质，如大蒜辣素（allicin）。

此外，川芎嗪（tetramethylpyrazine）、烟碱（nicotine）等生物碱，也有挥发性，可随水蒸气蒸馏的液体，但一般将它们归入生物碱，不作挥发油类成分对待。

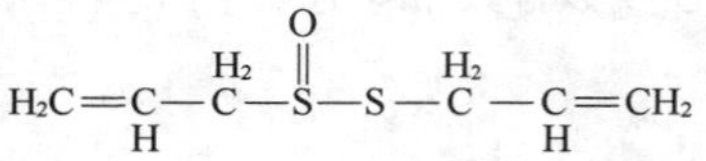

大蒜辣素

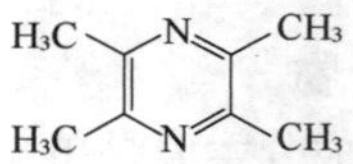

川芎嗪

## 三、挥发油的理化性质

**（一）性状**

1. *颜色*　挥发油在常温下大多为无色或微带淡黄色，也有少数具有其他颜色。如洋苷菊油因含有薁类化合物而显蓝色，苦艾油显蓝绿色，麝香草油显红色。

2. *气味*　挥发油多具有浓烈的香气或其他特异气味，有辛辣烧灼感。气味往往是其品质优劣的重要标志。

3. *形态*　挥发油在常温下为透明液体，有的在冷却时其主要成分可能结晶析出，这种析出物习称"脑"。如薄荷脑、樟脑等，滤去析出物的油为"脱脑油"。

4. *挥发性*　挥发油在常温下可自行挥发而不留任何痕迹，而脂肪油不然，借此两者可相区别。

**（二）溶解度**

挥发油难溶于水而易溶于有机溶剂中，如石油醚、乙醚、油脂等。在高浓度的乙醇中能全部溶解，而在低浓度乙醇中只能溶解一部分。

### （三）物理常数

挥发油的沸点一般在 70～300℃，具有随水蒸气蒸馏的特性；多数挥发油的比重<1，也有少数是>1 的，如丁香油，相对密度在 0.85～1.065；挥发油几乎均有光学活性，比旋度在 +97°～177°范围内；且具有强的折光性，折光率在 1.43～1.61，折光率是挥发油质量鉴定的重要依据之一。

### （四）不稳定性

挥发油经常与空气、光线接触会逐渐氧化变质，使之比重增加，颜色变深，失去原有香味，并能形成树脂样物质，不能随水蒸气蒸馏。因此，挥发油应储于棕色瓶内，装满、密塞、避光并低温保存。

## 四、挥发油的提取与分离

### （一）提取

1. **水蒸气蒸馏法**　水蒸气蒸馏法是从中药中提取挥发油最常用的方法，根据操作方式的不同，分为共水蒸馏和通入水蒸气蒸馏两种方法。前者是将已粉碎的药材放入蒸馏器中，加水浸泡，直火加热，使挥发油与水蒸气一起蒸出。此法操作简单，但因受热温度过高，有可能使挥发油中的某些成分发生分解或焦化，影响产品质量。通入水蒸气蒸馏法是将水蒸气通入待提取的药材中，使挥发油和水蒸气一起蒸出，可避免过热或焦化，但设备稍复杂些。馏出液水油共存，形成乳浊液，可采用盐析法促使挥发油自水中析出，然后用低沸点有机溶剂(如乙醚、30～60℃沸程的石油醚)萃取，低温蒸去萃取溶剂即得挥发油。

2. **溶剂提取法**　药材用低沸点的有机溶剂如乙醚、石油醚(30～60℃)等连续回流或冷浸提取，提取液可蒸馏或减压蒸馏除去溶剂，即可得到粗制挥发油。此法所得到的挥发油含杂质较多，因为其他脂溶性杂质如树脂、油脂、蜡、叶绿素等也同时被提出，故必须进一步精制提纯。其方法是将挥发油粗品加适量的浓乙醇浸渍，冷冻放置(一般在 -20℃左右)，滤除析出物后，再减压除去乙醇；也可将挥发油粗品再进行水蒸气蒸馏，以得到较纯的挥发油。

3. **冷压法**　此法适用于挥发油含量较高的新鲜药材，如橘、柑、柠檬的果皮等原料，药材经撕裂粉碎冷压后静置分层，或用离心机分出油分，即得粗品。此法所得的产品也不纯，可能含有水分、叶绿素、黏液质及细胞组织等杂质而呈混油状态，同时很难将挥发油全部压榨出来，故可再将压榨后的残渣进行水蒸气蒸馏，使挥发油提取完全。冷压法所得的挥发油可保持原有的新鲜香味。

4. **吸收法**　对某些热敏感的贵重挥发油，如玫瑰油、茉莉花油，常用此法提取。用特制的脂肪(无臭味的豚脂 3 份与牛脂 2 份的混合物)，均匀涂布于面积 50 cm×100 cm 的玻璃板两面，然后将玻璃板嵌入高 5～10 cm 的木框中，在玻板上铺上金属网，其上铺一层新鲜花瓣，然后将一个个木框重叠起来，花瓣即被包围在两层脂肪中间，这样，挥发油逐渐被脂肪所吸收，每隔 1～2 d 更换鲜花瓣，约 1 星期后，待脂肪充分吸收芳香成分，刮下脂肪，即为"香脂"，它可直接供香料工业用作制作化妆品。也可用乙醇萃取，在 0℃真空干燥(蒸去乙醇)，可得到具有鲜花香气的挥发油(净油)，还可用活性炭吸附后，再以乙醇或其他溶剂洗脱。

国外还有用破裂法刺破分泌组织，收集挥发油的。如有一种针刺法，它是用特制的碗状漏斗，口径约 25 cm，碗内立有许多铜针，将已在水中浸软的植物材料(如柠檬果皮)在针上旋转，分泌组织被划破，油即沿针流到漏斗底部收集器中。

5. **二氧化碳超临界流体萃取法**　该法是一种新的提取分离技术，其萃取剂二氧化碳具有无毒、无味、不腐蚀、价格便宜、易于回收等优点,且临界温度(30.1℃)接近于室温,临界压力(7.38 kPa)处于中等压力,特别适用于对高沸点、挥发度低的热敏性物质的提取。用这种技术提取挥发油,具有防止氧化热解及提高品质等优点。例如,紫苏中特有香味成分紫苏醛,紫丁香花中具有的独特香味成分,均不稳定易受热分解,用水蒸气蒸馏法提取易受到破坏,香味大减,采用二氧化碳超临界流体技术提取所得芳香挥发油气味和原料相同,明显优于其他方法。现此项技术在月见草、桂花、柠檬、薄荷、当归、姜黄等药材挥发油的提取应用上均获得了良好的效果。

**(二) 分离**

从植物中提取得到的挥发油是混合物,欲得到单一化学成分必须进一步分离。常用的分离方法有冷冻法、分馏法、化学法和色谱法等。

1. **冷冻法** 将挥发油置于0℃以下,必要时可将温度降至-20℃,继续放置。取出析出的结晶,再经重结晶可得纯品。例如,薄荷油冷至-10℃,放置12 h析出第一批粗脑,将油再放置在-20℃冷冻24 h,又析出第二批粗脑,粗脑加热熔融,在0℃冷冻即得较纯的薄荷脑(薄荷醇)。此法优点是操作简单,但有时分离不完全,且大部分挥发油冷冻后仍不能析出结晶。

2. **分馏法** 挥发油的组成成分由于类别不同,它们的沸点也有差别。挥发油的萜类成分中,碳架的碳原子一般相差5个,还有双键的数目、位置和含氧基团的不同,它们的沸点有一定差距,而且还有一定的规律性(表8-4)。可以看出,碳数增多沸点升高;单萜中沸点随着双键的增多而升高,即三烯>二烯>一烯;含氧单萜的沸点随着官能团的极性增大而升高,即醚<酮<醛<醇<酸;但酯比相应的醇沸点高。

表 8-4　萜类的沸程

| 萜　类 | 常压沸程度(℃) | 萜　类 | 常压沸程度(℃) |
|---|---|---|---|
| 半萜类 | ～130 | 单萜烯烃无环三个双键 | 180～200 |
| 单萜烯烃双环一个双键 | 150～170 | 含氧单萜 | 200～230 |
| 单萜烯烃单环二个双键 | 170～180 | 倍半萜及其含氧衍生物 | 230～300 |

挥发油中的某些成分对热不稳定,分馏时宜减压进行,一般在35～70℃/1 333.22 Pa被蒸馏出来的是单萜烯类化合物;70～100℃/1 333.22 Pa被蒸馏出来的是单萜含氧化合物;80～110℃/1 333.22 Pa被蒸馏出来的则是倍半萜烯及其含氧化合物。但所得各馏分中的组成成分常呈交叉情况。经过分馏所得的每一馏分仍可能是混合物,再进一步精馏或结合冷冻、重结晶、色谱等方法,可得到单一成分。

3. **化学分离法** 根据挥发油中的各组成成分的结构或功能基的不同,用化学方法进行处理,使各成分达到分离的目的。

(1) 碱性成分的分离:分离挥发油中的碱性成分时,可将挥发油溶于乙醚中,用1%～2%的盐酸或硫酸萃取,分取的酸水层碱化后,用乙醚萃取,蒸去乙醚即可得碱性成分。

(2) 酚、酸性成分的分离:将挥发油溶于乙醚中,先以5%碳酸氢钠溶液进行萃取,分出碱水层后加稀酸酸化,再用乙醚萃取,蒸去乙醚即得酸性成分。已提取酸性成分后的挥发油再用2%氢氧化钠溶液萃取,分出碱水层,加稀酸酸化后,用乙醚萃取,蒸去乙醚即得酚类或其他弱酸性成分。工业上从丁香罗勒油中提取丁香酚即用此法。

(3) 醇类成分的分离:将挥发油与丙二酸单酰氯或邻苯二甲酸酐或丙二酸反应生成酯,再将生成物溶于碳酸钠溶液中,用乙醚洗去未作用的挥发油。将碱溶液酸化,再用乙醚提取所生成的酯,蒸去乙醚,残留物经过皂化,分得原来的醇类成分。伯醇容易形成酯,仲醇反应较慢,而叔醇则没有明显反应。

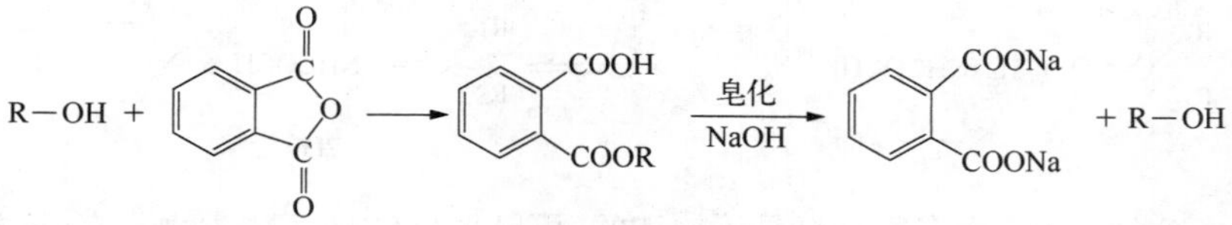

萜醇　　　邻苯二甲酸酐　　酸性邻苯二甲酸萜醇酯

(4)醛酮成分的分离:常用亚硫酸氢钠或吉拉德试剂,使挥发油中亲脂性的羰基化合物(醛、酮成分)转变为亲水性的加成物而分离,但亚硫酸氢钠只能与醛或部分酮类成分形成加成物,而吉拉德试剂则对所有羰基化合物都适用。

1)亚硫酸氢钠法:将含有羰基化合物的中性挥发油乙醚液,加30%～40%的亚硫酸氢钠溶液,低温短时间振摇萃取,一般即有加成物结晶析出,加酸或碱使加成物分解,或用乙醚萃取,水洗,蒸去乙醚后得到醛、酮类化合物;或者进行水蒸气蒸馏后,蒸馏液以乙醚萃取,蒸去乙醚后得到醛、酮类化合物。注意提取时间不宜过长或温度过高,否则有使双键与亚硫酸氢钠加成的可能,形成不可逆的双键加成物。如从柠檬挥发油中分离柠檬醛,反应条件不同加成产物也各不相同。

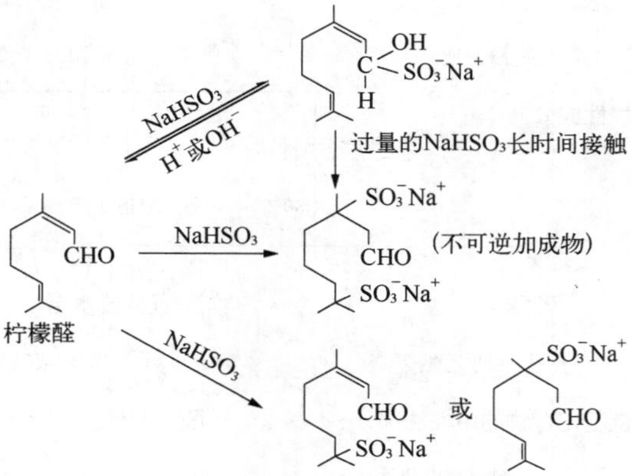

2)吉拉德试剂法:吉拉德试剂是分子内带有酰肼及季铵基团试剂的总称,常用的有两种试剂,即吉拉德试剂T与吉拉德试剂P。

吉拉德试剂T　　　　　　　吉拉德试剂P

将中性挥发油部分,加入吉拉德试剂的乙醇溶液和10%乙酸以促进反应的进行,加热回流,待反应完成后加水稀释,用乙醚提取,分取水层,酸化,再用乙醚萃取,蒸去乙醚即可得原羰基化合物。

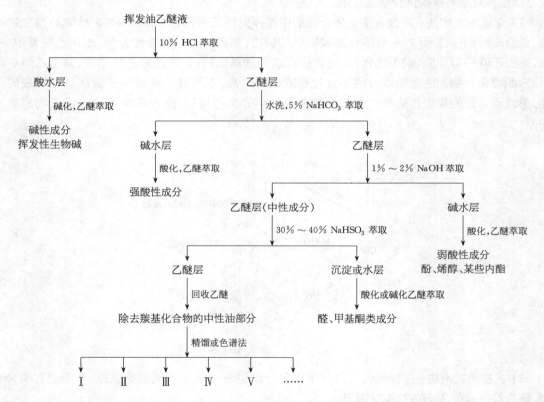

（5）其他成分的分离：大多数萜烃是不饱和的，可以形成结晶性加成物分离；奠类和醚类可用浓酸提出，经稀释后析出原来成分；醚类成分可与浓酸形成烊盐有时还能结晶析出。酯类成分一般采用精密分馏和色谱分离。

挥发油中的成分可用以下方法系统分离，其流程图表示如下。

**4. 色谱分离法**　由于挥发油组成成分相当复杂，一般先用分馏法、化学法做适当的分离后，再用色谱法分离。硅胶和氧化铝吸附柱色谱应用最广泛。试样一般溶于石油醚或己烷等极性小的溶剂，使其通过硅胶或氧化铝吸附柱，依次用石油醚、己烷、乙酸乙酯等按一定比例组成的混合溶剂进行洗脱，分段收集，结合薄层色谱鉴定而达到分离。如香叶醇和柠檬烯常常共存于许多植物的挥发油中，用氧化铝吸附柱色谱分离，由于柠檬烯极性小于香叶醇，可被石油醚先洗脱下来，然后用石油醚与甲醇混合液洗脱香叶醇，使两者得到分离。

除采用一般的色谱法外，还可以采用硝酸银柱色谱或硝酸银 TLC 进行分离，这是根据挥发油成分中双键的数目和位置不同，与硝酸银形成 π 络合物难易程度和稳定性的差异而达到分离效果。一般情况下,双键数目多,吸附牢固,难洗脱;双键数目相同,末端双键吸附牢固,难洗脱;顺式结构吸附牢固,难洗脱。硝酸银的浓度以 2.0%～2.5%较适宜。如 $\alpha$-细辛醚、$\beta$-细辛醚和欧细辛醚(eduasarone)的混合物,用 2.0%硝酸银—硅胶柱分离,苯—乙醚(5∶1)洗脱,分离效果较好,$\alpha$-细辛醚苯环外双键为反式,与硝酸银络合不牢固,先被洗脱下来,$\beta$-细辛醚为顺式,与硝酸银络合能力虽大于 $\alpha$-细辛醚,但小于欧细辛醚,因欧细辛醚的双键为末端双键,与硝酸银结合能力最强,故洗脱的顺序为 $\beta$-细辛醚次之,而欧细辛醚最后被洗脱下来。

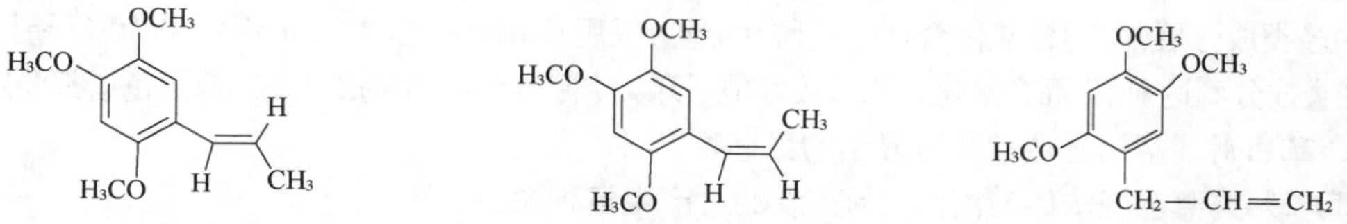

$\alpha$-细辛醚　　　　　　$\beta$-细辛醚　　　　　　欧细辛醚

气相色谱是研究挥发油组成成分的好方法,近年来,还应用制备性气—液色谱,成功地把挥发油中许多成分分开,所得纯品可进一步用四大波谱鉴定。

## 五、挥发油成分的检识

### (一)物理常数的测定

相对密度、比旋度、折光率和凝固点等是鉴定挥发油常测的物理常数。

### (二)化学常数的测定

酸值、酯值、皂化值是重要的化学常数,也是衡量质量的重要指标。

1. **酸值**　代表挥发油中游离羧酸和酚类成分含量的指标。以中和 1 g 挥发油中游离的羧酸和酚类所需要的 KOH 毫克数来表示。

2. **酯值**　代表挥发油中酯类成分含量的指标。以水解 1 g 挥发油中所含酯所需要 KOH 毫克数来表示。

3. **皂化值**　代表挥发油中所含游离羧酸、酚类成分和酯总量的指标。以中和并皂化 1 g 挥发油含有的游离酸性成分与酯类所需要 KOH 毫克数来表示。皂化值等于酸值和酯值之和。

### (三)功能基的鉴定

1. **酸碱性**　测定挥发油的 pH,如呈酸性反应,表示挥发油中含有游离酸性成分;如呈碱性反应,则表示挥发油中含有碱性化合物,如挥发性碱类。

2. **酚类**　将挥发油少许溶于乙醇中,加入三氯化铁的乙醇溶液,如产生蓝色、蓝紫色或绿色反应,表示挥发油中有酚类成分。

3. **羰基化合物**　用硝酸银的氨溶液检查挥发油,如发生银镜反应,表示有醛类等还原性化合物存在;如挥发油的乙醇溶液与苯肼或苯肼衍生物、氨基脲、羟胺等试剂作用,产生结晶性衍生物沉淀,表明有羰基类化合物存在。

4. **内酯类化合物**　在挥发油的吡啶溶液中,加入亚硝酰铁氰化钠试剂及氢氧化钠溶液,如出现红色并逐渐消失,表示油中含有内酯类化合物。

5. **不饱和化合物和薁类衍生物**　在挥发油的氯仿溶液中滴加溴的氯仿溶液,如红棕色褪去,表示油中含有不饱和化合物;继续滴加溴的氯仿溶液,如产生蓝色、紫色或绿色,则表示油中有薁类化合物存在。此外,在挥发油的无水甲醇溶液中加入浓硫酸,如有薁类衍生物存在,则应产生蓝色或紫色反应。

### (四) 薄层色谱鉴定

薄层色谱鉴定挥发油成分较一般试管法灵敏,且由于分离后显色干扰也较少,有利于分析判断结果,故应用较为普遍。

1. **吸附剂和展开剂** 常用硅胶或中性氧化铝做吸附剂。采用石油醚或正己烷做展开剂,可使不含氧的烃类成分展开,而含氧化合物一般留在原点;采用石油醚—乙酸乙酯(85∶15)为展开剂,则不含氧的烃类成分到达前沿,而含氧化合物可较好地展开。实际操作中两种展开剂的薄层色谱都要做。

2. **显色剂** 常用显色剂及可显示的目标物。

(1) 1%香荚兰醛浓硫酸溶液:与挥发油可产生多种颜色反应。

(2) 2%高锰酸钾水溶液:在粉色的背景上产生黄色斑点时表明含有不饱和的化合物。

(3) 2,4-二硝基苯肼试剂:喷试剂后如产生黄色斑点表明含有醛或酮类化合物。

(4) 0.05%荧光素水溶液:喷后用溴蒸气熏,在紫外灯下观察,如产生蓝或红色荧光斑点表明含有乙烯基化合物。

(5) 0.3%邻联二茴香胺的冰醋酸溶液:产生黄色斑点表明含有醛的化合物。

(6) 重氮化试剂:喷此试剂后如产生黄色斑点表明含有酚类或内酯类化合物。

(7) 异羟肟酸铁试剂:喷此试剂后如产生淡红色斑点表明含有内酯类化合物。

(8) 0.05%溴酚蓝乙醇溶液:喷此试剂后如产生黄色斑点表明含有机酸类化合物。

(9) 硝酸铈铵试剂:在黄色的背景上显棕色斑点表明含有醇类化合物。

(10) 对二甲氨基苯甲醛试剂:薁类化合物在室温显深蓝色,薁前体(proazulene)在80℃烤10分钟才显色。

(11) 碘化钾—冰乙酸—淀粉试剂:斑点显蓝色表示含有过氧化物。

### (五) 气相色谱和气相色谱—质谱(GC/MS)联用法鉴定

由于气相色谱法分离效率和灵敏度都高,样品用量少,分析速度快,现已广泛用于挥发油的定性和定量分析。用于定性分析主要解决挥发油中已知成分的鉴定,即利用已知成分的对照品与挥发油在同一条件下,进行相对保留值对照测定,以初步确定挥发油中的相应成分。对于挥发油中许多未知成分,同时又无对照品作为对照时,则应选用气相色谱—质谱(GC/MS)联用技术进行分析鉴定。

气相色谱—质谱联用技术的应用,大大提高了挥发油分析鉴定的速度和研究水平。分析时,首先将样品注入气相色谱仪内,经分离后得到的各个组分依次进入质谱仪。质谱仪对每个组分进行检测和结构分析,得到每个组分的质谱,通过计算机与数据库的标准谱对照的组分,则可根据质谱碎片规律进行分析,并参考文献数据加以确认。

## 六、含挥发油的中药实例

### (一) 陈皮挥发油

陈皮为芸香科植物橘 *Citrus reticulata* Blanco 及其栽培变种的干燥成熟果皮。我国南方各地均有出产。陈皮具有理气健脾、燥湿化痰等功能。陈皮挥发油具有刺激性祛痰作用,对胃肠道有温和的刺激作用,能促进消化液分泌和排除肠内积气作用,对肺炎双球菌、甲型链球菌、卡他球菌、金黄色葡萄球菌有很强的抑制作用。陈皮含挥发油1.5%~2.0%,油中主要成分为右旋柠檬烯($d$-

limonene)，占 70% 以上。此外，还有 β-榄香烯、δ-榄香烯(δ-elemene)、α-金合欢烯、α-胡椒烯(α-copaene)、乙酸芳樟酯(linalyl acetate)等 70 余种成分，所含成分随栽培品种不同和生长环境不同略有变化。陈皮中还含有黄酮类化合物如橙皮苷(hesperidin)和新橙皮苷(neohespridin)等。

β-榄香烯　　　　δ-榄香烯　　　　α-胡椒烯　　　　乙酸芳樟酯

　　采用水蒸气蒸馏法提取陈皮挥发油，运用气相色谱—质谱联用分析其组分，分析条件为 GC：OV-17 石英毛细管柱，30 m×0.25 mm，柱温 60℃(2 min)→270℃，20℃/min，维持 270℃ 20 min，载气 He，进样温度 250℃；质谱条件，EI 源电子能量 70 eV，离子源温度 230℃，倍增电压 1.1 kV，扫描范围 40～260 amu，扫描速率 0.2 秒/次，测定结果如下(部分)。

表 8-5　陈皮挥发油部分成分和含量

| 化　合　物 | 分　子　式 | 含　量　(%) |
|---|---|---|
| d-柠檬烯 | $C_{10}H_{16}$ | 69.86 |
| β-松油烯 | $C_{10}H_{16}$ | 8.38 |
| β-月桂烯 | $C_{10}H_{16}$ | 5.40 |
| 间-伞花烯 | $C_{10}H_{16}$ | 2.32 |
| β-松油醇 | $C_{10}H_{18}O$ | 1.37 |
| β-蒎烯 | $C_{10}H_{16}$ | 1.21 |
| [d]-香荟烯 | $C_{10}H_{16}$ | 0.71 |
| 4-松油醇 | $C_{10}H_{18}O$ | 0.70 |
| 异松油烯 | $C_{10}H_{16}$ | 0.61 |
| 邻苯二甲酸二乙酯 | $C_{13}H_{24}O_2$ | 0.50 |
| 正癸醛 | $C_{12}H_{20}O$ | 0.40 |
| β-桉油醇 | $C_{15}H_{26}O$ | 0.31 |

### (二) 莪术挥发油

　　莪术是姜科植物蓬莪术 Curcuma phaeocaulis Val.、广西莪术 C. kwangsinensis S. G. Lee et C. F. Liang 和温郁金 C. wenyujin Y. H. Chen et C. Ling 的干燥根茎，后者习称"温莪术"，性温，味苦辛，具有破血行气、消积止痛的功能。产于广西、四川、浙江、江西、广东、云南等地。

　　莪术含挥发油 1%～2.5%，现代药理研究表明它具有一定的抗菌、抗肿瘤、抗腹泻、抗早孕等药理活性，油中含有多种单萜、倍半萜类化合物。其中含量较高的有莪术醇(姜黄环氧奥醇，curcumol)和莪术烯酮(蓬莪术烯酮，curzerenone)。此外，还有莪术烯(蓬莪术烯，curzerene)、去氢莪术二酮(去氢姜黄二酮，dehydrocurdione)、呋喃二烯酮(蓬莪术环二烯酮，furanodienone)、莪术二酮(姜黄二酮，curdione)、β-榄香烯(β-elemene)、丁香烯(caryophyllene)、α-蒎烯(α-pinene)、β-蒎烯(β-pinene)、樟脑(camphor)、龙脑(borneol)等成分。《中国药典》规定，本品含挥发油不得少于 1.5%(ml/g)。

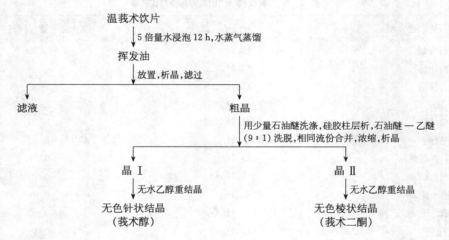

莪术醇　　　　　　　　莪术烯酮　　　　　　　　莪术烯

去氢莪术二酮　　　　　　呋喃二烯酮　　　　　　　莪术二酮

莪术挥发油淡棕色，气味特异，味微苦而辛，难溶于水，能与石油醚、甲醇、乙醇、丙酮、乙酸乙酯及氯仿等任意混溶。

莪术醇分子式 $C_{15}H_{24}O_2$，mp 143～144℃，$[\alpha]_D^{25}$ −40.5(乙醇)，无色针状结晶，易溶于乙醚、氯仿，可溶于乙醇，微溶于石油醚，几乎不溶于水。

以温莪术为例，提取分离其挥发油中莪术醇及莪术二酮的工艺流程如下。

```
                    温莪术饮片
                       │ 5倍量水浸泡12 h，水蒸气蒸馏
                     挥发油
                       │ 放置，析晶，滤过
          ┌────────────┴────────────┐
        滤液                        粗晶
                                     │ 用少量石油醚洗涤，硅胶柱层析，石油醚—乙醚
                                     │ (9:1)洗脱，相同流份合并，浓缩，析晶
                          ┌──────────┴──────────┐
                        晶Ⅰ                    晶Ⅱ
                          │ 无水乙醇重结晶        │ 无水乙醇重结晶
                     无色针状结晶            无色棱状结晶
                      (莪术醇)                (莪术二酮)
```

### （三）薄荷挥发油

中药薄荷为唇形科植物薄荷 *Mentha haplocalyx* Briq. 的地上部分，性凉、味辛，具有疏散风热、清利头目、利咽透疹等功能。鲜品含挥发油约 1%，干品含挥发油 1.3%～2.0%。其油(薄荷素油，oleum methae)和脑(薄荷醇)为芳香剂、调味剂及驱风药，并广泛用于化工和食品工业。我国是薄荷生产大国，薄荷制品薄荷脑及素油还大量出口。我国各地多有分布，主要产于长江以南广大地区。《中国药典》规定，本品含挥发油不得少于 0.80%(ml/g)。

薄荷挥发油为无色或淡黄色澄清液体，有特殊清凉香气，味初辛后凉。可溶于乙醇、乙醚、氯仿等有机溶剂，比重为 0.89～0.91，$n_D^{20}$ 1.458～1.471，bp 204～211℃。

薄荷挥发油中主要成分是单萜类及其含氧衍生物，如薄荷醇(menthol)、薄荷酮(menthone)、新薄荷醇(neomenthol)、乙酸薄荷酯(menthyl acetate)、胡椒酮(piperitone)、芳樟醇(linalool)、乙酸芳樟酯(linalyl acetate)、桉树素(1,8 - cineole)、香芹酮(carvone)、柠檬烯(limonene)和辛醇-3(octanol-3)。其中含量最高的是薄荷醇，含量一般超过 50%，最高可达 85%。另外还有非萜类芳香族、脂肪族化合物等几十种。

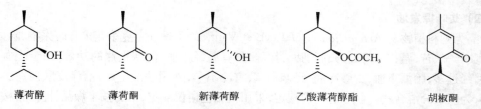

薄荷醇　　　　薄荷酮　　　　新薄荷醇　　　　乙酸薄荷醇酯　　　　胡椒酮

薄荷油的质量优劣主要依据其中薄荷醇(薄荷脑)含量的高低而定。薄荷醇结构中有 3 个手性碳原子,应有 8 种立体异构体,但其中只有(一)薄荷醇和(十)新薄荷醇存在于薄荷油中。

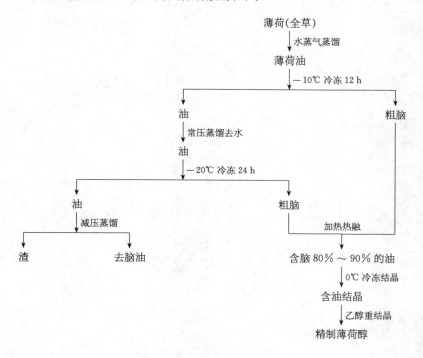

薄荷醇为无色针状或棱柱状结晶,或白色结晶性粉末,微溶于水,易溶于乙醇、氯仿、乙醚和石油醚等有机试剂。mp 41~43℃,bp 212℃,比重 0.890,$n_D^{25}$1.458,$[\alpha]_D^{18}$ 一5°。

薄荷醇的分离精制,多采用冷冻分离法,其流程如下。

### （四）艾叶挥发油

本品为菊科植物艾 *Artemisia argyI LevL et Vant.* 的干燥叶。夏季花未开时采摘，除去杂质，晒干。艾叶辛、苦，温；有小毒。归肝、脾、肾经。具有温经止血、散寒止痛的功效；用于吐血，衄血，崩漏，月经过多，胎漏下血，少腹冷痛，经寒不调，宫冷不孕；外用祛湿止痒，治疗皮肤瘙痒。艾叶含挥发油，为多成分混合物。《中国药典》规定，采用气相色谱仪测定，本品按干燥品计算，含桉油精不得少于 0.050%。

### （五）肉桂挥发油

本品为樟科植物肉桂 *Cinnamomum cassia* Presl 的干燥树皮。多于秋季剥取，阴干。肉桂辛、甘，大热。归肾、脾、心、肝经。具有补火助阳，引火归元，散寒止痛，温通经脉的功能。用于阳痿宫冷，腰膝冷痛，肾虚作喘，虚阳上浮，眩晕目赤，心腹冷痛，虚寒吐泻，痛经经闭。肉桂含挥发油，其主要成分为桂皮醛，还有乙酸桂皮酯、桂皮酸乙酯等。《中国药典》规定，本品照挥发油测定法（通则2204乙法）测定，含挥发油不得少于 1.2%（ml/g）。桂皮醛照高效液相色谱法测定。本品按干燥品计算，含桂皮醛不得少于 1.5%。

# 第九章 | 三萜及其苷类

**导学**

    1. 掌握三萜及其苷类化合物四环三萜（如羊毛脂甾烷型、大戟烷型、达玛烷型）和五环三萜（如齐墩果烷型、乌苏烷型、羽扇豆烷型）的结构特征。

    2. 熟悉三萜及其苷类的颜色反应、水解反应及提取分离方法。

    3. 了解人参、甘草、柴胡、黄芪、三七、合欢皮和商陆等重要中药中所含的主要皂苷成分的结构特征和提取分离方法。

## 第一节 | 概 述

    三萜类(triterpenoids)化合物是一类基本母核由 30 个碳原子组成的萜类化合物,根据"异戊二烯法则",其结构被认为是由 6 个异戊二烯单位缩合而成。

    三萜类化合以游离态和结合态两种形式在自然界中广泛分布。游离三萜主要分布于菊科、豆科、大戟科、楝科、卫矛科、茜草科、橄榄科、唇形科等植物;三萜苷类则分布于豆科、五加科、葫芦科、毛茛科、石竹科、伞形科、鼠李科、报春花科等植物中;一些常用中草药如人参、黄芪、甘草、三七、桔梗、远志、柴胡、茯苓、甘遂和泽泻等都含有三萜类化合物。此外,某些苦味素成分也属于三萜类,还有少数三萜类化合物存在于动物体中,如鲨鱼的肝脏中含有鲨烯,从海洋生物如海参、软珊瑚中也分离出各种类型的三萜类化合物。

    由于三萜苷类化合物多数可溶于水,水溶液振摇后产生似肥皂样泡沫,故被称为三萜皂苷(triterpenoid saponins),该类皂苷多具有羧基,所以有时又称其为酸性皂苷。

    三萜皂苷是由三萜皂苷元和糖组成,常见的苷元为四环三萜和五环三萜。组成皂苷的糖常见的有 D-葡萄糖、D-半乳糖、D-木糖、L-阿拉伯糖、L-鼠李糖、D-葡萄糖醛酸和 D-半乳糖醛酸,另外还有 L-岩藻糖、D-鸡纳糖、D-芹糖、乙酰基糖和乙酰氨基糖等,这些糖多以低聚糖形式与苷元成苷,多数为吡喃型糖苷,但也有呋喃型糖苷。根据皂苷分子中糖链的多少,可分为单糖链皂苷、双糖链皂苷和叁糖链皂苷等。原生苷由于水解或酶解,部分糖被降解所生成的苷叫次生苷,其苷元称为原皂苷元(prosapogenins)。

    三萜皂苷类化合物具有多种重要的生理活性和广泛的药理作用,如抗癌、抗炎、抗过敏、抗病毒、降血糖、防治心脑血管疾病等。从葫芦科植物盒子草 *Actinostemma lobatum* 中得到的

lobatoside B 等四种三萜皂苷具有很好抗癌活性。从桔梗 *Platycodon grandiflorum* 根中得到的三个新三萜皂苷 platycosides G1～G3 具有抗病毒活性,能有效抑制疱疹病毒(HSV-1)、呼吸道合胞病毒(RSV)和流感病毒(Flu A)。辽东楤木 *Aralia elata* 总皂苷可明显降低四氧嘧啶糖尿病兔的血糖值,且随给药时间延长降糖作用日趋明显。西洋参总皂苷不仅能降低血糖,还能降低总胆固醇、三酰甘油、低密度脂蛋白,对冠心病和血脂异常有治疗作用等。然而,由于三萜类化合物的毒性、溶血性和抑制细胞生长等一系列的生理特性,又使得其在具备治疗作用的同时产生一系列的副作用。因此,研究、制备低毒高效的三萜衍生物已成为目前研究的热点。

已发现的三萜类化合物结构类型很多,目前约有 200 种不同类型的三萜类化合物骨架,多数为四环三萜和五环三萜,也有少数为链状、单环、双环和三环三萜。近年来,又发现许多由于三萜类化合物氧化、甲基转位、重排及降解等生成结构复杂、高度氧化的新骨架类型三萜类化合物。此外,少数三萜化合物分子中的碳原子多于或少于 30 个,如齿孔酸(eburicoic acid,$C_{31}H_{50}O_3$)多了一个碳,而四环三萜的楝烷型由 26 个碳原子组成,过去曾认为它们不属于三萜类化合物,后通过植物生源关系的深入研究,才明确将它们划入三萜类化合物。

从生源途径来看,它们的生物合成是由鲨烯(squalene)、氧化鲨烯(oxidosqualene)或双氧化鲨烯(bisoxidosqualene)形成的,而鲨烯是由焦磷酸金合欢酯(farnesyl pyrophosphate, FPP)尾尾缩合生成。

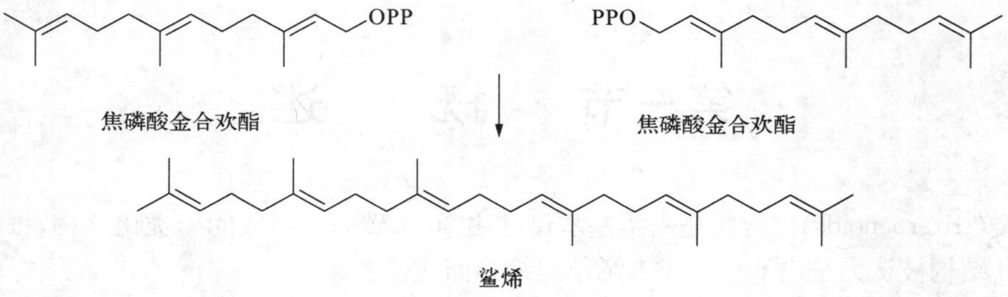

焦磷酸金合欢酯　　　　　　　　　　　　焦磷酸金合欢酯

鲨烯

近年来,随着现代分离方法和结构测定技术的应用,三萜皂苷的研究取得了突破性进展,同时随着生物测试体系的快速发展,人们能够更好地研究和确定皂苷的多种生理活性和药理作用,因此三萜皂苷类的研究与开发备受关注。

# 第二节　三萜类化合物的结构与分类

根据三萜类化合物在植物体(生物体)内的存在形式、结构和性质,可分为三萜皂苷及其苷元和其他三萜类(包括树脂、苦味素、三萜生物碱及三萜醇等)两大类,但一般是根据三萜类化合物碳环的有无和多少进行分类。

## 一、无环三萜及简单三萜

鲨烯(角鲨烯)主要存在于鲨鱼肝油及其他鱼类肝油中的非皂化部分,也存在于某些植物油

（如茶籽油、橄榄油等）的非皂化部分。2,3-环氧角鲨烯（squalene-2,3-epoxide）是角鲨烯转变为三环、四环和五环三萜的重要中间体,如动物和真菌中的羊毛甾醇（lanosterol）即是通过环氧鲨烯环化形成的。在动物体内,它是由角鲨烯在肝脏通过环氧酶的作用而生成的。

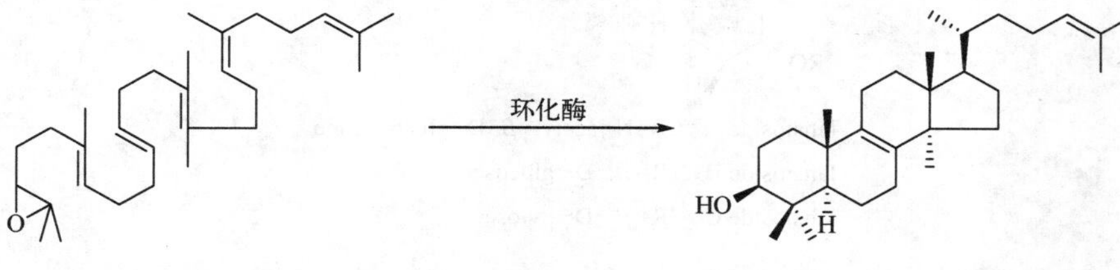

2,3-环氧角鲨烯      羊毛甾醇

从苦木科植物 *Eurycoma longiolin* 分离得到的化合物 logilene peroxide,是含有 8 个手性碳和 3 个呋喃环的鲨烯类链状三萜化合物。

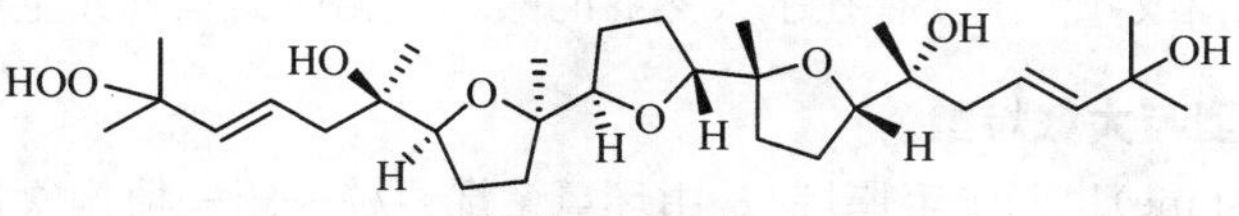

logilene peroxide

从菊科蓍属植物 *Achillea odorta* 中分离得到的蓍醇 A（achilleol A）具有新单环骨架,这是 2,3-环氧鲨烯在生物合成时环化反应停留在第一步的首例。

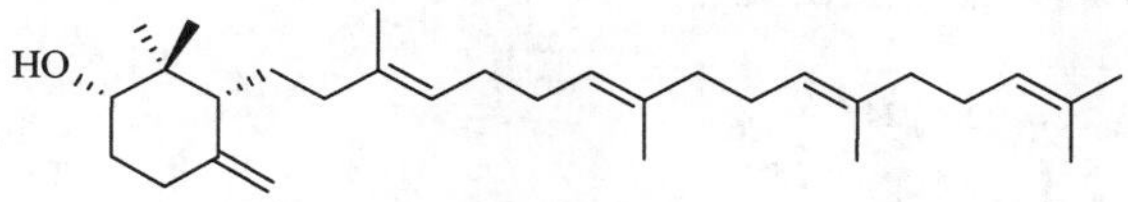

蓍醇A

Siphonellinol 是从一种红色海绵 *Siphonochalina siphonella* 中分离得到的具有七元含氧环的新双环骨架的三萜类化合物。

龙涎香醇（ambrein）是龙涎香（ambergris）的成分,龙涎香是抹香鲸肠道排泄的灰色块状物,作为贵重香料应用。但龙涎香醇本身没有香味,在空气中发生变化产生香味。

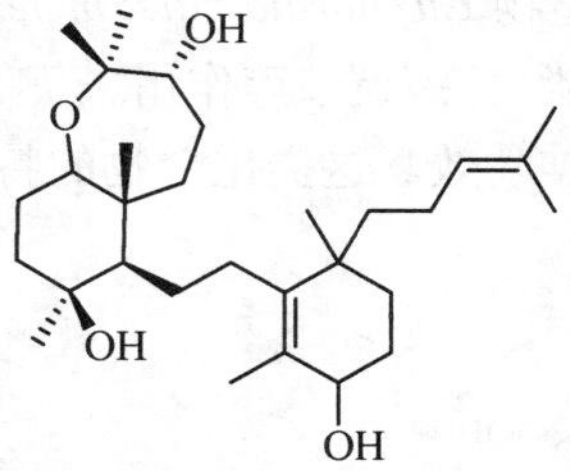

siphonellinol 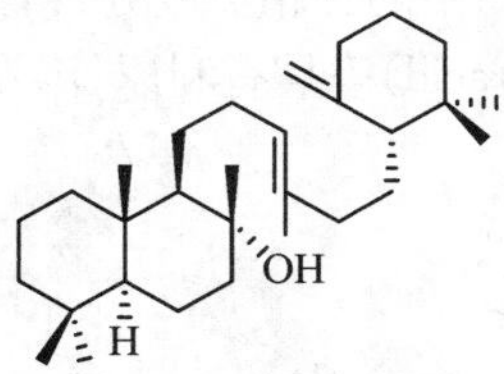      龙涎香醇

从楝科植物 *Lansium domesticum* 的果皮中分离得到的 lansioside A、B 和 C,是具有新三环骨架的三萜苷类化合物。Lansioside A 是从植物中得到的一种非常罕见的乙酰氨基葡萄糖苷,其在 2.4 ppm 的浓度下能有效地抑制白三烯 $D_4$ 诱导的豚鼠回肠收缩。

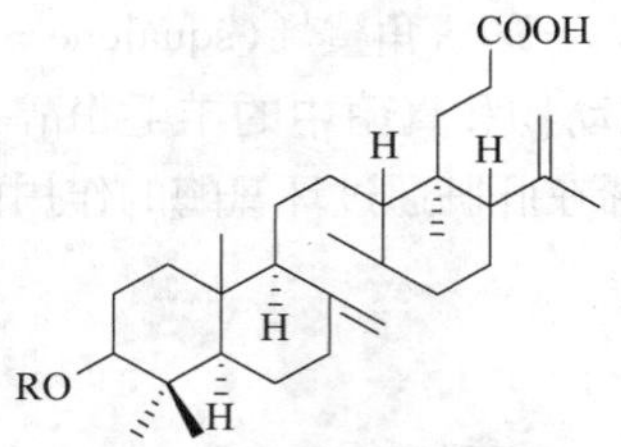

lansioside A    R=N-acetyl-$\beta$-D-glucosamine
lansioside B    R=$\beta$-D-glucose
lansioside C    R=$\beta$-D-xylose

## 二、四环三萜

四环三萜(tetracyclic triterpenoids)大部分具有环戊烷骈多氢菲的基本母核,17 位上有由 8 个碳原子组成的侧链,在母核上一般有 5 个甲基,即 4 位有偕二甲基,10 位和 14 位各有一个甲基,另一个甲基常连接在 13 位或 8 位上。存在于天然界的四环三萜或其皂苷元主要有以下类型。

### (一) 羊毛脂甾烷型与大戟烷型

羊毛脂甾烷(lanostane)也叫羊毛脂烷,是由环氧鲨烯经椅—船—椅构象式环合而成,其结构特点是 A/B、B/C、C/D 环均为反式稠合, C-20 为 R 构型,其 10、13 和 14 位分别连有 $\beta,\beta,\alpha$ - CH$_3$,17 位侧链为 $\beta$ 构型。

大戟烷(euphane)是羊毛脂甾烷的立体异构体,基本碳架相同,只是 13、14 和 17 位上的取代基构型不同,即是 13$\alpha$、14$\beta$、17$\alpha$ -羊毛脂甾烷。

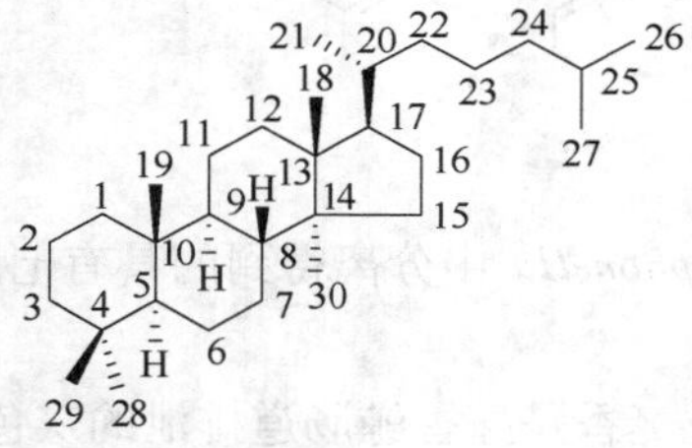

羊毛脂甾烷 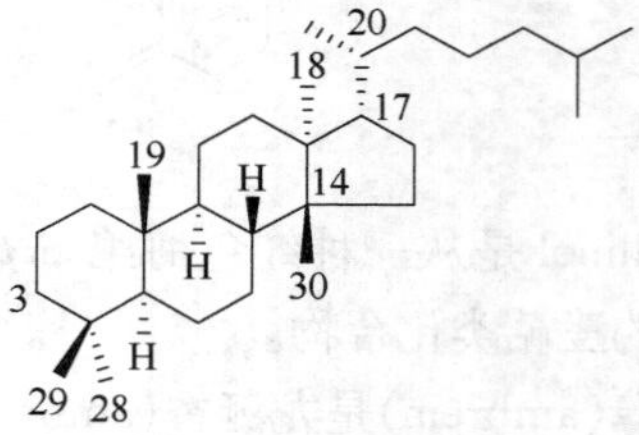                              大戟烷

羊毛甾醇是羊毛脂的主要成分,也存在于大戟属植物 *Euphorbia balsamifera* 的乳液中。

茯苓 *Poria cocos* 中的三萜类成分具有抗肿瘤、抗炎、免疫调节等作用。茯苓酸(pachymic acid)和块苓酸(tumulosic acid)等具有利尿、渗湿、健脾、安神功效。这类化合物的特征是多数在 C - 24

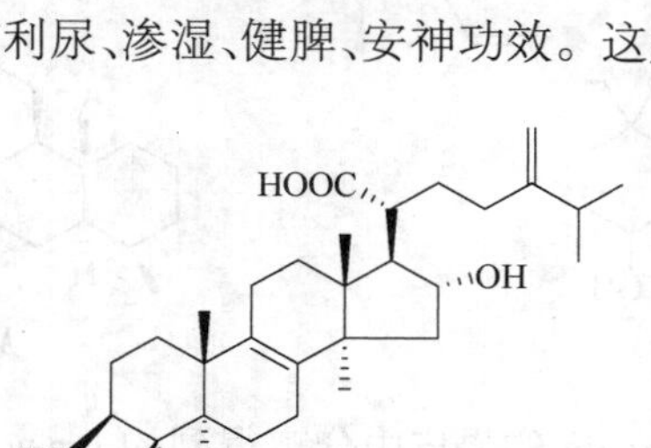

茯苓酸 pachymic acid    R=COCH$_3$
块苓酸 tumulosic acid    R=H

上有一个额外的碳原子,即属于含 31 个碳原子的三萜酸。

灵芝为补中益气、滋补强壮、扶正固本、延年益寿的名贵中药材,从中分离出的四环三萜化合物已达 100 余个,属于羊毛脂甾烷高度氧化的衍生物。根据这些三萜分子中所含碳原子的数目,可分为 $C_{30}$、$C_{27}$ 和 $C_{24}$ 三种基本骨架,lucidenic acid A 和 lucidone A 为灵芝酸(ganoderic acid C)的降解产物。

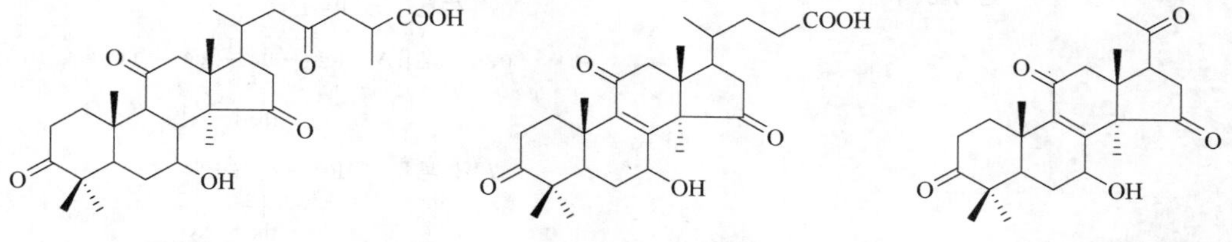

灵芝酸C　　　　　lucidenic acid A　　　　　lucidone A

大戟醇(euphol)存在于许多大戟属植物乳液中,在甘遂、狼毒和千金子中均有大量存在。

从无患子科植物无患子 *Sapindus mukorossi* 根中分离得到的 sapimukoside A 和 sapimukoside B 为两个新的大戟烷型三萜皂苷,其结构特点是 13 位为 $\alpha$ - $CH_3$,而 14 位为 $\beta$ - $CH_3$。

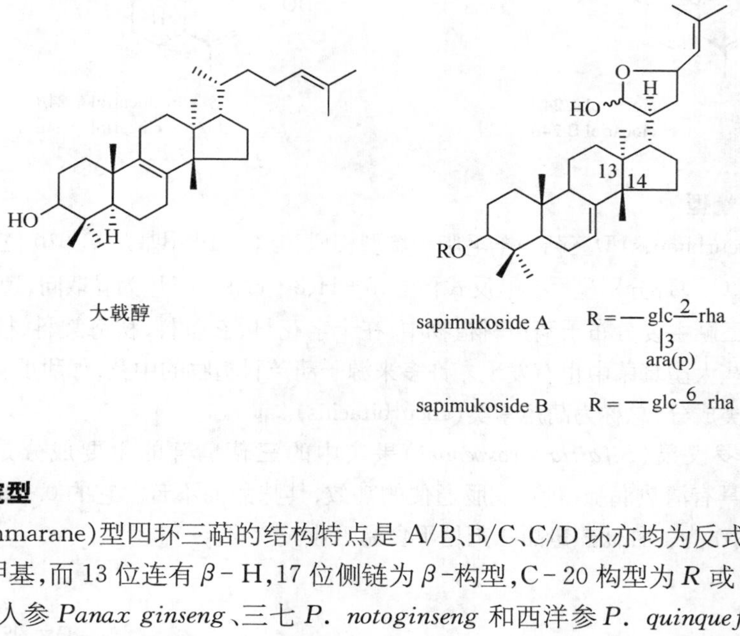

大戟醇

sapimukoside A　　$R = ---glc \overset{2}{---} rha$
　　　　　　　　　　　　　　　$|3$
　　　　　　　　　　　　　　ara(p)

sapimukoside B　　$R = ---glc \overset{6}{---} rha$

### (二) 达玛烷型

达玛烷(dammarane)型四环三萜的结构特点是 A/B、B/C、C/D 环亦均为反式稠合,8 和 10 位有 $\beta$ -构型的角甲基,而 13 位连有 $\beta$ - H,17 位侧链为 $\beta$ -构型,C - 20 构型为 $R$ 或 $S$。

五加科植物人参 *Panax ginseng*、三七 *P. notoginseng* 和西洋参 *P. quinquefolium* 等植物的根、茎、叶、花和果实中均含有多种人参皂苷(gensenosides),其苷元绝大多数属于达玛烷型四环三萜。

酸枣仁是鼠李科植物酸枣 *Ziziphus jujuba* 成熟种子,具有养肝、宁心、安神的功效。从酸枣仁中分离出多种皂苷,其中有酸枣仁皂苷 A 和 B(jujuboside A、B),酸枣仁皂苷 A 经酶解后失去一分子葡萄糖后转变为酸枣仁皂苷 B。它们的苷元酸枣仁皂苷元(jujubogenin)属于达玛烷型四环三萜。

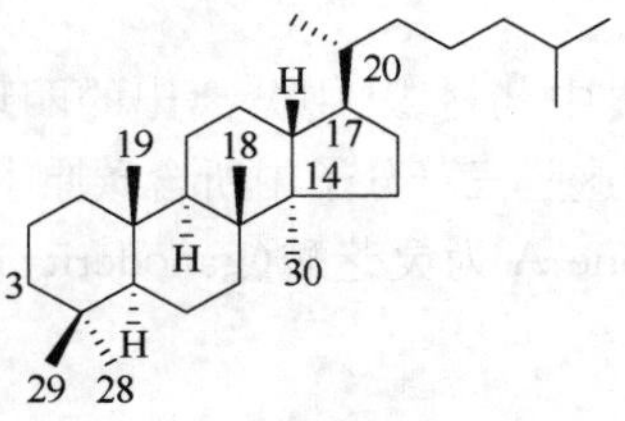

达玛烷

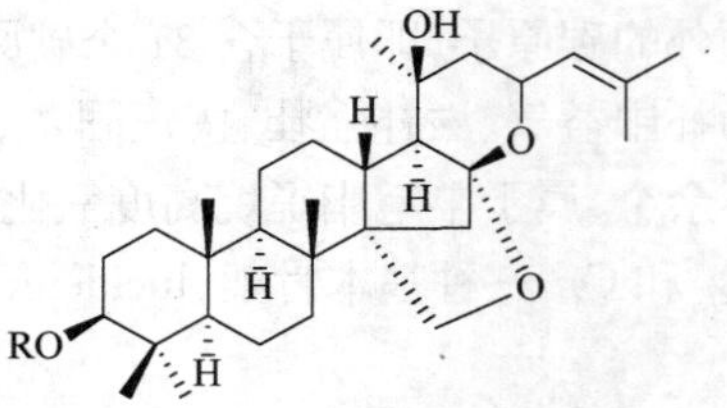

酸枣仁皂苷元　R=H

酸枣仁皂苷A　R= —— ara $\dfrac{3}{2}$ glc $\dfrac{6}{2}$ glc
　　　　　　　　　　　 rha　　 xyl

酸枣仁皂苷B　R= —— ara $\dfrac{3}{2}$ glc
　　　　　　　　　　　 rha　　 xyl

胡桃科青钱柳属植物青钱柳 *Cyclocarya paliurus* 叶具有养阴益肝、健脾化浊、调节血糖和血脂、改善糖尿病的功效,从该植物中发现了 3,4-裂环达玛烷型三萜类化合物 cyclocariols A~D。

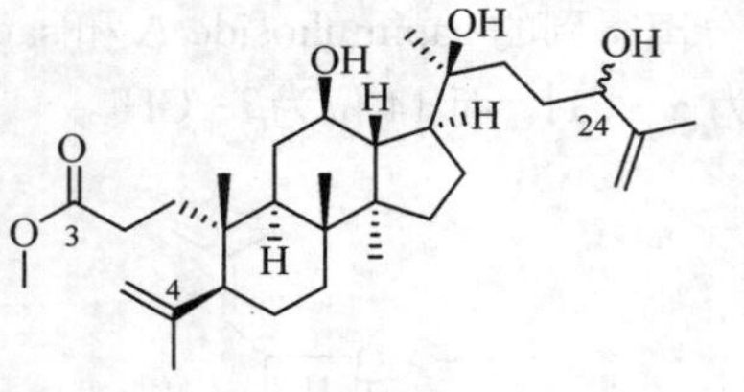

cyclocariol A 24β
cyclocariol B 24α

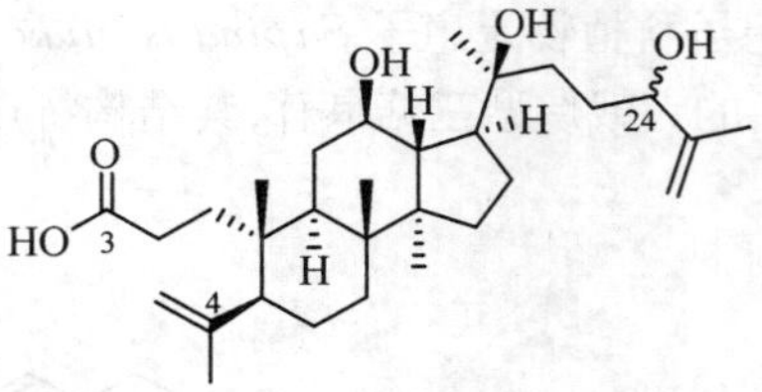

cyclocariol C 24β
cyclocariol D 24α

## (三) 葫芦素烷型

葫芦素烷(cucurbitanes)型三萜与羊毛脂甾烷型相似,但 C-19 甲基从 C-10 位迁移至 C-9 位,母核的 A/B、B/C、C/D 环分别呈反、顺、反式稠合,5-H、8-H、9-CH₃ 为 β 取向,10-H 为 α 取向。

葫芦素烷型三萜主要分布于葫芦科植物中,在十字花科、玄参科、秋海棠科、杜英科、四数木科等高等植物及一些大型真菌中也有发现。许多来源于葫芦科植物的中药,如甜瓜蒂、丝瓜子、苦瓜、喷瓜等均含有此类成分,总称为葫芦素类(cucurbitacins)。

葫芦科植物罗汉果(*Siraitia grosvenori*)果实中的三萜皂苷的主要成分是罗汉果甜素 V (mogroside V),具有清热润肺镇咳、润肠通便的功效,其味甜而不苦。它的 0.02% 水溶液比蔗糖甜约 256 倍,可用作为一种低热量甜味剂用于食品工业。

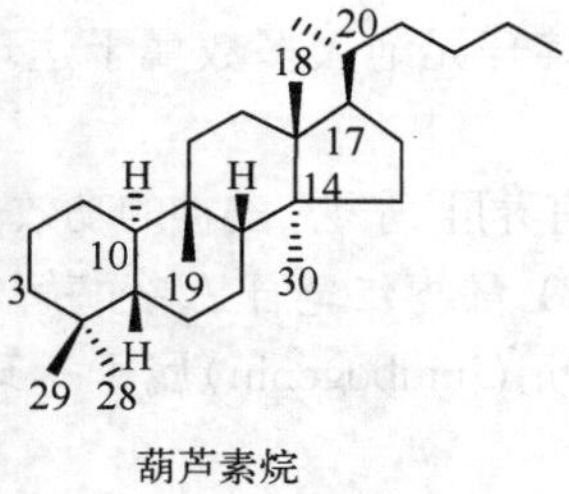

葫芦素烷

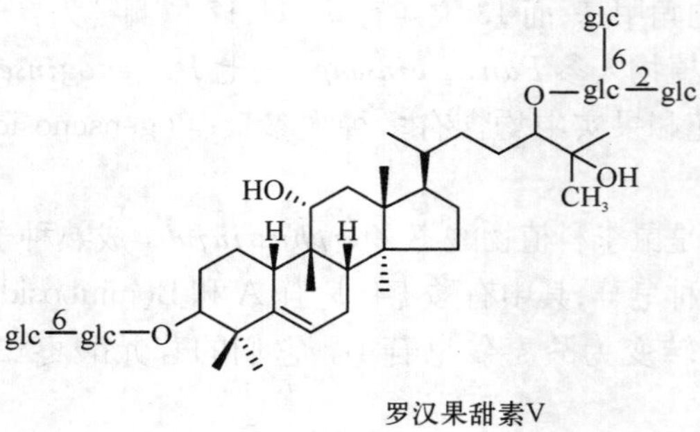

罗汉果甜素V

### （四）环菠萝蜜烷型

环菠萝蜜烷型又称环阿屯烷（cycloartane）型，其基本碳架与羊毛脂甾烷相似，差别在于 10 位上的甲基与 9 位脱氢形成三元环，且母核的 A/B、B/C、C/D 环分别呈反、顺、反式稠合。

从中药黄芪（Radix Astragali）中分离的皂苷元绝大多数为环菠萝蜜烷型三萜，环黄芪醇（cycloastragenol）为其主要苷元。环黄芪醇在黄芪中以与糖结合成单糖链、双糖链或三糖链皂苷的形式存在，如黄芪皂苷 I－Ⅶ（astragalosides Ⅰ-Ⅶ），其中黄芪皂苷 Ⅳ 又称黄芪甲苷（astragaloside Ⅳ），是黄芪的主要药效成分。

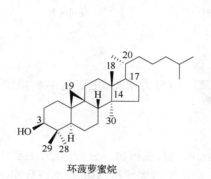

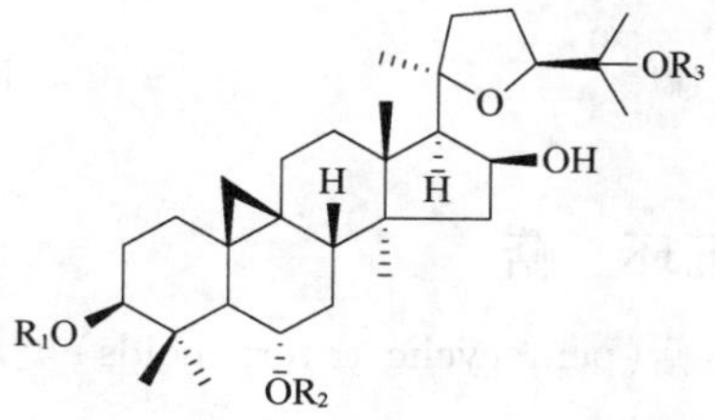

|  | R₁ | R₂ | R₃ |
|---|---|---|---|
| 环黄芪醇 | H | H | H |
| 黄芪皂苷 Ⅰ | xyl(2，3-diAc) | glc | H |
| 黄芪皂苷 Ⅱ | xyl(2-Ac) | glc | H |
| 黄芪皂苷 Ⅲ | glc(1→2)xyl | H | H |
| 黄芪皂苷 Ⅳ | xyl | glc | H |
| 黄芪皂苷 Ⅴ | glc(1→2)xyl | H | glc |
| 黄芪皂苷 Ⅵ | glc(1→2)xyl | glc | H |
| 黄芪皂苷 Ⅶ | xyl | glc | glc |

环菠萝蜜烷

### （五）原萜烷型

原萜烷（protostane）型三萜与达玛烷型相似，其结构特点是 10 和 14 位上有 $\beta$-CH$_3$，但 8 位上为 $\alpha$-CH$_3$，C-20 为 S 构型。

从利尿渗湿中药泽泻 Alisma orientale 中分得的泽泻萜醇 A 和 B（alisol A、B）属于原萜烷型三萜，可降低血清总胆固醇，用于治疗高脂血症。

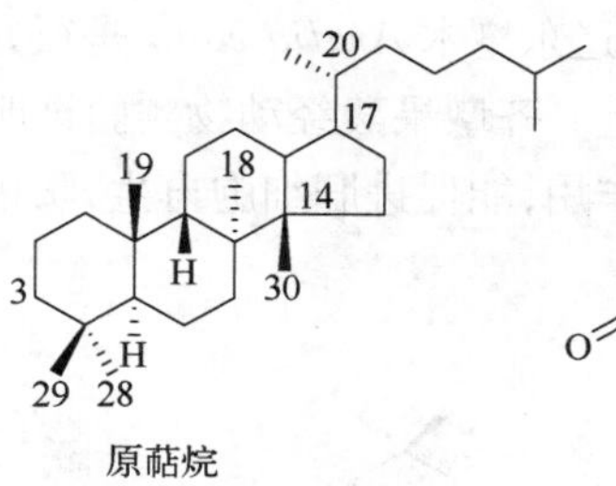

原萜烷 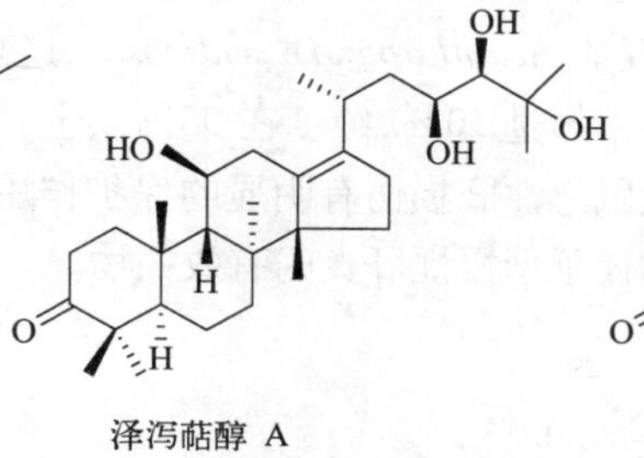　　　　　泽泻萜醇 A 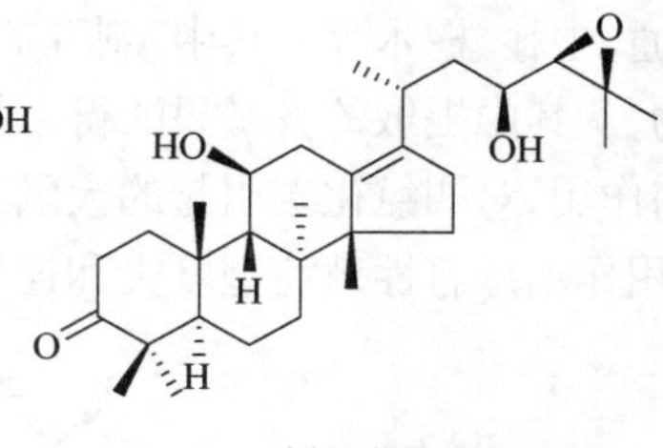　　　　　泽泻萜醇 B

### （六）楝烷型

楝烷（meliacane）型三萜由 26 个碳构成，存在于楝科植物的果实及树皮中，具苦味，总称为楝苦素类成分。

川楝素（toosendanin）和异川楝素（isotoosendanin）是川楝 Melia toosendan 果实和树皮所含成分。川楝子和苦楝皮为驱蛔药，川楝素和异川楝素均有驱蛔作用，但川楝素的毒性远比异川楝素大。川楝子和苦楝皮在煎煮时,川楝素会部分地转化成异川楝素,而使毒性降低。

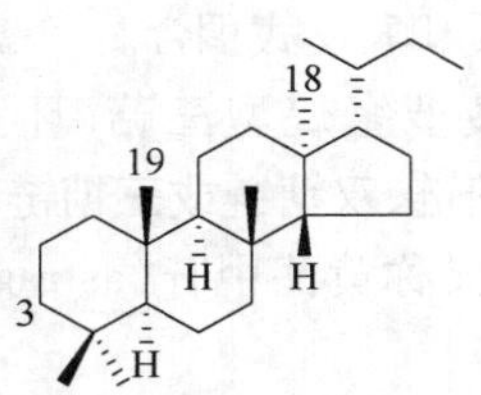

楝烷 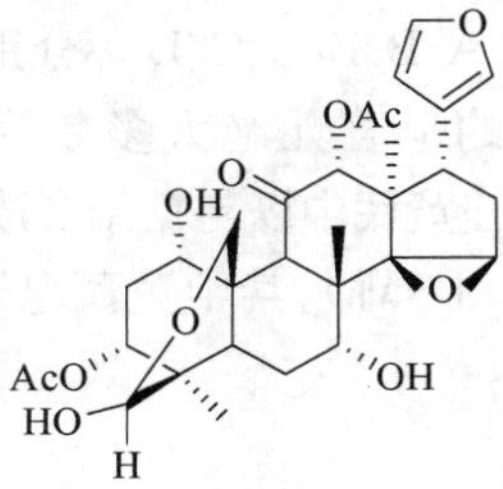　　　　　　　　川楝素 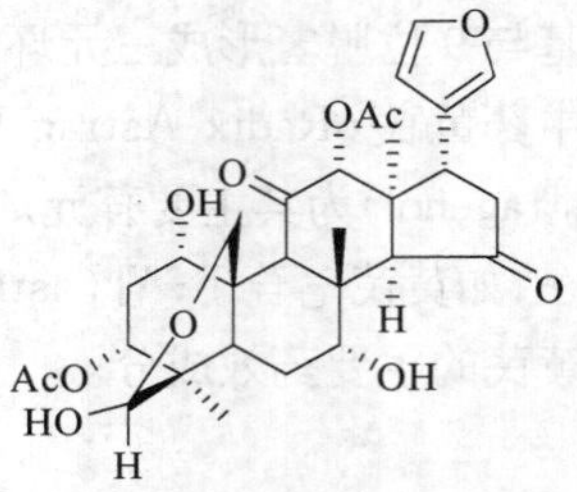　　　　　　　　异川楝素

## 三、五环三萜

五环三萜(pentacyclic triterpenoids)类成分在中草药中较为常见,主要的结构类型有以下几种。

### (一)齐墩果烷型

齐墩果烷(oleanane)型又称 $\beta$-香树脂烷($\beta$-amyrane)型,在植物界分布广泛,主要分布在豆科、五加科、桔梗科、远志科、桑寄生科、木通科植物中。有的呈游离状态,有的以酯或苷的结合状态存在。其基本碳架是多氢蒎的五环母核,环的构型为 A/B、B/C、C/D 环均为反式稠合,而 D/E 环为顺式稠合。母核上有 8 个甲基,其中 C-10、C-8、C-17 上的甲基均为 $\beta$ 型,而 C-14 上的甲基为 $\alpha$ 型,C-4 位和 C-20 位各有 2 个甲基。分子中还可能有其他取代基存在,如羟基、羧基、羰基和双键等。一般在 C-3 位有羟基,且多为 $\beta$ 型,也有 $\alpha$ 型,如 $\alpha$-乳香酸($\alpha$-boswellic acid);若有双键,则多在 C-11 位或 C-12 位;若有羰基,则多在 C-11 位;若有羧基,则多在 C-24、C-28、C-30 位上。

齐墩果酸(oleanolic acid)最早是由木犀科植物木犀榄 *Olea europaea*(习称齐墩果)的叶子中分离得到。该化合物是植物界广泛存在的一种三萜皂苷元,在有些植物中以游离形式存在,如青叶胆、女贞子、白花蛇舌草、柿蒂、连翘等,但大多数以苷的形式存在,如人参、三七、紫菀、柴胡、八月札、木通、牛膝、楤木等。其中,刺五加 *Acanthopanax senticosus*、辽东楤木 *Aralia elata* 是很好的资源植物,从其中提取的齐墩果酸得率超过 10%,纯度在 95% 以上。齐墩果酸经动物实验证明有降转氨酶作用,对四氯化碳引起的大鼠急性肝损伤有明显的保护作用,能促进肝细胞再生,防止肝硬变,已用作治疗急性黄疸型肝炎和迁延型慢性肝炎的有效药物。

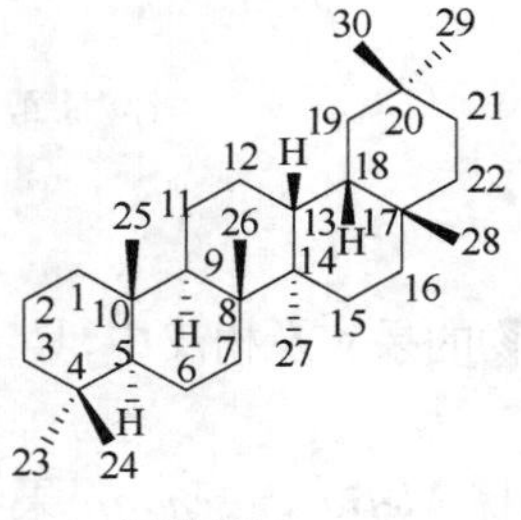

齐墩果烷 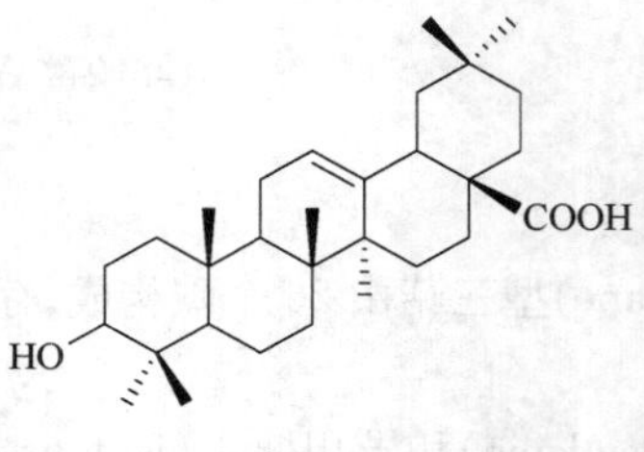　　　　　　　　　　　齐墩果酸

商陆科植物商陆 *Phytolacca acinosa* 根中含有大量皂苷,药理实验表明,商陆皂苷能显著促进小鼠白细胞的吞噬功能,能对抗由抗癌药羟基脲引起的 DNA 转化率下降,并能诱生 $\gamma$-干扰素,其中商陆皂苷 A～D(esculentosides A～D)的苷元均为商陆酸(esculentic acid)。

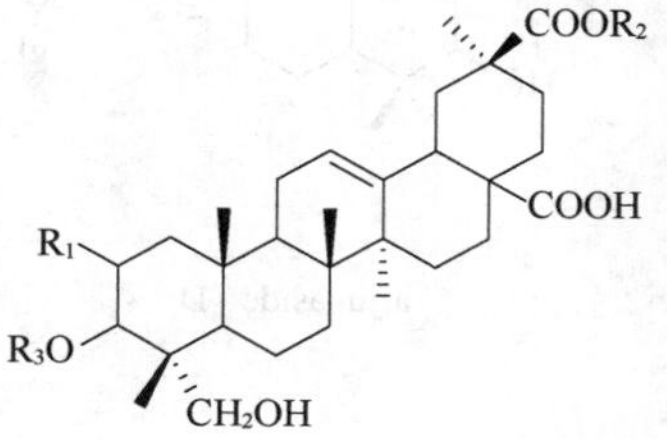

| | $R_1$ | $R_2$ | $R_3$ |
|---|---|---|---|
| 商陆酸 | H | H | H |
| 商陆皂苷 A | OH | Me | -xly(4→1)-glc |
| 商陆皂苷 B | OH | Me | -xly |
| 商陆皂苷 C | H | Me | -xly(4→1)-glc |
| 商陆皂苷 D | OH | Me | -glc |

从菊科植物舌状紫菀 *Aster lingulatus* 中分离得到两个新的齐墩果烷型三萜皂苷,分别为舌状紫菀苷 A 和 B(asterlingulatoside A, B),这两个皂苷均有抗肿瘤活性,体外可抑制人类白血病 HL-60 细胞的 DNA 合成。

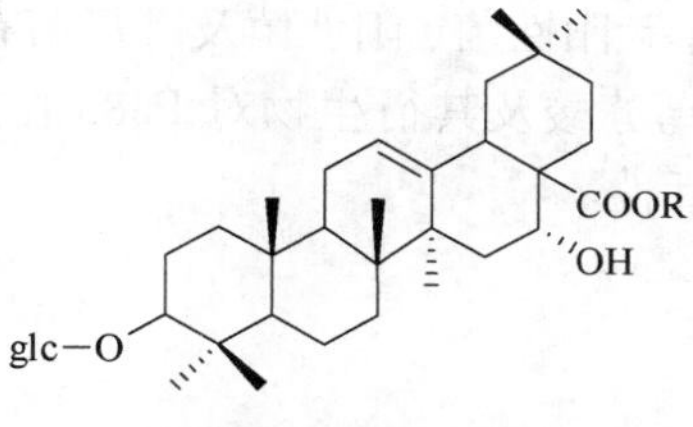

舌状紫菀苷A　R= ara
舌状紫菀苷B　R= ara(2→1)rha

山茶科植物茶 *Camellia sinensis* 花的正丁醇提取物具有抑制小鼠血清三酰甘油升高的生物活性,从中发现三个酰化的齐墩果烷型三萜皂苷 floratheasaponins A～C 的苷元如下图。

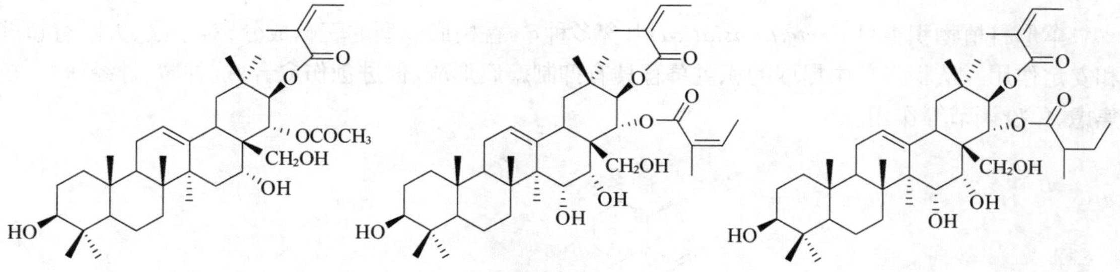

灯盏花科榄仁树属落叶乔木阿江榄仁 *Terminalia arjuna* 树皮能降压、降脂,显著提高肌力,保护心肌缺血性损伤。从该植物的树皮中发现了一系列的 18,19-裂环齐墩果烷型三萜皂苷 arjunasides A～E。

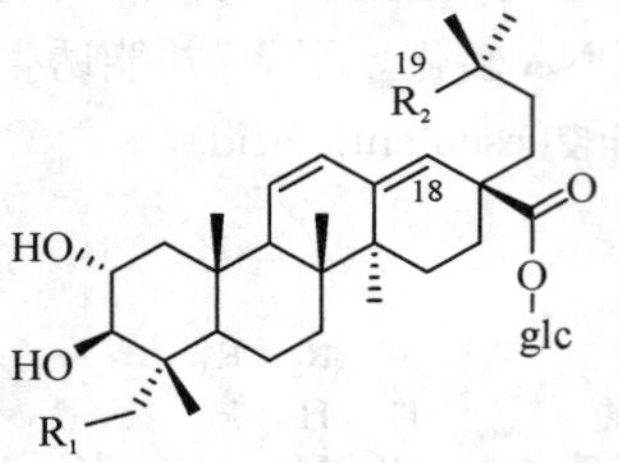

|  | R₁ | R₂ |
|---|---|---|
| arjunaside A | H | CHO |
| arjunaside B | H | CHO |
| arjunaside C | H | CH₂OH |
| arjunaside F | H | CH(OCH₃)₂ |

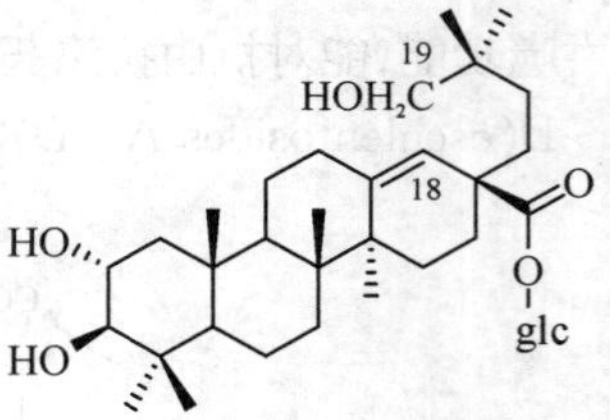

arjunaside D

### (二) 乌苏烷型

乌苏烷(ursane)型又称 α-香树脂烷(α-amyrane)型或熊果烷型。其分子结构与齐墩果烷不同之处是 E 环上 2 个甲基分别位于 C-19 位和 C-20 位。

此类化合物大多是乌苏酸的衍生物。乌苏酸(ursolic acid)又称熊果酸,是乌苏烷型的代表性化合物,在植物界分布较广,如在熊果叶、栀子果实、女贞叶、车前草、白花蛇舌草、石榴的叶和果实等中均有存在。该成分在体外对革兰阳性菌、阴性菌及酵母菌有抑制活性,能明显降低大鼠的正常体温,并有安定作用。据报道,乌苏酸及其衍生物对 P388 白血病细胞、淋巴细胞白血病细胞 L1210、人肺癌细胞有显著的抑制活性。

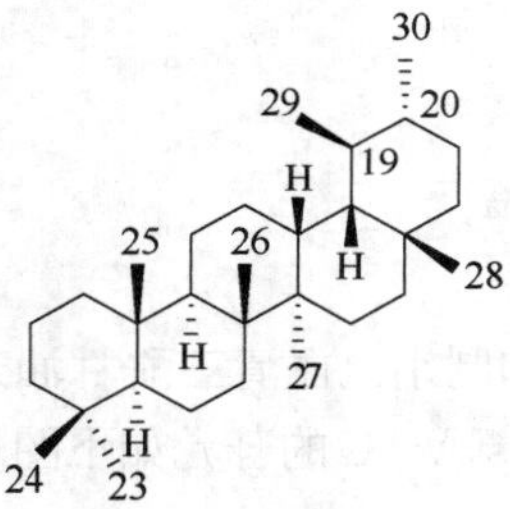

乌苏烷

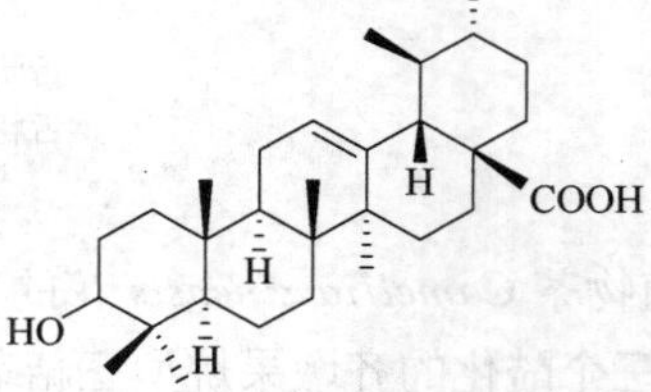

乌苏酸(熊果酸)

伞形科植物积雪草 *Centella asiatica* 中含多种 α-香树脂醇型的三萜成分,对小鼠、大鼠有镇静和安定作用。从积雪草中提取的积雪草苷具有抑制瘢痕形成、促进创伤愈合、抗肿瘤、神经保护、抗焦虑、免疫调节等作用。

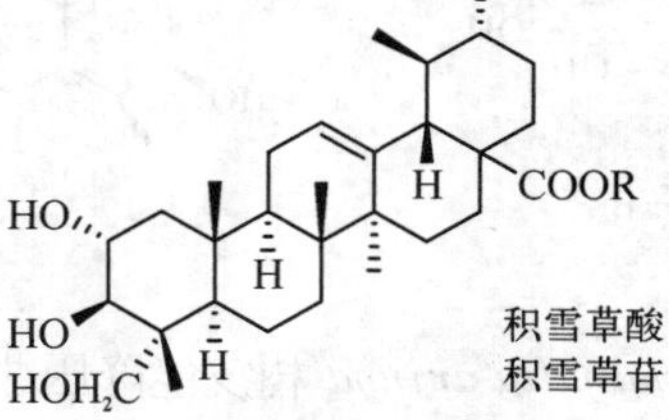

积雪草酸 R = H
积雪草苷 R = -glc (6→1) glc (4→1) rha

蔷薇科植物地榆 *Sanguisorba officinalis* 的根和根茎具有凉血止血、解毒敛疮的功效,除含有大量鞣质,还含有多种皂苷,其中地榆皂苷 B 和 E( sanguisoubin B、E)是以乌苏酸为皂苷元的皂苷。

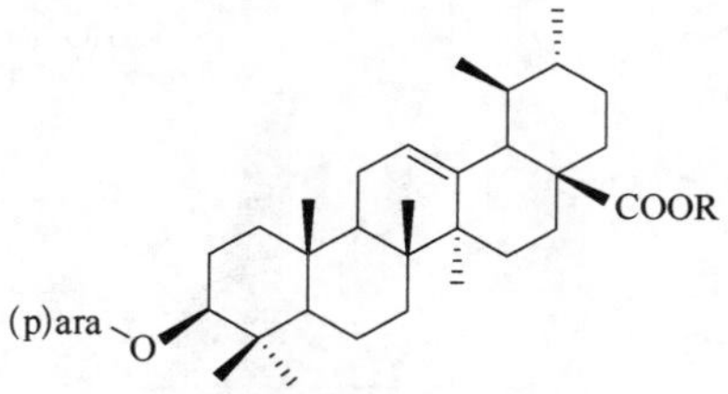

地榆皂苷B　R=H
地榆皂苷E　R=glc(3-Ac)

### (三) 羽扇豆烷型

羽扇豆烷(lupane)型与齐墩果烷型不同点是 E 环为五元碳环,且在 E 环 19 位有 α-构型的异丙基取代,同时 D/E 环的构型为反式,并有 Δ$^{20(29)}$双键。如存在于羽扇豆种皮中的羽扇豆醇(lupeol)、酸枣仁中的白桦脂醇(betulin)、白桦脂酸(betulinic acid)等,桦树皮、石榴树皮、天门冬等植物中也含有白桦脂酸。

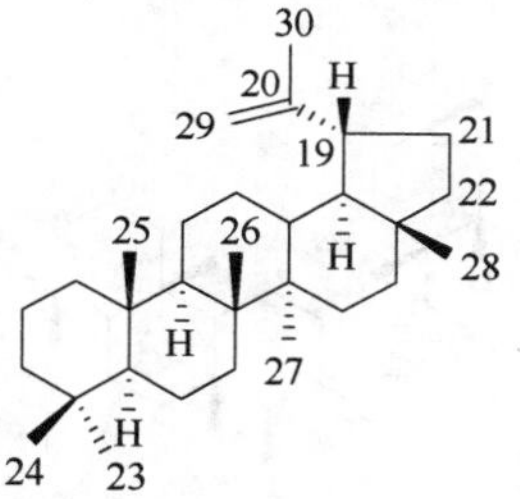

羽扇豆烷

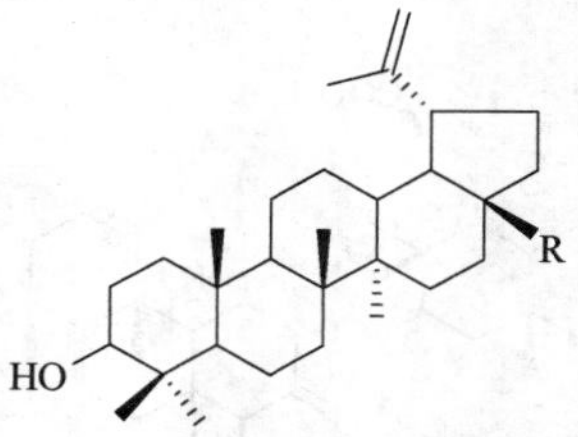

羽扇豆醇　　R=CH₃
白桦脂醇　　R=CH₂OH
白桦脂酸　　R=COOH
白桦脂醛　　R=CHO

从忍冬科植物西南忍冬藤 *Lonicera bournei* 中得到两个新的羽扇豆烷型皂苷,分别为忍冬皂苷 A 和 B。

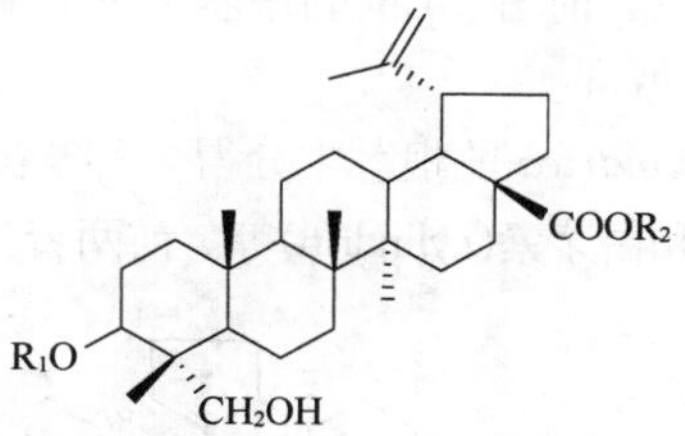

忍冬皂苷A　　R₁=glc　R₂=glc
忍冬皂苷B　　R₁=glc　R₂=glc(6→1)glc

桦木酸由于具有抗肿瘤活性近来引起重视。从藓类植物 *Adelanthus lindenbergianus* 中分离得到开链羽扇豆烷型桦木酸三萜 A 和 B 属于此类三萜。

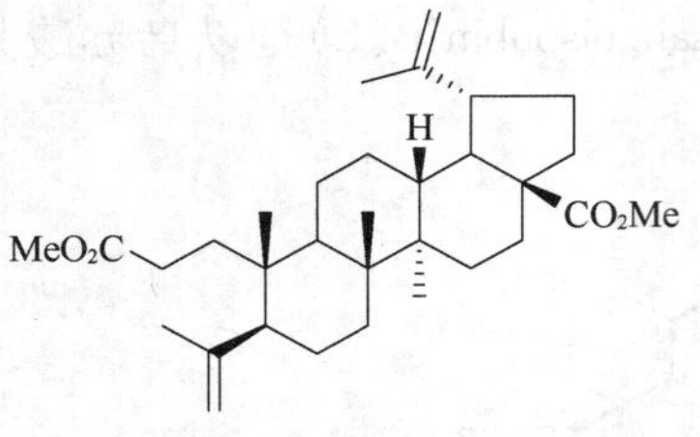

桦木酸三萜 A

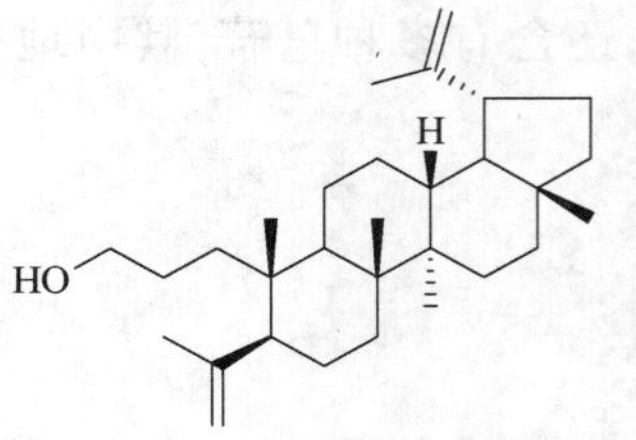

桦木酸三萜 B

### （四）木栓烷型

木栓烷（friedelane）型在生源上是由齐墩果烯甲基移位演变而来，其结构特点是 A/B、B/C、C/D 环均为反式稠合，D/E 环为顺式稠合，C-4、C-5、C-9、C-14 位各有一个 $\beta$-CH$_3$ 取代；C-17 位多为 $\beta$-CH$_3$，有时也为—CHO、—COOH 或—CH$_2$OH 取代；C-13 位有一个 $\alpha$-CH$_3$；C-2、C-3 位常有羰基取代。

卫矛科植物雷公藤 *Tripterygium wilfordii* 对类风湿病有独特疗效，从中已分离得到多种三萜类化合物，其中一类为木栓烷型，如雷公藤酮（triptergone）是由雷公藤去皮根中分离出的三萜化合物，是失去 25 位甲基的木栓烷型衍生物。

中药紫菀为菊科植物紫菀 *Aster tataricus* 的干燥根及根茎，具润肺下气、消痰止咳的功效。从中分离鉴定出三种木栓烷型三萜类化合物，其中紫菀酮（shionone）为主要有效成分。

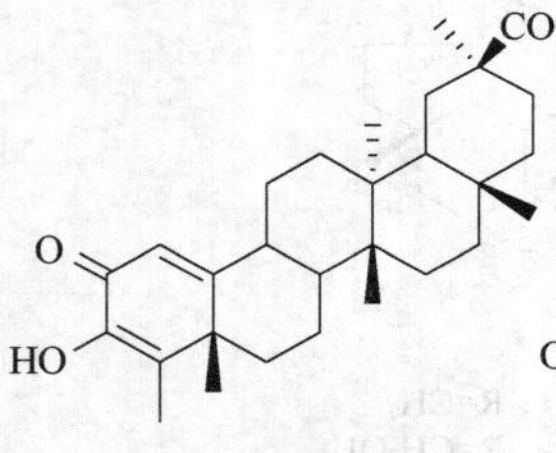

雷公藤酮 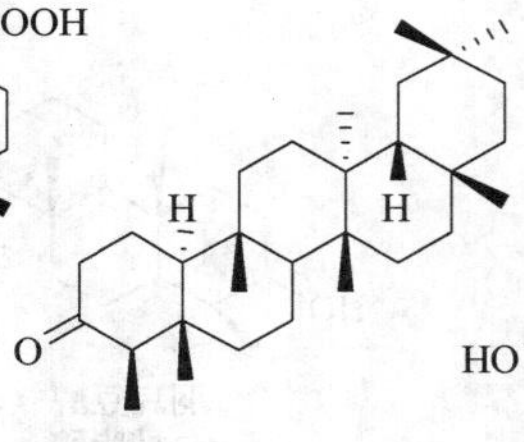　　　木栓酮 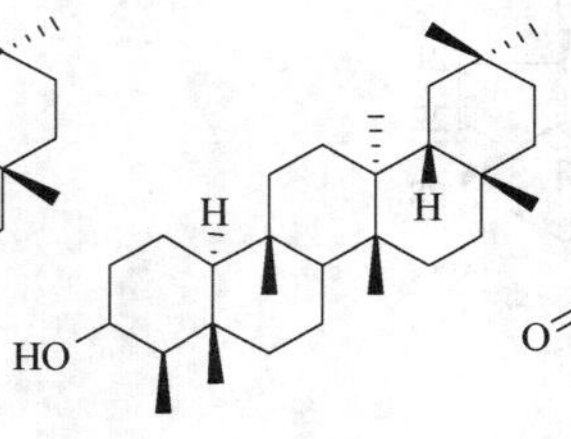　　　木栓醇 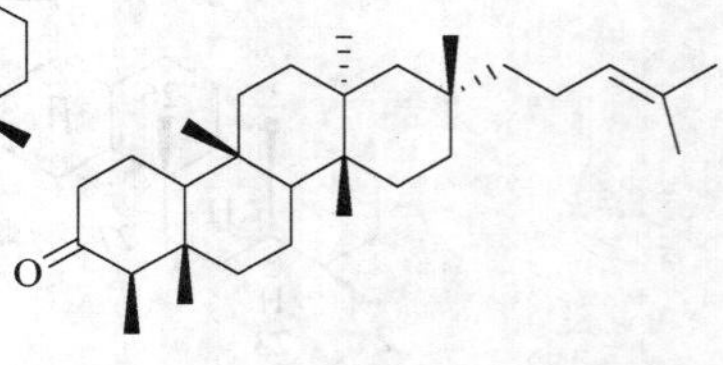　　　紫菀酮

### （五）羊齿烷型

羊齿烷（fernane）型三萜可认为是羽扇豆烷型的异构体，E 环上的异丙基从 C-19 位转移至 C-22 位上，而 C-8 位上的角甲基转到 C-13 位上。根据 C-13、C-14 位的构型的不同，又分为羊齿烷和异羊齿烷（isofernane）两种类型。前者 13 位的甲基为 $\alpha$ 取向，14 位甲基为 $\beta$ 取向，而后者 13 位的甲基为 $\beta$ 取向，14 位甲基为 $\alpha$ 取向。

从禾本科植物白茅 *Imperata cylindrica* 的根茎中分得多种羊齿烷型和异羊齿烷型三萜成分，如芦竹素（arundoin）、羊齿烯醇（fernenol）和白茅素（cylindrin）等。前两者为羊齿烷型，后者为异羊齿烷型。

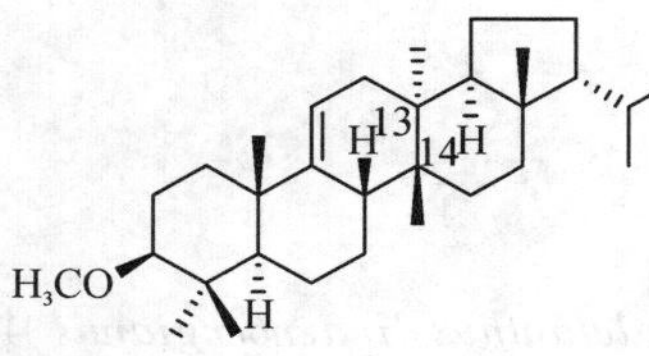

芦竹素 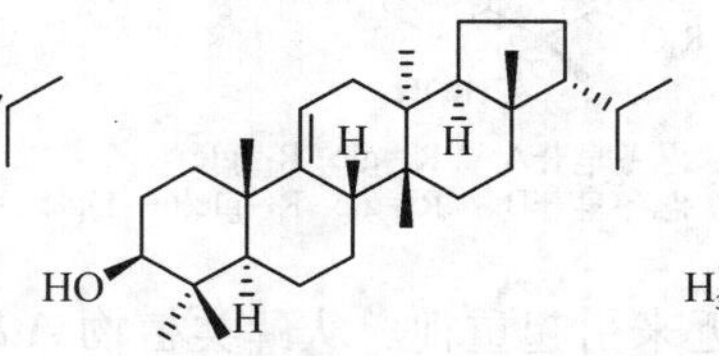　　　羊齿烯醇 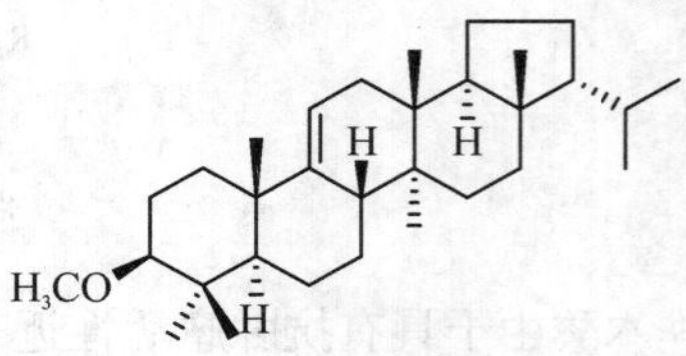　　　白茅素

## （六）何帕烷

何帕烷（hopane）型三萜为羊齿烷型的异构体。两者的区别在于何帕烷型的 C-8 位有一甲基，而羊齿烷型 C-8 位甲基移至 C-13 位。该类三萜根据 C-22 位异丙基构型的不同，以及 Me-28 的位置又分为何帕烷型、异何帕烷（isohopane）型和新何帕烷（neohopane）型。何帕烷型 C-22 位异丙基为 α 取向，异何帕烷型 C-22 位异丙基为 β 取向，而新何帕烷型 Me-28 迁移到 C-17 位。

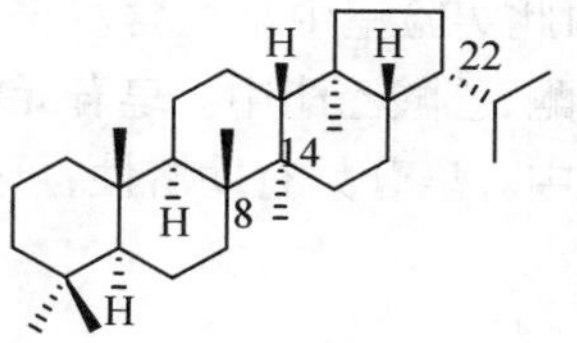

何帕烷 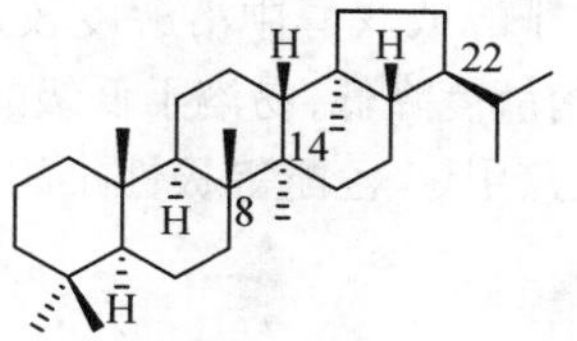　　　　　　　　异何帕烷 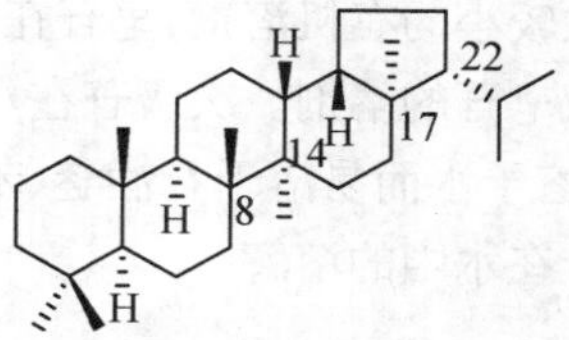　　　　　　　　新何帕烷

## （七）其他类型

也有 C 环为七元环的三萜类化合物，如石松科植物东北石松 *Lycopodium clavatum* 中的石松素（lycoclavanin）和石松醇（lycoclavanol）。

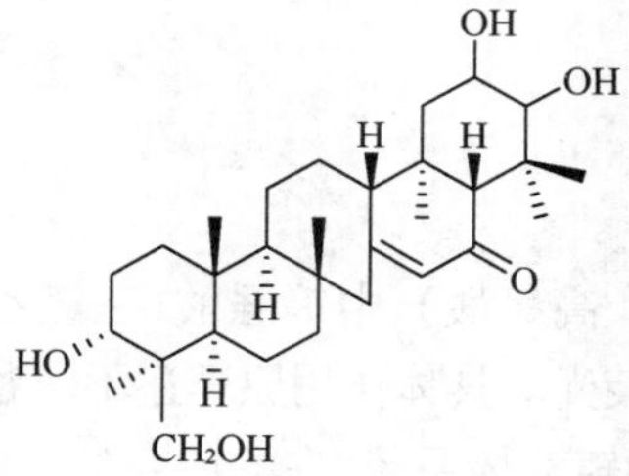

石松素 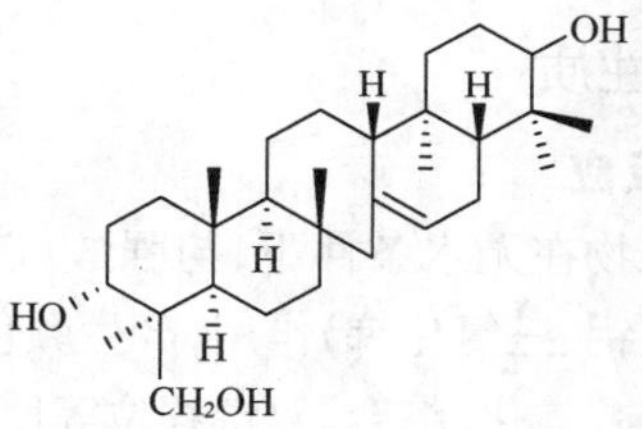　　　　　　　　　　石松醇

# 第三节 ｜ 三萜类化合物的理化性质

## 一、物理性质

### （一）性状

游离三萜类化合物多为无色或白色结晶，而三萜皂苷类化合物由于糖分子的引入，极性增大，不易结晶，多为无色或白色无定形粉末，仅少数为晶体，如常春藤皂苷为针状结晶。

皂苷多数具有苦而辛辣味，其粉末对人体黏膜有强烈刺激性，尤其鼻内黏膜最为灵敏，吸入鼻内能引起喷嚏。

皂苷大多具有吸湿性。

### (二) 熔点与旋光度

游离三萜类化合物多有固定的熔点,有羧基者熔点较高。皂苷的熔点都较高,部分皂苷在熔融前就分解,因此无明显熔点,一般测得的大多是分解点。

三萜类化合物均有旋光性。

### (三) 溶解性

大多数皂苷极性较大,可溶于水,易溶于热水、烯醇、热甲醇和热乙醇中,难溶于苯、乙醚、丙酮等极性较小的有机溶剂,皂苷在含水丁醇或戊醇中溶解度较好,因此实验室中常用含水正丁醇作为提取皂苷的溶剂。次级苷在水中溶解度降低,易溶于低级醇、丙酮、乙酸乙酯中。皂苷元极性较小,不溶于水而易溶于石油醚、苯、三氯甲烷、乙醚等极性小的溶剂中。皂苷具有助溶性,可促进其他成分在水中的溶解。

### (四) 发泡性

由于皂苷可降低水溶液表面张力,皂苷的水溶液经强烈振摇能产生持久性的泡沫,且不因加热而消失,可与其他物质产生的泡沫进行区别。有些皂苷可作为清洁剂和乳化剂应用。皂苷的表面活性与其分子内部亲水性和亲脂性结构的比例相关,只有当两者比例适当,才能较好发挥出这种特性。某些皂苷由于亲水性强于亲脂性或亲脂性强于亲水性,就不呈现这种活性或只有微弱的泡沫反应。

## 二、化学性质

### (一) 颜色反应

三萜类化合物在无水条件下,与强酸(硫酸、磷酸、高氯酸)、中等强酸(三氯乙酸)或 Lewis 酸(氯化锌、三氯化铝、三氯化锑)作用,产生颜色变化或荧光。具体作用原理还不清楚,可能是分子中的羟基脱水、脱羧、氧化、缩合、双键移位等反应生成共轭双烯系统,在酸的继续作用下形成阳碳离子而呈色。因此,饱和的、3 位无羟基或羰基的化合物多呈阴性反应。具有共轭双键的化合物呈色快,孤立双键的呈色较慢。

1. 乙酸酐—浓硫酸(Liebermann-Burchard)反应　将样品溶于三氯甲烷或乙酸中,加浓硫酸—乙酸酐(1∶20)数滴,呈黄→红→紫→蓝等颜色变化,最后褪色。

2. 五氯化锑(Kahlenberg)反应　将样品三氯甲烷或醇溶液滴在滤纸上,喷 20％五氯化锑的氯仿溶液(或三氯化锑的饱和三氯甲烷溶液),干燥后 60～70℃加热,显蓝色、灰蓝色、灰紫色等多种颜色。

3. 三氯乙酸(Rosen-Heimer)反应　将样品溶液滴在滤纸上,喷 25％三氯乙酸溶液,加热至100℃,显红色渐变为紫色。

4. 三氯甲烷—浓硫酸(Salkowski)反应　将样品溶于三氯甲烷中,加入浓硫酸后,硫酸层呈红色或蓝色,氯仿层有绿色荧光。

5. 冰乙酸—乙酰氯(Tschugaeff)反应　将样品溶于冰乙酸中,加乙酰氯数滴及氯化锌结晶数粒,稍加热,显淡红色或紫红色。

### (二) 沉淀反应

皂苷的水溶液可以和一些金属盐类如铅盐、钡盐、铜盐等产生沉淀。

#### （三）皂苷的水解

皂苷可采用酸水解、酶水解、乙酰解、Smith 降解等方法进行水解。选择合适的水解方法或通过控制水解的具体条件,可以使皂苷完全水解,也可使皂苷部分水解。

**1. 酸水解**　皂苷酸水解的速度与苷元和糖的结构有关,对于含有 2 个以上糖单元的皂苷,由于各个苷键对酸的稳定性不同,因而可通过改变酸的浓度或水解反应的温度和时间得到不同的次级皂苷。有些三萜皂苷在酸水解时,易引起皂苷元发生变化而得不到原始苷元,此时可采用两相酸水解、酶水解或 Smith 降解等方法以获得原苷元,如人参皂苷、黄芪皂苷的水解。

**2. 乙酰解**　将化合物的全乙酰化物在 $BF_3$ 催化下用乙酸酐使苷键裂解,得到全乙酰化糖和全乙酰化苷元。

**3. Smith 降解**　Smith 降解条件很温和,许多在酸水解条件下不稳定的皂苷元都可以用 Smith 降解获得真正的苷元,如人参皂苷的水解。

**4. 酶水解**　某些皂苷对酸碱均不稳定,用 Smith 降解也易被破坏,可采用酶水解。

**5. 糖醛酸苷键的裂解**　对难水解的糖醛酸苷除常规方法外,需采用一些特殊的方法,如光解法、四乙酸铅—乙酸酐法、微生物转化法等。

光分解法是用 500 W 的高压汞灯为光源,照射皂苷数小时,皂苷分子中的糖醛酸与苷元间的苷键裂解而释放出皂苷元。采用四乙酸铅—乙酸酐法进行葡萄糖醛酸皂苷的水解时,先甲基化将所有皂苷的羟基保护起来,然后再在苯中与四乙酸铅作用,脱去羧基,再依次用甲醇钠—乙酸酐—吡啶处理,得到原皂苷元的乙酰化物。

**6. 酯苷键的水解**　含有酯苷键的皂苷,可用碱水解方法选择性地断裂酯苷键,而不影响醇苷键。皂苷的酯苷键一般可在 $NaOH/H_2O$ 中回流一定时间使其水解,但在此条件下,水解得到的糖常伴有分解反应,因此一些较容易水解的酯苷键可以用 5 mol/L 的氨水水解。

### 三、溶血作用

皂苷的水溶液大多能破坏红细胞而有溶血作用,若将其水溶液注射进入静脉中,毒性极大,低浓度水溶液就能产生溶血作用,因此皂苷通常又称为皂毒类(sapotoxins)。皂苷的水溶液肌内注射易引起组织坏死,口服则无溶血作用,可能与其在肠胃不被吸收有关。各类皂苷的溶血作用强弱不同,可用溶血指数表示。溶血指数是指在一定条件(等渗、缓冲及恒温)下使同一动物来源的血液中红细胞完全溶血的最低浓度,如甘草皂苷的溶血指数为 1∶4 000,薯蓣皂苷的溶血指数为 1∶400 000。

皂苷的溶血作用是因为多数皂苷能与胆甾醇(cholesterol)结合生成不溶性分子复合物所致。当皂苷水溶液与红细胞接触时,红细胞上的胆甾醇与皂苷结合,生成不溶于水的复合物沉淀,破坏了红细胞的正常渗透压,使细胞内渗透压增加发生崩解,从而导致溶血现象。但并不是所有的皂苷都具有溶血作用,如人参总皂苷没有溶血现象,但经分离后,以原人参三醇及齐墩果酸为苷元的人参皂苷具有显著的溶血作用,而以原人参二醇为苷元的人参皂苷则有抗溶血作用。

此外,中药提取液中一些其他成分也有溶血作用,如某些植物的树脂、脂肪酸、挥发油等可产生溶血作用,鞣质则能凝集血细胞而抑制溶血。要判断是否是由皂苷引起的溶血,除进一步提纯后再试验外,还可以结合胆甾醇沉淀法,如沉淀后的滤液无溶血现象,而沉淀分解后有溶血活性,则表示确系由皂苷引起的溶血作用。

# 第四节 三萜类化合物的提取与分离

通常可根据三萜类化合物的溶解度不同而采用极性不同的溶剂进行提取。例如,游离三萜类化合物可用极性小的溶剂如氯仿、乙醚等提取,而三萜皂苷则用极性较大的溶剂如甲醇、乙醇等进行提取,三萜酸类可用碱溶酸沉法提取等。

三萜类化合物可采用沉淀法进行分离,如分段沉淀法、胆甾醇沉淀法等,但目前应用最多且分离效果较好的仍是色谱法。

## 一、三萜类化合物的提取

### (一)醇类溶剂提取法

三萜皂苷常用醇类溶剂提取。若皂苷含有羟基、羧基等极性基团较多,亲水性强,用烯醇提取效果较好。该法为目前提取皂苷的常用方法,其提取流程如下。

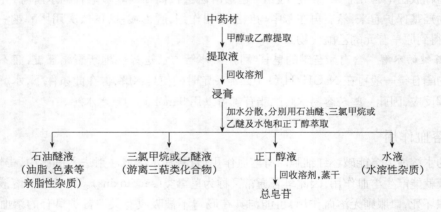

### (二)酸水解有机溶剂萃取法

将植物原料在酸性溶液中加热水解,过滤,药渣水洗后干燥,然后用有机溶剂提取出皂苷元。也可先用醇类溶剂提取出皂苷,然后加酸水解,滤出水解物,再用有机溶剂提取出皂苷元。

### (三)碱水提取法

某些皂苷含有羧基,可溶于碱水,因此可用碱溶酸沉法提取。

### (四)其他方法

如半仿生提取法、超临界流体萃取法(SFE)、超声循环技术等。

半仿生提取法即将药材先用一定 pH 的酸水提取,继以一定 pH 的碱水提取,提取液分别滤过、浓缩,然后直接制成制剂。通过比较水、不同浓度的乙醇、碱水提取及半仿生法对齐墩果酸提取率的影响,结果证明半仿生提取法较传统方法利用率高,成本也较低。

将超临界二氧化碳萃取技术应用于提取芦笋、山茱萸中的熊果酸中取得了一定的进展,该法在提取率基本相同的前提下,不仅避免了有机溶媒的使用,而且易于实现工业化生产。

## 二、三萜类化合物的分离

由于三萜皂苷的极性较大,亲水性较好,不易与杂质分离,且有些皂苷结构比较相似,因此目前普遍采用色谱分离法以获得三萜皂苷类化合物的单体。用色谱法分离三萜类化合物通常采用多种色谱法组合的方法,即一般先通过硅胶柱色谱进行分离,再结合低压或中压柱色谱、薄层制备色谱、制备高效液相色谱或凝胶色谱等方法进一步分离。在进行硅胶柱色谱分离前,多先用大孔树脂柱进行初步分离。对于连接糖链较多的皂苷,多用凝胶柱色谱,如 Sephadex LH - 20 等。

此外,还可用分段沉淀法、胆甾醇沉淀法、干柱快速色谱、高速逆流色谱(HSCCC)等方法进行分离。

# 第五节　三萜类化合物的检识

## 一、理化检识

1. **泡沫试验**　皂苷水溶液经强烈振摇能产生持久性泡沫,此性质可用于皂苷的鉴别。方法是取中药粉末 1 g,加水 10 ml,煮沸 10 min 后滤出水液,振摇后产生持久性泡沫(15 min 以上),则为阳性。

有的皂苷没有产生泡沫的性质,而有些化合物如蛋白质的水溶液等亦有发泡性,但其泡沫加热后即可消失或明显减少。因此,利用此法鉴别皂苷时应该注意可能出现的假阳性或假阴性反应。

2. **显色反应**　通过 Liebermann-Burchard 等颜色反应和 Molish 反应,可初步推测化合物是否为三萜或三萜皂苷类化合物。利用显色反应检识皂苷虽然比较灵敏,但其专属性较差。

3. **溶血试验**　取供试液 1 ml,于水浴上蒸干,用 0.9％的生理盐水溶解,加入数滴 2％的红细胞悬浮液,如有皂苷类成分存在,则发生溶血现象,溶液由混浊变为澄明。

此性质不仅可用于皂苷的检识,还可以推算样品中皂苷的粗略含量。例如,某药材浸出液测得的溶血指数为 1∶1 M,所用对照标准皂苷的溶血指数为 1∶100 M,则药材中皂苷的含量约为 1％。

## 二、色谱检识

对于三萜皂苷类化合物,常采用薄层色谱进行检识,常用硅胶为吸附剂,常用的展开剂有氯仿—甲醇—水(65∶35∶10,下层)、正丁醇—乙酸—水(4∶1∶5,上层)、乙酸乙酯—吡啶—水(3∶1∶3)、乙酸乙酯—乙酸—水(8∶2∶1)等,也可用反相薄层色谱。在分离酸性皂苷时可在展开剂中滴加少量的甲酸或乙酸防止拖尾。显色剂可用 10％的硫酸乙醇溶液、三氯乙酸、香草醛—硫酸试剂等。对于亲水性强的皂苷也用纸色谱法,纸色谱可用水为固定相,展开剂的亲水性也相应增大,显色剂有三氯乙酸、五氯化锑试剂等。也可用高效液相色谱—质谱联用技术进行皂苷的检识和初步鉴定。

## 第六节 | 三萜类化合物的结构研究

三萜类化合物的结构较为复杂,采用常规的物理和化学方法难以测定其结构。目前,测定其结构可以从生源关系并采用化学和波谱等方法。根据生源关系,可查阅同属植物化学成分的研究报道,推测所研究植物中的三萜成分的结构类型。采用化学方法,可用特征性颜色反应,如Liebermann-Burchard 反应和 Molish 反应,初步判断是否属于三萜皂苷。也可采用氧化、还原、脱水、脱甲基、乙酰化、酯化或重排等化学反应将未知苷元结构转变为已知化合物,然后将其 IR、mp、$R_f$ 值或其他波谱数据与已知化合物数据进行对照,推测其结构;还可采用半合成或全合成方法制备相应的产物以确证天然产物的结构。对于母核新颖且复杂的三萜化合物的结构可采用 2D-NMR 和单晶 X-射线衍射分析等方法进行确定。

### 一、紫外光谱

多数三萜类化合物无紫外吸收,但齐墩果烷型三萜结构中多具有双键,可用紫外光谱判断其双键类型,如结构中只有一个孤立双键,仅在 205~250 nm 处有微弱吸收;若有 $\alpha,\beta$-不饱和羰基,最大吸收在 242~250 nm;如有异环共轭双烯,最大吸收在 240、250、260 nm;同环共轭双烯最大吸收则在 285 nm。此外,11-oxo,$\Delta^{12}$-齐墩果烷型化合物,可用紫外光谱判断 H-18 的构型,当 H-18 为 $\beta$ 构型,最大吸收为 248~249 nm;H-18 为 $\alpha$ 构型,最大吸收为 242~243 nm。

### 二、质谱

EI-MS 等主要用于游离三萜类化合物的分子离子峰及裂解碎片峰的研究,可提供该类化合

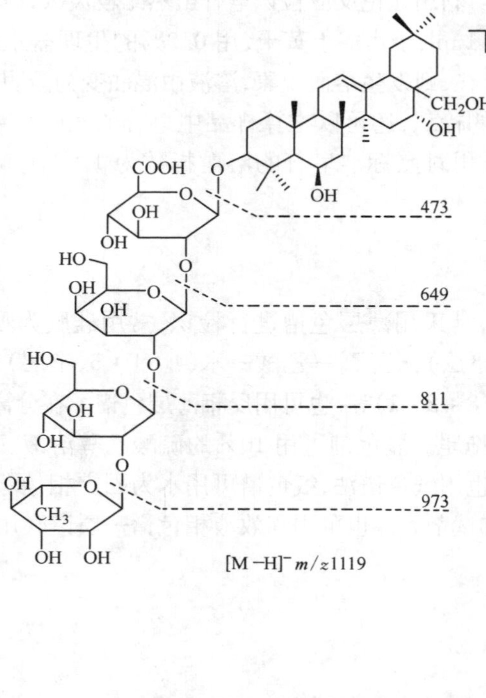

$[M-H]^- \ m/z\,1119$

物的分子量、可能的结构骨架或取代基位置的信息。由于三萜皂苷不易挥发,故电子轰击质谱(EI－MS)和化学电离质谱(CI－MS)在三萜皂苷的结构研究中受到限制。目前广泛使用的质谱技术为电喷雾质谱(ESI－MS)、飞行时间质谱(TOF－MS)、基质辅助激光解析质谱(MALDI－MS)、场解析质谱(FD－MS)和快原子轰击质谱(FAB－MS),这几种质谱的应用可以得到皂苷的准分子离子峰$[M+H]^+$、$[M+Na]^+$、$[M+K]^+$和$[M-H]^-$等。分析准分子离子峰的碎片峰还可以得到一些分子中糖单元连接顺序的信息。如从报春花科植物报春花 *Primula macrophylla* 中分离得到的皂苷 macrophyllicin 的负离子 FAB－MS 呈现了 1119$[M-H]^-$ 准分子离子峰及 973$[M-H-146]^-$、811$[M-H-146-162]^-$、649$[M-H-146-162-162]^-$ 和 473$[M-H-146-162-162-176]^-$ 碎片峰,根据以上数据不仅可测定其分子量,还能推测出皂苷元与糖、糖与糖之间的连接情况。

　　三萜类化合物分子的裂解有一定规律,如五环三萜裂解的规律:① 当环内有双键时,一般都有较特征的 RDA 裂解。② 如无环内双键,则常从 C 环断裂成两个碎片。③ 有时,RDA 裂解和 C 环断裂同时发生。根据以上规律,可初步推测分子的结构。

## 三、核磁共振谱

### (一) 氢谱

　　在 $^1$H NMR 谱中可获得三萜母核中的甲基质子、连氧碳质子、烯氢质子等重要信息。一般甲基质子信号在 $\delta_H$ 0.625～1.50,在 $^1$H NMR 谱的高场中出现多个甲基单峰是三萜类化合物的最大特征。齐墩果烷型的甲基信号均为单峰,乌苏烷类和四环三萜常可见甲基信号为双峰;环内双键氢质子的 $\delta_H$ 值一般>5,如齐墩果烷类和乌苏烷类 C－12 烯氢在$\delta_H$ 4.93～5.50 处出现多重峰或宽单峰。环外烯氢的 $\delta_H$ 值一般<5,如羽扇豆烯和何帕烯型的 C－29 位 2 个同碳烯氢信号多出现在 $\delta_H$ 4.30～5.00。由于羽扇豆烯型三萜 E 环上的异丙烯基受 C－12 位质子空间位阻的影响不能自由旋转,双键末端的两个质子不等价,表现为双峰,而何帕烯型的两个末端烯氢接近等价,合并为一单峰,利用这一特点可区别这两种母核。

### (二) 碳谱

　　$^{13}$C NMR 是确定三萜类化合物结构最有用的技术,由于分辨率高,三萜或其皂苷的$^{13}$C NMR 谱几乎可给出每一个碳的信号。在$^{13}$C NMR 谱中,角甲基一般出现在$\delta_C$ 8.9～33.7,其中 23－CH$_3$ 和 29－CH$_3$ 出现在低场,化学位移依次为 $\delta_C$ 28 和 33 左右。苷元中除与氧连接的碳和烯碳外,其他碳一般在 $\delta_C$ 60 以下。烯碳原子最易分辨,当双键位于不同类型母核或同一母核的不同位置时,其碳原子化学位移有明显差别。表 9－1 列出一些常见类型三萜化合物$^{13}$C NMR 的烯碳化学位移。

表 9－1　齐墩果烷、乌苏烷、羽扇豆烷类三萜主要烯碳的化学位移

| 三萜及双键的位置 | 烯碳 $\delta$ 值 | 其 他 特 征 碳 |
|---|---|---|
| 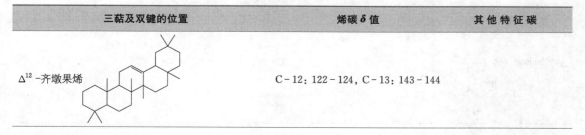<br>$\Delta^{12}$-齐墩果烯 | C－12: 122－124, C－13: 143－144 | |

续　表

| 三萜及双键的位置 | 烯碳 δ 值 | 其他特征碳 |
|---|---|---|
| 11-oxo,Δ¹²-齐墩果烯 | 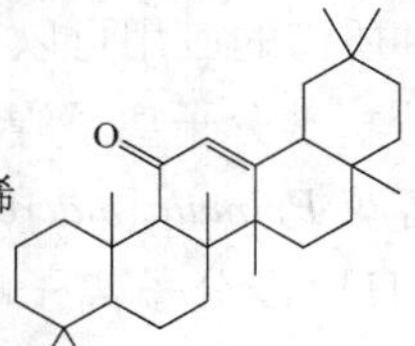 C-12：128-129, C-13：155-167 | C-11＝O：199-200 |
| Δ¹¹-13,28-epoxy-齐墩果烯 | 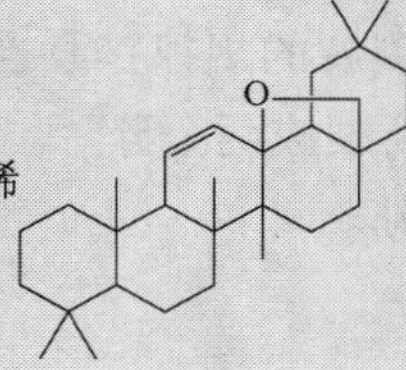 C-11：132-133, C-12：131-132 | C-13：84-86 |
| Δ¹¹,¹³⁽¹⁸⁾-齐墩果烯(异环双烯) | 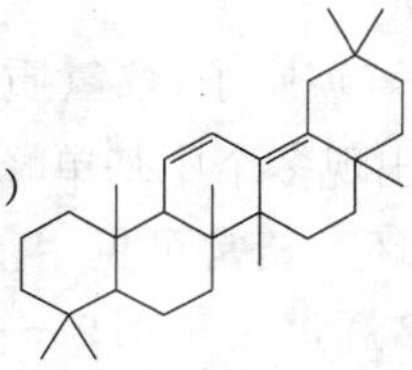 C-11：126-127, C-12：125-126<br>C-13：136-137, C-18：133-135 | |
| Δ⁹⁽¹¹⁾,¹²-齐墩果烯(同环双烯) | 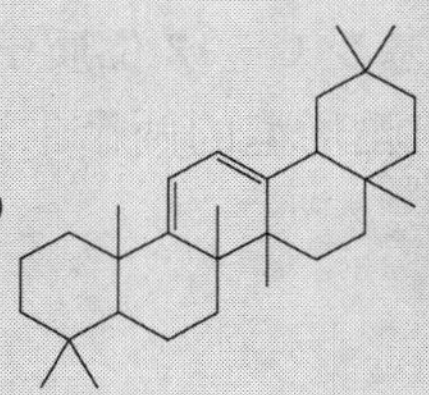 C-9：154-155, C-11：116-117<br>C-12：121-122, C-13：143-147 | |
| 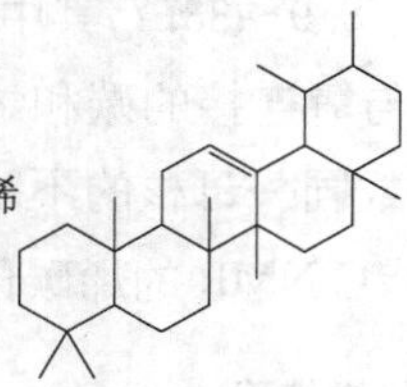 Δ¹²-乌苏烯 | C-12：124-125, C-13：138-140 | |
| Δ²⁰⁽²⁹⁾-羽扇豆烯 | 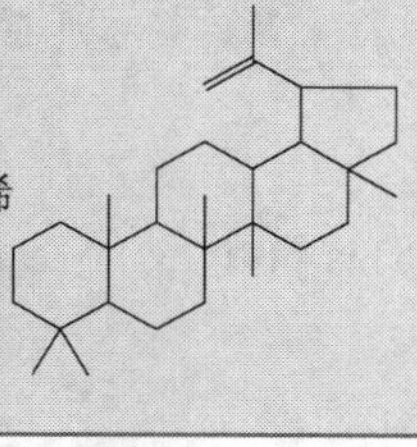 C-29：109, C-20：150 | |

## 四、结构研究举例

朝鲜白头翁 *Pulsatilla cernua* 为毛茛科白头翁属植物,含有多种三萜皂苷类成分,其中化合物朝鲜白头翁丙苷(cernuoside C)为白色粉末,mp 234~236℃,$[\alpha]_D^{20}+1.9°$,香草醛—浓硫酸显色呈紫红色。将 cernuoside C 溶于 1 mol/L HCl—50%MeOH 中,密封后于 70℃烘箱中水解 24 h,蒸干溶剂后,加少量甲醇溶解,用 TLC 分别检出苷元 Ca(展开剂为 CHCl₃—MeOH—Me₂CO,10:1:1)、阿拉伯糖、葡萄糖和鼠李糖(展开剂为 CHCl₃—MeOH—H₂O, 30:12:4 下层)。Cernuoside C 的 IR 光谱(KBr) cm⁻¹:3416(—OH),1734(—COOR),1636(C=C),1076(C—O—C)。FAB‐MS $m/z$:1097[M+Na]⁺。元素分析:实验值(%)C 58.01,H 8.16;理论值(%)C 58.23,H 8.11。根据分子量,结合¹H NMR、¹³C NMR、DEPT 谱信息和元素分析结果,推断该化合物的分子式为 $C_{53}H_{86}O_{22}$。¹H NMR(400 MHz,C₅D₅N)δ_H:0.86,0.87,0.94,1.07,1.11,1.18(各 3 H,s,6 个甲基),1.64(3 H,d,$J=6.0$ Hz,rha 6‐CH₃),5.01(1 H,d,$J=6.8$ Hz,ara H‐1),5.09(1 H,d,$J=7.6$ Hz,glc H‐1),5.32(1 H,brs,H‐12),6.23(1 H,brs,rha H‐1),6.31(1 H,d,$J=8.0$ Hz,28‐O‐glc H‐1)。¹³C NMR 数据见表 9‐2。上述结果表明 cernuoside C 为五环三萜皂苷。

根据¹H NMR 谱中的烯氢信号 δ_H 5.23(1 H,brs)及¹³C NMR 谱中的烯碳信号 δ_C 123.0 和 144.2,表明 cernuoside C 的苷元属于齐墩果‐12‐烯类化合物;¹H NMR 谱显示有 6 个甲基单峰信号,¹³C NMR 谱有 δ_C 64.1 羟甲基碳信号和 176.6 羧基碳信号,说明有 2 个甲基被分别氧化成 CH₂OH 和 COOH;将 cernuoside C 与长春藤皂苷元的碳谱数据对照,发现 cernuoside C 苷元部分除由于 3‐OH、28‐COOH 成苷产生苷化位移外,两者其余碳谱数据基本一致,将完全水解后的苷元 Ca 与长春藤皂苷元进行薄层色谱,显示两者的 R_f 值相同,从而确定 cernuoside C 的苷元部分为长春藤皂苷元。cernuoside C 为长春藤皂苷元的 C‐3 和 C‐28 位都连接糖链的双糖链皂苷,结合糖部分的碳谱中有一个葡萄糖的端基碳信号化学位移为 δ_C 95.9,推断其 28 位是以酯苷键的形式与葡萄糖结合存在,该糖端基氢的偶合常数 $J=8.0$ Hz,故苷键为 β 构型。

将 cernuoside C 约 9 mg 用 MeOH 10 ml 溶解,加入 1 mol/L NaOH 10 ml 加热回流 4 h,水解液用 1 mol/L HCl 中和,中和液减压回收至 15 ml,用水饱和的正丁醇萃取 3 次,每次 10 ml,合并萃取液,用 H₂O 10 ml 洗两次,回收正丁醇,得次生苷 Cb。FAB‐MS $m/z$:935[M+Na]⁺。¹³C NMR 谱数据见表 9‐2。比较 cernuoside C 与次级苷 Cb 碳谱数据,可知次级苷 Cb 分子中含有阿拉伯糖、鼠李糖和葡萄糖组成的三糖链,并且连接在皂苷元的 3 位羟基上。将三糖链的碳谱数据与甲基‐α‐L‐吡喃阿拉伯糖苷、甲基‐α‐L‐吡喃鼠李糖苷和甲基‐β‐D‐吡喃葡萄糖苷进行比较,发现三糖链中的 α‐L‐吡喃阿拉伯糖的 C‐2 信号(δ_C 76.4)和 C‐4 信号(δ_C 80.3)较甲基‐α‐L‐吡喃阿拉伯糖苷 C‐2 信号(δ_C 71.8)和 C‐4 信号(δ_C 69.4)分别向低场位移了 4.6 和 10.9,说明阿拉伯糖 2 位和 4 位均发生了苷化位移,因此可以推断阿拉伯糖为内侧糖,而鼠李糖和葡萄糖分别连在阿拉伯糖的 2 位或 4 位,根据 HMBC 实验可进一步确定鼠李糖和葡萄糖连接的准确位置,在 HMBC 谱中显示鼠李糖的 H‐1 与阿拉伯糖 C₂(δ_C 76.4)、葡萄糖的 H‐1 与阿拉伯糖的 C‐4(δ_H 80.3)、阿拉伯糖的 H‐1 和苷元 C‐3 有远程相关关系,说明鼠李糖连在阿拉伯糖的 2 位上,葡萄糖连在阿拉伯糖的 4 位上,而阿拉伯糖直接与苷元的 3‐OH 相连。

根据以上分析,化合物 cernuoside C 的结构确定为:$3-O-\alpha-L-$吡喃鼠李糖$(1\rightarrow2)$〔$\beta-D-$吡喃葡萄糖$(1\rightarrow4)$〕$-\alpha-L-$吡喃阿拉伯糖长春藤皂苷元 $28-O-\beta-D-$吡喃葡萄糖酯苷,为一新化合物,命名为朝鲜白头翁丙苷(cernuoside C)。

朝鲜白头翁丙苷

表 9-2　cernuoside C、次级苷 Cb 和长春藤皂苷元的
$^{13}$CNMR 的化学位移(100 MHz,$C_5D_5N$)

| 序号 | 苷 元 部 分 | | | 序 号 | 糖 链 部 分 | |
| --- | --- | --- | --- | --- | --- | --- |
| | cernuoside C | 次级苷 Cb | 长春藤皂苷元 | | cernuoside C | 次级苷 Cb |
| 1 | 39.2 | 39.2 | 38.9 | 3-O-ara | | |
| 2 | 26.5 | 26.5 | 27.6 | 1 | 104.4 | 104.5 |
| 3 | 81.2 | 81.2 | 73.5 | 2 | 76.4 | 76.4 |
| 4 | 43.7 | 43.7 | 42.9 | 3 | 74.9 | 75.3 |
| 5 | 47.9 | 48.0 | 48.0 | 4 | 80.3 | 80.6 |
| 6 | 18.4 | 18.3 | 18.7 | 5 | 65.5 | 65.5 |
| 7 | 33.0 | 33.0 | 33.1 | rha | | |
| 8 | 40.1 | 39.9 | 39.8 | 1 | 101.8 | 101.8 |
| 9 | 48.4 | 48.4 | 48.2 | 2 | 72.4 | 72.4 |
| 10 | 37.1 | 37.1 | 37.3 | 3 | 72.6 | 72.6 |
| 11 | 24.1 | 24.1 | 23.8 | 4 | 74.3 | 74.3 |
| 12 | 123.0 | 122.7 | 122.7 | 5 | 69.9 | 69.8 |
| 13 | 144.2 | 144.9 | 145.0 | 6 | 18.8 | 18.9 |
| 14 | 42.4 | 42.3 | 42.2 | glc | | |
| 15 | 28.6 | 28.5 | 28.4 | 1 | 106.7 | 106.9 |
| 16 | 23.6 | 23.9 | 23.8 | 2 | 75.6 | 75.6 |
| 17 | 47.2 | 46.3 | 46.7 | 3 | 79.0 | 78.9 |
| 18 | 42.0 | 42.1 | 42.0 | 4 | 71.3 | 71.4 |
| 19 | 46.2 | 46.6 | 46.5 | 5 | 78.9 | 78.7 |
| 20 | 30.9 | 31.1 | 31.0 | 6 | 62.7 | 62.6 |

| 序　号 | 苷　元　部　分 | | | 序　号 | 糖　链　部　分 | |
| --- | --- | --- | --- | --- | --- | --- |
| | cernuoside C | 次级苷 Cb | 长春藤皂苷元 | | cernuoside C | 次级苷 Cb |
| 21 | 34.2 | 34.4 | 34.3 | 28 - O - glc | | |
| 22 | 32.8 | 33.4 | 33.2 | 1 | 95.9 | |
| 23 | 64.1 | 64.0 | 65.8 | 2 | 74.2 | |
| 24 | 14.2 | 14.4 | 13.2 | 3 | 79.5 | |
| 25 | 16.4 | 16.4 | 16.0 | 4 | 71.4 | |
| 26 | 17.8 | 17.7 | 17.5 | 5 | 78.6 | |
| 27 | 26.3 | 26.4 | 26.2 | 6 | 62.4 | |
| 28 | 176.6 | 180.3 | 180.4 | | | |
| 29 | 33.3 | 33.5 | 33.3 | | | |
| 30 | 23.9 | 24.0 | 23.8 | | | |

# 第七节 | 含皂苷的中药实例

## 一、人参

人参为五加科植物人参 *Panax ginseng* C. A. Mey. 的干燥根及根茎,是传统名贵中药,始载于我国现存第一部本草专著《神农本草经》。人参具有大补元气、复脉固脱、补脾益肺、生津安神等功效,是常用的滋补强壮药。人参属植物有 13 种,其中人参主要分布在中国东北地区、朝鲜半岛和日本。栽培者称为"园参",野生者称为"山参"。依其炮制加工方法不同,又分为生晒参(白参)、红参、糖人参和冻干参(活性参)。人参含有多种类型的化学成分,如皂苷类、多糖类、多肽类、脂肪酸、氨基酸、聚乙炔醇类等,其主要活性成分为人参皂苷,目前已分离并确定结构的皂苷成分计 40 余种。

人参叶为人参的干燥叶,化学成分研究表明人参叶中亦含有大量的人参皂苷,具有较好的药效,目前人参叶已被《中国药典》(2015 年版)收载。

《中国药典》以人参皂苷为指标成分,对人参和人参叶进行鉴别和含量测定。要求人参按干燥品计算,含人参皂苷 Rg₁ 和人参皂苷 Re 的总量不得少于 0.30%,人参皂苷 Rb₁ 不得少于 0.20%。人参叶按干燥品计算,含人参皂苷 Rg₁ 和人参皂苷 Re 的总量不得少于 2.25%。

### (一)人参皂苷的结构类型

人参的主根、须根、芦头、茎、叶、花蕾、果实等部位中都含有多种人参皂苷(ginsenosides)。根据皂苷元的结构分为 A、B、C 三种类型。

### 1. 人参二醇型—A型

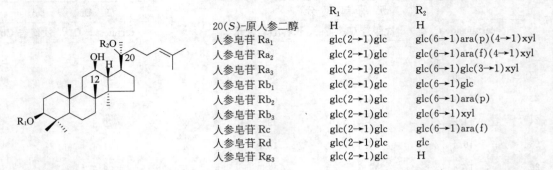

| | $R_1$ | $R_2$ |
|---|---|---|
| 20($S$)-原人参二醇 | H | H |
| 人参皂苷 Ra₁ | glc(2→1)glc | glc(6→1)ara(p)(4→1)xyl |
| 人参皂苷 Ra₂ | glc(2→1)glc | glc(6→1)ara(f)(4→1)xyl |
| 人参皂苷 Ra₃ | glc(2→1)glc | glc(6→1)glc(3→1)xyl |
| 人参皂苷 Rb₁ | glc(2→1)glc | glc(6→1)glc |
| 人参皂苷 Rb₂ | glc(2→1)glc | glc(6→1)ara(p) |
| 人参皂苷 Rb₃ | glc(2→1)glc | glc(6→1)xyl |
| 人参皂苷 Rc | glc(2→1)glc | glc(6→1)ara(f) |
| 人参皂苷 Rd | glc(2→1)glc | glc |
| 人参皂苷 Rg₃ | glc(2→1)glc | H |

### 2. 人参三醇型—B型

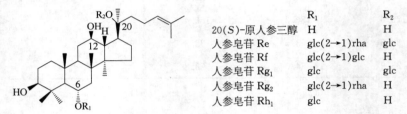

| | $R_1$ | $R_2$ |
|---|---|---|
| 20($S$)-原人参三醇 | H | H |
| 人参皂苷 Re | glc(2→1)rha | glc |
| 人参皂苷 Rf | glc(2→1)glc | H |
| 人参皂苷 Rg₁ | glc | glc |
| 人参皂苷 Rg₂ | glc(2→1)rha | H |
| 人参皂苷 Rh₁ | glc | H |

### 3. 齐墩果酸型—C型

人参皂苷Ro R=glu A(2→1)glc

A型和B型人参皂苷元为达玛烷型四环三萜,在达玛烷骨架的3位和12位具有羟基取代,C-20为$S$构型。A型与B型的区别在于6位碳上是否有羟基取代,6位无羟基者为A型,6位有羟基取代者为B型。C型皂苷的苷元为齐墩果烷型五环三萜。

近年来,从人参中发现的一些新化合物大多是原人参二醇或三醇型侧链的衍生化或糖部分乙酰化或丙二酰化产物。例如,人参皂苷 Rh₃ 为 Rh₂ 中 C₂₀、C₂₂ 的脱水产物,由于极性比 Rh₁、Rh₂ 低,故称为 Rh₃。

现代药理研究表明,三种不同类型的人参皂苷的生物活性有显著差异。原人参二醇型皂苷类如 Rb₁ 和 Rb₂ 表现为中枢抑制作用和抗氧化作用;原人参三醇型皂苷类如 Rg₁ 表现为中枢兴奋、易化学习记忆,促进蛋白质、DNA 和 RNA 合成,Rh₂ 对肿瘤细胞增殖有抑制作用;齐墩果烷型皂苷类如 Ro 具有抗炎、解毒、抗血栓作用。

### (二)水解反应

A型和B型人参皂苷用酸加热水解时,从水解产物中得不到原皂苷元。这是由于这些皂苷元的性质不太稳定,当皂苷用酸水解时,苷元 C-20 易由 $S$ 构型转变为 $R$ 构型,继之发生侧链环合,

20-OH 上 H 加到侧链双键含氢较多的碳上,而 20-OH 上的 O 加到侧链双键含氢较少的碳上,生成了异构化产物人参二醇和人参三醇。反应过程如下。

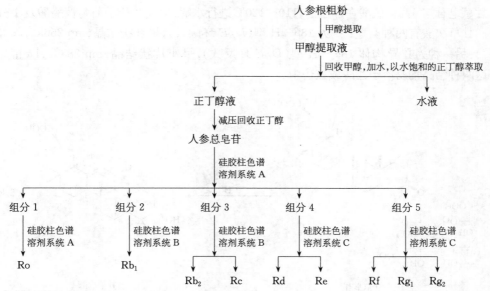

A型皂苷(20S) R₁、R₂=糖基　　原人参二醇(20R)　　人参二醇

B型皂苷(20S) R₁、R₂=糖基　　原人参三醇(20R)　　人参三醇

因此欲得到原皂苷元,须采用缓和的方法进行水解,如酶水解或 Smith 降解法等。

### (三) 人参皂苷的提取分离
人参皂苷一般采用醇溶剂提取,硅胶柱色谱分离,流程如下。

人参根粗粉
↓ 甲醇提取
甲醇提取液
↓ 回收甲醇,加水,以水饱和的正丁醇萃取

正丁醇液　　　　　　　　水液
↓ 减压回收正丁醇
人参总皂苷
↓ 硅胶柱色谱 溶剂系统 A

组分1　　组分2　　组分3　　组分4　　组分5

组分1→Ro(硅胶柱色谱 溶剂系统 A)
组分2→Rb₁(硅胶柱色谱 溶剂系统 B)
组分3→Rb₂、Rc(硅胶柱色谱 溶剂系统 B)
组分4→Rd、Re(硅胶柱色谱 溶剂系统 C)
组分5→Rf、Rg₁、Rg₂(硅胶柱色谱 溶剂系统 C)

溶剂系统 A:氯仿—甲醇—水(65:35:10 下层)
溶剂系统 B:正丁醇—乙酸乙酯—水(4:1:2 上层)
溶剂系统 C:氯仿—甲醇—乙酸乙酯—水(2:2:4:1 下层)

**（四）人参皂苷的结构分析**

1. **质谱**  人参皂苷用常规的电子轰击质谱不能测出其分子量,国外从 20 世纪 70 年代末开始应用 FD - MS 进行测定。在人参皂苷的 FD - MS 中,能观察到 $[M+K]^+$、$[M+Na]^+$ 等准分子离子峰,同时还分别可见准分子离子不同程度地失去糖基的碎片离子峰。

2. **碳谱**  人参皂苷常用 $^{13}C$ NMR 法进行结构测定。从 $^{13}C$ NMR 谱中可看出羟基和双键的数目及位置,糖链位置,糖的种类和数目以及皂苷元的 C - 20 的构型。当 C - 20 构型不同时,可引起相近的其他碳信号,特别是 C - 17、C - 21 和 C - 22 的 $\delta$ 值发生变化。

## 二、甘草

甘草为豆科植物甘草 *Glycyrrhiza uealensis* Fisch、胀果甘草 *G. inflata* Bat. 或光果甘草 *G. glabra* L. 的干燥根及根茎。主产于内蒙古、山西、甘肃、新疆等地。甘草具有补脾益气、清热解毒、祛痰止咳、缓急止痛、调和诸药的功效。用于脾胃虚弱,倦怠乏力,心悸,气短,咳嗽痰多,痈肿疮毒,缓解药物毒性等。近年来研究表明,甘草具有较强的抗溃疡、抗炎、抗变态反应作用,临床上用于治疗急慢性病毒性肝炎等。

甘草主要化学成分是具有甜味的皂苷——甘草皂苷(glycyrrhizin),因此又称其为甘草甜素。甘草皂苷是由皂苷元 18 - $\beta$ -甘草次酸及 2 分子葡萄糖醛酸组成,甘草皂苷又称为甘草酸。甘草皂苷的水溶液有微弱的起泡性及溶血性。甘草皂苷可以钾盐或钙盐形式存在于甘草中,其盐易溶于水,在水溶液中加稀酸即可析出游离的甘草酸,这种沉淀又极易溶于稀氨水中,故可作为甘草皂苷的提纯方法。甘草除含有甘草皂苷和甘草次酸外,尚存在其他类型的三萜皂苷类、黄酮类、生物碱类及多糖类成分。

《中国药典》将甘草酸和甘草苷作为甘草的指标成分,分别采用甘草酸铵和甘草苷作为对照品。要求含甘草苷不得少于 0.50%,甘草酸不得少于 2.0%。

甘草皂苷与 5% 稀硫酸在加压下,110～120℃进行水解,生成 2 分子葡萄糖醛酸及 1 分子甘草次酸。甘草次酸有两种类型:一为 18$\beta$ - H 型($D/E$ 环顺式),呈针状结晶,mp 256℃,$[\alpha]_D^{20}$ +140°(乙醇);另一种为其异构体 18$\alpha$ - H 型($D/E$ 环反式),呈小片状结晶,mp 283℃,$[\alpha]_D^{20}$ +86°(乙醇),这两种结晶均易溶于乙醇或氯仿中。

甘草皂苷　　　　　　　　　　　　　　　甘草次酸

药理研究表明,甘草酸和甘草次酸都具有促肾上腺皮质激素(ACTH)样的生物活性,临床用作抗炎药,用于胃溃疡病的治疗,但只有 18$\beta$ - H 型的甘草酸才具有 ACTH 样作用,18$\alpha$ - H 型没有此种生物活性。通过药理研究还发现,甘草酸除有抗变态反应外,并有非特异性的免疫加强作用,同时能对抗 CCl₄ 对肝脏的急性损伤作用。

甘草皂苷的含量随品种和产地而不同,在 5％～11％。

### （一）甘草酸单钾盐的提取与精制

甘草酸不易精制,需制成钾盐才能进一步精制。

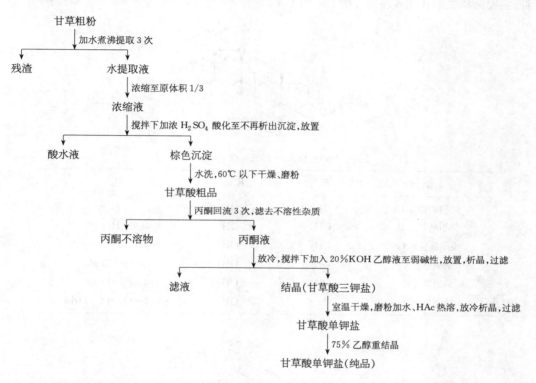

### （二）甘草酸的水解与甘草次酸的制备

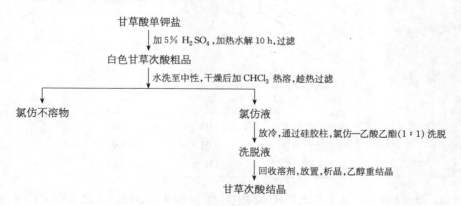

## 三、柴胡

柴胡为伞形科柴胡属植物柴胡 *Bupleurum chinense* DC. 或狭叶柴胡 *B. scorzonerifolium*

Willd. 的干燥根。具有发表和里、疏肝解郁、止痛升阳的功效,临床上常用于治疗感冒发热、胸胁胀痛、月经不调、脱肛等症。

现代研究表明,柴胡中含有三萜皂苷、木脂素、黄酮挥发油及多糖类化合物。其中,柴胡皂苷(含量 1.6%～3.8%)已被证明有解热、镇痛、镇咳、抗炎等作用,是柴胡的主要有效成分。至今从柴胡属植物中已分离出近 100 个三萜皂苷,均为齐墩果烷型。这些皂苷根据双键的位置可以分为五种,主要结构类型和代表性化合物的结构如下。

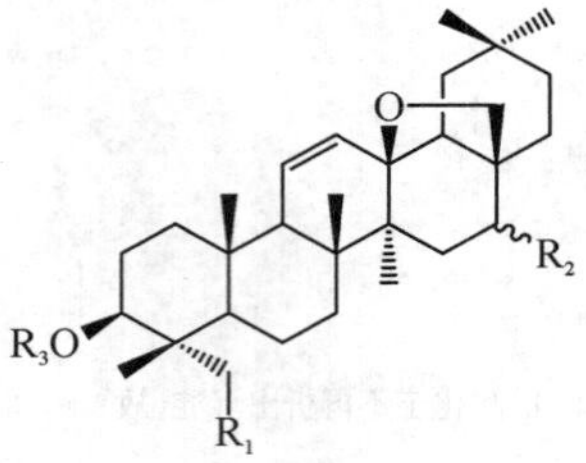

$\Delta^{11}$ - 13, 28 -环氧齐墩果烯型

| 化 合 物 | $R_1$ | $R_2$ | $R_3$ |
| --- | --- | --- | --- |
| 柴胡皂苷元 E | H | $\beta$ - OH | H |
| 柴胡皂苷元 F | OH | $\beta$ - OH | H |
| 柴胡皂苷元 G | OH | $\alpha$ - OH | H |
| 柴胡皂苷 a | OH | $\beta$ - OH | fuc(3→1) glc |
| 柴胡皂苷 d | OH | $\alpha$ - OH | fuc(3→1) glc |
| 柴胡皂苷 c | H | $\beta$ - OH | glc(6→1)glc(4→1)rha |

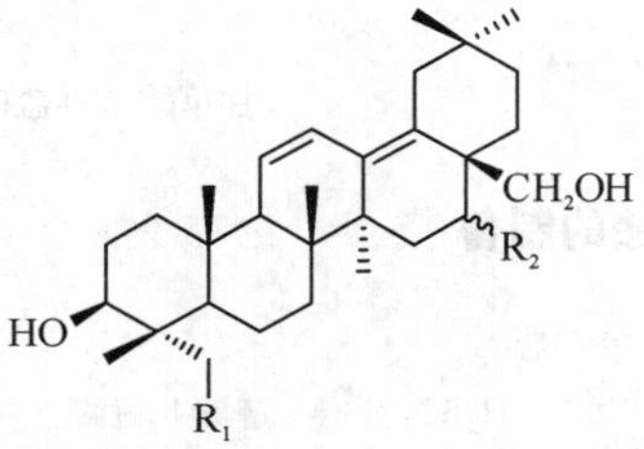

$\Delta^{11, 13(18)}$ -齐墩果二烯型

| 化 合 物 | $R_1$ | $R_2$ |
| --- | --- | --- |
| 柴胡皂苷元 A | OH | $\beta$ - OH |
| 柴胡皂苷元 D | OH | $\alpha$ - OH |
| 柴胡皂苷元 C | H | $\beta$ - OH |

$\Delta^{11}$ - 13, 28 -环氧齐墩果烯型化合物结构中具有 13, 28 -氧环结构,是柴胡中的原生苷(或原生苷元),其氧环不稳定,在酸的作用下醚键可断裂,生成人工次生产物。如柴胡皂苷元 F、G 在酸的作用下产生柴胡皂苷元 A 和 D,柴胡皂苷元 E 产生柴胡皂苷元 C 和 B,B 是由于环氧醚键断裂的同时发生双键移位而生成。

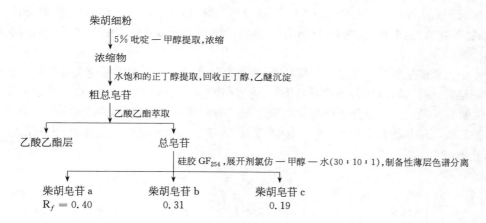

柴胡皂苷元 B

柴胡总皂苷为无定形粉末,具有皂苷的一般性质,能溶于热水,易溶于甲醇、乙醇、正丁醇、吡啶,难溶于苯、三氯甲烷、乙醚等有机溶剂。柴胡皂苷(saikosaponin)主要有 a、d、c 三种,其中柴胡皂苷 a、d 含量最高,具有明显的抗炎和降血脂功能,代表柴胡主要药理作用,柴胡皂苷 c 无此作用。

《中国药典》以柴胡皂苷 a 和柴胡皂苷 d 为指标成分对柴胡进行鉴别和含量测定,要求柴胡皂苷 a 和柴胡皂苷 d 的总量不得少于 0.30%。

柴胡总皂苷一般采用 5% 吡啶—甲醇提取,浓缩液经正丁醇萃取回收正丁醇后利用乙醚沉淀的方法进行初步分离。粗皂苷可用热的乙酸乙酯去除脂溶性成分后用硅胶柱色谱或制备薄层色谱分离。

```
柴胡细粉
  │ 5% 吡啶 — 甲醇提取,浓缩
浓缩物
  │ 水饱和的正丁醇提取,回收正丁醇,乙醚沉淀
粗总皂苷
  │ 乙酸乙酯萃取
  ├────────────┬────────────
乙酸乙酯层        总皂苷
                  │ 硅胶 GF₂₅₄,展开剂氯仿 — 甲醇 — 水(30:10:1),制备性薄层色谱分离
        ┌─────────┼─────────┐
    柴胡皂苷 a    柴胡皂苷 b    柴胡皂苷 c
    Rf = 0.40      0.31          0.19
```

## 四、黄芪

黄芪为豆科植物蒙古黄芪 *Astragalus membranaceus* (Fisch.) Bge. *var. mongholicus* (Bge.) Hsiao 或膜荚黄芪 *Astragalus membranaceus* (Fisch.) Bge. 的干燥根。其性微温,可入肺经和脾经,具有补气健脾、升阳举陷、益卫固表、利尿消肿等功效。现代药理研究表明,黄芪具有增强和调节人体免疫功能、抗菌、抗心律失常、调节血糖和血脂、保肝和利尿等作用。黄芪的化学成分复杂,主要含皂苷、黄酮、多糖及氨基酸等成分。目前,已经从黄芪及其同属近缘植物中共分离出 40 余种三萜皂苷,其结构为四环三萜或五环三萜苷类,成苷的糖多为葡萄糖、半乳糖、鼠李糖,一般连接于苷元 3 位和 6 位。

黄芪甲苷即黄芪皂苷 Ⅳ (astragaloside Ⅳ)是黄芪中主要生物活性成分,具有抗炎、降压、镇痛、镇静作用,并能促进肝脏 DNA 再生和调节机体免疫力的作用。结构上属于环菠萝蜜烷型四环三萜皂苷,其分子式 $C_{41}H_{68}O_{14}$,分子量 784,mp 295～296℃。其在酸性条件下水解时,除获得皂苷元

环黄芪醇外,同时亦获得黄芪醇(astragenol),这是由于环黄芪醇结构中 3 元环极易在酸水解时开裂,生成具有 $\Delta^{9(11)}$,10-CH₃ 的次生产物黄芪醇。因此,为避免环的开裂,一般采用两相酸水解或酶水解。

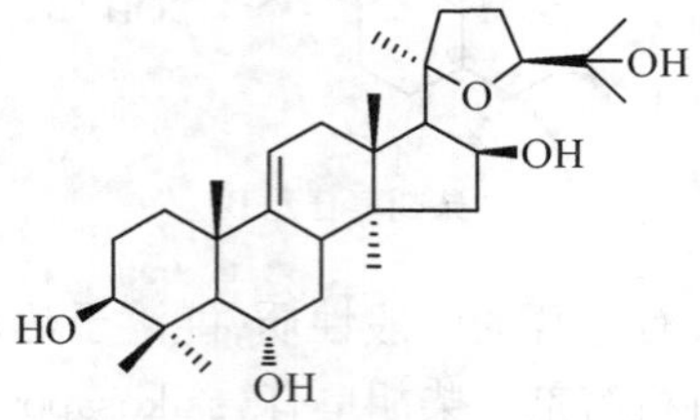

黄芪醇

《中国药典》以黄芪甲苷为指标成分对黄芪进行定性鉴别,以黄芪甲苷和毛蕊异黄酮葡萄糖苷为指标成分对黄芪进行含量测定,要求黄芪甲苷不得少于 0.040%,毛蕊异黄酮葡萄糖苷不得少于 0.020%。

## 五、三七

三七为五加科植物三七 *Panax notoginseng* (Burk.) F. H. Chen 的根和根茎。又名田七、人参三七、田三七、山漆等。三七味甘、微苦,性温,归肝、胃、心、小肠经,具有止血、散瘀、消肿、止痛、补虚、强壮等功效,主治咯血、衄血、外伤出血、跌打肿痛等,近年来用于治疗冠心病、糖尿病、心绞痛及抗血栓等。

三七中主要的生物活性成分是三萜皂苷,含量高达 12%,其结构类型绝大多数属于达玛烷型四环三萜皂苷,结构特点是 C-8 位有角甲基,为 $\beta$-构型;C-13 位有 $\beta$-H;C-17 位有 $\beta$-侧链,C-20 构型是 S 型。三七皂苷根据其 6 位碳上是否有羟基分为人参二醇型皂苷和人参三醇型皂苷。人参二醇型皂苷的苷元为 20(S)-原人参二醇,人参三醇型皂苷的苷元为 20(S)-原人参三醇。三七皂苷 R₁ 结构如下。

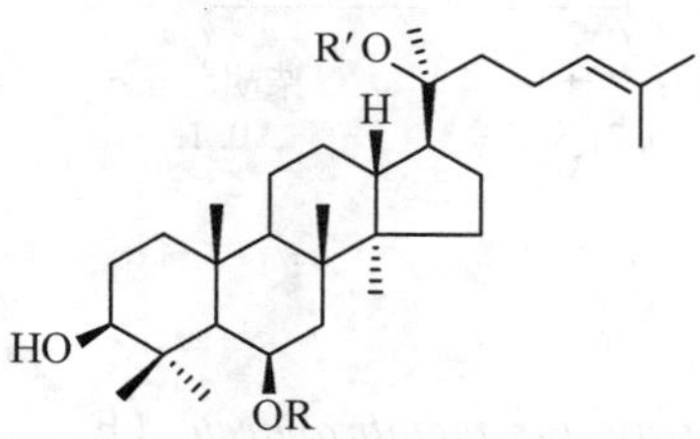

R=glc(2→1) fuc, R′=glc
三七皂苷 R₁

《中国药典》以人参皂苷 Rg₁、人参皂苷 Rb₁ 及三七皂苷 R₁ 为指标成分对三七进行含量测定,要求含人参皂苷 Rg₁、人参皂苷 Rb₁ 及三七皂苷 R₁ 的总量不得少于 5.0%。在定性鉴别部分药典又增加人参皂苷 Re 作为检测指标,保证药材的质量。

## 六、合欢皮

合欢皮为豆科植物合欢 *Albizia julibrissin* Durazz. 的干燥树皮。性味甘、平。具有解郁、和血、宁心、消痈肿的功效,用于治疗心神不安、忧郁、失眠、肺痈、痈肿、瘰疬、筋骨折伤。

　　三萜皂苷是合欢皮极性部分的主要成分。从合欢属植物中分离得到皂苷的结构类型大多为五环三萜类齐墩果烷型衍生物，且大多数具有 3、16、21 位羟基和 28 位羧基，特征是 21 位羟基连有单萜酸酯；其糖苷有单糖链苷、双糖链苷和三糖链苷，所接的糖主要有葡萄糖、夫糖、木糖、阿拉伯糖、鼠李糖、鸡纳糖等。主要母核结构式如下。

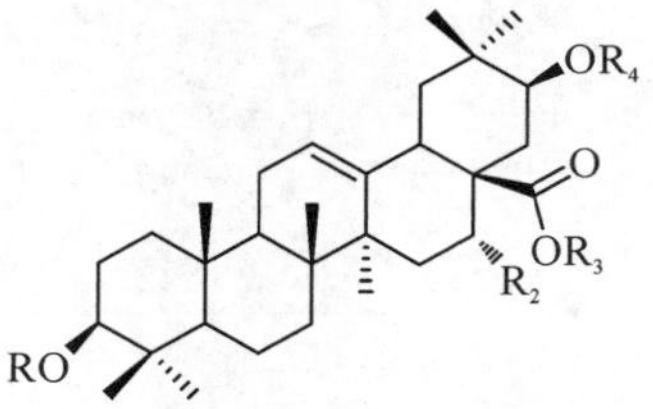

合欢皮中皂苷的结构通式

　　《中国药典》以(-)-丁香树脂酚-4-O-β-D-呋喃芹糖基-(1→2)-β-D-吡喃葡萄糖苷为指标成分对合欢皮进行含量测定，要求含(-)-丁香树脂酚-4-O-β-D-呋喃芹糖基-(l→2)-β-D-吡喃葡萄糖苷不得少于 0.030％。

## 七、商陆

　　商陆为商陆科植物商陆 *Phytolacca acinosa* Roxb. 或垂序商陆 *P. americana* L. 的干燥根。具有逐水消肿、通利二便的功效，外用可以解毒散结。主治水肿胀满，二便不通及外治痈肿疮毒等。临床上多用其治疗乙型肝炎、银屑病和过敏性紫癜等疾病。

　　商陆的特征性化学成分是三萜皂苷，还有黄酮、酚酸、甾醇、多糖等成分。目前，已经从商陆中分离得到 21 个三萜皂苷元和 42 种三萜皂苷，且均为齐墩果烷型(分属五种母核类型)。

　　《中国药典》以商陆皂苷甲为指标成分对商陆进行鉴别和含量测定，要求含商陆皂苷甲不得少于 0.15％。

# 第十章 甾体及其苷类

> **导学**
>
> 1. 掌握甾体化合物的结构与分类、颜色反应；甾体皂苷和强心苷结构特征、理化性质、提取分离和检识方法。
> 2. 了解植物甾醇、$C_{21}$ 甾、胆汁酸、昆虫变态激素的基本结构特征。

## 第一节 概　　述

甾体及其苷类化合物分子结构中都具有环戊烷骈多氢菲的甾体母核，主要包括甾体皂苷、强心苷、植物甾醇、胆汁酸、$C_{21}$ 甾、昆虫变态激素等，是广泛存在于自然界中的一类天然化学成分，在植物体内，经甲戊二羟酸生物合成途径转化、衍生形成。

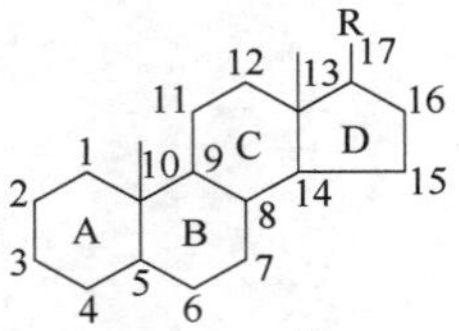

## 一、甾体化合物的结构与分类

根据甾体母核 C-17 位侧链结构的不同，可将甾体化合物分类，如表 10-1 所示。

表 10-1　部分天然甾体化合物分类与结构特点

| 名　称 | A/B | B/C | C/D | $C_{17}$ 侧链 |
|---|---|---|---|---|
| 甾体皂苷 | 顺、反 | 反 | 反 | 含氧螺杂环 |
| 强心苷 | 顺、反 | 反 | 顺 | 不饱和内酯环 |
| 植物甾醇 | 顺、反 | 反 | 反 | 8~10 个碳的脂肪烃 |
| 胆汁酸 | 顺 | 反 | 反 | 戊酸 |
| $C_{21}$ 甾醇 | 反 | 反 | 顺 | $C_2H_5$ |
| 昆虫变态激素 | 顺 | 反 | 反 | 8~10 个碳的脂肪烃 |

天然甾体化合物 B/C 环均为反式, C/D 环多为反式, A/B 环则有顺式和反式。A/B 环顺式者称为正系(H-5β), 反式者称为别系(H-5α)。甾体母核 C-10、C-13、C-17 侧链大多是 β 构型, C-3 上多有 β-OH 取代, 其他位置上也可有羟基、羰基、双键等。

## 二、甾体化合物的生物合成途径

甾体化合物是由甲戊二羟酸途径合成角鲨烯(详见第一章), 经进一步环合衍生而来的, 见下图。

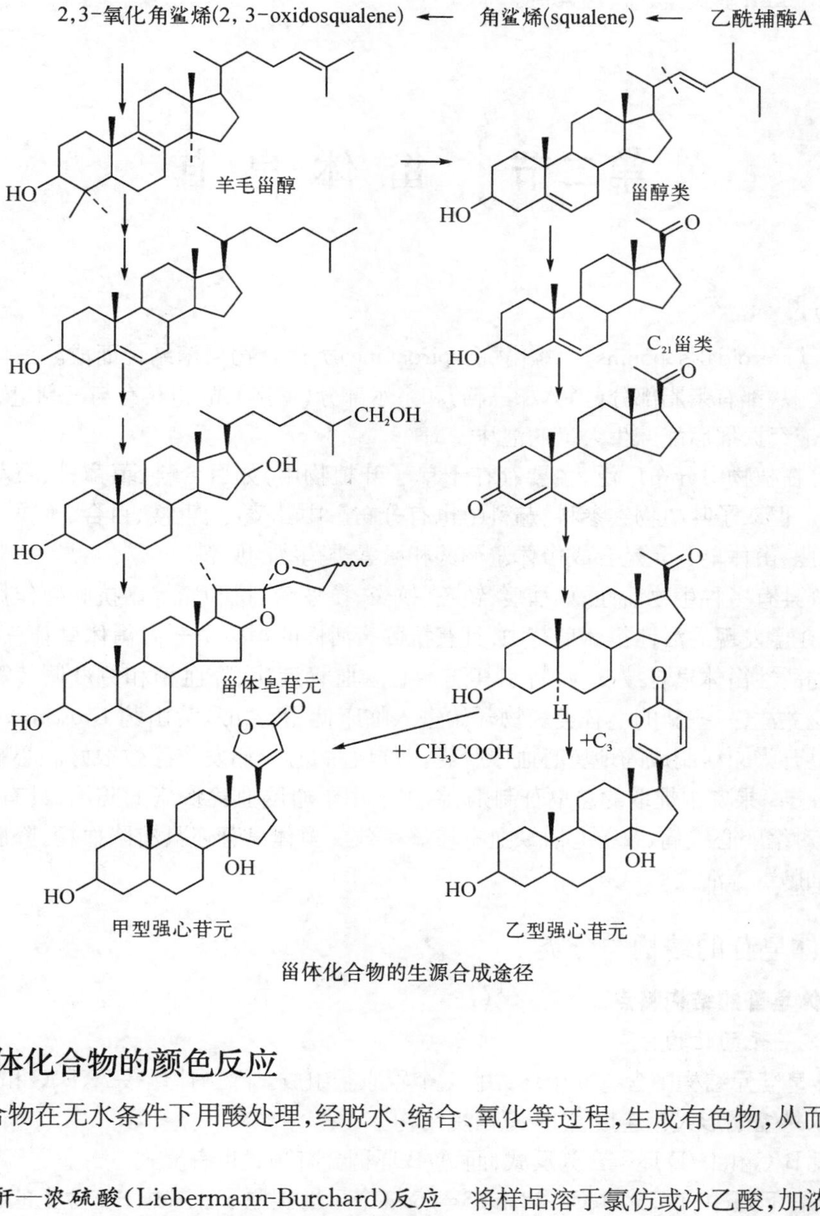

甾体化合物的生源合成途径

## 三、甾体化合物的颜色反应

甾体化合物在无水条件下用酸处理, 经脱水、缩合、氧化等过程, 生成有色物, 从而产生各种颜色反应。

1. **乙酸酐—浓硫酸(Liebermann-Burchard)反应** 将样品溶于氯仿或冰乙酸, 加浓硫酸—乙酸酐(1:20), 产生红→紫→蓝→绿→污绿等颜色变化, 最后褪色。

2. 氯仿—浓硫酸(Salkowski)反应　将样品溶于氯仿,沿管壁滴加浓硫酸,硫酸层显血红色或蓝色,氯仿层显绿色荧光。

3. 乙酸—乙酰氯(Tschugaev)反应　将样品溶于冰乙酸,加氧化锌和乙酰氯共热;或取样品溶于氯仿,加冰乙酸、乙酰氯、氯化锌煮沸,反应液呈现紫红→蓝→绿的变化。

4. 三氯乙酸(Rosen-Heimer)反应　将样品溶液点于滤纸上,喷 25%三氯乙酸乙醇溶液,于60℃加热,呈红色至紫红色。

5. 五氯化锑(Kahlenberg)反应　将样品溶液点于滤纸上,喷 20%五氯化锑氯仿溶液,于 60~70℃加热 3~5 min,呈灰蓝、蓝、灰紫色。

# 第二节　甾 体 皂 苷

## 一、概述

甾体皂苷(steroidal saponins)由螺甾烷(spirostane)类化合物与糖结合而成。甾体皂苷结构上与三萜皂苷类似,都有亲脂部分(甾体和三萜)和亲水部分(糖链),故也具有与三萜皂苷相似的表面活性,其水溶液经振摇后能产生大量的泡沫。

甾体皂苷在植物中分布广泛,主要存在于单子叶植物中,如百合科、薯蓣科、石蒜科、豆科、姜科、棕榈科等。但双子叶植物玄参科、茄科中也有分布。中药麦冬、重楼、百合、玉竹、知母、薤白等富含甾体皂苷。甾体皂苷元是合成甾体避孕药和激素类药物的原料。

甾体皂苷具有多种生物活性,如祛痰、镇咳、抗炎、抗疲劳、抗肿瘤等。抗肿瘤作用是甾体皂苷的主要活性,在已发现的活性甾体皂苷中,具有抗肿瘤活性的甾体皂苷占甾体皂苷总数的 2/3。近年来许多新的活性甾体皂苷被发现,特别其防治心脑血管疾病、降血糖和免疫调节等作用引起了国际上的广泛关注,一些新的皂苷类药物开始进入临床使用。如从黄山药 *Dioscorea panthaica* 中提取的甾体皂苷为原料制成的地奥心血康胶囊,对冠心病心绞痛发作疗效很好。心脑舒通为蒺藜 *Tribulus terresris* 果实中提取的总皂苷制剂,临床上用于心脑血管疾病的防治,具有扩冠、改善冠脉循环作用,对缓解心绞痛、改善心肌缺血有较好疗效。甾体皂苷还具有降血糖、降胆固醇、抗菌、杀灭钉螺及细胞毒等活性。

## 二、甾体皂苷的结构与分类

### (一)甾体皂苷的结构特点

1. 甾体皂苷元的结构特点

(1)甾体皂苷元结构中含有 6 个环,由 27 个碳原子组成。除甾体母核 A、B、C 和 D 四个环外,E 环和 F 环以螺缩酮形式相连接,构成螺甾烷结构。

(2)一般 B/C 和 C/D 环稠合为反式,而 A/B 环稠合有顺式也有反式。

(3)E 环和 F 环中有 C-20、C-22 和 C-25 三个手性碳原子。其中,20 位上的甲基均处于 E 环的平面后,22 位上的含氧侧链处于 F 环的后面。C-25 的绝对构型依甲基取向的不同可能有两

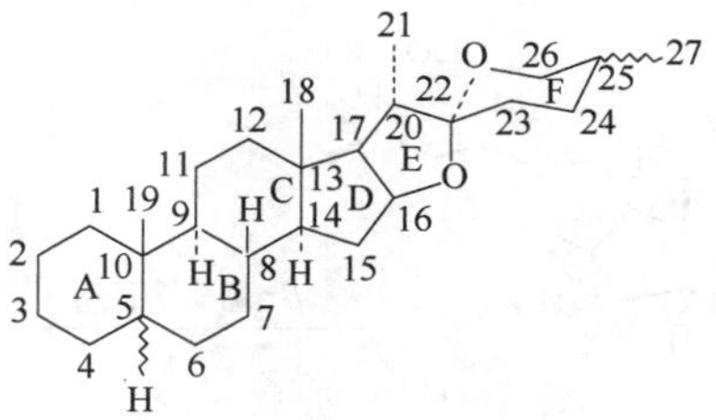

种构型,当 25 位上的甲基处于直立键时,为 $\beta$ 取向,其 C-25 的绝对构型为 $S$ 型,又称 L 型或 *neo* 型,为螺甾烷;当 25 位上的甲基处于平伏键时,为 $\alpha$ 取向,其 C-25 的绝对构型为 $R$ 型,又称 D 型或 *iso* 型,为异螺甾烷,较螺甾烷稳定。

(4) 分子中含有多个羟基,大多数在 C-3 上有羟基,且多为 $\beta$ 取向。

(5) 甾体皂苷分子结构中不含羧基,呈中性,故又称中性皂苷。

2. **甾体皂苷中糖的特点** 组成甾体皂苷的糖种类较多,迄今发现已有 10 余种,其中以葡萄糖、半乳糖、木糖、鼠李糖和阿拉伯糖最常见,糖一般连接在苷元的 3 位,也有的在 1 位和 2、6 位。皂苷元与糖可能形成单糖链皂苷或双糖链皂苷。

### (二) 甾体皂苷的分类

根据螺甾烷结构中 C-25 的构型和 F 环的环合状态,可将甾体皂苷分为四种类型。

1. **螺甾烷醇(spirostanol)型** 由螺甾烷衍生的皂苷为螺甾烷醇型皂苷。如从中药知母中分得的知母皂苷 A-III(timosaponin A-III),其中苷元是菝葜皂苷元(sarsasapogenin),简称螺旋甾-$3\beta$-醇。

2. **异螺甾烷醇(isopirostanol)型** 由异螺甾烷衍生的皂苷为异螺甾烷醇型皂苷。如从薯蓣科薯蓣属植物根茎中分得的薯蓣皂苷(dioscin),其水解产物为薯蓣皂苷元(diosgenin),简称 $\Delta^5$-异螺旋甾烯-$3\beta$-醇,是合成甾体激素类药和甾体避孕药的重要原料。

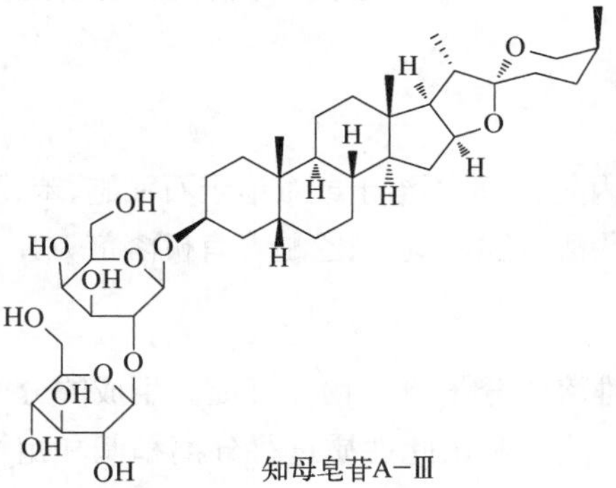

知母皂苷A-III 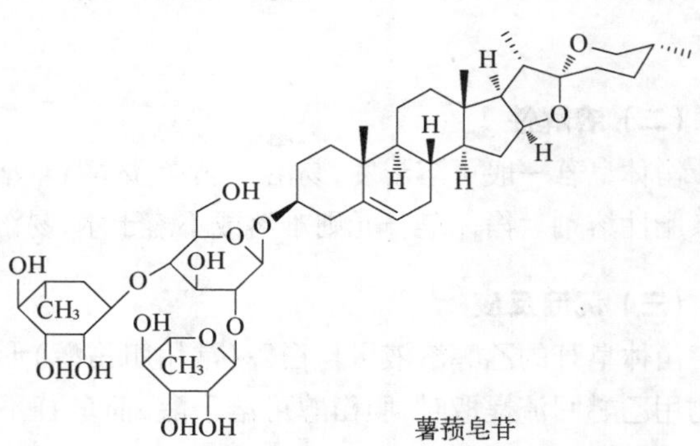　　　　薯蓣皂苷

3. **呋甾烷醇(furostanol)型** 由 F 环裂环而衍生的皂苷称为呋甾烷醇型皂苷。呋甾烷醇型皂苷 C-26 位羟基多与葡萄糖成苷,但其苷键易被酶解,此外,C-3 位或其他位置也可以成苷。在 C-26 位上的糖链被水解下来的同时 F 环也随之环合,成为具有相应螺甾烷或异螺甾烷侧链的单糖链皂苷。例如,菝葜 *Smilax aristolochiaefolia* 根中的原菝葜皂苷(sarsaparilloside)属呋甾烷醇型双糖链皂苷,易被 $\beta$-葡萄糖苷酶酶解,失去 C-26 位上的葡萄糖,同时 F 环重新环合,转变为具有螺甾烷侧链的菝葜皂苷(parillin)。

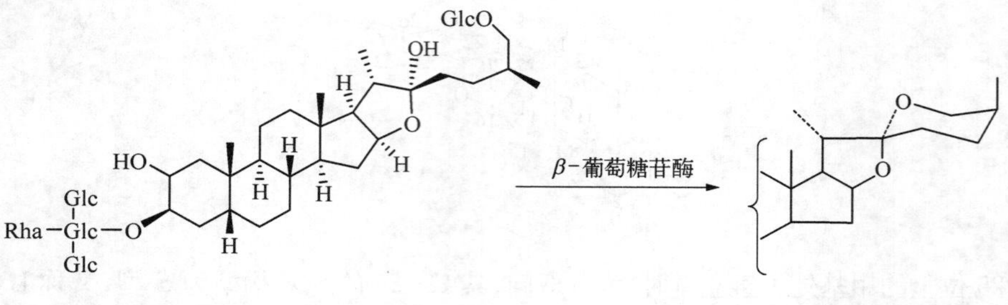

原菝葜皂苷      菝葜皂苷

4. **变形螺甾烷醇(*pseudo*-spirostanol)型** 由 F 环为呋喃环的螺甾烷衍生的皂苷为变形螺甾烷醇型皂苷。天然产物中这类皂苷较少。其 C-26 位羟基为伯醇基,均与葡萄糖成苷。在酸水解除去此葡萄糖的同时,F 环迅速重排为六元吡喃环,转化为具有相应螺甾烷或异螺甾烷侧链的化合物。

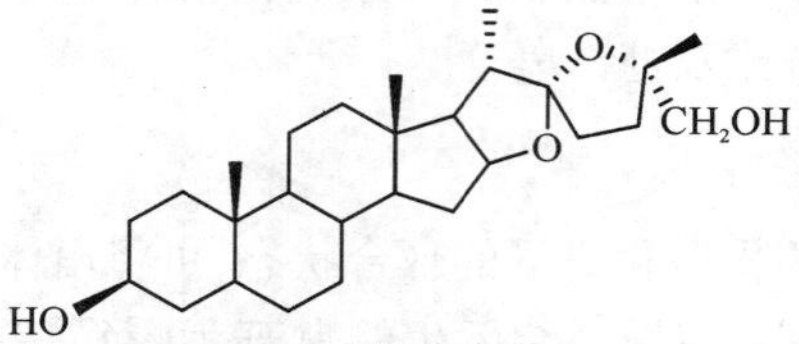

变形螺甾烷醇

## 三、甾体皂苷的理化性质

### (一) 性状

甾体皂苷大多为无色或白色无定形粉末,不易结晶,而甾体皂苷元多有较好的结晶形状。它们的熔点都较高,苷元的熔点常随羟基数目增加而升高。甾体皂苷和苷元均具有旋光性,且多为左旋。

### (二) 溶解性

甾体皂苷一般可溶于水,易溶于热水、烯醇,难溶于丙酮,几乎不溶于或难溶于石油醚、苯、乙醚等亲脂性溶剂。甾体皂苷元则难溶或不溶于水,易溶于甲醇、乙醇、氯仿、乙醚等有机溶剂。

### (三) 沉淀反应

甾体皂苷的乙醇溶液可与甾醇(常用胆甾醇)形成难溶的分子复合物而沉淀。生成的分子复合物用乙醚回流提取时,胆甾醇可溶于醚,而皂苷不溶。故可利用此性质进行分离精制和定性检查。甾体皂苷还可与碱式乙酸铅或氢氧化钡等生成沉淀。

### (四) 颜色反应

甾体皂苷在无水条件下,遇某些酸类可产生与三萜皂苷相似的显色反应。只是甾体皂苷在进行乙酸酐—浓硫酸反应时,其颜色变化最后出现绿色,三萜皂苷最后出现红色;在进行三氯乙酸反应时,三萜皂苷加热到 100℃才能显色,而甾体皂苷加热至 60℃即发生颜色变化。由此可区别三萜皂苷和甾体皂苷。

在甾体皂苷中,F 环开裂的双糖链皂苷对盐酸二甲氨基苯甲醛试剂(Ehrlich 试剂,简称 E 试剂)能显红色,对茴香醛(Anisaldehyde)试剂(简称 A 试剂)则显黄色,而 F 环闭环的单糖链皂苷和螺甾烷衍生皂苷元只对 A 试剂显黄色,对 E 试剂不显色。以此可区别两类甾体皂苷。

## 四、甾体皂苷的提取与分离

甾体皂苷的提取分离方法基本上与三萜皂苷相似,只是甾体皂苷一般不含羧基,呈中性,亲水性相对较弱,在提取分离时应加以注意。

### (一)甾体皂苷提取

1. 甾体皂苷的提取　甾体皂苷一般不含羧基,呈中性,亲水性较三萜皂苷弱,多采用醇浓度大的醇—水系统或单一的醇溶剂提取。提取液减压浓缩,获得的浸膏以石油醚等亲脂性溶剂脱脂,脱脂后的浸膏溶于或悬浮于水中,以水饱和的正丁醇萃取,回收正丁醇得到粗皂苷。也可将醇提液减压回收后,通过大孔树脂处理等方法,得到粗皂苷。

2. 皂苷元的提取　可根据其难溶或不溶于水,易溶于有机溶剂的性质,以有机溶剂进行萃取。此外,实验室中常自原料中先提取粗皂苷,将粗皂苷加酸加热水解,然后用苯、氯仿等有机溶剂自水解液中提取皂苷元。工业生产常将植物原料直接在酸性溶液中加热水解,水解物水洗干燥后,再用有机溶剂提取,如本节实例穿龙薯蓣中薯蓣皂苷元的提取。

### (二)甾体皂苷的分离

分离甾体皂苷的方法与三萜皂苷相似,常采用溶剂沉淀法(乙醚、丙酮)、胆甾醇沉淀法、硅胶柱色谱法(洗脱剂多采用 $CHCl_3 - MeOH - H_2O$ 系统)、大孔吸附树脂、葡聚糖凝胶 Sephadex LH - 20 柱色谱等方法进行分离。有时对正丁醇部分极性较大的皂苷成分在上述分离的基础上,尚需用反相制备色谱等手段分离。

## 五、甾体皂苷的检识

### (一)理化检识

甾体皂苷的理化检识方法与三萜皂苷相似,主要是利用皂苷的理化性质,如显色反应(见本章第一节)、泡沫试验、溶血试验等。

### (二)色谱检识

甾体皂苷的色谱检识可采用吸附薄层色谱和分配薄层色谱。常用硅胶做吸附剂或支持剂,用中性溶剂系统展开。亲水性强的皂苷,用分配色谱效果较好。若采用吸附薄层色谱,常用的展开剂有氯仿—甲醇—水(65∶35∶10,下层)、正丁醇—乙酸—水(4∶1∶5,上层)等;亲脂性皂苷和皂苷元,用甲苯—甲醇、氯仿—甲醇、氯仿—甲苯等。

薄层色谱常用的显色剂有三氯乙酸、10%浓硫酸乙醇溶液、磷钼酸和五氯化锑等,喷雾后加热,不同的皂苷和皂苷元显不同的颜色。

## 六、甾体皂苷的结构研究

通常用化学和波谱相结合的方法测定皂苷单体化合物的结构。甾体皂苷中糖部分的研究,与其他苷类相似(详见第三章),这里重点介绍甾体皂苷元的结构研究。

### （一）紫外光谱

甾体皂苷元多数无共轭系统,因此在近紫外区无明显吸收峰。如果结构中引入孤立双键、羰基、$\alpha$,$\beta$-不饱和酮基或共轭双键,则可产生吸收。对于不含共轭体系的甾体皂苷元,可先用化学方法制备成具有共轭体系的反应产物,然后测定产物的紫外光谱,可以为结构鉴定提供线索。当甾体皂苷元与浓硫酸作用后,则在 $220\sim260$ nm 间出现吸收峰,甾体皂苷元中的 E 环和 F 环可能引起在 $270\sim275$ nm 处的吸收。测定其吸收值并与对照品的光谱对照,可以检识不同的甾体皂苷元。

### （二）红外光谱

甾体皂苷及其苷元,由于分子中含有螺缩酮结构,在红外光谱中均能显示出 980 cm$^{-1}$(A)、920 cm$^{-1}$(B)、900 cm$^{-1}$(C)和 860 cm$^{-1}$(D)附近的四个特征吸收谱带,其中 A 带最强。B 带与 C 带的相对强度与 F 环上 25 位碳的构型有关,若 B 带>C 带,则 C-25 为 S 构型,相反则为 R 构型,借此可以区别 C-25 的立体异构。当 F 环上 C-25 有 CH$_2$OH 或 C-26 上有—OH 时,IR 吸收情况与上不同,其特征是 C-25 为 S 型时,在 995 cm$^{-1}$ 处出现强吸收;C-25 为 R 型时,在 1 010 cm$^{-1}$ 附近呈强吸收。F 环开裂后,无这种螺缩酮的特征吸收。

### （三）核磁共振谱

甾体皂苷元的 $^1$H NMR 谱和 $^{13}$C NMR 谱均具有较明显的特征信号。

1. $^1$H NMR 谱　甾体皂苷元在高场区的质子信号易因环上亚甲基和次甲基质子信号相互重叠堆积而导致谱峰复杂。在 $^1$H NMR 谱测定时,向样品溶液中添加顺磁性金属络合物,可使甾体皂苷高场质子的信号发生不同程度的顺磁性或抗磁性位移。常用的化学位移试剂有 Eu(DPM)$_3$、Pr(DPM) 和 Eu(FOD)$_3$ 等。Eu 和 Pr 的配位数为 6,故都能够与含有—NH$_2$、—OH、—CO、—O、—COOR、—CN 的化合物配位而产生络合物。由于各种质子与 Eu 或 Pr 的主体关系不相同,因此受到的影响就不一样,信号会发生不同程度的位移。化学位移试剂能够把各种质子信号分开,且信号的宽度也较小,因此对复杂光谱的解析很有帮助。

甾体皂苷 C-18、C-19、C-21、C-27 位 4 个甲基信号归属明显,其中,18-CH$_3$ 和 19-CH$_3$ 均为单峰,前者处于较高场,后者处于较低场;21-CH$_3$ 和 27-CH$_3$ 均为双峰,后者处于较高场,如果 C-25 有羟基取代,则 27-CH$_3$ 为单峰,并移向低场。需要特别指出的是,C-25 上的甲基为 $\alpha$-取向(25R 型)时,其 CH$_3$ 质子信号($\delta$ 约 0.70)要比 $\beta$-取向(25S 型)的 CH$_3$ 质子信号($\delta$ 约 1.10)处于高场。此外,C-26 上 2 个氢质子,在 25R 异构体中化学位移值相近,而 25S 异构体中差别较大。

2. $^{13}$C NMR 谱　甾体皂苷元母核的 $^{13}$C NMR 谱数据参见下图。一般甾体皂苷元碳原子上如有羟基取代,其化学位移向低场位移 $40\sim45$。如羟基与糖成苷,则与苷键相连的碳原子($\alpha$ 碳)信号发生苷化位移,再向低场位移 $6\sim10$。

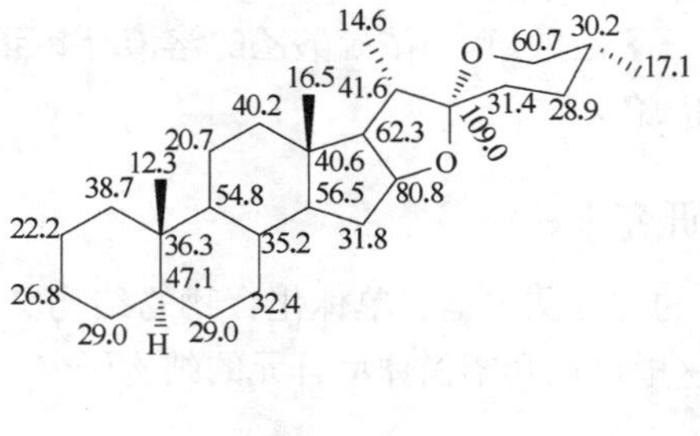

**（四）质谱**

甾体皂苷元的质谱裂解方式很有特征,由于分子中具有螺缩酮结构,EI－MS 中均出现很强的 $m/z$ 139 基峰,中等强度的 $m/z$ 115 碎片离子峰及一个弱的 $m/z$ 126 碎片离子峰,这些峰的裂解途径可解释如下。

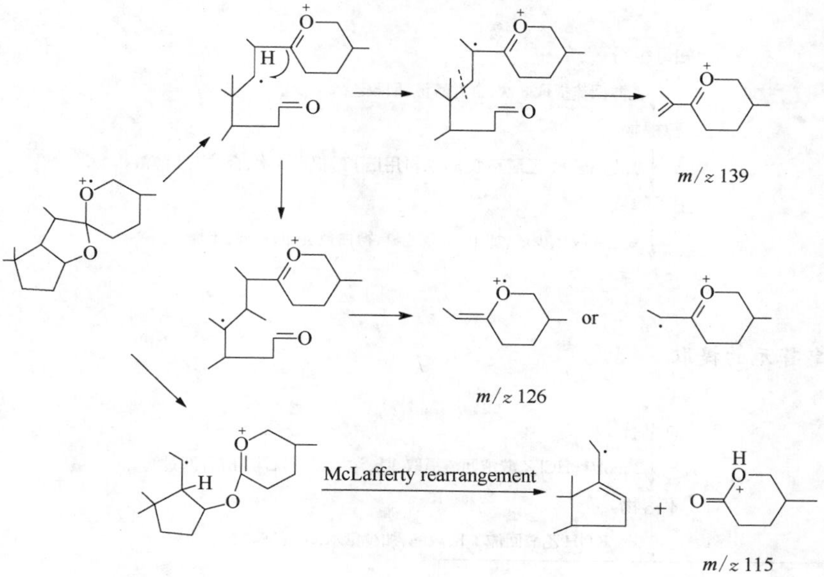

# 七、含甾体皂苷的中药实例

**（一）知母**

知母为百合科植物知母 *Anemarrhena asphodeloides* Bge. 的干燥根茎。味苦、甘,寒。归肺、胃、肾经。具有清热泻火,滋阴润燥的功效。用于外感热病,高热烦渴,肺热燥咳,骨蒸潮热,内热消渴,肠燥便秘。知母中含有甾体皂苷、黄酮、木脂素、多糖、有机酸及微量元素等。

知母的主要有效成分为皂苷、多糖和黄酮类化合物。从中已分得多种甾体皂苷,如知母皂苷

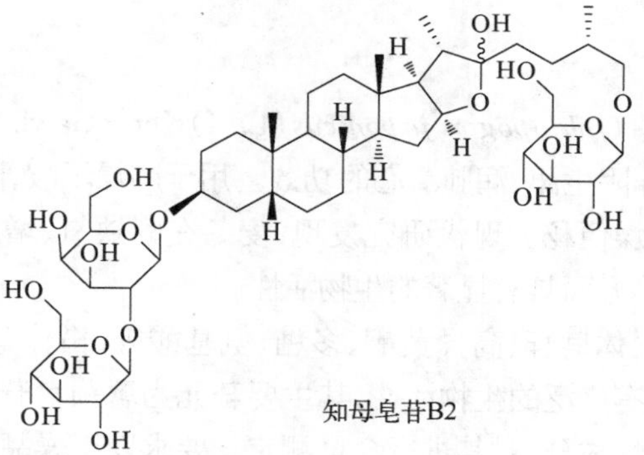

知母皂苷B2

A1～A4、B1～B2 等。其皂苷元主要有菝葜皂苷元(sarsasapogenin)、马可苷元(markogenin)、新吉托苷元(neogitonin)。《中国药典》以芒果苷和知母皂苷 B2 为指标性成分,对其进行鉴别和含量测定。要求以干燥品计算,含芒果苷不得少于 0.70%,知母皂苷 B2 不得少于 3.0%。知母中主要皂苷的提取分离流程如下。

### 1. 知母总皂苷的提取

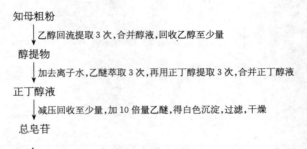

### 2. 菝葜皂苷元的提取

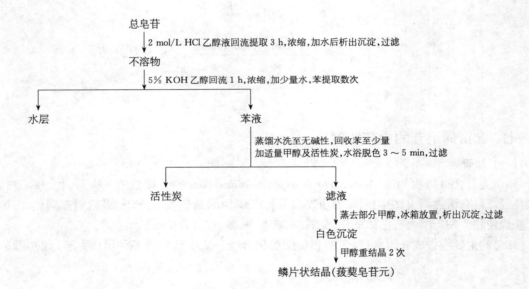

### (二) 麦冬

麦冬为百合科植物麦冬 *Ophiopogon japonicus* (L. f)Ker‐Gawl. 的干燥块根,味甘、微苦,微寒。归心、肺、胃经。具有养阴生津,润肺清心的功效。用于肺燥干咳,阴虚痨嗽,喉痹咽痛,津伤口渴,内热消渴,心烦失眠,肠燥便秘。现代研究发现,麦冬在耐缺氧、增强心肌收缩力、抵抗心律失常、抗癌、抗肿瘤及降血糖等方面具有显著的生物活性。

麦冬主要化学成分为甾体皂苷、高异黄酮、多糖、氨基酸等,甾体皂苷和高异黄酮是其主要活性物质。其中,甾体皂苷具有广泛的生物活性,其主要苷元为薯蓣皂苷元和鲁斯可皂苷元。《中国药典》以麦冬总皂苷为指标性成分,对其进行含量测定。要求以干燥品计算,含麦冬总皂苷以鲁斯可皂苷元计,不得少于 0.12%。麦冬总皂苷提取分离方法如下。

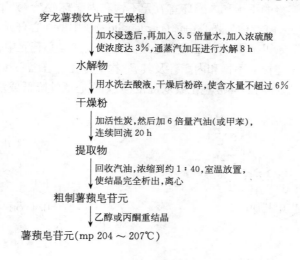

```
麦冬粗粉
    │ 10 倍量 70% 乙醇回流提取 3 次,每次 2 h。
醇提物
    │ 上 D101 大孔树脂,以 0.5 BV/h 的流速进行吸附
    │ 洗脱:纯水 —10% 乙醇(1 BV)—70% 乙醇,流速为 1 BV/h
    │ Liebermann-Burchard 反应呈现阴性,收集 70% 乙醇洗脱液
70% 乙醇洗脱液
    │ 浓缩,减压干燥
总皂苷
```

**(三) 薯蓣**

薯蓣属 *Dioscorea* 是薯蓣科中最大的一个属,其中大多数植物都含有甾体皂苷。继 20 世纪 30 年代中期日本学者分离出该属的第一个甾体皂苷元——薯蓣皂苷元(diosgenin)之后,由于用简单而经济的方法将薯蓣皂苷元转化为甾体激素获得成功,薯蓣皂苷元成为合成甾体激素药物的重要原料。目前盾叶薯蓣 *Dioscorea zingiberensis*(俗称黄姜)和穿龙薯蓣 *Dioscorea hipponica* (俗称穿山龙)是我国生产薯蓣皂苷元的主要原料。从其干燥根茎中提取薯蓣皂苷元的工艺如下。

```
穿龙薯蓣饮片或干燥根
    │ 加水浸透后,再加入 3.5 倍量水,加入浓硫酸
    │ 使浓度达 3%,通蒸汽加压进行水解 8 h
水解物
    │ 用水洗去酸液,干燥后粉碎,使含水量不超过 6%
干燥粉
    │ 加活性炭,然后加 6 倍量汽油(或甲苯),
    │ 连续回流 20 h
提取物
    │ 回收汽油,浓缩到约 1:40,室温放置,
    │ 使结晶完全析出,离心
粗制薯蓣皂苷元
    │ 乙醇或丙酮重结晶
薯蓣皂苷元(mp 204 ~ 207℃)
```

# 第三节 强 心 苷

强心苷(cardiac glycosides)是天然界存在的一类对心脏有显著生理活性的甾体苷类,可用于治疗充血性心力衰竭等。强心苷主要存在于夹竹桃科、玄参科、百合科、萝藦科、毛茛科、十字花科、卫矛科、桑科、大戟科、菊科、五加科、蓼科、秋海棠科、无患子科等植物中,常见的较重要的植物有紫花洋地黄 *Digitalis puepurea*、毛花洋地黄 *Digitalis lanata*、黄花夹竹桃 *Thevetia peruviana*、毒毛旋花子 *Strophanthus kombe*、杠柳 *Periploca forrestii*、铃兰 *Convallaria keiskei*、羊角拗 *Stropanthus divaricatus*、万年青 *Rohdea japonica*、红麻 *Apocynum lancifolium*、福寿草 *Adonis amurensis*、华东

葶苈子 *Descurainia sophia*、桂竹香糖芥 *Erysimum cheiranthoides* 等。部分强心苷,如从多变小冠花 *Coranilla variat* 中分离得到的 deglucohyrcanoside,从马利筋属植物 *Asclepia albicans* 中分离得到的 uzarigenin 及其葡萄糖苷等,具有细胞毒作用。

## 一、强心苷的结构与分类

强心苷由强心苷元与糖缩合而成。

### (一) 苷元部分

1. **甾体母核**  强心苷元为甾体衍生物,甾体母核中 A/B 环有顺、反两种形式,但多为顺式;B/C 环均为反式;C/D 环多为顺式。

2. **取代基**  C-10、C-13、C-17 的取代基均为 β 型。C-10 为甲基或醛基、羟甲基、羧基等含氧基团,C-13 为甲基取代,C-17 为不饱和内酯环取代。

C-3、C-14 位有羟基取代,C-3 羟基多数是 β 构型,少数是 α 构型,强心苷中的糖均与 C-3 羟基缩合形成苷。C-14 羟基为 β 构型。母核其他位置也可能有羟基取代。有的母核含有双键,双键常在 C-4、C-5 位或 C-5、C-6 位。

甾体母核 C-17 位连接的不饱和内酯环有五元不饱和内酯环($\Delta^{\alpha\beta}$-$\gamma$-内酯)和六元不饱和内酯环($\Delta^{\alpha\beta,\gamma\delta}$-$\delta$-内酯)之分,前者称为强心甾烯(cardenolide)或甲型强心苷元,后者称为蟾蜍甾二烯(bufanolide)、海葱甾二烯(scillanolide)或乙型强心苷元。在已知强心苷元中,绝大多数属于强心甾烯类。强心苷元 C-17 位连接的不饱和内酯环及其 β-构型是强心苷强心活性不可缺少的,若异构化为 α-构型或开环或不饱和内酯环被氢化或双键位移,则强心活性降低或消失。

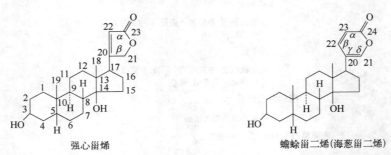

强心甾烯                    蟾蜍甾二烯(海葱甾二烯)

3. **强心苷的命名**  甲型强心苷以强心甾为母核命名,如洋地黄毒苷元的化学名为 $3\beta,14\beta$-二羟基强心甾-20(22)-烯。乙型强心苷元以海葱甾或蟾酥甾为母核命名,如绿海葱苷元的化学名为 $3\beta,14\beta$-二羟基-19-醛基海葱甾-4,20,22-三烯。

α-构型在命名时冠以表(*epi*-)字,如 3-表洋地黄毒苷元(3-epidigitoxigenin)。

洋地黄毒苷元                    3-表洋地黄毒苷元                    绿海葱苷元

在天然界中还发现有少数强心苷元的结构比较特殊,如从欧夹竹桃 *Nerium odorum* 的叶中分离得到的 neriaside 的苷元 neriagenin,从 *N. oleander* 叶中分离得到的 oleaside A 的苷元 oleagenin 等。

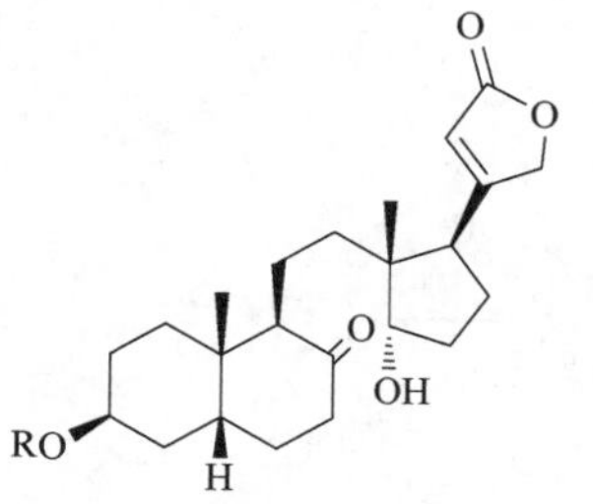

neriagenin　R=H
neriaside　R=β-D-迪吉糖基

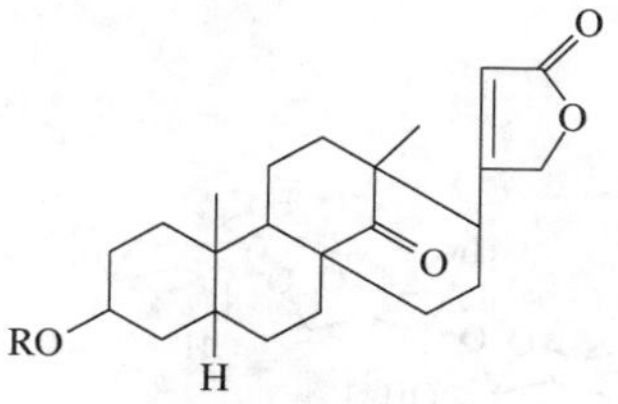

oleagenin　R=H
oleaside　R=β-D-迪吉糖基

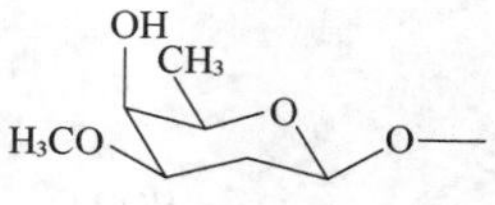

β-D-迪吉糖基

### (二) 糖部分

构成强心苷的糖包括 2-羟基糖(α-羟基糖)和 2-去氧糖(α-去氧糖)两类。

1. 2-羟基糖　除 D-葡萄糖(D-glucose)、L-鼠李糖(L-rhamnose)外,还有 L-呋糖(L-fucose)、D-鸡纳糖(D-quinovose)、D-弩箭子糖(D-antiarose)、D-6-去氧阿洛糖(D-6-deoxyallose)等 6-去氧糖;L-黄花夹竹桃糖(L-黄夹糖,L-thevetose)、D-洋地黄糖(D-digitalose)等 6-去氧糖甲醚。

2. 2-去氧糖　包括 D-洋地黄毒糖(D-digitoxose)等 2,6-二去氧糖和 L-夹竹桃糖(L-oleandrose)、D-加拿大麻糖(D-cymarose)、D-迪吉糖(D-diginose)和 D-沙门糖(D-sarmentose)等 2,6-二去氧糖甲醚。2-去氧糖常见于强心苷类,是区别于其他苷类成分的一个重要特征。

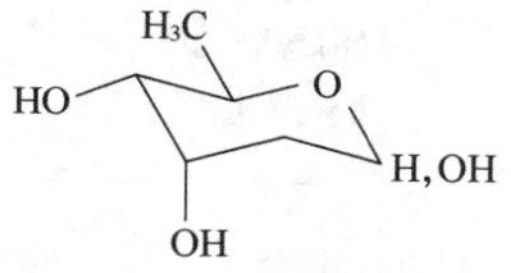

D-洋地黄毒糖

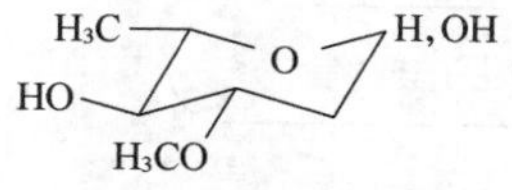

L-夹竹桃糖

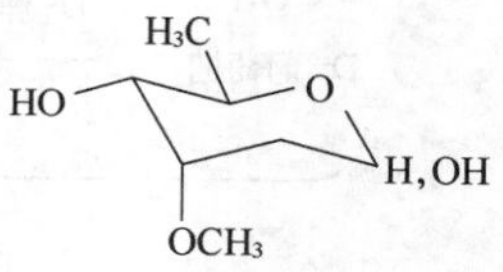

D-加拿大麻糖

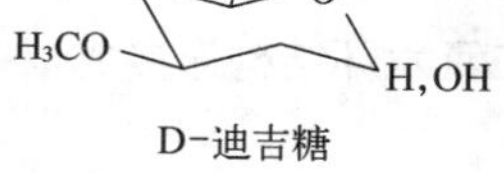

D-迪吉糖

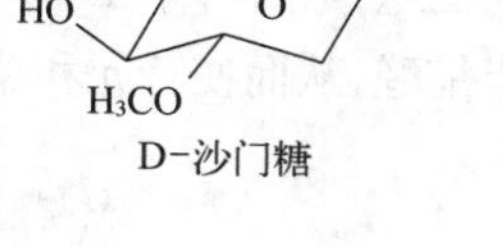

D-沙门糖

### (三) 苷元和糖的连接方式

苷元和糖通过苷元的 C-3 位羟基连接形成强心苷,根据连接方式不同,可将强心苷分为三种类型。

Ⅰ型：苷元-(2,6-去氧糖)$_x$-(D-葡萄糖)$_y$,如紫花洋地黄苷 A(purpurea glycoside A)。

Ⅱ型：苷元-(6-去氧糖)$_x$-(D-葡萄糖)$_y$,如真地吉它林(digitalin)。

Ⅲ型：苷元-(D-葡萄糖)$_y$,如绿海葱苷(scilliglaucoside)。

植物界存在的强心苷以Ⅰ、Ⅱ型较多，Ⅲ型较少。

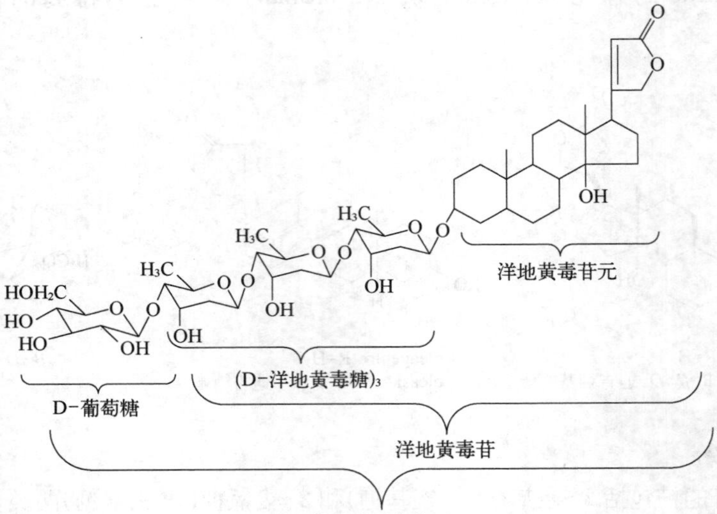

洋地黄毒苷元

(D-洋地黄毒糖)₃

D-葡萄糖

洋地黄毒苷

紫花洋地黄苷A

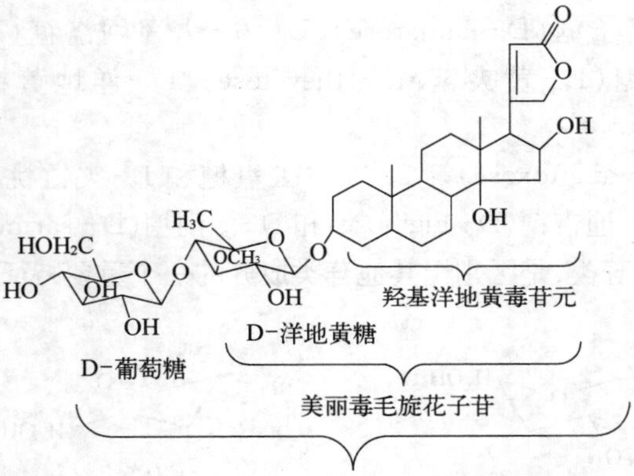

羟基洋地黄毒苷元

D-洋地黄糖

D-葡萄糖

美丽毒毛旋花子苷

真地吉它林

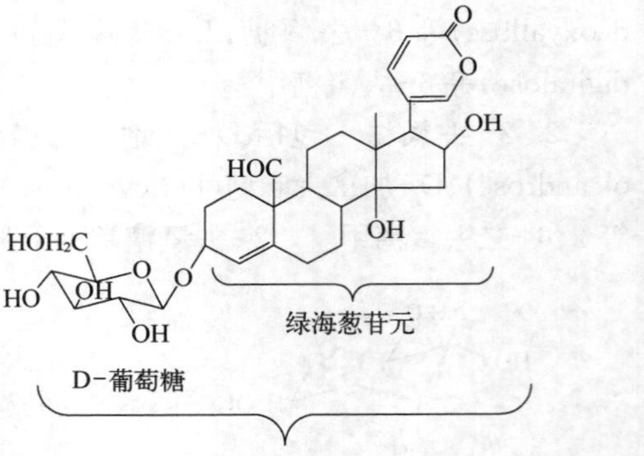

绿海葱苷元

D-葡萄糖

绿海葱苷

个别强心苷的糖种类及苷元与糖的结合方式较特殊。如从钉头果属植物钉头果 *Gomphocarpus fruticosa* 中分离得到的钉头果苷(gomphoside)，自 *Gomphocarpus sinaicus* 中分离得到的牛角瓜苷(calotropin)，是由 $4'$,6-二去氧-$2'$-酮-D-己糖的 $1'$ 位和苷元 3 位以 $\beta$ 构型形成缩醛，糖的 $2'$ 位和苷元 2 位以 $\alpha$ 构型形成半缩醛，从而使苷元和糖以一个二氧六环结构连接成双缩合苷。

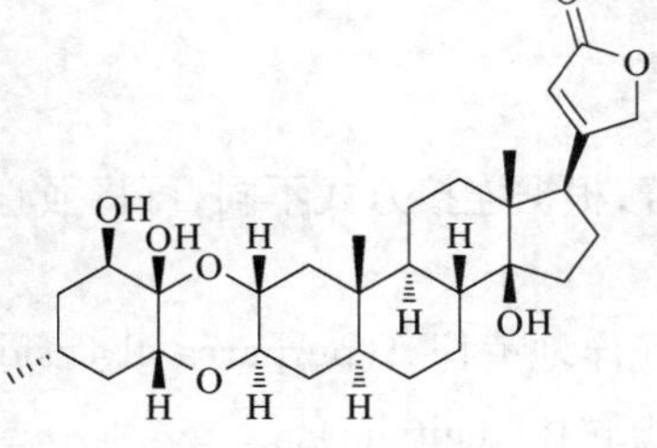

钉头果苷

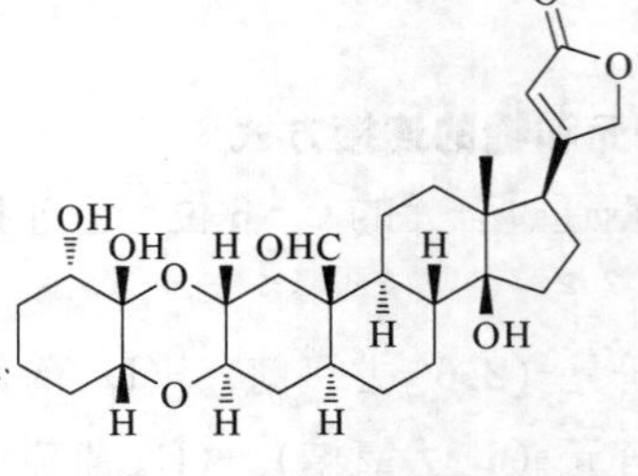

牛角瓜苷

## 二、强心苷的结构与活性的关系

强心苷的化学结构对其生理活性有较大影响。强心苷的强心作用取决于苷元部分,主要是甾体母核的立体结构、不饱和内酯环的种类及一些取代基的种类及其构型。糖部分本身不具有强心作用,但可影响强心苷的强心作用强度。强心苷的强心作用强弱常以对动物的毒性(致死量)来表示。

### (一)苷元结构与强心作用的关系

强心苷元甾体母核具有一定的构象和 C-17 位连接的不饱和内酯环及其 $\beta$-构型是强心苷强心活性不可缺少的。

1. **甾体母核**　A/B 环为顺式稠合的甲型强心苷元,C-3 羟基必须是 $\beta$-构型才有活性,$\alpha$-构型无活性。A/B 环为反式稠合的甲型强心苷元,无论 C-3 是 $\beta$-羟基还是 $\alpha$-羟基均有活性。C-14 羟基为 $\beta$-构型时才有活性。

强心苷元甾核中一些基团的改变亦将对其生理活性产生影响。如 C-10 位的角甲基转化为醛基或羟甲基或羧基时,可影响强心作用的强度或毒性。母核上引入 5$\beta$、11$\alpha$、12$\beta$-羟基,可增强活性,引入 1$\beta$、6$\beta$、16$\beta$-羟基,可降低活性;引入双键 $\Delta^{4(5)}$,活性增强,引入双键 $\Delta^{16(17)}$ 则活性消失或显著降低。

2. **不饱和内酯环**　C-17 侧链上 $\alpha$、$\beta$-不饱和内酯环为 $\beta$-构型时,有活性;为 $\alpha$ 构型时,活性减弱;若 $\alpha$、$\beta$ 不饱和键转化为饱和键,活性大为减弱,但毒性也减弱;若内酯环开裂,活性降低或消失。

### (二)糖部分对强心作用的影响

强心苷中的糖本身不具有强心作用,但它们的种类、数目对强心苷的毒性会产生一定的影响。一般来说,苷元连接糖形成单糖苷后,毒性增加。随着糖数目的增多,分子量增大,苷元相对比例减少,又使毒性减弱。

## 三、强心苷的理化性质

### (一)性状

强心苷多为无色晶体或无定形粉末。C-17 位侧链为 $\beta$-构型者味苦,对黏膜有刺激性。

### (二)溶解性

强心苷一般可溶于水、甲醇、乙醇、丙酮等极性溶剂,难溶于乙醚、苯、石油醚等低极性溶剂。强心苷溶解性随分子中所含糖基的数目、糖的种类,以及苷元中所含羟基数目和位置不同而异。如乌本苷(ouabain)是一个单糖苷(乌本苷元-L-鼠李糖),分子中有 8 个羟基,水溶性很大(1:75),难溶于氯仿;而洋地黄毒苷(digitoxin)虽是三糖苷,但只有 5 个羟基,在水中溶解度小(1:100 000),易溶于氯仿(1:40)。毛花洋地黄苷乙(lanatoside B)和毛花洋地黄苷丙(lanatoside C)均为四糖苷,不仅 4 个糖的种类相同,而且苷元上的羟基数目也相同,但仅仅因为羟基位置不同,溶解性有差异,前者是 14,16 位二羟基,其中 16 位羟基能和 C-17 位 $\beta$-内酯环的羰基形成分子内氢键,而后者是 12,14 位二羟基,不能形成分子内氢键,毛花洋地黄苷丙在水中的溶解度(1:18 500)比毛花洋地黄苷乙(几不溶)大,而在氯仿中的溶解度则相反,毛花洋地黄苷丙(1:1 750)小于毛花洋地黄苷乙(1∶550)。

### (三) 脱水反应

强心苷用强酸(如 3%～5% HCl)进行酸水解时,苷元往往发生脱水反应。C-14、C-5 位上的 β 羟基是叔醇羟基最易发生脱水。C-16 位上如有羟基,因受 C-17 位上侧链中双键影响,也较易脱水。

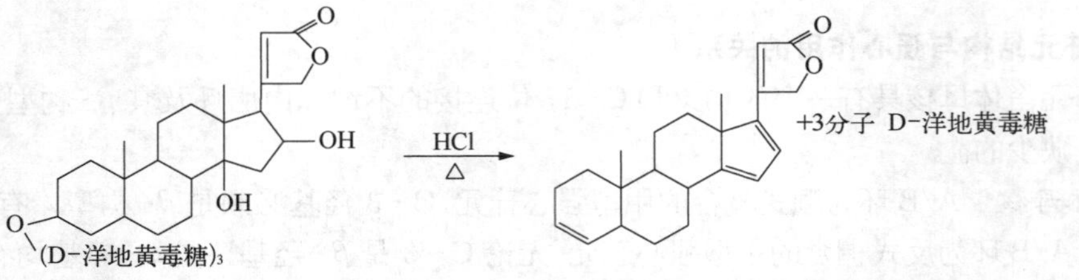

羟基洋地黄毒苷      脱水羟基洋地黄毒苷元

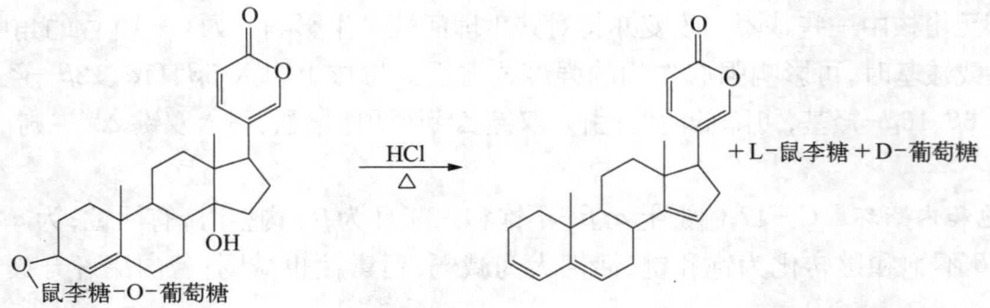

海葱苷A      脱水海葱苷元

### (四) 水解反应

**1. 酸水解**

(1) 温和酸水解:I 型强心苷与稀酸(如 0.02～0.05 mol/L 盐酸或硫酸)在含水醇中短时间(自半小时至数小时)加热回流,水解生成苷元和糖。在此条件下,苷元和 2-去氧糖之间的苷键或 2-去氧糖与 2-去氧糖之间的糖苷键可被水解,但 2-去氧糖与葡萄糖之间的苷键不易被切断。如紫花洋地黄苷 A 经温和酸水解,得到洋地黄毒苷元、2 分子 D-洋地黄毒糖和洋地黄双糖。

温和酸水解不致引起苷元的脱水反应和 2-去氧糖的分解,但 16 位有甲酰基的强心苷,如毛花洋地黄苷戊(lanatoside E),在此条件下甲酰基也能被水解,得不到原来的苷元(吉他洛苷元)。

(2) 强烈酸水解:II 型和 III 型强心苷不能用温和酸水解方法使之水解,必须增高酸的浓度(3%～5%),增加作用时间或同时加压。但在此条件下,在水解反应进行的同时,苷元往往发生脱水反应,其中 C-14 位羟基最易与 15 位氢发生脱水反应,生成脱水苷元,如果同时 C-16 位也有羟基,由于受 C-17 位侧链中双键的影响,也容易与 17 位氢脱水,产生二脱水苷元。如紫花洋地黄苷 A 经强烈酸水解,得到缩水洋地黄毒苷元、3 分子 D-洋地黄毒糖和 D-葡萄糖。另外,如有 5β-OH,也易发生脱水,如果苷元 C-4 位有双键,也能影响 C-3 位的羟基与 4 位氢脱水,生成共轭双键。

(3) 氯化氢—丙酮法(Mannich 和 Siewert 法)将强心苷置于含 1% 氯化氢的丙酮溶液中,20℃ 放置 2 星期。因糖分子中 C-2 位 OH 和 C-3 位 OH 与丙酮反应,生成丙酮化物,进而水解,可得到原生苷元和糖衍生物。本法适合于多数 II 型强心苷的水解,以水解铃兰毒苷(convallatoxin)为例,其反应如下。

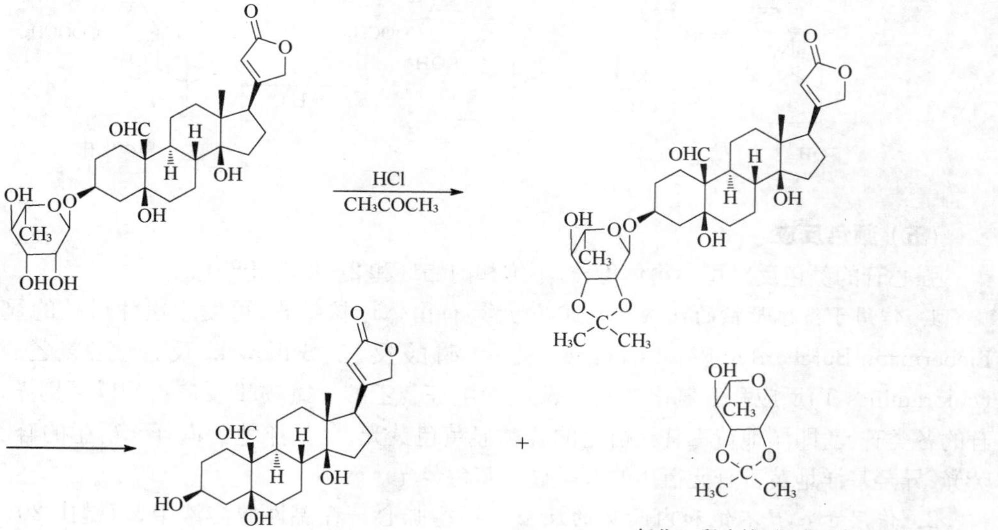

毒毛旋花子苷元

氯代L-鼠李糖丙酮化合物

此法多适用于单糖苷的水解,多糖苷因难溶于丙酮,水解反应不易进行,苷元得率很低,甚至不水解,可用丁酮、环己酮、丙酮—二氧六环混合液代替。此外,也并非所有能溶于丙酮的强心苷都可用此法进行酸水解,如黄夹次苷乙用此法水解只能得到缩水苷元。

**2. 酶水解**　在含强心苷的植物中,有水解葡萄糖的酶,而无水解 2-去氧糖的酶,故只能水解除去分子中的葡萄糖而保留 2-去氧糖。如紫花洋地黄苷 A 经紫花苷酶水解,生成洋地黄毒苷和 D-葡萄糖。除了植物中与强心苷共存的酶外,其他生物中的水解酶也能使某些强心苷水解,如蜗牛酶(一种混合酶)几乎能水解所有的苷键,能将强心苷分子中的糖逐步水解,直至获得苷元。

**3. 碱水解**　强心苷在碱性试剂作用下,可发生酰基水解、内酯环裂开、$\Delta^{20(22)}$ 转位及苷元异构化等,但苷键不被碱水解。

(1) 酰基的水解:碳酸氢钠、碳酸氢钾主要使 2-去氧糖上的酰基水解,2-羟基糖及苷元上的酰基不被水解;氢氧化钙、氢氧化钡则可使 2-去氧糖、2-羟基糖和苷元上的酰基水解。

(2) 内酯环的水解:氢氧化钠或氢氧化钾水溶液不但能使糖和苷元上的酰基全部水解,而且还使内酯环发生可逆性开环(酸化后重新闭环,恢复原状);氢氧化钠或氢氧化钾醇溶液则使内酯环开裂,酸化后不再有可逆变化。

甲型强心苷在醇性氢氧化钾溶液中,通过内酯环的双键转移和质子转移形成 C-22 活性亚甲基,并进一步生成开链型异构化苷。如后所述,C-22 活性亚甲基与很多试剂可以产生颜色反应。

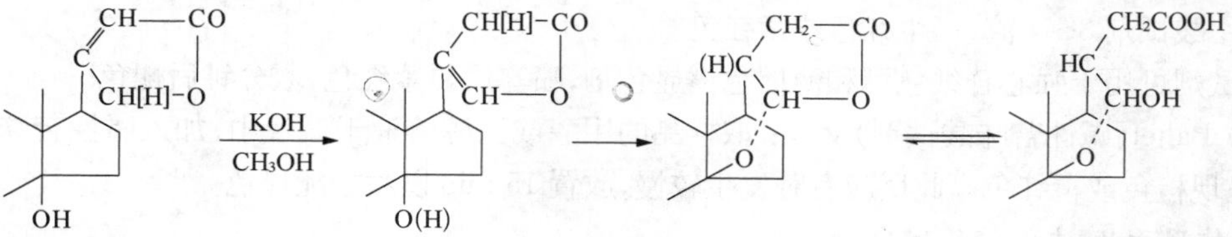

强心甾烯　　　　　内酯型异构化苷　　　　　开链型异构化苷

乙型强心苷在氢氧化钾醇溶液中,不发生双键转移,但内酯环开裂生成开链型异构化苷。

$$\text{（甲型强心苷）} \xrightarrow[\text{CH}_3\text{OH}]{\text{KOH}} \text{（CHOH，COOCH}_3\text{）} \xrightarrow{-\text{H}_2\text{O}} \text{异构化苷}$$

### （五）颜色反应

强心苷的颜色反应可由甾体母核、不饱和内酯环和 2 -去氧糖产生。

**1. 作用于甾体母核的反应**　强心苷元具有甾体母核结构，可发生甾体母核的显色反应，如 Liebermann-Burchard 反应、Tschugaev 反应、磷酸反应、Salkowski 反应、三氯乙酸—氯胺 T (chloramines T)反应和五氯化锑反应等。其中，三氯乙酸—氯胺 T 反应可用以区别洋地黄类强心苷的各类苷元，即洋地黄毒苷元衍生的苷类显黄色荧光，羟基洋地黄毒苷元衍生的苷类显亮蓝色荧光，异羟基洋地黄毒苷元衍生的苷类显灰蓝色荧光。

**2. 作用于 $\alpha,\beta$ 不饱和内酯环的反应**　甲型强心苷在碱性醇溶液中，双键由 20(22)转移到 20(21)，生成 C - 22 活性亚甲基，能与活性亚甲基试剂反应而显色。常用的活性亚甲基试剂有亚硝酰铁氰化钠（Legal 反应）、间二硝基苯（Raymond 反应）、3,5 -二硝基苯甲酸（Kedde 反应）、苦味酸（Baljet 反应）等。乙型强心苷无此类反应，因此可利用此类反应区别甲、乙型强心苷。

（1）Legal（亚硝酰铁氰化钠试剂）反应：分子中有活性亚甲基者均有此反应，其机制可能是由于活性亚甲基与活性亚硝基缩合生成异亚硝酰衍生物的盐而呈色。

$$[\text{Fe(CN)}_5\text{NO}]^{2-}+\overset{\cdot}{C}H_2 \;+2OH^- \longrightarrow [\text{Fe(CN)}_5\text{N=C}\overset{\overset{\displaystyle O}{\|}}{\phantom{C}}]^{4-}+2H_2O$$

取样品 1～2 mg，溶于吡啶 2～3 滴中，加 3％亚硝酰铁氰化钠溶液和 2 mol/L 氢氧化钠溶液各 1 滴，反应液呈深红色并渐渐退去。

（2）Raymond（间二硝基苯试剂）反应：取样品约 1 mg，以少量 50％乙醇溶解后加入间二硝基苯乙醇溶液 0.1 ml，摇匀后再加入 20％氢氧化钠 0.2 ml，呈紫红色。

本法反应机制是通过间二硝基苯与活性亚甲基缩合，再经过量的间二硝基苯的氧化生成醌式结构而呈色，部分间二硝基苯自身还原为间硝基苯胺。

其他间二硝基化合物如 3,5 -二硝基苯甲酸（Kedde 反应）、苦味酸（Baljet 反应）等也具有相同的反应机制。

（3）Kedde（3,5 -二硝基苯甲酸试剂）反应：取样品的甲醇或乙醇溶液于试管中，加入 3,5 -二硝基苯甲酸试剂 3～4 滴，产生红色或紫红色。

本试剂可用于强心苷纸色谱和薄层色谱显色剂，喷雾后显紫红色，数分钟后褪色。

（4）Baljet（碱性苦味酸试剂）反应：取样品的甲醇或乙醇溶液于试管中，加入碱性苦味酸试剂数滴，呈现橙色或橙红色。此反应有时发生较慢，放置 15 min 以后才能显色。

**3. 作用于 2 -去氧糖的反应**

（1）Keller-Kiliani（K - K）反应：取样品 1 mg 溶于 5 ml 冰乙酸，滴加 20％三氯化铁水溶液 1 滴，倾斜试管，沿管壁徐徐加入浓硫酸，观察界面和乙酸层的颜色变化。如有 2 -去氧糖存在，乙酸层渐呈蓝或蓝绿色。界面的呈色随苷元羟基、双键的位置和个数不同而异。该反应是2-去氧糖的特征反应,对游离的2-去氧糖或2-去氧糖与苷元连接的苷都能呈色。但2-去氧糖与葡萄糖或其他羟基糖相连接的双糖、三糖,因在此条件下较难水解出2-去氧糖,故不呈色。

(2) Xanthydrol(呫吨氢醇)反应：取样品加入呫吨氢醇试剂,置沸水浴中加热,只要分子中有2-去氧糖都能呈红色。

## 四、强心苷的提取与分离

强心苷的提取分离较为复杂,主要原因是强心苷在植物中的含量一般比较低,且往往多种结构相近、性质相似的强心苷共存,同时伴有大量物理性质相近的杂质如糖类、皂苷、鞣质等。同时,强心苷易受酸、碱或酶的作用,发生水解、脱水、异构化等反应,提取分离过程中,要注意酸、碱和酶的影响。提取原生苷时,新鲜原料要防止酶解,采收后应尽快干燥。

### (一) 提取

强心苷的提取多选择乙醇或甲醇作提取溶剂,尤以70%～80%乙醇最为常用,不仅提取效率高,而且能抑制酶的活性。原料如是种子或含脂类杂质较多时,一般先用石油醚或溶剂汽油脱脂后再进行提取。原料如为叶,含叶绿素较多时,可将醇提取液浓缩至含适量浓度的醇,静置,使叶绿素等脂溶性杂质成胶状沉淀析出,滤过除去,或用活性炭吸附去除。与强心苷共存的鞣质、酚酸性物质、皂苷、水溶性色素等可用铅盐沉淀法、聚酰胺吸附法或氧化铅吸附法除去,但需注意强心苷也会被吸附而损失,其吸附量与提取液中乙醇浓度有关。

### (二) 分离

1. **溶剂萃取法** 除去杂质后的强心苷提取液回收乙醇,得浓缩水溶液,用氯仿和不同比例的氯仿—甲醇(或乙醇)依次萃取,将强心苷按极性大小予以分离。如毛花洋地黄中毛花洋地黄苷甲、乙、丙(lanatoside A、B、C)的分离。

2. **色谱分离法** 吸附色谱法一般用于分离亲脂性强心苷,常用中性氧化铝或硅胶作吸附剂,苯、苯—氯仿、氯仿、氯仿—甲醇作洗脱剂。如从黄花夹竹桃果仁中分离黄夹次苷甲(peruvoside)、乙(neriifolin)、丙(ruvoside)、丁(perusitin)和单乙酰黄夹次苷乙(cerberin)。注意C-16位有酰氧基者不能用氧化铝色谱分离,因氧化铝可引起酰氧基消去反应,形成 $\Delta^{16(17)}$ 不饱和化合物。弱亲脂性强心苷可用分配色谱法分离,常用硅胶、硅藻土或纤维素为支持剂,以不同比例的氯仿—甲醇—水、乙酸乙酯—甲醇—水或水饱和的丁酮等为洗脱剂进行洗脱。也可选择液滴逆流色谱法(DCCC),利用混合物中各组分在两液相间的分配系数差别,由流动相形成液滴,通过作为固定相的液柱而实现分离。

## 五、强心苷的检识

1. **理化检识** 作用于强心苷分子甾体母核、不饱和内酯环、2-去氧糖的颜色反应可作为强心苷的理化鉴别。如 Liebermann-Burchard 反应、Keller-Killiani 反应、Xanthydrol 反应、Legal 反应和 Kedde 反应等。并可利用 Legal 反应或 Kedde 反应区别甲型、乙型强心苷。

2. **色谱检识** 纸色谱、薄层色谱等平面色谱是检识强心苷的一种重要手段。

(1) 薄层色谱：吸附薄层色谱和分配薄层色谱均可用。

吸附薄层色谱常用硅胶作吸附剂,以氯仿—甲醇—冰乙酸(85∶13∶2)、二氯甲烷—甲醇—

甲酰胺(80∶19∶1)、乙酸乙酯—甲醇—水(8∶5∶5)等溶剂系统做展开剂。因强心苷分子中含有较多的极性基团,尤其是多糖苷,对氧化铝产生较强的吸附作用,分离效果较差,一般不宜用氧化铝。

分离极性较强的强心苷类化合物时,常用硅藻土、纤维素作支持剂,以甲酰胺、二甲基甲酰胺、乙二醇等做固定相,氯仿—丙酮(4∶1)、氯仿—正丁醇(19∶1)等溶剂系统做展开剂,此为分配薄层,分离效果较吸附薄层更好,所得斑点集中,承载分离的样品量较大。

(2) 纸色谱:分析亲脂性较强的强心苷及苷元,可将滤纸预先以甲酰胺或丙二醇浸渍数分钟作为固定相,以苯或甲苯(用甲酰胺饱和)为移动相,便可达到满意的分离效果。

显色剂常用活性亚甲基试剂或三氯乙酸—氯胺 T 试剂。

## 六、强心苷的波谱特征

### (一) 紫外光谱

在强心苷的紫外光谱中,具有 $\Delta^{\alpha\beta}$ 五元内酯环的强心苷元在 217～220 nm 处呈现最大吸收,$\Delta^{\alpha\beta, \gamma\delta}-\delta$-六元内酯环的强心苷元在 295～300 nm 处有特征吸收。当 $\Delta^{16(17)}$ 与 $\Delta^{\alpha\beta}$ 五元内酯环共轭,在 270 nm 处出现强吸收;具有 $\Delta^{14(15),16(17)}$ 者,在 330 nm 左右出现强吸收。苷元中的孤立羰基,如在 C-11 或 C-12 位,在 290 nm 处出现低峰,在 C-19 位则在 303 nm 处出现低峰。

### (二) 红外光谱

强心苷类化合物的红外光谱特征主要来自不饱和内酯环上羰基。根据羰基吸收峰的强度和峰位,可以区分苷元中的五元不饱和内酯环和六元不饱和内酯环,即区分甲、乙型强心苷。具有 $\Delta^{\alpha\beta}$ 五元内酯环的甲型强心苷元,一般在 1 800～1 700 cm$^{-1}$ 处有 2 个羰基吸收峰;具有 $\Delta^{\alpha\beta, \gamma\delta}$ 六元内酯环的强心苷元,虽然在 1 800～1 700 cm$^{-1}$ 区域同也有 2 个羰基吸收峰,但因其环内共轭程度高,故两峰均较甲型强心苷元中相应的羰基峰向低波数位移约 40 cm$^{-1}$。

### (三) 核磁共振谱

强心苷类化合物的 $^1$H NMR 谱中,高场区可见饱和的亚甲基及次甲基信号相互重叠严重,较难准确归属。但是,部分质子信号具有明显特征,易于解析,可为强心苷结构研究提供重要信息。甲型强心苷中,$\Delta^{\alpha\beta}-\gamma$-内酯环 C-21 位上的 2 个质子以宽单峰或三重峰或 AB 型四重峰($J=18$ Hz)出现在 $\delta_C$ 4.50～5.00 区域;C-22 位上的烯质子因与 C-21 位上的 2 个质子产生远程偶合,以宽单峰出现在 $\delta_C$ 5.60～6.00 区域内。乙型强心苷中,其 $\Delta^{\alpha\beta, \gamma\delta}-\delta$-内酯环上的 H-21 以单峰形式出现在 $\delta_H$ 7.20 左右。H-22 和 H-23 分别在 $\delta_H$ 7.80 和 6.30 左右出现二重峰。

强心苷类化合物的 $^{13}$CNMR 谱可用于判断 A/B 环的构象。$5\alpha$-H 者(如乌沙苷元),其 A/B 环中大多数碳的 $\delta$ 值比 $5\beta$-H 者(如洋地黄毒苷元)处于低场 2～8,而且前者 19 位甲基碳的 $\delta$ 值约为 12.0,后者约为 24.0。

### (四) 质谱

在 EI-MS 中,强心苷元的裂解方式较多,除 RDA 裂解、羟基的脱水、脱甲基、脱 17 位侧链和醛基脱 CO 外,还有一些由复杂开裂产生的特征碎片。甲型强心苷元可产生如下保留 $\gamma$-内酯环或内酯环加 D 环的碎片离子。

m/z 111    m/z 124    m/z 163    m/z 164

乙型强心苷元则可见以下保留 δ-内酯环的碎片离子,借此可与甲型强心苷元区别。

m/z 109    m/z 123    m/z 135    m/z 136

在强心苷的 EI-MS 中,一般难以观察到分子离子或仅出现丰度极低的分子离子,但可较清楚地看到分子离子连续失水或失糖基再失水而产生的碎片离子,以及来自苷元部分和糖基部分的碎片离子。因此,强心苷分子量和糖连接顺序的确定,目前多采用 FAB-MS 和 ESI-MS 等。

## 七、含强心苷的中药实例

### (一) 葶苈子

葶苈子为十字花科植物播娘蒿(华东葶苈子)*Descurainia sophia* (L.) Webb. ex Prantl. 或独行菜 *Lepidum apetalum* willd. 的干燥成熟种子。味辛、苦,性大寒,归肺、膀胱经。具有泻肺平喘、行水消肿的功效,可用于治疗痰涎壅肺、喘咳痰多、胸胁胀满、不得平卧、胸腹水肿、小便不利。《中国药典》以槲皮素-3-O-β-D-葡萄糖-7-O-β-D-龙胆双糖苷为指标成分控制其质量,要求不得少于 0.075%。葶苈子含有多种强心苷类化合物,如伊夫单苷(evomonoside)、葶苈苷(helveticoside)、伊夫双苷(evobioside)、糖芥苷(erysimoside)等。其结构和提取分离方法如下。

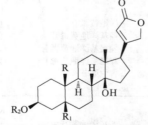

evomonoside   R=CH₃  R₁=H   R₂=L-鼠李糖
helveticoside  R=CHO  R₁=OH  R₂=D-洋地黄毒糖
evobioside    R=CH₃  R₁=H   R₂=L-鼠李糖-D-葡萄糖
erysimoside   R=CHO  R₁=OH  R₂=D-洋地黄毒糖-D-葡萄糖

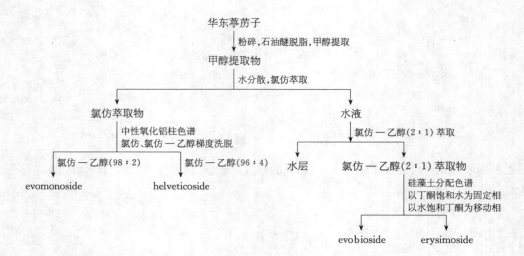

### （二）毛花洋地黄

毛花洋地黄 *Digitais lanata* Ehrh. 是玄参科植物,其叶富含强心苷类化合物,达 30 余种,多为次生苷。属于原生苷的有毛花洋地黄苷甲、乙、丙、丁和戊(lanatosides A、B、C、D、E)。强心药去乙酰毛花洋地黄苷丙(西地兰,cedilanid－D)、异羟基洋地黄毒苷(地高辛,digoxin)即采用毛花洋地黄中的强心苷为主要原料制备得到。

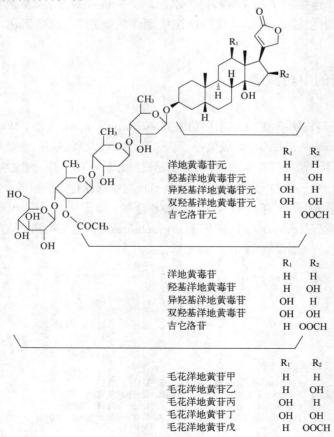

|  | R₁ | R₂ |
| --- | --- | --- |
| 洋地黄毒苷元 | H | H |
| 羟基洋地黄毒苷元 | H | OH |
| 异羟基洋地黄毒苷元 | OH | H |
| 双羟基洋地黄毒苷元 | OH | OH |
| 吉它洛苷元 | H | OOCH |

|  | R₁ | R₂ |
| --- | --- | --- |
| 洋地黄毒苷 | H | H |
| 羟基洋地黄毒苷 | H | OH |
| 异羟基洋地黄毒苷 | OH | H |
| 双羟基洋地黄毒苷 | OH | OH |
| 吉它洛苷 | H | OOCH |

|  | R₁ | R₂ |
| --- | --- | --- |
| 毛花洋地黄苷甲 | H | H |
| 毛花洋地黄苷乙 | H | OH |
| 毛花洋地黄苷丙 | OH | H |
| 毛花洋地黄苷丁 | OH | OH |
| 毛花洋地黄苷戊 | H | OOCH |

去乙酰毛花洋地黄苷丙是毛花洋地黄苷丙的去乙酰化物,为无色晶体,mp 256～268℃（分解）,$[\alpha]_D^{20}+12.2°$(75%乙醇)。能溶于水(1∶500)、甲醇(1∶200)或乙醇(1∶2 500),微溶于氯仿,几不溶于乙醚。其制备过程大致分为三步：总苷的提取→毛花洋地黄苷丙的分离→毛花洋地黄苷丙去乙酰化。

(1) 总苷的提取

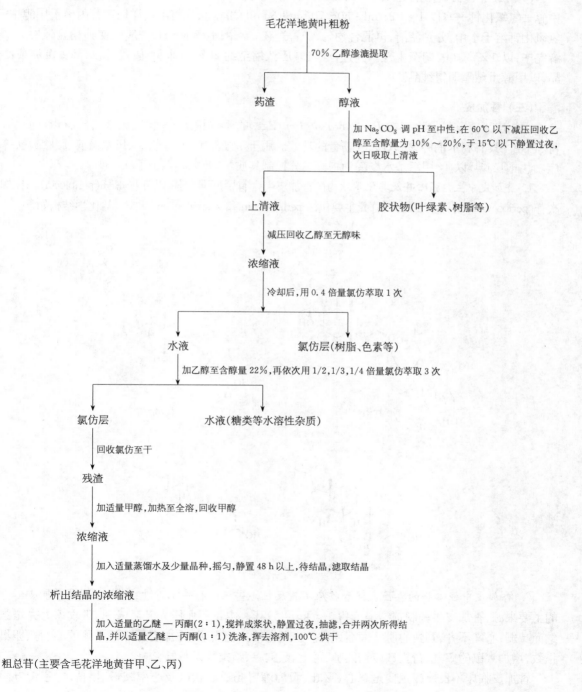

粗总苷(主要含毛花洋地黄苷甲、乙、丙)

（2）毛花洋地黄苷丙的分离：粗总苷中所含毛花洋地黄苷甲、乙、丙的苷元，由于羟基的数目和位置不同，使得它们的极性和溶解度亦有差别，其极性大小顺序为苷丙＞苷乙＞苷甲。根据毛花洋地黄苷类的极性不同，可采用溶媒萃取法，如甲醇—氯仿—水的混合溶剂系统，或用柱色谱法进行分离、纯化。

（3）去乙酰化：毛花洋地黄苷丙去乙酰基，常采用氢氧化钙或碳酸钾。按毛花洋地黄苷丙—甲醇—氢氧化钙—水以 1 g∶33 ml∶50～70 mg∶33 ml 的配比，先将毛花洋地黄苷丙溶于甲醇中，氢氧化钙溶于水中，分别滤清，再混合均匀，静置过夜。监测水解液 pH，一般应使其稍显碱性。水解完毕，以 1%的盐酸调至中性。滤过，滤液减压浓缩至约 20%的体积，放置过夜，滤集沉淀或结晶，以甲醇重结晶即得纯品。

### （三）香加皮

香加皮为萝藦科植物杠柳 *Periploca sepium* Bge. 的干燥根皮。性温，味辛、苦，有毒。归肝、肾、心经。具有利水消肿、祛风湿、强筋骨的功效。用于下肢浮肿、心悸气短、风寒湿痹、腰膝酸软等症。《中国药典》以 4-甲氧基水杨醛为指标成分控制其质量，要求不得少于 0.20%。

**1. 香加皮中主要强心苷及其化学结构**　香加皮中含有甲型强心苷，以杠柳毒苷(periplocin)和杠柳次苷(peripocymarin)为主要成分，苷元主要包括 periplogenin 和 xysmalogenin 两类。其化学结构如下。

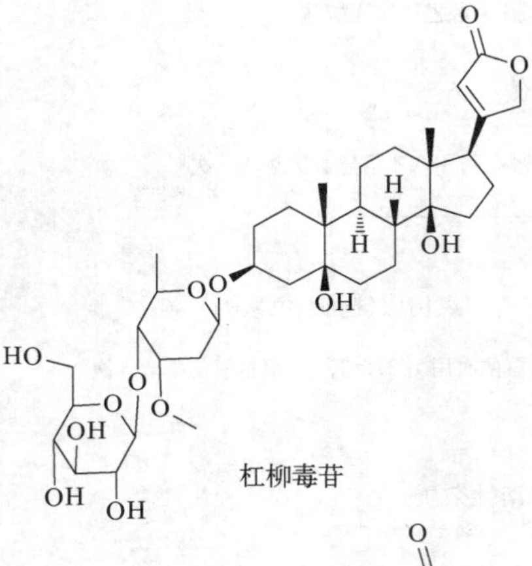

杠柳毒苷 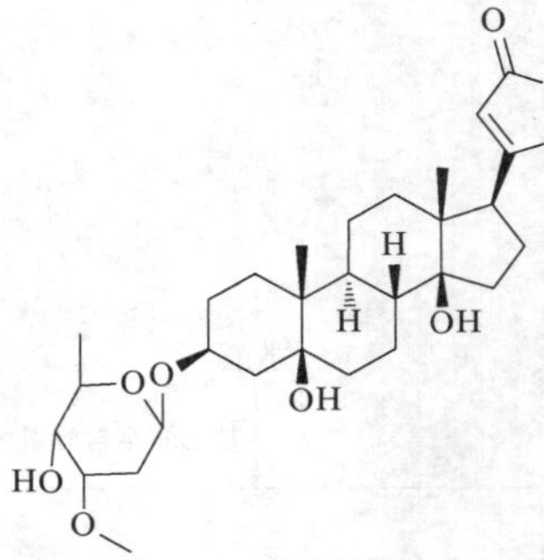　　　　　　杠柳次苷

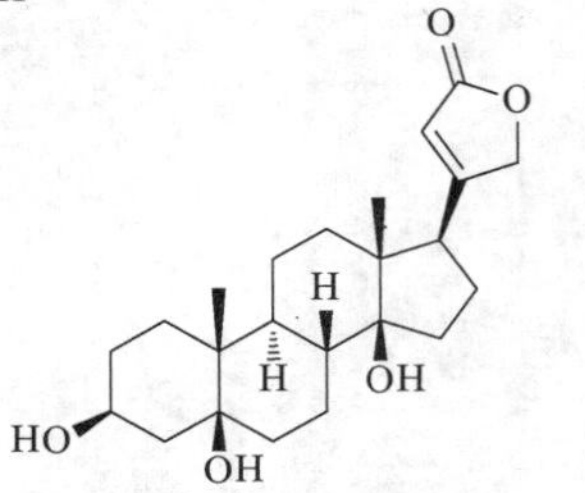

periplogenin 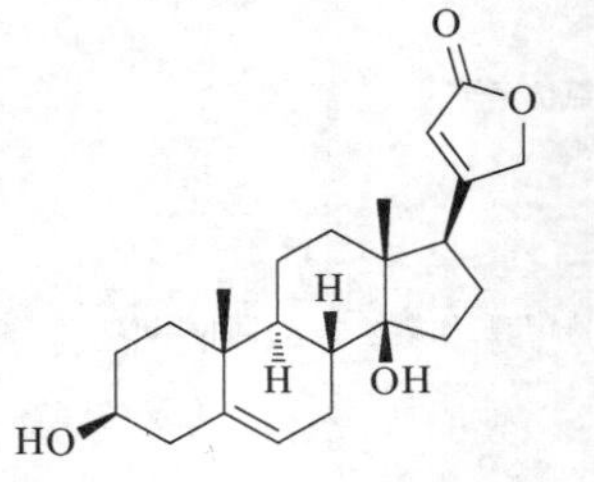　　　　　　xysmalogenin

**2. 香加皮中强心苷的毒性表现和临床不良反应**　香加皮有一定毒性，杠柳毒苷是香加皮毒性的主要来源，香加皮生药制剂给猫灌胃 1 g/kg 可致死。中毒后血压先升后降，心肌收缩力先增强继而减弱，心律不齐，乃致心肌纤颤而死亡。长期毒性实验表明，香加皮可降低大鼠的心、脾、卵巢指数，增加大鼠的睾丸、肾指数，对肝、肺、肾上腺、胸腺、脑指数无明显影响。

香加皮临床不良反应主要是恶心、呕吐、腹泻等胃肠道症状以及心率减慢、早搏、房室传导阻滞等心律失常表现。香加皮毒性成分结构清楚,作用明确,因此其临床不良反应是可以预防的。

**(四) 罗布麻叶**

罗布麻叶为夹竹桃科植物罗布麻 *Apocynum venetum* L. 的干燥叶。味甘、苦,性凉,归肝经。具有平肝安神、清热利水的功效。用于肝阳眩晕、心悸失眠、浮肿尿少等症。《中国药典》以金丝桃苷为指标成分控制其质量,要求不得少于 0.3%。

**1. 罗布麻叶中主要强心苷及其化学结构** 罗布麻叶中所含强心苷主要是甲型强心苷,苷元是毒毛旋花子苷元,包括三个苷:加拿大麻苷、毒毛旋花子苷元-$\beta$-D-毛地黄糖苷、毒毛旋花子苷元-$\beta$-D-葡萄糖基-(1→4)-$\beta$-D-毛地黄糖苷。其化学结构如下。

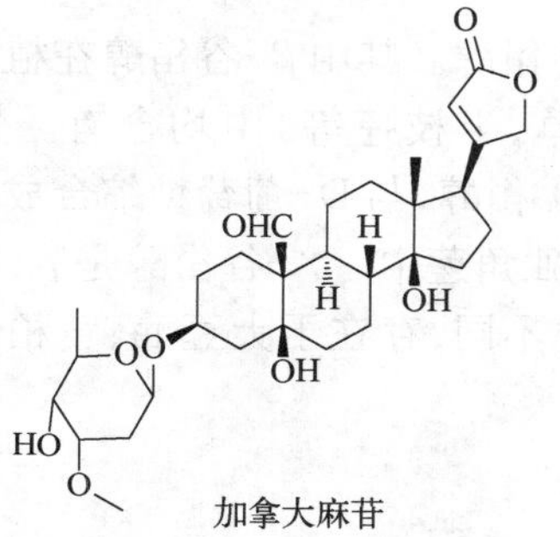

加拿大麻苷

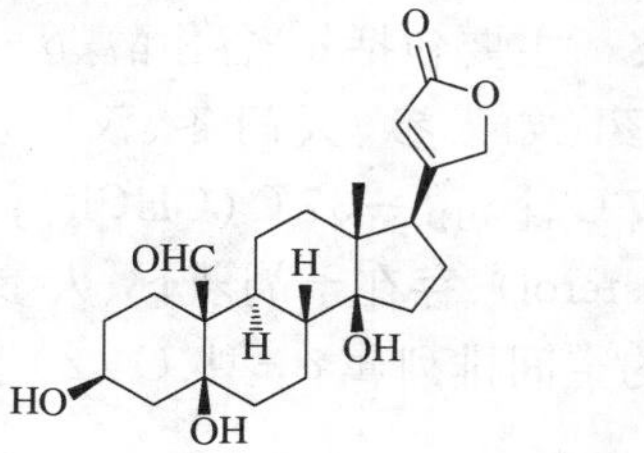

毒毛旋花子苷元

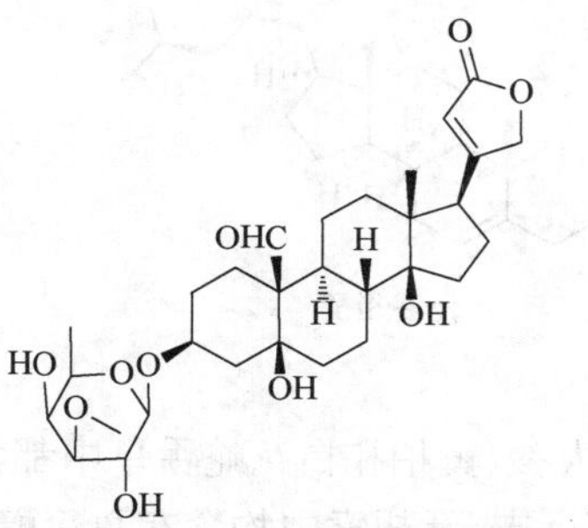

毒毛旋花子苷元-$\beta$-D-毛地黄糖苷

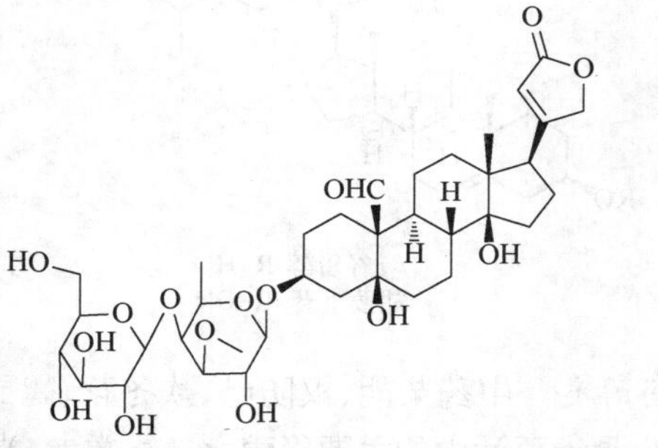

毒毛旋花子苷元-$\beta$-D葡萄糖基-(1→4)-$\beta$-D-毛地黄糖苷

**2. 罗布麻中强心苷的毒性表现** 罗布麻叶一般来说毒性较低,但剂量不宜过大,否则亦会引起心脏等方面的毒性反应。

# 第四节 | 其他甾体化合物

## 一、植物甾醇

### (一) 概述

植物甾醇作为植物细胞的重要组成部分,其甾体母核 C-17 位取代基为 8~10 个碳原子的链状脂肪烃。植物甾醇一般多以游离状态或与糖结合成苷的形式在植物界广泛存在。

　　植物甾醇甾体母核 A/B 环有顺式和反式,B/C 环、C/D 环均为反式。甾体母核或 C-17 位侧链上多有双键,C-3 位羟基可与糖成苷或与脂肪酸成酯。游离植物甾醇多为结晶,易溶于氯仿、乙醚等有机溶剂,难溶于水。

　　植物甾醇多采用乙醚、乙醇等溶剂提取。在含植物甾醇的乙醇提取液中,加入含皂苷的溶液,使其与植物甾醇形成分子复合物,然后用乙醚加热分解,植物甾醇溶于乙醚而与不溶于乙醚的皂苷分离。或用氧化铝、硅胶等吸附乙醚提取液,以石油醚、乙醚或苯等溶剂洗脱,可以得到满意的分离结果。

### (二) 代表性化合物

　　**1. 谷甾醇类**　主要包括 $\alpha$-谷甾醇、$\beta$-谷甾醇和 $\gamma$-谷甾醇。其中 $\beta$-谷甾醇在植物中分布很广,在许多中药(如人参、天门冬、汉防己、白花蛇舌草、半枝莲等)中均含有。分子式为 $C_{29}H_{50}O$,mp 137℃,$[\alpha]_D^{25}-37$℃(CHCl₃),是不饱和的 $C_{29}$ 甾醇,与 D-葡萄糖缩合成的苷称为胡萝卜苷(daucosterol),存在于胡萝卜、人参、半夏、葡萄、独角莲中。$\gamma$-谷甾醇是 $\beta$-谷甾醇的异构体,C-24 的空间排列属 $\alpha$-型,C-20 也与 $\beta$-谷甾醇不同,存在于大豆油、黄柏与蛇根萝芙木中。

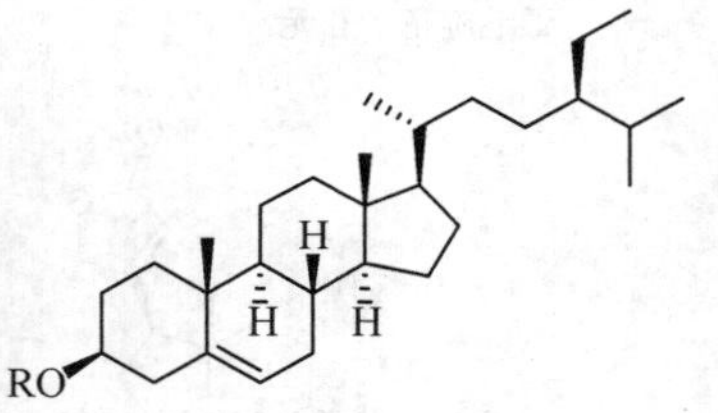

$\beta$-谷甾醇 R=H
胡萝卜苷 R=Glc

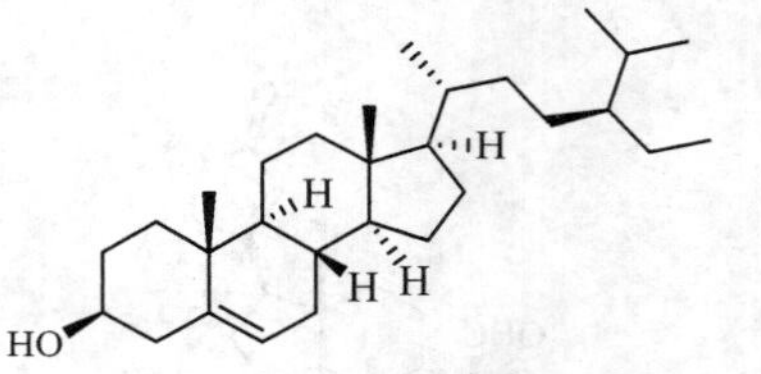

$\gamma$-谷甾醇

　　**2. 豆甾醇类**　中药柴胡、汉防己、款冬花、鹤虱、青蒿、人参、黄柏和白花蛇舌草中都含有豆甾醇,豆甾醇也是大豆油中的主要甾醇之一。党参、当归、黄花远志、延胡索中均含有豆甾醇-$\beta$-D-葡萄糖苷。

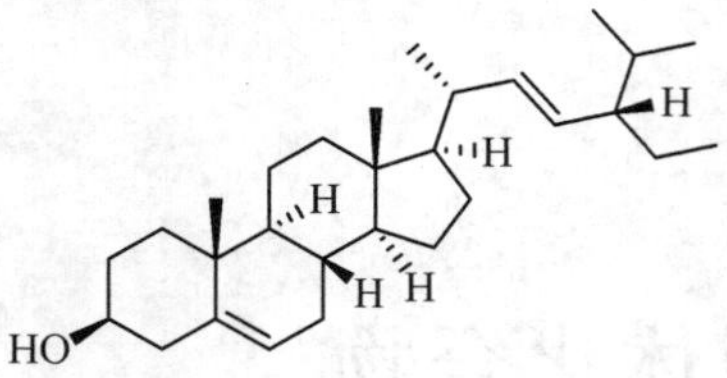

豆甾醇

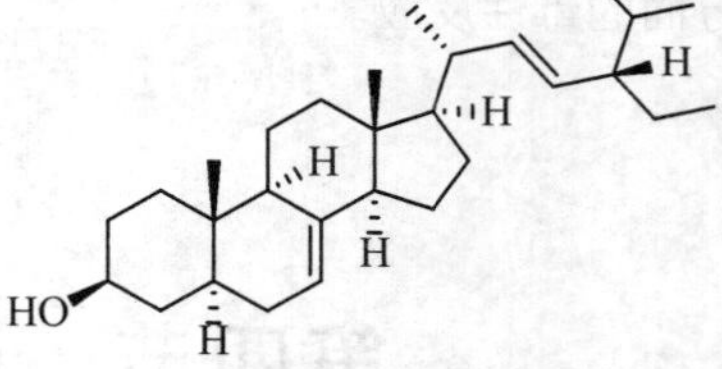

$\alpha$-菠甾醇

　　**3. 菠甾醇类**　主要包括 $\alpha$-菠甾醇、$\beta$-菠甾醇、$\gamma$-菠甾醇和 $\delta$-菠甾醇。其中 $\alpha$-菠甾醇的分子式为 $C_{29}H_{48}O$,mp 168～169℃,$[\alpha]_D^{25}-3.6$°(CHCl₃),存在于银柴胡 *Stellaria dichotoma. var. lanceolata*、木鳖子及荷莲豆 *Drymaria cordata* 等中药中。

　　**4. 麦角甾醇**　麦角甾醇是维生素 D 的前体,经紫外光照射能转化为维生素 D₂。

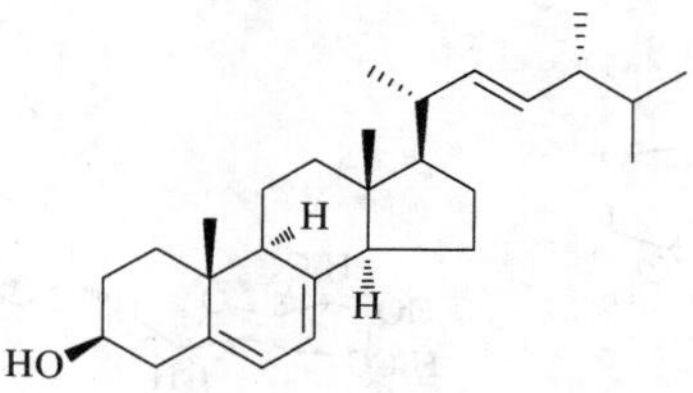

麦角甾醇

## 二、C21 甾

C21 甾（C21 steroides）是一类含有 21 个碳原子，以孕甾烷（pergnane）或其异构体为基本骨架的甾体衍生物。该类成分多具有抗炎、抗肿瘤、抗生育等生物活性。

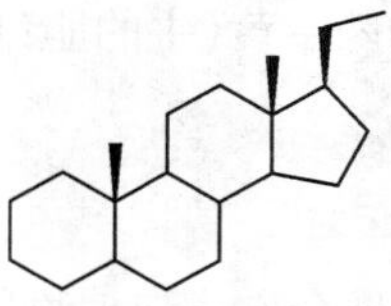

孕甾烷

C21 甾的甾体母核 A/B 环一般为反式，B/C 环多为反式，少数为顺式，C/D 环为顺式。甾体母核上多有羟基、羰基（多在 20 位）、酯基及双键（多在 5、6 位）。C-17 位侧链多为 $\alpha$-构型，少数为 $\beta$-构型。

C21 甾具有甾核的显色反应，因分子中存在 2-去氧糖，还能发生 Keller-Kiliani 反应等。

C21 甾主要存在于萝藦科、玄参科、夹竹桃科、毛茛科等植物中，如从白首乌 *Cynanchum auriculayum* 的块根中分离得到了具有细胞毒活性的白首乌新苷 A、B（cynanauriculosiades A、B）。从华北白前 *Cynanchum hancoakianum* 根中分离得到了脱水何拉得苷元（anhydrohirundigenin），系 14,15-开裂孕甾烷（14,15-secopregnane）衍生物。从蔓生白薇 *Cynanchum versicolor* 根中分离得到了白薇新苷（neocynaversicoside），系 13,14;14,15-双开裂孕甾烷（13,14;14,15-disecopregnane）衍生物。

白首乌新苷A　R=

白首乌新苷B　R=

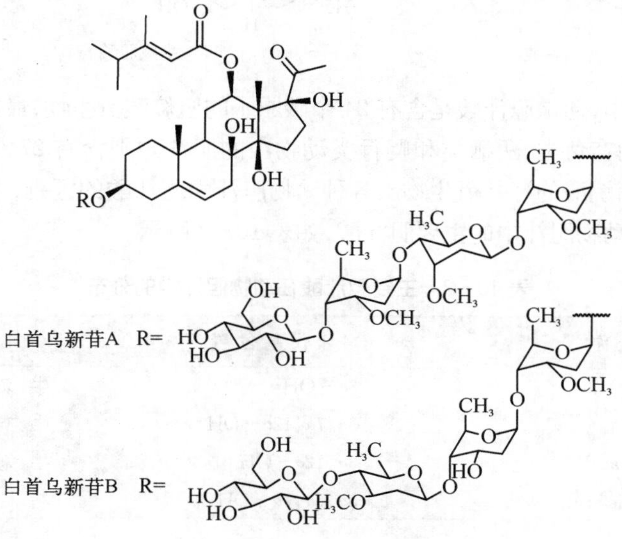

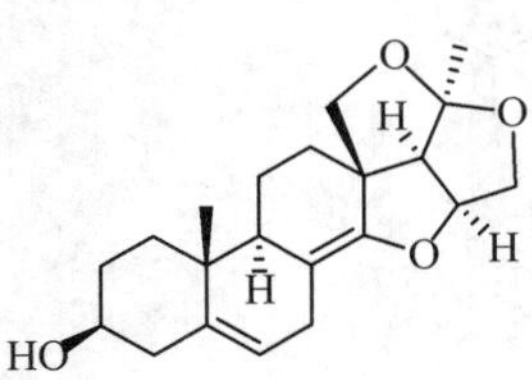

脱水何拉得苷元 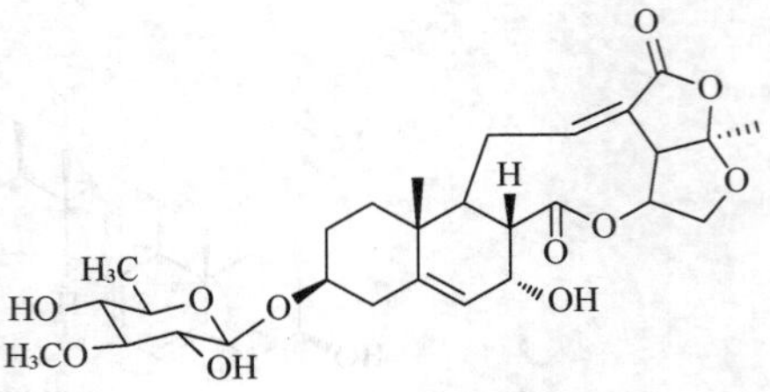　　　　　　　白薇新苷

## 三、胆汁酸

### （一）概述

胆汁酸(bile acid)是指动物的胆汁中含有羧基的一类甾体化合物,是胆烷酸(cholanic acid)的羟基衍生物,存在于动物胆汁中。如动物药牛黄(牛的胆结石),具有解热镇痉作用,其主要有效成分为胆酸和去氧胆酸。

### （二）胆汁酸的结构特征和主要性质

**1. 结构特点**　胆汁酸甾核四个环的稠合方式与植物甾醇相同,A/B 环有顺式和反式两种稠合方式,B/C 环和 C/D 环均为反式稠合。其甾体母核 C-17 位侧链是戊酸。胆汁酸分子中含有 1~3 个羟基,其位置在甾核的 C-3、C-6、C-7、C-12 均可被羟基取代,自然界存在的胆酸,C-3 羟基都是 $\alpha$-构型,其他位置的羟基可有 $\alpha$- 或 $\beta$-构型两种,以 $\alpha$-构型居多。C-10、C-13 的甲基及 C-17 侧链戊酸基均为 $\beta$-构型。

胆汁酸在动物胆汁中通常以侧链的羧基与甘氨酸或牛磺酸的氨基以酰胺键结合成甘氨胆汁酸或牛磺胆汁酸,并以钠盐的形式存在,如牛磺胆酸(taurocholic acid)等。

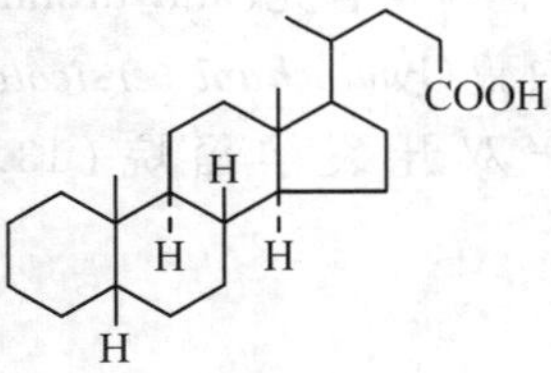

胆烷酸 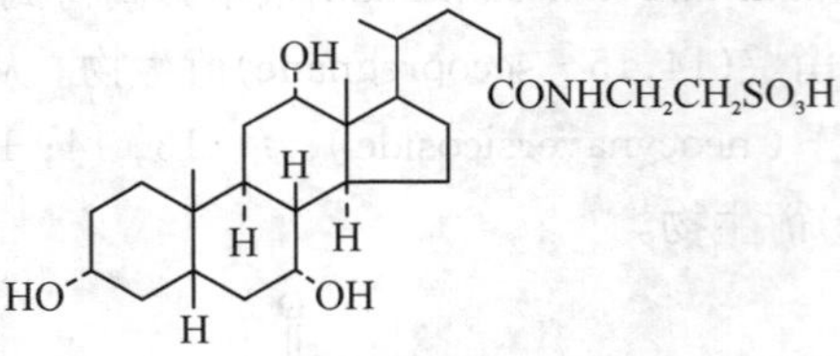　　　　　　　　　　牛磺胆酸

在高等动物胆汁中,通常胆汁酸是含有 24 个碳原子的胆烷酸衍生物,最常见的有胆酸、去氧胆酸、鹅去氧胆酸等。而在鱼类、两栖类和爬行类动物中的胆汁酸则含有 27 个碳原子或 28 个碳原子,这类胆汁酸是粪甾烷酸的羟基衍生物。各种动物胆汁中胆汁酸的区别,主要为羟基数目、位置及构型的差异。存在动物胆汁中的主要胆汁酸,如表 10-2 所示。

表 10-2　主要胆汁酸在动物胆汁中的分布

| 名　称 | 取代基位置 | 分　布 |
| --- | --- | --- |
| 石胆酸(lithocholic acid) | 3$\alpha$-OH | 牛、家兔、猪、胆结石 |
| 胆酸(cholic acid) | 3$\alpha$,7$\alpha$,12$\alpha$-OH | 牛、羊、狗、蛇、熊、鸟 |
| 去氧胆酸(deoxycholic acid) | 3$\alpha$,12$\alpha$-OH | 牛、兔、羊、猪 |
| $\alpha$-猪胆酸($\alpha$-hyocholic acid) | 3$\alpha$,6$\alpha$,7$\alpha$-OH | 猪 |

续　表

| 名　称 | 取代基位置 | 分　布 |
|---|---|---|
| α-猪去氧胆酸(α-hydroxycholic acid) | 3α,6α-OH | 猪 |
| β-猪去氧胆酸(β-hydroxycholic acid) | 3β,6α-OH<br>3α,6β-OH | 猪,特别在结石<br>猪 |
| 鹅去氧胆酸(chenodeoxycholic acid) | 3α,7α-OH | 鹅、牛、熊、鸡、猪 |
| 熊去氧胆酸(ursodeoxycholic acid) | 3α,7β-OH | 熊 |

**2. 化学性质**

(1) 酸性：游离的胆汁酸在水中溶解度很小,形成盐后则易溶于水。利用此性质可以精制各种胆汁酸。

(2) 酯化反应：在精制各种胆汁酸时,一般可将胆汁酸的末端羧基酯化,因胆汁酸酯化后容易结晶析出。胆汁酸酯类在酸水中回流数小时,即得游离的胆汁酸。

**3. 胆汁酸的鉴别反应**

(1) Pettenkofer 反应：根据蔗糖与浓硫酸作用生成羟甲基糠醛,后者可与胆汁酸缩合成紫色物质的原理而检识。取胆汁 1 滴,加蒸馏水 4 滴及 10% 蔗糖溶液 1 滴,摇匀,倾斜试管,沿管壁加入浓硫酸 5 滴,置冷水中冷却,则在两液分界处出现紫色环。

(2) Gregory Pascoe 反应：取 1 ml 胆汁,加 45% 硫酸 6 ml 及 0.3% 糠醛 1 ml,塞紧振摇后,在 65 ℃水浴中放置 30 min,胆酸存在的溶液显蓝色。本反应可用于胆酸的定量分析。

(3) Hammarsten 反应：取少量样品,用 20% 铬酸溶液(20 g CrO₃ 在少量水中,用乙酸加至 100 ml)溶解,温热,胆酸为紫色,鹅去氧胆酸不显色。

除上述反应外,甾体母核的显色反应,亦适用于胆汁酸的鉴别。

### (三) 胆汁酸的提取分离

各种胆汁酸的提取方法基本相同,即将新鲜动物胆汁加入适量的固体氢氧化钠进行加热,使结合胆汁酸水解成游离胆汁酸钠盐,溶于水中,收集水层,加盐酸酸化,使胆汁酸沉淀析出,即得总胆酸粗品,然后再用适当方法进行分离精制。从动物胆汁中提取胆汁酸的方法如下。

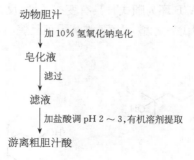

### (四) 含胆汁酸的中药实例

1. 牛黄　牛科动物牛 *Bos taurus domesticus* Gmelin 的干燥胆结石。味甘,凉。归心、肝经。具有镇痉、清心、豁痰、开窍、凉肝、息风、解毒的功效。用于热病神昏、中风痰迷、惊痫抽搐、癫痫发狂、咽喉肿痛、口舌生疮和痈肿疔疮,是中成药安宫牛黄丸、牛黄解毒丸、牛黄清心丸、珠黄散等的主要成分之一。牛黄含有胆红素、胆汁酸(主要有胆酸、去氧胆酸、石胆酸等)、胆固醇、SMC(肽类物质)、多种氨基酸和无机盐等。其中,去氧胆酸具有松弛平滑肌的作用,是牛黄镇痉的有效成分。由于天然牛黄的药源有限,从 20 世纪 50 年代开始,我国成功研制人工牛黄,并进行了药理研究及临床验证工作,于 20 世纪 70 年代初制定了统一配方及质量规格。人工牛黄由牛胆粉、胆酸、猪去氧胆酸、牛磺酸、胆红素、胆固醇、微量元素等加工制成。《中国药典》以胆酸和胆红素为指标成分,对牛黄和人工牛黄进行含量测定。要求以干燥品计算,含胆酸牛黄不得少于 4.0%,人工牛黄不得少于 13.0%;含胆红素牛黄不得少于 25.0%,人工牛黄不得少于 0.63%。

2. 熊胆　熊胆是熊科动物黑熊(*Selenarctos thibetanus* G. Cuvier)或棕熊(*Ursus arctos* L.)的干燥胆囊胆汁,具有清热、镇痉、明目、杀虫等功效。

熊胆的化学成分为胆汁酸,主要有效成分为牛磺熊去氧胆酸,还含有牛磺鹅去氧胆酸、牛磺胆酸和游离的熊去氧胆酸、鹅去氧胆酸等。牛磺熊去氧胆酸是熊胆解痉的主要有效成分,是熊胆鉴别和质量评价的主要依据。

## 四、昆虫变态激素

### (一) 概述

昆虫变态激素(molting hormone)是指可以调节昆虫变态的一类甾体化合物。最初仅发现于昆虫体内,是一类具有促蜕皮活性的物质,能促进细胞生长,刺激真皮细胞分裂,产生新的表皮并使昆虫蜕皮。对于人体能促进蛋白质的合成,排除体内胆固醇,降血脂,恢复肝功能及抑制血糖上升等。自 20 世纪 60 年代以来,在植物界中也发现了昆虫变态激素,如牛膝 *Achyranthes bidentata* 中含有蜕皮甾酮(ecdysterone)和牛膝甾酮(Inokosterone);小叶贯众 *Matteuccia struthiopteris* 中含有蜕皮松(ecdysone)和异杯苋甾酮(isocyasterone);桑叶 *Morus alba* 中含有牛膝甾酮和羟基蜕皮甾酮;白毛夏枯草 *Ajuga decumbens* 中含有筋骨草甾酮 G(ajugasterone G)等。

### (二) 结构及理化性质

昆虫变态激素的结构特点:C-3 位通常有 $\beta$-羟基取代,C-6 有酮基,C-7 有双键,C-17 为 8~10 个碳原子组成的多元醇,A/B 环为顺式时具有变态活性,反式时则无活性或活性减弱。在水中溶解度比植物甾醇大,易溶于甲醇、乙醇、丙酮,难溶于正己烷、石油醚等溶剂。

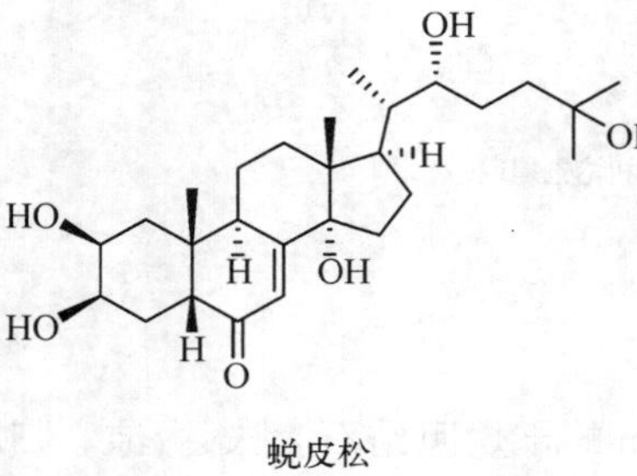

蜕皮松

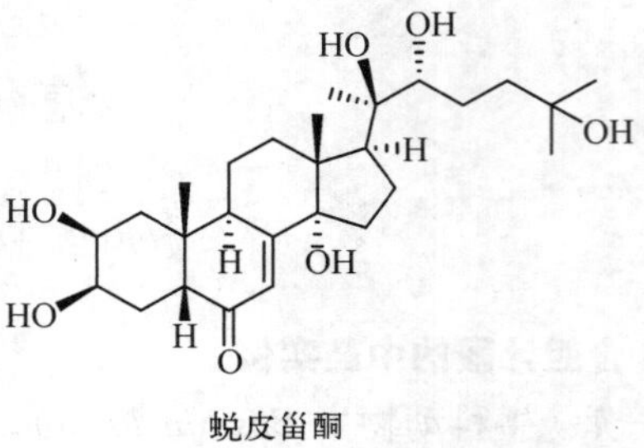

蜕皮甾酮

牛膝甾酮

异杯苋甾酮

筋骨草甾酮

# 第十一章 生 物 碱

导学

1. 掌握生物碱的结构类型、理化性质,生物碱碱性。
2. 熟悉生物碱的提取与分离方法。
3. 了解中药麻黄、延胡索、黄连、洋金花、天仙子、苦参、山豆根、粉防己、马钱子、乌头、千里光、雷公藤所含主要成分的性质。

## 第一节 概 述

生物碱(alkaloids)一般是指来源于生物界(主要是植物界)的一类含氮的小分子有机化合物,大多具有较复杂的环状结构,有类似碱的性质,可与酸结合成盐,其中多数有明显的生理活性。氨基酸、氨基糖、肽类、蛋白质、核苷酸和含氮维生素等含氮有机化合物不包括在生物碱内。

生物碱大多具有较强的生理活性,如吗啡(morphine)具有镇痛作用;可待因(codeine)具有止咳作用,麻黄碱(ephedrine)具有平喘作用,莨菪碱(hyoscyamine)具有解痉和解有机磷中毒作用,喜树碱(camptothecine)、秋水仙碱(colchicine)和三尖杉碱(cephalotaxine)等具有抗肿瘤作用。

生物碱在植物界分布广泛,主要存在于高等植物中,尤其是双子叶植物中的毛茛科、防己科、罂粟科、小檗科、豆科、茄科、夹竹桃科、马钱科等。单子叶植物如百合科、石蒜科和兰科等也含有生物碱。生物碱在裸子植物中分布很少,仅见于麻黄科、三尖杉科、红豆杉科等少数植物。此外,在蕨类植物的卷柏科、石松科及菌类植物如麦角菌科等个别植物中存在。

生物碱在植物体内往往集中分布在某一器官,如黄柏生物碱主要存在于树皮部分,苦参生物碱主要存在于根部,麻黄生物碱在髓部含量最高。也有少数植物的生物碱分布于植物不同部位,如喜树碱在喜树的木部、根皮和种子中均有分布。生物碱在植物中的含量差异很大,如黄连根茎中的小檗碱含量为 5%～8%,少数可达 10%。麻黄中生物碱可达 1.6%,而美登碱(maytansine)在美登木果实中含量极低,得率为千万分之二。

在植物体内,只有少数碱性极弱的生物碱以游离状态存在,多数生物碱以有机酸盐形式存在,如柠檬酸盐、草酸盐、酒石酸盐、琥珀酸盐等,少数以无机酸盐存在,如硫酸盐、盐酸盐、硝酸盐等,也有生物碱苷、N-氧化物等形式。

<h1 style="text-align:center">第二节 | 生物碱的生物合成途径</h1>

生物碱在植物体内是由一级代谢产物氨基酸通过生物合成途径产生的。形成生物碱的氨基酸大多为 α-氨基酸,主要有鸟氨酸、赖氨酸、苯丙氨酸、酪氨酸、色氨酸、组氨酸和邻氨基苯甲酸等。这些氨基酸的骨架大部分被保留在生物碱结构中,这种由氨基酸为前体生成的生物碱通常称为真生物碱(true alkaloids)。另外,由甲戊二羟酸(mevalonic acid)等途径合成的生物碱称为伪生物碱(pseudoalkaloids),如萜类和甾体生物碱。

对生物碱生物合成途径的研究,可以揭示生物碱在植物体内的形成、转化等一系列代谢过程,对生物碱的结构分类、结构改造及生物合成等有着重要的指导意义。生物碱生物合成的主要化学反应有希夫碱(Schiff's base)形成反应、曼尼希(Mannich)氨甲基化反应及酚的氧化偶合反应等。

## 一、希夫碱形成反应

含氨基和羰基的化合物经加成—脱水形成希夫碱。

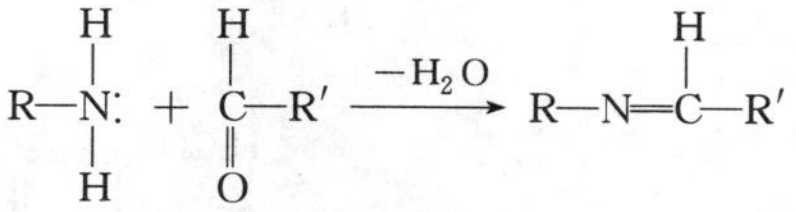

在反应中,伯胺易生成叔胺碱,仲胺易生成季铵碱,如吡咯、莨菪烷、喹啉、喹诺里西啶类生物碱都涉及希夫碱的形成反应。

## 二、曼尼希氨甲基化反应

醛、胺和负碳离子(含活泼氢的化合物)发生缩合反应,结果是活泼氢被氨甲基取代,得到曼尼希碱。

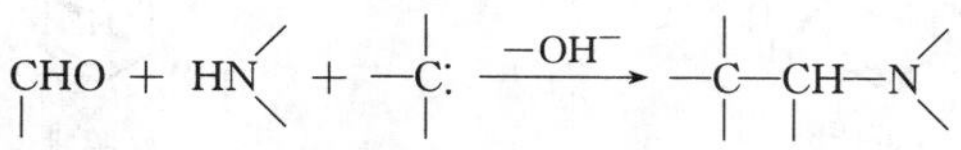

在苄基异喹啉和吲哚类生物碱生物合成中,许多一级环合都是通过曼尼希缩合反应生成的。

## 三、酚的氧化偶合反应

该反应又称次级环化反应。反应过程为植物体内的酚羟基化合物在酶的催化作用下,形成自由基,两个自由基可以在邻位、对位或邻—对位发生偶联,形成新的 C—C 键、C—O 键。偶合反应分为分子间的偶合反应(如形成双苄基异喹啉生物碱)和分子内偶合反应(如形成苄基异喹啉类生物碱)。

## 四、生物碱的生物合成途径实例

如吗啡碱的生物合成。2 分子 3,4 - 二羟基苯丙氨酸,分别经氨基转移、脱羧反应产生 3,4 - 二羟基苯乙胺和 3,4 - 二羟基苯丙酮酸(3,4 - dihydroxy phenylpyruvic acid),两者经曼尼希反应生成去甲劳丹诺苏林(norlaudanosoline),后者经甲基化生成番荔枝碱(reticuline),番荔枝碱经转位、氧化偶合,转为 salutaridine,再经还原等过程最后生成吗啡。

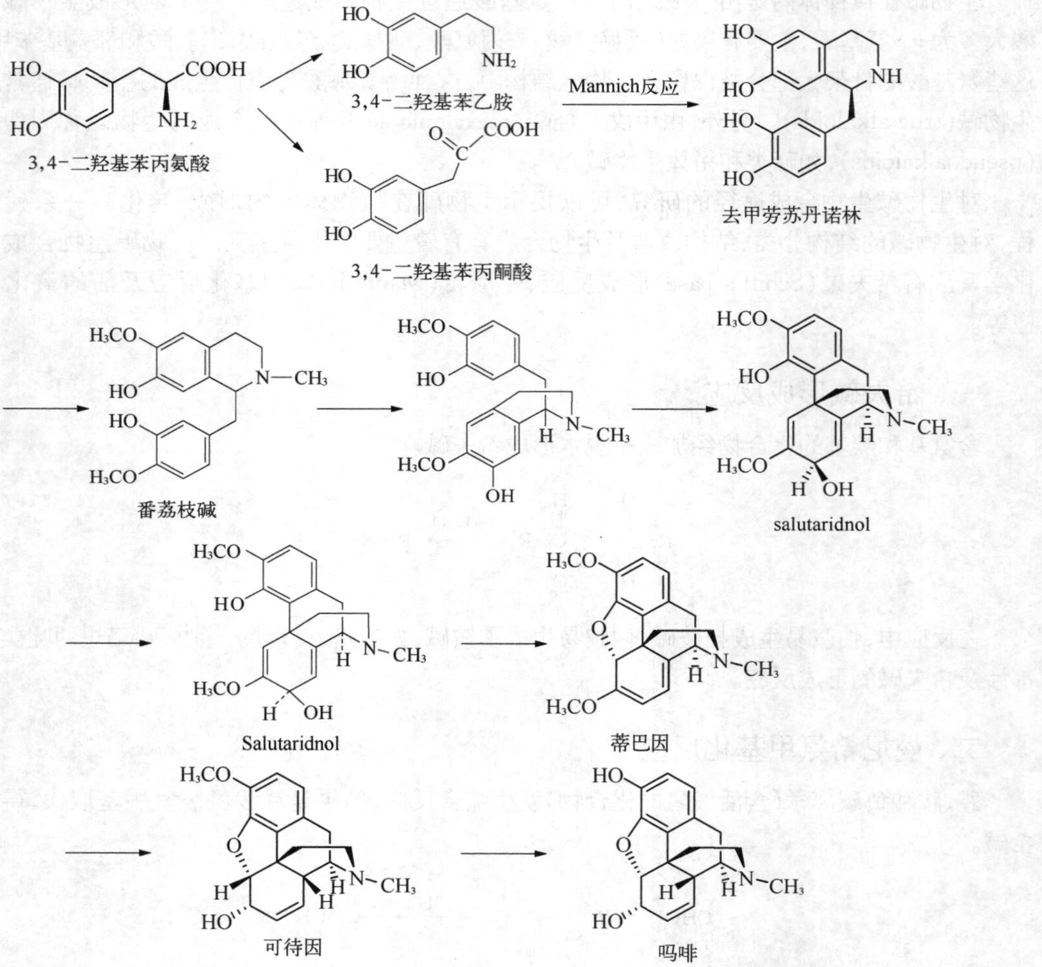

## 第三节 | 生物碱的分类

生物碱的分类方法常见的有以下几种:按植物来源分类,如麻黄生物碱、乌头生物碱等;较常用的按化学结构类型分类,如异喹啉类、莨菪烷类生物碱等;也有按生物碱的生源途径分类,如来源于鸟氨酸的生物碱、来源于赖氨酸的生物碱等。现在普遍采用按生源途径结合化学结构类型进行分类,这种分类方法既能反映出生物碱的结构母核,又能反映出结构与生源的关系,有利于生物碱的结构测定。现按生源途径结合化学结构类型分类法进行介绍。

## 一、来源于鸟氨酸的生物碱

此类生物碱主要包括吡咯类、莨菪烷类和吡咯里西啶类。

### （一）吡咯类（pyrrolidines）

该类生物碱结构较简单,数目较少,如益母草 *Leonurus heterophyllus* 中的水苏碱（stachydrine）和山莨菪 *Anisodus luridus* 中的红古豆碱（cuscohygrine）等。

四氢吡咯　　　水苏碱　　　红古豆碱

### （二）莨菪烷类（tropanes）

这类生物碱大多由莨菪烷上的 3-位羟基与有机酸类缩合成酯。主要分布于茄科的颠茄属、莨菪属、曼陀罗属及天仙子属等植物中,重要的化合物有莨菪碱（hyoscyamine）、可卡因（cocaine）等。

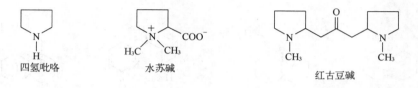

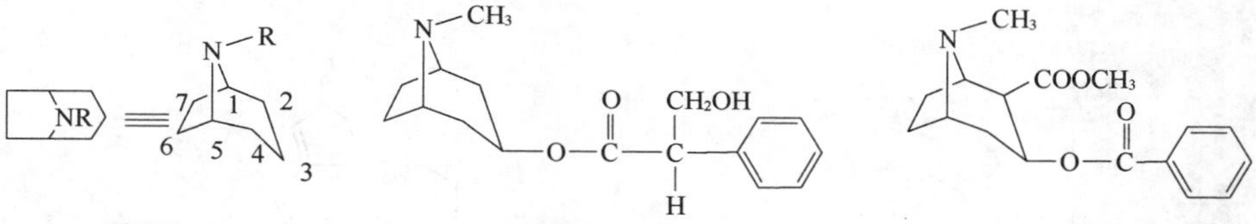

莨菪烷　　　莨菪碱　　　可卡因

### （三）吡咯里西啶类（pyrrolizidines）

结构由两个吡咯烷共用 1 个氮原子稠合而成,主要分布于菊科千里光属植物中,如大叶千里光碱（macrophylline）。

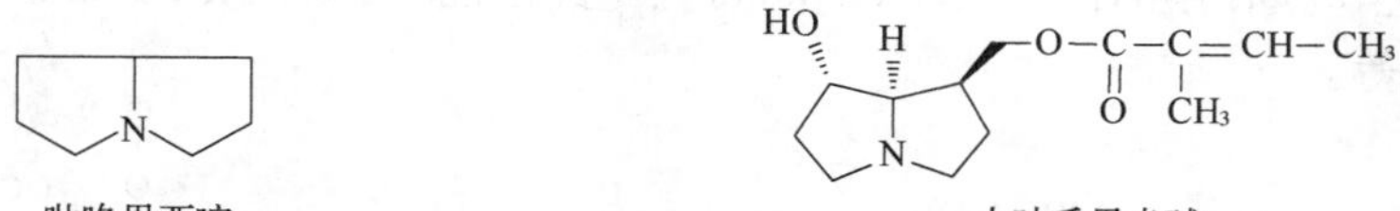

吡咯里西啶　　　大叶千里光碱

## 二、来源于赖氨酸的生物碱

这类生物碱主要有哌啶类、喹诺里西啶类和吲哚里西啶类。

### （一）哌啶类（piperidines）

该类生物碱结构简单,生源上关键的前体物是哌啶亚胺盐类,如胡椒 *Piper nigrum* 中的胡椒碱（piperine）、槟榔 *Areca catechu* L. 中的槟榔碱（arecoline）和槟榔次碱（arecaidine）等。

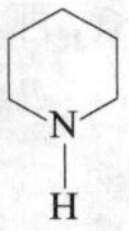

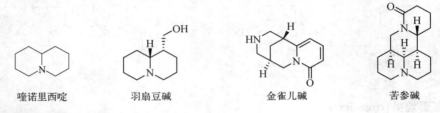

哌啶 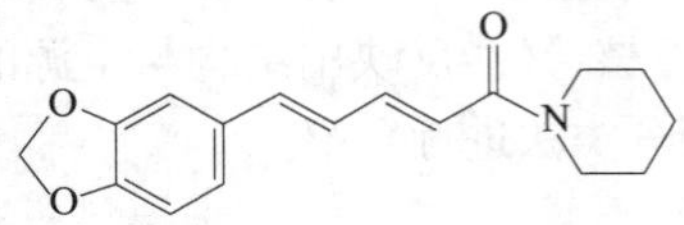　　　　　胡椒碱 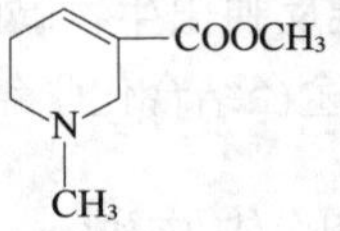　　　　　槟榔碱 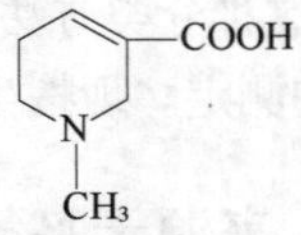　　　　槟榔次碱

### （二）喹诺里西啶类（quinolizidines）

这类生物碱是由 2 个哌啶共用一个氮原子稠合而成的衍生物,主要分布于豆科,其次为千屈菜科和石松科,如野决明 *Thermopsis lupinoides* 中的羽扇豆碱(lupinine)和金雀儿碱(cytisine)、苦参 *Sophora flavescens* 中的苦参碱(matrine)等。

喹诺里西啶　　　　羽扇豆碱　　　　　金雀儿碱　　　　　苦参碱

### （三）吲哚里西啶类（indolizidines）

结构由哌啶和吡咯共用一个氮原子稠合的衍生物,可分为简单吲哚里西啶和一叶萩碱两类。主要分布于大戟科一叶萩属植物中,数目较少,如一叶萩碱(securinine)。

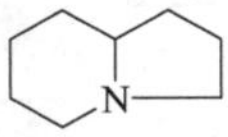

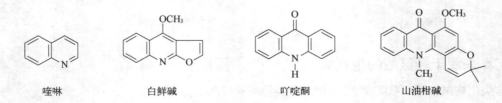

吲哚里西啶 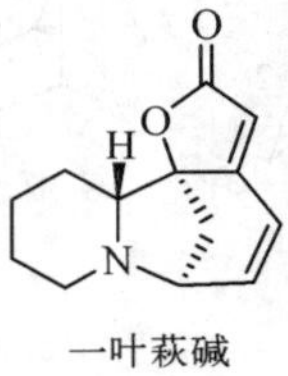　　　　　　　　一叶萩碱

## 三、来源于邻氨基苯甲酸的生物碱

这类生物碱主要包括喹啉类(quinolines)和吖啶酮类(acridones),主要分布于芸香科植物,如白鲜皮 *Dictamnus dasycarpus* 中的白鲜碱(dictamnine)、鲍氏山油柑 *Acronychia baueri* 树皮中的山油柑碱(acronycine)等。

喹啉　　　　　白鲜碱　　　　　吖啶酮　　　　　山油柑碱

## 四、来源于苯丙氨酸和酪氨酸的生物碱

该类生物碱数量众多,在植物中分布较广,主要有以下类型。

## （一）苯丙胺类（phenylalkylamines）

这类生物碱较少，具有代表性的化合物是麻黄 *Ephedra sinica* 中的麻黄碱（ephedrine）。

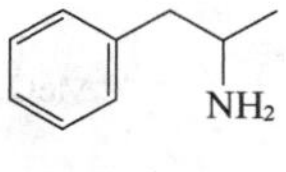

苯丙胺

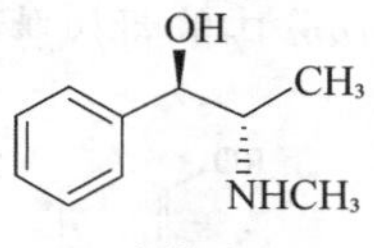

麻黄碱

## （二）苄基异喹啉类（benzylisoquinolines）

这类生物碱如厚朴 *Magnolia officinalis* 中的厚朴碱（magnocurarine）、罂粟 *Papaver somniferum* 中的罂粟碱（papaverine）、乌头 *Aconitum carmichaeli* 中的去甲乌药碱（demethylcoclaurine）。

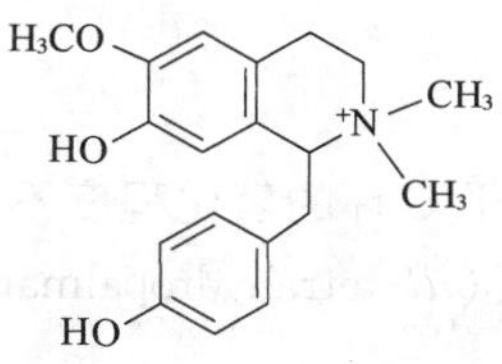

厚朴碱

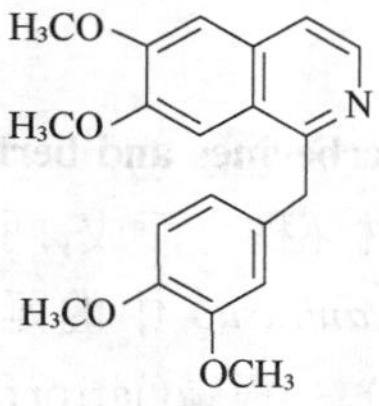

罂粟碱

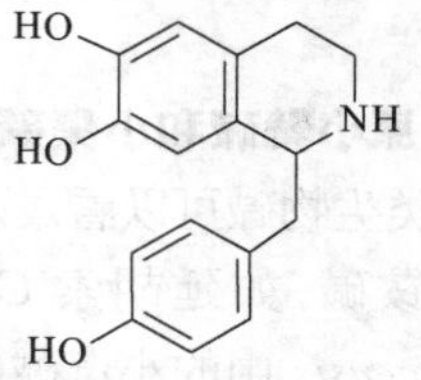

去甲乌药碱

## （三）双苄基异喹啉类（bisbenzylisoquinolines）

这类生物碱由 2 个苄基异喹啉通过 1～3 个醚键聚合而成，如北豆根 *Menispermum dauricum* 中的蝙蝠葛碱（dauricine）、粉防己 *Stephania tetrandra* 中的粉防己碱（tetrandrine）和防己诺林碱（fangchinoline）等。

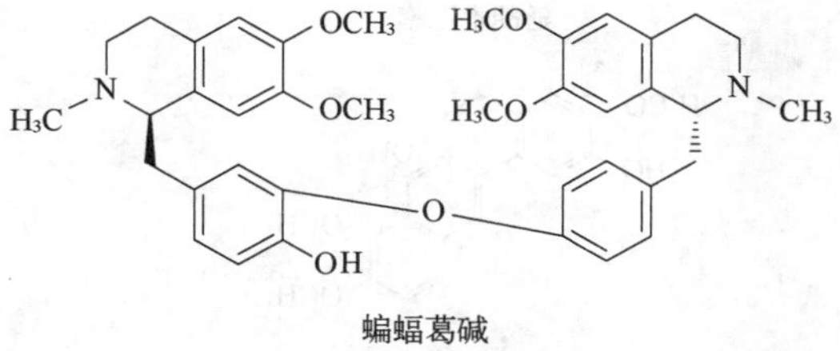

蝙蝠葛碱

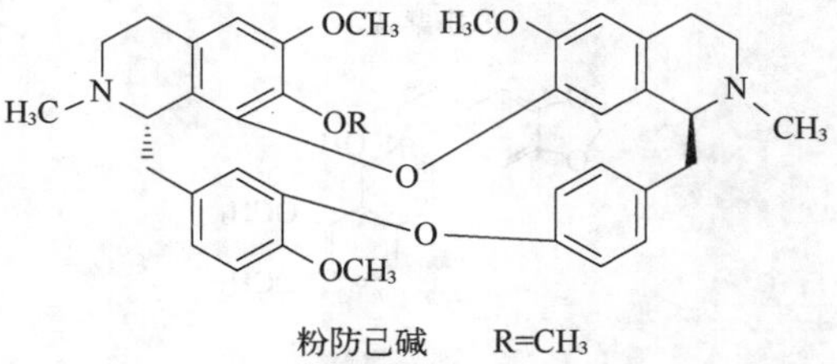

粉防己碱　R=CH₃
防己诺林碱　R=H

## （四）阿朴啡类（aporphines）

这类生物碱如千金藤 *Stephania japonica* 中的千金藤碱（stephanine）、马兜铃 *Aristolochia debilis* 中的木兰碱（magnoflorine）等。

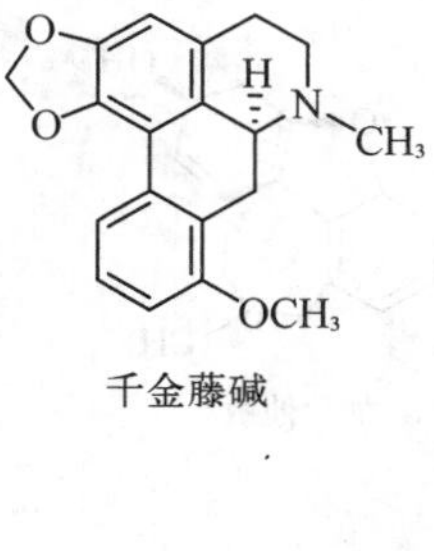

千金藤碱

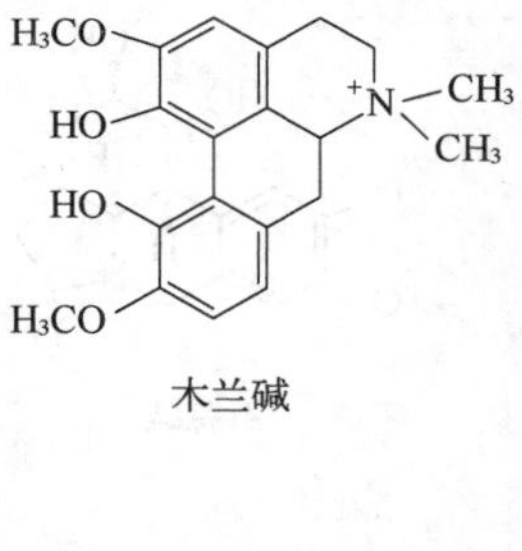

木兰碱

## （五）吗啡烷类（morphanes）

这类生物碱代表性化合物有罂粟中的吗啡（morphine）、可待因（codeine）、蒂巴因（thebaine），青风藤 *Sinomenium acutum* 中的青风藤碱（sinomenine）等。

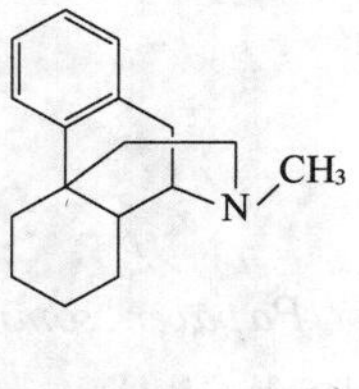

吗啡烷 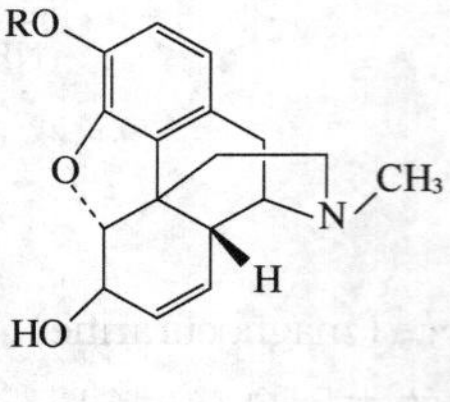　　　吗啡　R=H　　　蒂巴因 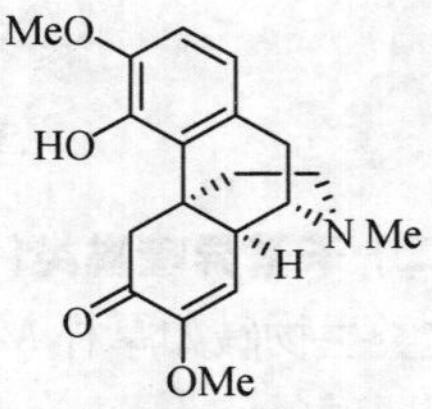　　　青风藤碱
　　　　　可待因 R=CH₃

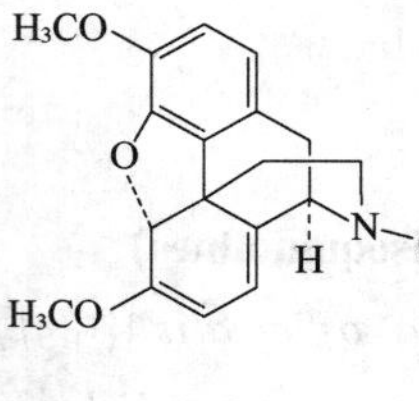

## （六）原小檗碱和小檗碱类（protoberberines and berberines）

这两类生物碱可以看成两个异喹啉环稠合而成，两者区别在于 C 环的氢化程度不同，小檗碱类多为季铵碱，如延胡索 *Corydalis yanhusuo* 中的延胡索乙素（*dl*-tetrahydropalmatine）、黄连 *Coptis chinensis* 中的小檗碱（berberine）、药根碱（jatrorrhizine）等。

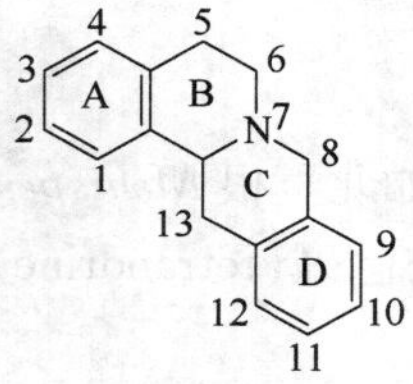

原小檗碱 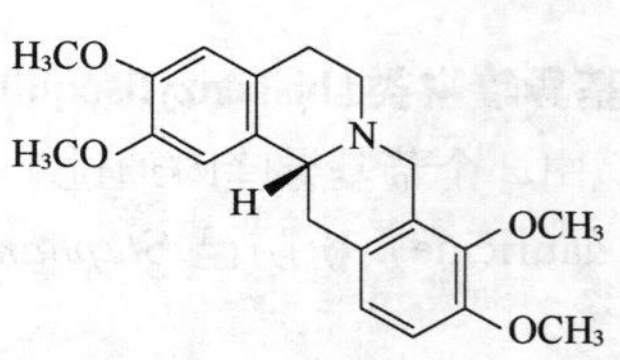　　　　延胡索乙素

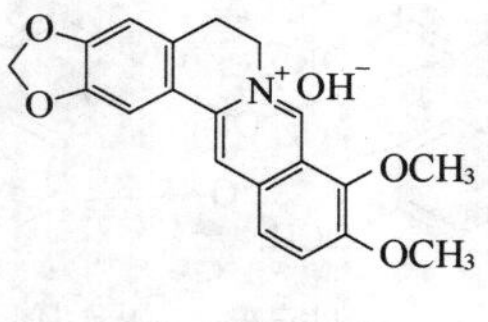

小檗碱 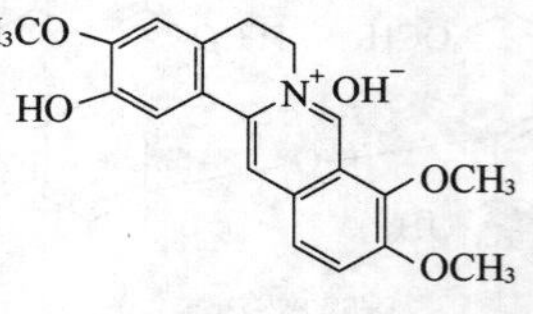　　　　药根碱

## （七）苄基苯乙胺类（benzylphenethylamines）

这类生物碱主要分布于石蒜科石蒜属、水仙属植物中，重要的化合物有石蒜碱（lycorine）、加兰他敏（galanthamine）等。

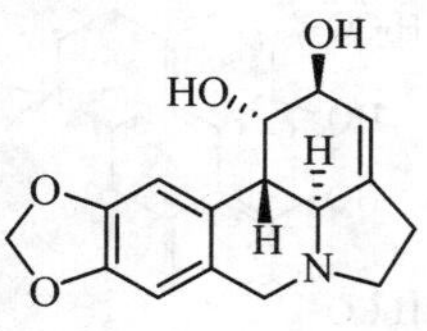

石蒜碱 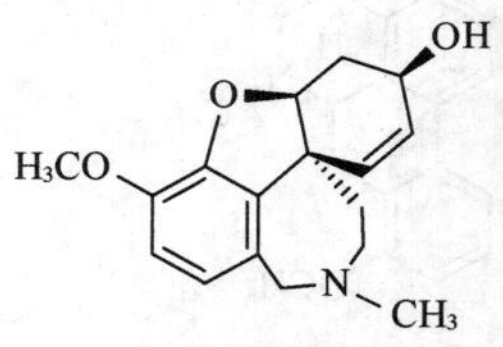　　　　加兰他敏

### 五、来源于色氨酸的生物碱

该类生物碱又称吲哚类生物碱,是生物碱中结构类型多、结构复杂、化合物数目最多的一类生物碱。根据生源关系,将其分为以下四大类。

#### (一) 简单吲哚类(simple indoles)

这类生物碱只有吲哚母核,无其他杂环,主要化合物如蓼蓝(*Polygonum tinctorium*)中的靛青苷(indican)等。

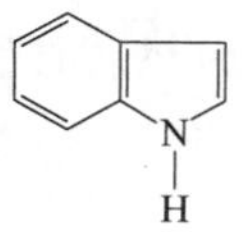

吲哚 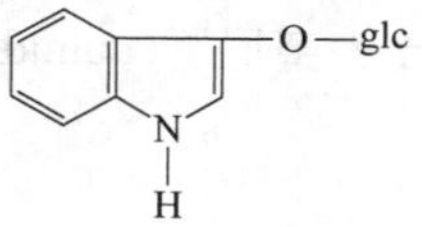　　　　　　　　　　靛青苷

#### (二) 色胺吲哚类(tryptamine indoles)

这类化合物具有色胺骨架,如吴茱萸 *Evodia rutaecarpa* 中的吴茱萸碱(evodiamine)及毒扁豆碱(physostigmine)等。

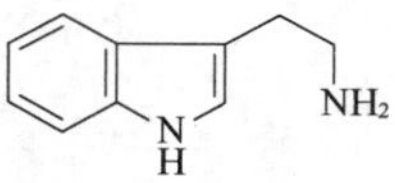

色胺 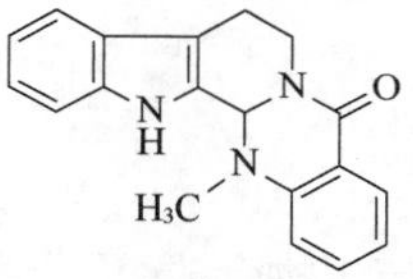　　　　　　　吴茱萸碱 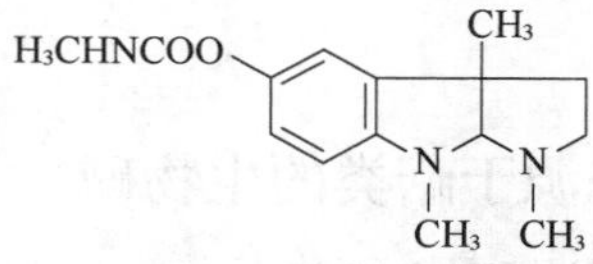　　　　　　　　毒扁豆碱

#### (三) 半萜吲哚类(semiterpenoid indoles)

这类化合物是由甲戊二羟酸与色氨酸衍生而成,主要存在于麦角菌类,如麦角新碱(ergometrine)等。

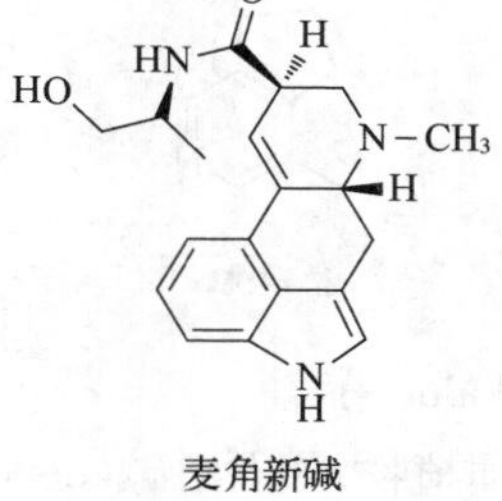

麦角新碱

#### (四) 单萜吲哚类(monoterpenoid indoles)

这类生物碱数量多,分子中具有一个吲哚母核和一个 C-9 或 C-10 的裂环番木鳖萜及其衍生物的结构单元,结构复杂,具代表性的有萝芙木 *Rauvolfia veticillata* 中的利血平(reserpine)、马钱子 *Strychnos nux-vomica* 中的士的宁(strychnine),长春花 *Catharanthus roseus* 中的长春碱(vinblastine)和长春新碱(vincristine)是 2 分子单萜吲哚类生物碱聚合而成。

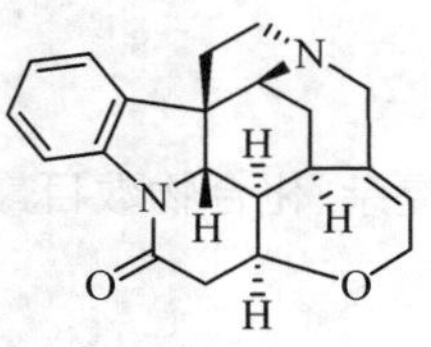

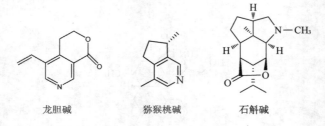

士的宁

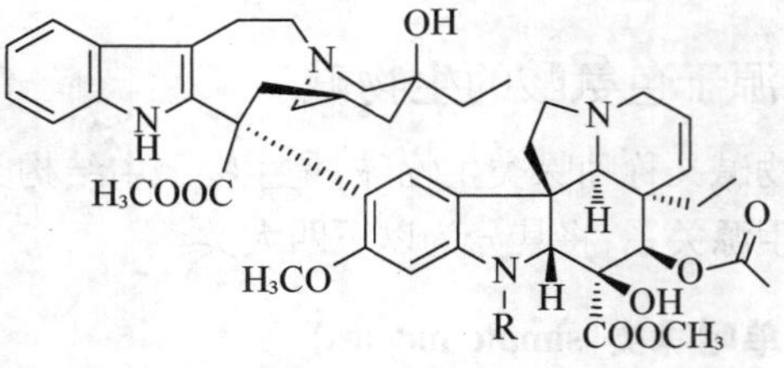

长春碱　　R=CH₃
长春新碱　R=CHO

此外,喜树碱(camptothecine)、10 - 羟基喜树碱(10 - hydroxy camptothecine)、金鸡宁(cinchonine)、奎宁(quinine)、奎尼丁(quinidine)等生物碱结构中虽然具有喹啉结构,但在生源上仍属于单萜吲哚类。

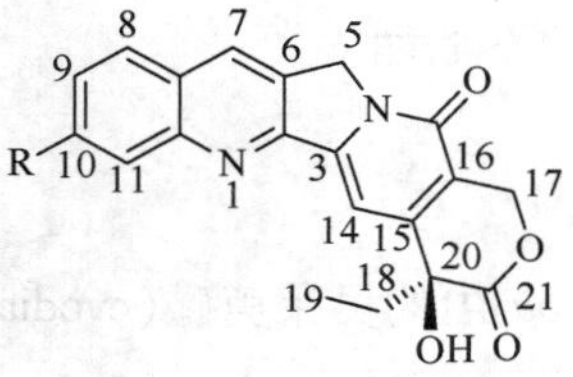

喜树碱　　　　R=H
10-羟基喜树碱　R=OH

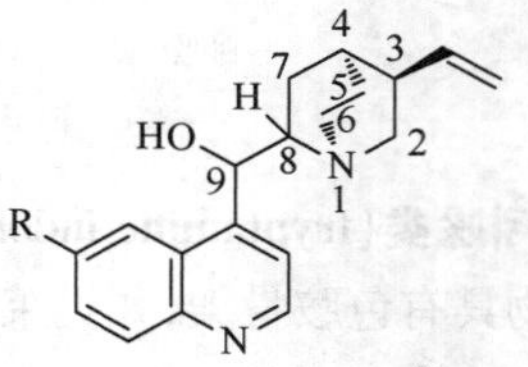

金鸡宁　R=H(8R,9S)
奎宁　　R=OCH₃(8S,9R)
奎尼宁　R=OCH₃(8R,9S)

## 六、来源于萜类的生物碱

萜类生物碱形成过程中没有氨基酸参与生物合成,可分为下列几类。

### (一)单萜类(monoterpenoid alkaloids)

这类生物碱主要包括环烯醚萜类生物碱,如龙胆碱(gentianine)、猕猴桃碱(actinidine)等。龙胆碱实际上是龙胆苦苷的人工转化产物。

龙胆碱　　　　　猕猴桃碱　　　　　石斛碱

### (二)倍半萜类(sesqueterpenoid alkaloids)

这类生物碱主要分布于兰科石斛属植物,如石斛碱(dendrobine)。

### (三)二萜类(diterpenoid alkaloids)

这类生物碱主要存在于毛茛科乌头属及翠雀属植物中,分子基本母核四环二萜或五环二萜,同时具有 β-氨基乙醇、甲胺或乙胺的杂环化合物,代表性化合物为乌头碱(aconitine),其结构见本章第七节中乌头实例。此外,红豆杉科红豆杉属植物中的紫杉烷类生物碱为另一类二萜生物碱,如紫杉醇(taxol)。

### （四）三萜类（triterpenoid alkaloids）

这类生物碱主要分布于交让木科交让木属植物，数量较少，代表化合物如交让木碱（daphniphylline）等。

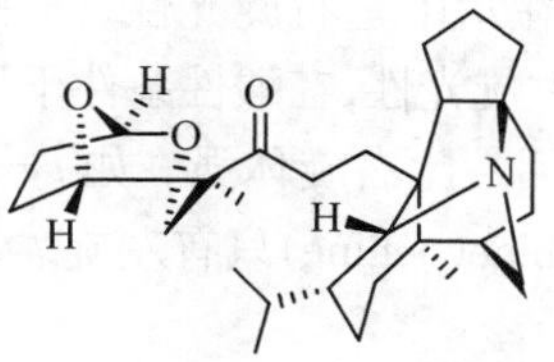

交让木碱

## 七、来源于甾体的生物碱

本类生物碱为有机含氮的甾体化合物，其氮原子不在甾体母核内，根据甾核骨架又分为孕甾烷（$C_{21}$）、环孕甾烷（$C_{24}$）、胆甾烷（$C_{27}$）及异胆甾烷类生物碱。如黄杨科黄杨属植物中的环常绿黄杨碱 D（cyclovirobuxine D）、辣茄碱（solanocapsine）、浙贝母 *Fritillaria thunbergii* 中的浙贝甲素（verticine）、藜芦 *Veratrum nigrum* L. 中的介藜芦胺（jevvine）等。

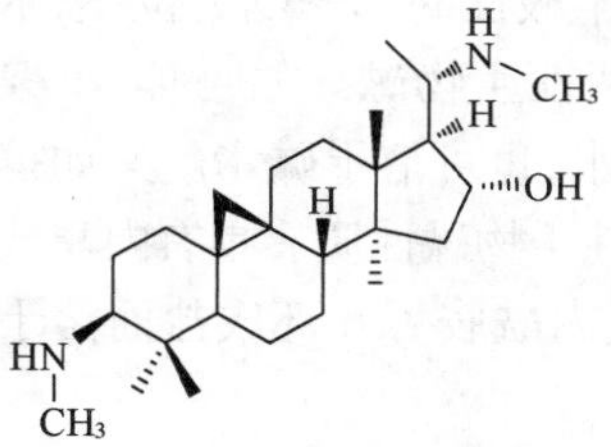

环常绿黄杨碱D 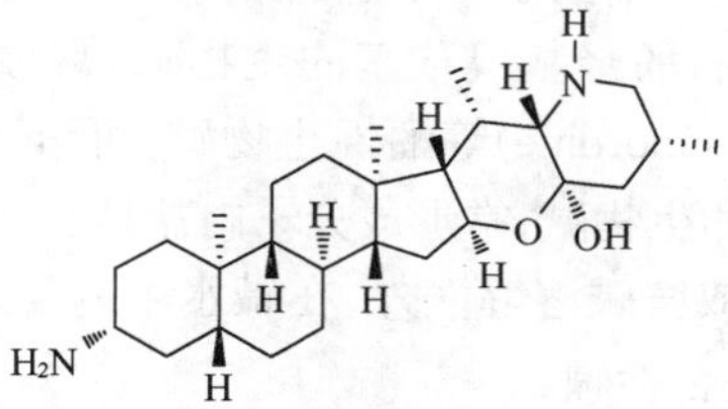　　　辣茄碱 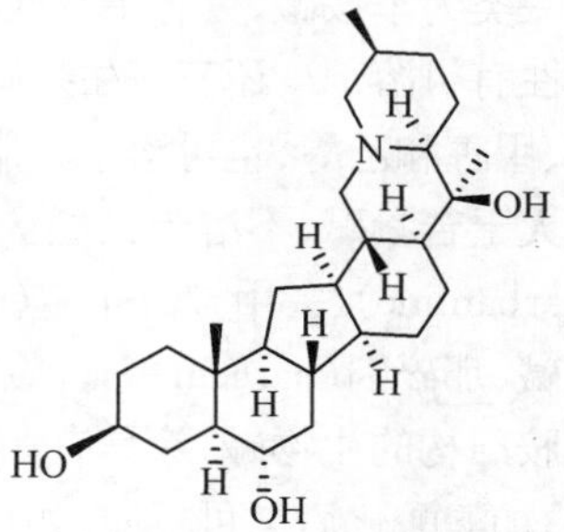　　　浙贝甲素

# 第四节　生物碱的理化性质

## 一、性状

生物碱多数为结晶形固体，少数为非晶形粉末，个别小分子生物碱为液体，如烟碱（nicotine）、毒芹碱（coniine）、槟榔碱等。绝大多数生物碱是无色的，只有少数生物碱结构中存在长链共轭系统，并有助色团时，呈现不同颜色，如小檗碱、蛇根碱（serpentine）呈黄色，小檗红碱（berberubine）呈红色等。一叶萩碱为淡黄色，是由于氮原子上孤对电子与共轭体系形成跨环共轭所至，当一叶萩碱成盐后，氮原子上孤对电子不再形成跨环共轭系统，变成无色。

生物碱多数味苦，但甜菜碱（betaine）具有甜味。少数液态生物碱及小分子固体生物碱，如烟碱、麻黄碱等具有挥发性，可随水蒸气蒸馏。个别生物碱如咖啡因（caffeine）具有升华性。

## 二、旋光性

具有手性碳原子或本身为手性分子的生物碱都有旋光性。生物碱的旋光性易受手性碳的构型、溶剂、pH 等因素影响。如麻黄碱在水中呈右旋光性,而在三氯甲烷中呈左旋光性;烟碱、北美黄连碱(hydrastine)在中性条件下呈左旋光性,在酸性条件下呈右旋光性。生物碱的生理活性与其旋光性密切相关,通常左旋体的生理活性比右旋体强。如 $l$ -莨菪碱( $l$ - hyoscyamine)的散瞳作用比 $d$ -莨菪碱大 100 倍,去甲乌药碱(higenaenine)只有左旋才有强心作用。也有少数生物碱如 $d$ -古柯碱的局麻作用强于 $l$ -古柯碱。

## 三、溶解性

生物碱的溶解性与结构中氮原子的存在状态、分子中极性基团的数目、溶剂的种类等因素有关。

游离状态的生物碱可分为两类,一类为叔胺碱和仲胺碱,具有亲脂性,易溶于苯、乙醚、卤代烷(二氯甲烷、三氯甲烷、四氯化碳)等亲脂性有机溶剂中,尤其易溶于氯仿,也易溶于甲醇、乙醇。不溶或难溶于水,可溶于酸水。也有例外,如伪石蒜碱(pseudolycorine)不溶于有机溶剂,而溶于水。另一类为季铵碱,具有亲水性,又称为水溶性生物碱。这些生物碱可溶于水、甲醇和乙醇,难溶于亲脂性有机溶剂。还有些生物碱如麻黄碱、苦参碱、东莨菪碱、秋水仙碱和烟碱等具有亲水性,可溶于水、甲醇和乙醇,也可溶于亲脂性有机溶剂。氧化苦参碱结构中具有半极性的 $N \rightarrow O$ 配位键,水溶性大于苦参碱,不溶于乙醚。具有酚羟基或羧基的生物碱,常称为两性生物碱。如吗啡、小檗胺(berbamine)、去甲异波尔定(norisobordine)等酚性生物碱,可溶于酸水,也可溶于碱水。又如槟榔次碱、那碎因(narcein)等含羧基的生物碱,常形成分子内盐具有亲水性生物碱性质。具有内酯或内酰胺结构的生物碱,除具有一般叔胺碱溶解性外,在碱水中内酯环或内酰胺可开环成盐而溶于水中,加酸酸化后又可复原,如羟基苦参碱。

生物碱盐一般易溶于水,可溶于醇类,难溶于亲脂性有机溶剂。生物碱盐的水溶液碱化后又可恢复成游离碱。一般生物碱无机酸盐水溶性大于有机酸盐,无机酸盐中含氧酸盐水溶性大于卤代酸盐,小分子有机酸盐的水溶性大于大分子有机酸盐。但也有例外,如高石蒜碱(homolycorine)盐酸盐难溶于水而易溶于氯仿,小檗碱盐酸盐、麻黄碱草酸盐等难溶于水。

## 四、碱性

生物碱分子结构中含有氮原子,通常具有碱性,是生物碱的重要化学性质之一,对于生物碱的提取分离、成盐及结构分析有着重要意义。

### (一) 生物碱的碱性概念

无论从 Bronsted 酸碱质子理论或 Lewis 酸碱电子理论来说,生物碱分子中氮原子上孤对电子既能接受质子又能给出电子而使生物碱显碱性。测定生物碱碱性强度时,多在水中(作为酸)进行。

$$B + H_2O \rightleftharpoons BH^+ + OH^-$$
$$碱 \quad 酸 \quad\quad 共轭酸 \quad 共轭碱$$

生物碱碱性大小可用碱的碱式解离常数 pKb 表示,也可用其共轭酸的酸式解离常数 pKa 表示。目前生物碱的碱性大小统一用 pKa 表示,pKa 值越大,碱性越强。

$$pKa = pKw - pKb = 14 - pKb$$

pKw 为水的解离常数。

碱性强度与 pKa 值之间的关系:pKa<2 为极弱碱,pKa 2~7 为弱碱,pKa 7~11 为中强碱,pKa>11 为强碱。

化合物结构中的碱性基团与 pKa 值大小顺序一般是:胍基>季铵碱>脂肪胺>芳香胺(N-芳杂环)>酰胺。

### (二)生物碱碱性强弱与分子结构的关系

生物碱碱性强弱与氮原子的杂化方式、诱导效应、诱导——场效应、共轭效应、空间效应及分子内氢键的形成等有关。

1. **氮原子的杂化方式** 生物碱分子中氮原子有 sp³、sp² 和 sp 三种杂化方式,杂化轨道中 p 电子比例多,其活动性大,且易供给电子,碱性强,即 sp³>sp²>sp。如四氢异喹啉(pKa 9.5)为 sp³ 杂化,吡啶(pKa 5.17)和异喹啉(pKa 5.4)均为 sp² 杂化,而氰基(—C≡N)呈中性,为 sp 杂化。烟碱分子中 2 个氮原子由于杂化方式不同,呈不同碱性。季铵碱则因羟基以负离子形式存在而显强碱性,如小檗碱(pKa 11.5)。

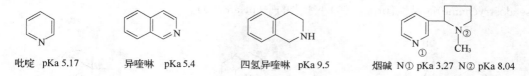

吡啶 pKa 5.17　　异喹啉 pKa 5.4　　四氢异喹啉 pKa 9.5　　烟碱 N① pKa 3.27 N② pKa 8.04

2. **诱导效应** 生物碱分子中氮原子上电子云密度受氮原子附近供电子基(如烷基)和吸电子基(如羟基、醚氧基、酰基、双键、芳环等)诱导效应的影响,供电子基使氮原子电子云密度增加,碱性增强;吸电子基使氮原子电子云密度降低,碱性减弱。如苯异丙胺(pKa 9.80)碱性较强;去甲麻黄碱(pKa 9.00)由于氨基碳的邻位碳上羟基的吸电子诱导效应,碱性减弱;而麻黄碱(pKa 9.58)的碱性又较去甲麻黄碱碱性强,这是由于氮原子上甲基的供电子诱导效应引起。又如石蒜碱(pKa 6.4)的碱性弱于二氢石蒜碱(pKa 8.4),也是由于石蒜碱氮原子受到了附近双键的吸电子诱导效应影响。

苯异丙胺 pKa 9.80　　　　去甲麻黄碱 pKa 9.00　　　　麻黄碱 pKa 9.58

石蒜碱 pKa 6.4　　二氢石蒜碱 pKa 8.4

羟基和双键的吸电子诱导效应可使生物碱碱性减小,但具有氮杂缩醛结构的生物碱由于质子化而显强碱性。如醇胺型小檗碱为氮杂缩醛结构,其氮原子上的孤电子对与 $\alpha$-羟基的 C—O 单键的 $\sigma$ 电子发生转位,形成季铵型的小檗碱。

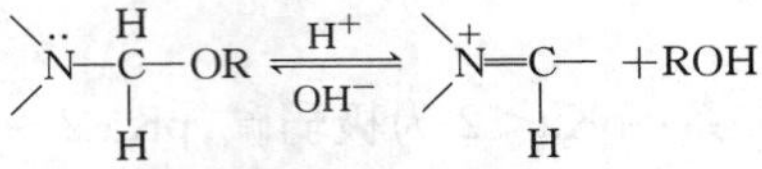

氮杂缩醛

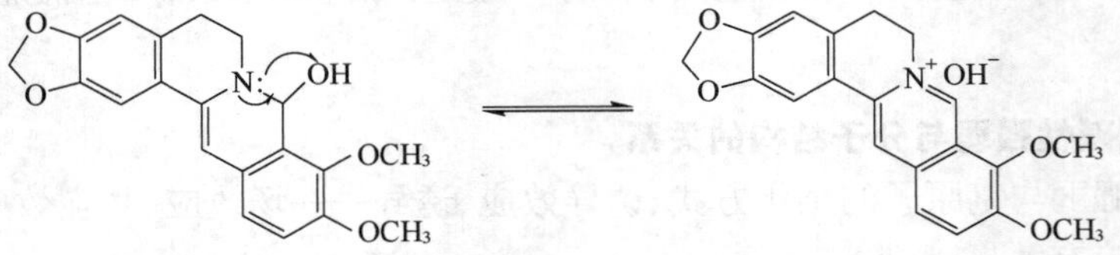

醇胺型小檗碱　　　　　　　　季铵型小檗碱

在稠杂环中,氮杂缩醛体系中的氮原子处于"桥头"时,受 Bredt's 规则(在稠环系统中,如有桥原子,在桥头不可能存在 C=C 或 C=N 双键,除非环是中环或大环,这是因为双键两头的取代基必须在同一平面上,要形成五元环或六元环是不可能的。)的限制,不能发生上述质子化形成季铵碱,相反由于羟基的诱导效应使碱性降低。如阿马林(ajmaline)的 $N_4$ 虽有 $\alpha$-羟基,但其为"桥头"氮,氮原子的孤对电子不能转位,为中等强度的碱(pKa 8.15)。由于相同的原因,伪士的宁(pseudostrychnine)的碱性(pKa 5.60)小于士的宁(pKa 8.29)。

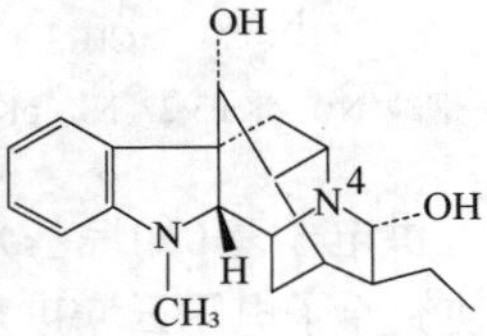

阿马林　pKa 8.15 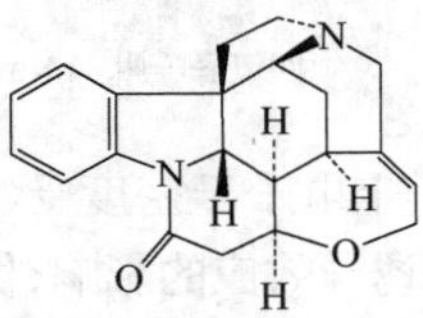　　　　士的宁　pKa 8.29 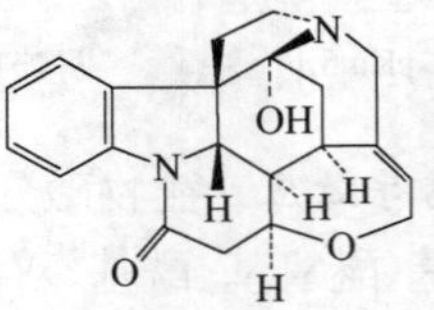　　　　伪士的宁　pKa 5.60

**3. 诱导—场效应**　当生物碱分子中有一个以上氮原子时,即使各氮原子的杂化方式和化学环境完全相同,各氮原子的碱性也是有差异的。当其中一个氮原子质子化后,就产生一个强的吸电基团—$^{+}$NH$\diagdown^{R_1}_{R_2}$,它对另一个氮原子产生两种碱性降低的效应,即诱导效应和静电场效应。诱导效应通过碳链传递,随碳链的延长影响降低。而静电场效应是通过空间直接传递的,故又称直接效应。如无叶豆碱(sparteine)中两个氮原子的碱性差别很大,$\Delta$pKa 为 8.1,主要原因为 2 个氮原子相隔 3 个碳原子,且空间上很接近,存在显著的诱导—场效应。

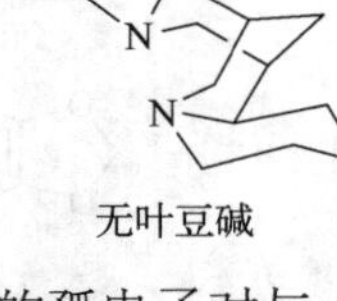

无叶豆碱

**4. 共轭效应**　生物碱分子中氮原子的孤电子对与 $\pi$-电子基团产生 $p$-$\pi$ 共轭时,使生物碱的碱性降低。常见的有苯胺型、酰胺型和烯胺型。

(1) 苯胺型：苯胺氮原子上的孤对电子与苯环上 $\pi$ 电子形成 $p$-$\pi$ 共轭体系后，碱性降低(pKa 4.58)，比环己胺(pKa 10.64)碱性弱得多。又如毒扁豆碱(physostigmine)中 $N_1$ 的 pKa 为 1.76，$N_3$ 的 pKa 7.88，是由于 $N_1$ 形成 $p$-$\pi$ 共轭体系。

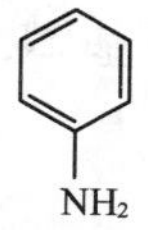

苯胺 pKa 4.58 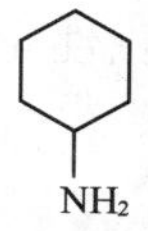　　　环己胺 pKa 10.64 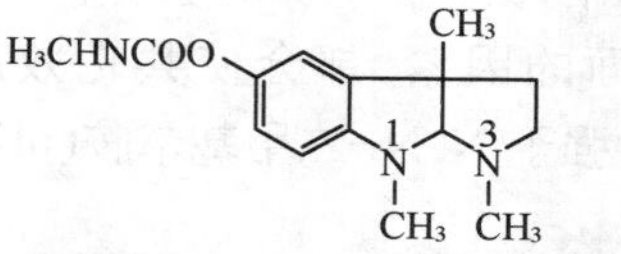　　　毒扁豆碱 $N_1$ pKa 1.76；$N_3$ pKa 7.88

(2) 酰胺型：酰胺中氮原子上孤对电子与羰基形成 $p$-$\pi$ 共轭效应，其碱性极弱。如胡椒碱的 pKa 1.42，秋水仙碱(colchicine)的 pKa 1.84，咖啡因的 pKa 1.22。

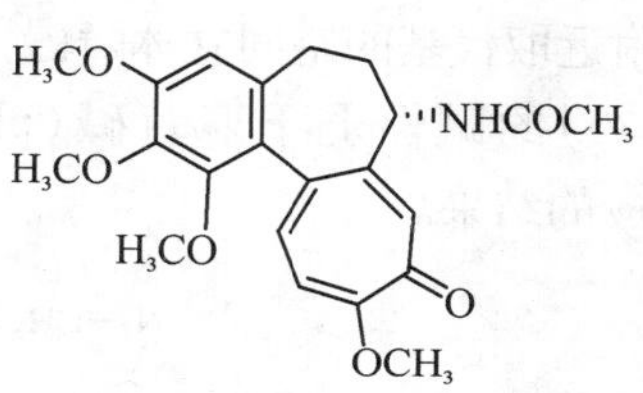

秋水仙碱 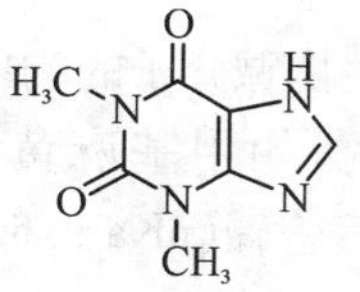　　　　　　咖啡因

(3) 烯胺型：当生物碱有烯胺结构时，存在如下平衡。

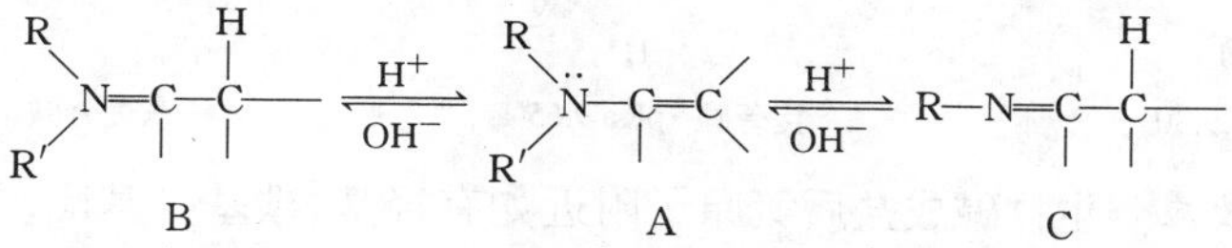

B　　　　　　　　　　A　　　　　　　　　C
R＝R'＝烷基　　　　　烯胺　　　　R＝烷基　R'＝H

当 A 中 R 与 R' 为烷基时，为叔烯胺，平衡向共轭酸 B 方向进行，形成季铵，碱性强。当 A 中 R 为烷基，R' 为 H 原子时，平衡向共轭酸 C 方向进行，碱性较弱($sp^2$ 杂化)。如 N-甲基-2-甲基二氢吡咯的 pKa 为 11.94。

吡咯为多 $\pi$-N-芳杂环，氮原子孤对电子参与芳香六环 $\pi$ 电子的 $p$-$\pi$ 共轭效应，碱性极弱(pKa 0.4)。吲哚类似于吡咯为中性。相反，吡啶为缺 $\pi$-N-芳杂环，未共用电子对未参与共轭，故碱性较强(pKa 5.25)，可与强酸结合成盐。有些具有稠环叔烯胺结构，如氮原子处于稠环的桥头位置，根据 Bredt's 规则，双键不发生转位，双键只能起到吸电子诱导作用，使碱性降低，如新士的宁(neostrychnine)的碱性(pKa 3.80)小于士的宁。

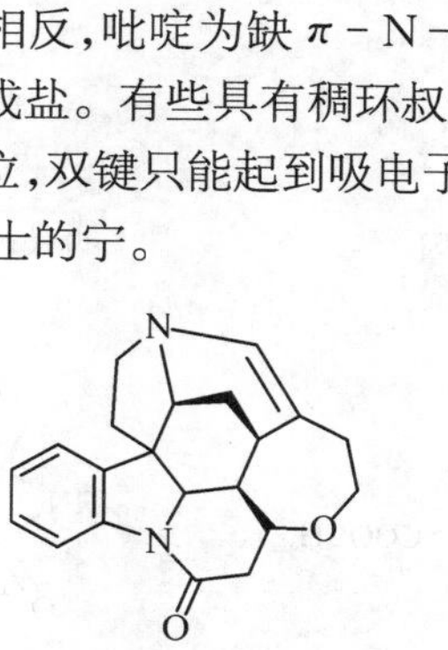

新士的宁

此外，胍类接受质子后形成季铵离子，呈更强的 $p$-$\pi$ 共轭，体系具有高度共振稳定性，而显强碱性(pKa 13.6)。

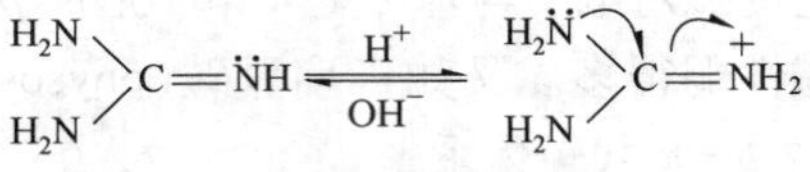

在共轭效应中,氮原子的孤对电子 $p$ 电子轴和共轭体系中 $\pi$ 电子轴必须处于同一平面,如果存在影响同平面的因素,都会使共轭效应减弱,使碱性增强,如邻甲基 N,N-二甲基苯胺 (pKa 5.15)碱性强于 N,N-二甲基苯胺(pKa 4.39)。

N,N-二甲基苯胺  pKa 4.39          邻甲基N,N-二甲基苯胺 pKa 5.15

**5. 空间效应**　生物碱分子的构象及氮原子附近取代基的空间立体障碍,都可以影响氮原子的质子化,使碱性降低。如甲基麻黄碱(pKa 9.30)的碱性弱于麻黄碱(pKa 9.58),东莨菪碱(pKa 7.5)碱性弱于莨菪碱(pKa 9.65)是空间效应的结果。

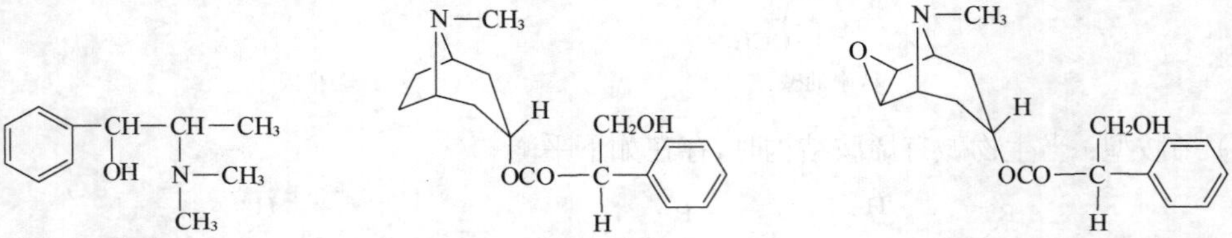

甲基麻黄碱  pKa 9.30          莨菪碱  pKa 9.65          东莨菪碱  pKa 7.50

**6. 分子内氢键效应**　生物碱成盐后氮原子附近如有羟基、羰基等基团,并处在有利于与分子中共轭酸质子形成分子内氢键时,增加了共轭酸的稳定性,使碱性增强。如10-羟基二氢去氧可待因,有顺反两种异构体,其中顺式(pKa 9.41)碱性大于反式(pKa 7.71),是由于顺式共轭酸上质子与羟基形成了分子内氢键。

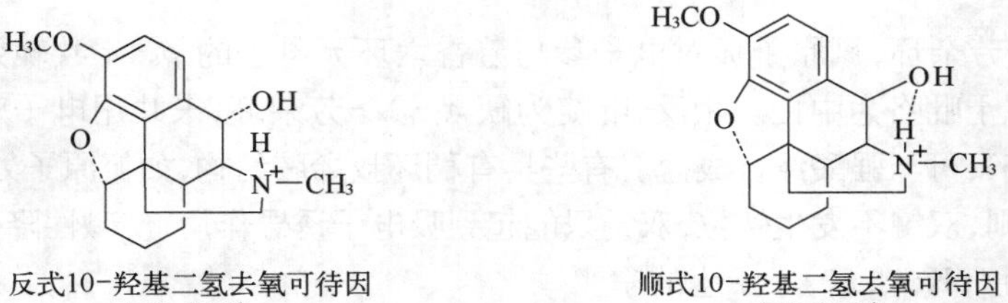

反式10-羟基二氢去氧可待因
(pKa 7.71)

顺式10-羟基二氢去氧可待因
(pKa 9.41)

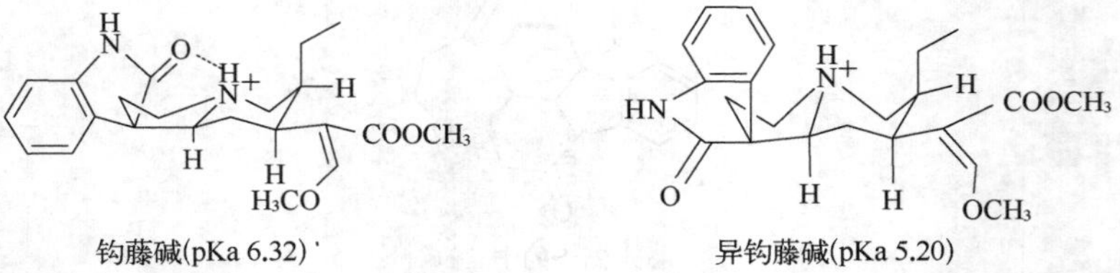

钩藤碱(pKa 6.32)          异钩藤碱(pKa 5.20)

影响生物碱碱性大小的因素,涉及某个生物碱时,可能不止一个,需综合分析。一般来说,空间效应与诱导效应共存,空间效应居主导地位。共轭效应与诱导效应共存,共轭效应居主导地位。

## 五、沉淀反应

大多数生物碱能和某些试剂生成难溶于水的复盐或络合物等,这些试剂称为生物碱沉淀试剂。生物碱沉淀反应主要用于预试、提取分离及结构测定中生物碱成分的检识。常用的生物碱沉淀试剂有:碘化铋钾试剂(Dragendorff's reagent),与生物碱反应生成橘红色至黄色无定形沉淀;碘化汞钾试剂(Mayer's reagent),与生物碱反应生成类白色沉淀;硅钨酸试剂(Bertrand's reagent),与生物碱反应生成类白色或淡黄色沉淀;碘—碘化钾试剂(Wagner's reagent),与生物碱反应生成红棕色无定形沉淀。此外,雷氏铵盐试剂不但用于检识生物碱,还可用于季铵碱的分离。

生物碱沉淀反应要在酸水或酸性烯醇中进行,因为生物碱和生物碱沉淀试剂均可溶于其中。利用沉淀反应鉴别生物碱时,应注意假阴性和假阳性反应的干扰,如麻黄碱不与一般生物碱沉淀试剂反应;蛋白质、多肽、鞣质可与此类试剂产生阳性反应,在应用中加以排除。此外,在沉淀反应中,需采用三种以上试剂分别进行反应,增加可信性。

## 六、显色反应

生物碱的显色反应主要用于薄层色谱中生物碱的检识,最常用的显色剂是改良碘化铋钾试剂。某些试剂能与个别生物碱反应生成不同颜色。如 Frohde 试剂(1％钼酸钠的浓硫酸溶液)与利舍平显黄色转蓝色,吗啡显紫色转棕色,小檗碱显棕绿色。Marquis 试剂(30％甲醛溶液 0.2 ml 与 10 ml 硫酸混合溶液)与吗啡显橙色至紫色,可待因显洋红至黄棕色。Mandelin 试剂(1％钒酸铵的浓硫酸溶液)与莨菪碱显红色,奎宁显淡橙色,士的宁显蓝紫色,吗啡显蓝紫色,可待因显蓝色。

# 第五节 生物碱的提取与分离

从中药中提取和分离生物碱时,要根据生物碱的性质和它们在原料药材中的存在状态,选择适宜的提取溶剂和方法。除少数具有挥发性的生物碱用水蒸气蒸馏法、具有升华性的用升华法外,绝大多数生物碱都是采用溶剂提取法提出总生物碱后,再进一步进行分离。

## 一、总生物碱的提取

### (一)水或酸水提取法

具有一定碱性的生物碱在植物体内多以盐的形式存在,而弱碱性生物碱则以不稳定的盐或游离碱的形式存在,以水为溶剂提取时前者可被提出,后者则提取不完全或不被提取。若以酸水提取,上述生物碱均可转化为稳定的生物碱盐被提取。故提取生物碱一般采用酸水为溶剂,较少采用水提取。

酸水提取法常用 0.5％～1％的盐酸、硫酸、乙酸、酒石酸溶液为溶剂,采用浸渍法或渗漉法提取。药材淀粉含量较少还可采用煎煮法。水或酸水提取液体积较大,浓缩困难,且杂质多,通常采用下列方法进一步处理。

1. **离子交换树脂法** 提取液通过强酸型阳离子交换树脂柱,使生物碱盐阳离子交换到树脂上。用中性水或乙醇洗除柱中的杂质后,亲脂性生物碱可采用氨水碱化树脂,使生物碱游离,晾干树脂后,再用三氯甲烷或乙醚等有机溶剂提取;水溶性生物碱可直接用碱水液洗脱。

2. **有机溶剂萃取法** 提取液用碱液(常用氨水、石灰乳或石灰水等)碱化,使生物碱游离,再用二氯甲烷、三氯甲烷、乙醚、甲苯或苯等亲脂性有机溶剂萃取。

### (二) 醇类溶剂提取法

游离生物碱及其盐一般均可溶于甲醇和乙醇,因此普遍采用甲醇或乙醇作为提取溶剂,提取方法可选择浸渍法、渗漉法、回流提取法或连续回流提取法。醇类溶剂提取液中除含有生物碱及其盐外,尚含有大量的其他脂溶性和水溶性杂质,可将醇提取液回收溶剂后加稀酸水溶解,滤过除去不溶解的非碱性脂溶性杂质,滤液调至碱性后,再以二氯甲烷、三氯甲烷或乙醚等亲脂性有机溶剂萃取出生物碱,水溶性杂质留在水液中。

### (三) 亲脂性有机溶剂提取法

由于生物碱一般以盐的形式存在于植物细胞中,因此采用亲脂性有机溶剂提取时,应先将药材粉末用碱水(石灰乳、碳酸钠溶液或稀氨水等)湿润,使生物碱盐转变为游离生物碱,再进行提取。有时为了单独提取弱碱性生物碱,采用水或稀有机酸的水溶液湿润药材,使植物细胞膨胀后,用有机溶剂提取。此时强碱和中强碱仍以盐的形式存在,不被提取。提取方法可采用浸渍法、回流提取法或连续回流提取法。亲脂性有机溶剂提出的杂质较少,易于进一步纯化处理。对于含油脂较多的药材,可先用石油醚等强亲脂性的有机溶剂脱脂后再进行提取。

### (四) 水溶性生物碱的提取

水溶性生物碱可溶于水和醇,不溶于亲脂性有机溶剂,采用水或酸水提取法得到的提取液碱化后用有机溶剂萃取出脂溶性生物碱。水溶性生物碱还留在碱水液中,可采用以下方法进一步处理。

1. **沉淀法** 将含有水溶性生物碱的碱水溶液调 pH 至酸性,加入生物碱沉淀试剂,使生物碱与沉淀试剂生成不溶于水的复合物而沉淀析出,滤取沉淀,再以适当方法净化、分解得到水溶性生物碱。

实验室中常用的雷氏铵盐沉淀法就是将碱水溶液加稀无机酸调 pH 2~3,加入新鲜配制的雷氏铵盐饱和水溶液,沉淀完全后滤过,用少量水洗涤沉淀至洗涤液不呈红色,抽干。将沉淀溶于丙酮,滤除不溶物,将滤液通过氧化铝柱,以丙酮洗脱,收集丙酮洗脱液。加硫酸银饱和水溶液至不再产生沉淀,滤过,生物碱转化为硫酸盐留在滤液中,向滤液中加入与上述硫酸银等当量的氯化钡溶液,滤过,滤液蒸干即得较纯的生物碱盐酸盐。以上过程的化学反应式如下。

$$B^+ + NH_4[Cr(NH_3)_2(SCN)_4] \rightarrow B[Cr(NH_3)_2(SCN)_4]\downarrow$$

$$2B[Cr(NH_3)_2(SCN)_4] + Ag_2SO_4 \rightarrow B_2SO_4 + 2Ag[Cr(NH_3)_2(SCN)_4]\downarrow$$

$$Ag_2SO_4 + BaCl_2 \rightarrow 2AgCl\downarrow + BaSO_4\downarrow$$

$$B_2SO_4 + BaCl_2 \rightarrow 2BCl + BaSO_4\downarrow$$

$B^+$ 代表生物碱阳离子

也可将生物碱雷氏盐丙酮溶液通过氯离子型阴离子交换树脂柱,直接得到生物碱的盐酸盐。

2. **溶剂法**　利用水溶性生物碱可溶于极性较大而又与水不相混溶的有机溶剂(如正丁醇、异戊醇或三氯甲烷—甲醇混合溶剂等)的性质,用这类溶剂多次萃取含水溶性生物碱的碱水溶液,回收溶剂即可得到水溶性生物碱。

## 二、生物碱的分离

一种药材中往往含有多种结构相似的生物碱,一般提取得到的多是生物碱的混合物,根据需要还要将其进一步分离。通常是利用总碱中各生物碱或其盐的溶解性差异、碱性差异、极性差异或特殊功能基等,将它们初步分离成几个类别,进而再分离成单体。

### (一)总生物碱的初步分离

将生物碱按碱性强弱、酸性基团有无及溶解性能等初步分成五类,一般分离流程如下。

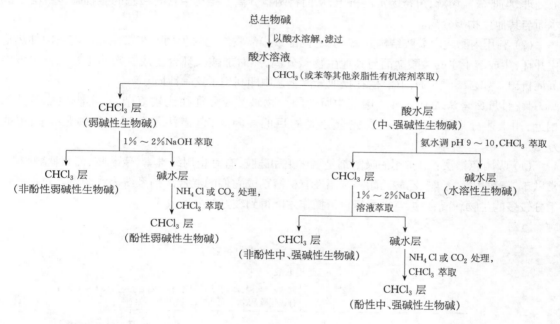

### (二)生物碱单体的分离

1. **利用生物碱的碱性差异进行分离**　总生物碱中各单体生物碱的碱性如有明显差异,可采用 pH 梯度萃取法进行分离。具体操作方法有两种,一种是将总生物碱溶于酸水,逐步加碱使 pH 由低至高,每调节一次 pH,都用三氯甲烷等有机溶剂萃取,各单体生物碱按碱性由弱至强的顺序先后游离,依次被萃取而分离。另一种是将总生物碱溶于三氯甲烷等亲脂性有机溶剂,用 pH 由高至低的酸性缓冲液依次萃取,生物碱可按碱性由强至弱的顺序先后成盐而被分离,将各部分缓冲液分别碱化后再以有机溶剂萃取即可。采用 pH 梯度萃取法时,通常先用多缓冲纸色谱法对总碱中各生物碱的碱性强弱做初步了解,有针对性地选择不同的碱或 pH 缓冲液进行萃取。

2. **利用生物碱或生物碱盐溶解度的差异进行分离**　总生物碱中各单体之间由于结构的差异,极性不完全相同,在不同有机溶剂中的溶解度可能出现较大差异,可利用这种差异进行分离。如苦参中苦参碱和氧化苦参碱的分离,就是利用氧化苦参碱极性稍大,难溶于乙醚而苦参碱可溶于乙醚的性质,将苦参总碱溶于三氯甲烷,再加入相当于三氯甲烷10倍量以上的乙醚,氧化苦参碱即可析出沉淀。又如防己总碱中的汉防己甲素和汉防己乙素,后者比前者极性稍大,难溶于冷苯,故可用冷苯法将两者分离。

还可利用生物碱的盐在不同溶剂中溶解性的差异分离。如麻黄中所含麻黄碱和伪麻黄碱的草酸盐水溶性不同,用2%草酸溶液萃取两者的甲苯溶液,萃取液减压浓缩,草酸麻黄碱溶解度较小而析出结晶,草酸伪麻黄碱溶解度较大而留在母液中。

**3. 利用生物碱特殊功能基不同进行分离** 有些生物碱结构中除含有碱性基团外,尚含有其他的功能基,这些功能基能发生可逆性的化学反应,可用于生物碱的分离。

(1) 利用酚羟基或羧基分离:酚性生物碱在碱性条件下成盐溶于水,可与其他非酚性生物碱分离。如鸦片中吗啡和可待因的分离,吗啡结构中具有酚羟基而可待因无酚羟基,用氢氧化钠溶液处理,吗啡成盐溶解,可待因沉淀析出,从而将两者分离。结构中含有羧基的生物碱也可溶于碱水而与其他生物碱分离。

(2) 利用内酯或内酰胺结构分离:具有内酯或内酰胺结构的生物碱在苛性碱水溶液中加热皂化开环,生成溶于水的羧酸盐而与其他生物碱分离,然后加酸又环合生成原来的生物碱自水液中沉淀析出。如喜树碱具有内酯环,在提取分离工艺中即利用了这一性质。

**4. 利用色谱法进行分离** 中药中所含的生物碱类成分往往比较复杂,且不少生物碱结构相近,用上述分离方法很难达到完全分离的目的。因此,色谱法是分离生物碱最常采用的方法。

(1) 吸附色谱法:最常用的吸附剂是氧化铝和硅胶,有时也用纤维素、聚酰胺、葡聚糖凝胶等。常以苯、三氯甲烷、乙醚、乙酸乙酯等亲脂性有机溶剂或它们的混合溶剂系统为洗脱剂。对于所含组分较多的生物碱混合物,常需反复色谱操作才能得到较好的分离效果。

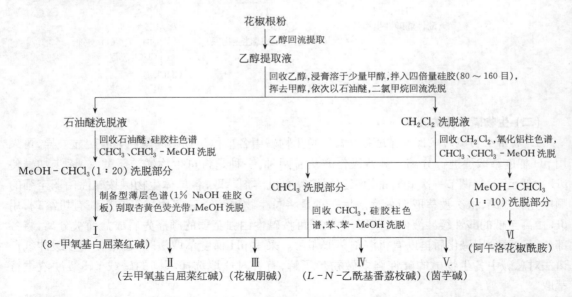

花椒根中六种生物碱的分离就采用了多次硅胶柱色谱、氧化铝柱色谱和硅胶薄层制备色谱等方法,才使8-甲氧基白屈菜红碱等六种生物碱得以分离。

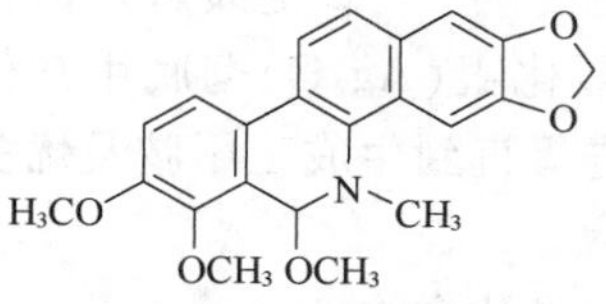

（Ⅰ）8-甲氧基白屈菜红碱
（8-methoxychelerythrine）

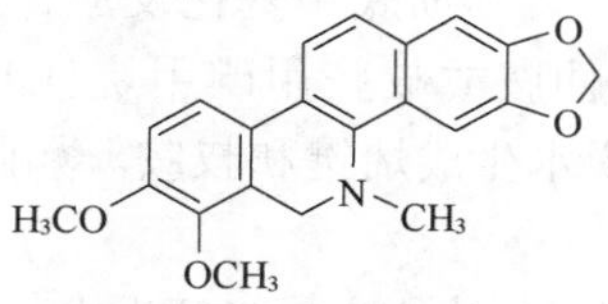

（Ⅱ）去甲氧基白屈菜红碱
（demethylchelerythrine）

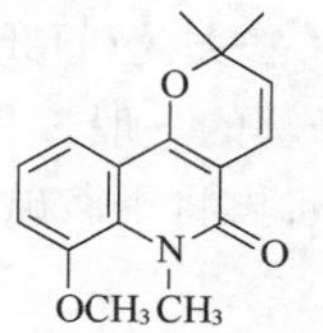

（Ⅲ）花椒朋碱
（zanthobungeanine）

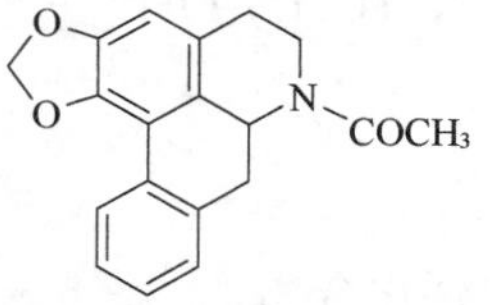

（Ⅳ）L-N-乙酰基番荔枝碱
（L-N-acethylanonaine）

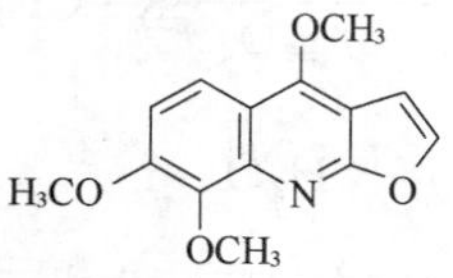

（Ⅴ）茵芋碱
（skimmianine）

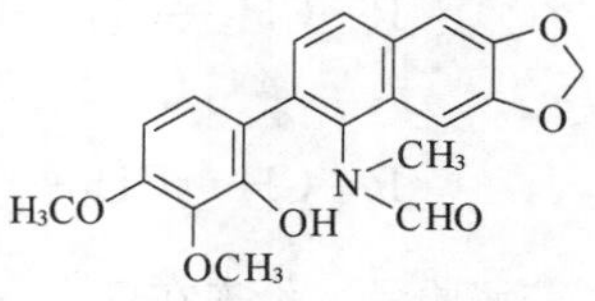

（Ⅵ）阿午洛花椒酰胺
（arnottianamide）

（2）分配色谱法：生物碱苷类、极性较大的游离生物碱或某些结构十分相近、极性差异很小的生物碱，用吸附色谱法不能得到满意的分离效果，可采用分配色谱法进行分离。如三尖杉中的抗癌成分三尖杉酯碱和高三尖杉酯碱结构中仅差一个亚甲基，吸附色谱法分离效果不佳，而硅胶分配柱色谱法能将两者分离。具体方法是以硅胶（100～160 目）为支持剂，预先加等量 pH 5.0 的磷酸氢二钠—枸橼酸缓冲液（固定相），充分研和均匀，再以三氯甲烷适量搅拌成糊状，湿法装柱。将待分离样品的三氯甲烷溶液加在柱上端，用以上缓冲液饱和的三氯甲烷溶液洗脱，首先被洗脱的是结构中多一个亚甲基的高三尖杉酯碱，它的亲脂性稍大，中间部分为两者的混合物，最后洗脱的是三尖杉酯碱。

（3）制备高效液相色谱法：制备高效液相色谱法具有分辨率高，检测方便，收集产物准确等优点，能使其他分离方法难以分离的生物碱混合物得到分离。该法可用硅胶吸附色谱柱，以亲脂性有机溶剂为流动相的正相色谱，也可用 $C_{18}$ 反相色谱柱，以乙腈—水、甲醇—水（加适量酸或有机碱）为流动相的反相色谱。

此外，中压或低压柱色谱法和制备薄层色谱法也常用于生物碱的分离。

以上介绍了生物碱的各种分离方法，在对中药中共存的多种结构相似的生物碱进行分离时，往往需要多种分离方法配合才能得到单体。

# 第六节　生物碱的结构研究

## 一、常用的化学方法

早期的生物碱等含氮化合物结构研究主要依靠化学方法，将复杂的结构降解为几个稳定的碎片，然后按降解规律，推定可能的化学结构式。由于用化学方法确定结构样品用量大，反应产物多，费时费力,且准确性低,现在已很少采用。以下主要介绍 N—C 键裂解反应。

1. **霍夫曼(Hofmann)降解**　又称彻底甲基化反应,是最为重要的 N—C 键裂解反应。霍夫曼降解的一般过程是将伯胺、仲胺或叔胺用碘甲烷(CH₃I)和氧化银(Ag₂O)彻底甲基化为季胺碱,再将季胺碱加热分解,脱水生成烯键和叔胺。如此反复进行直到生成三甲胺及烯类化合物。

氮原子在直链上的化合物,通过一次霍夫曼降解生成三甲胺及一烯化合物。

$$R-CH_2-CH_2-\overset{\overset{\displaystyle CH_3}{|}}{\underset{\underset{\displaystyle CH_3}{|}}{N}} \xrightarrow[Ag_2O]{CH_3I} R-CH_2-CH_2-N^+(CH_3)_3OH^- \xrightarrow{\triangle}$$

$$R-CH=CH_2 + N(CH_3)_3 + H_2O$$

若氮原子二价连在环上,通过二次霍夫曼降解生成三甲胺及二烯化合物。

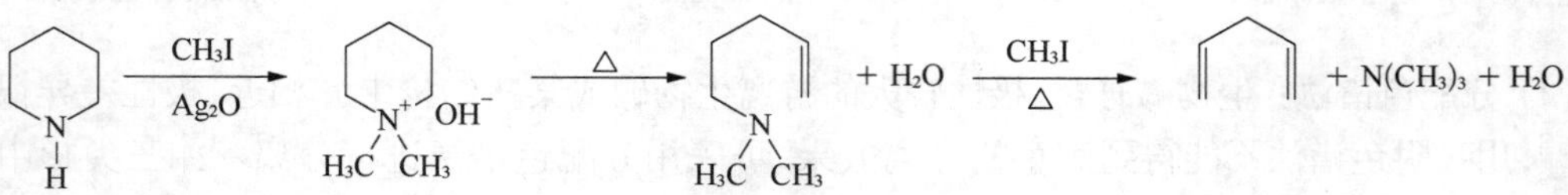

氮原子若三价都连在环上,则通过 3 次霍夫曼降解生成三甲胺及三烯化合物。

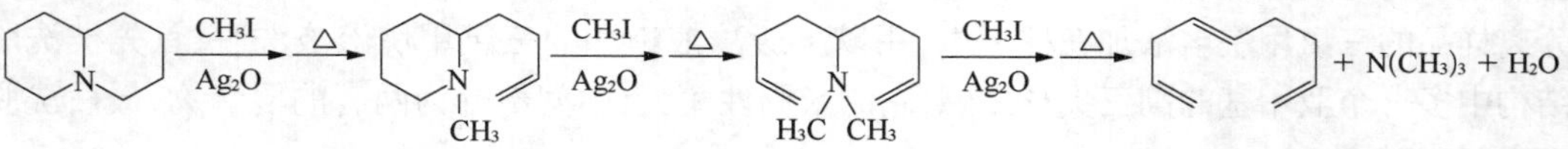

根据生成物烯的双键数目,可推测生物碱结构中氮原子的结合状态。霍夫曼降解反应的必要条件是氮原子的 β 位应有氢,其次是 β-氢能够在反应中被消除,影响这个消除反应的是 β-碳上烃基取代情况及 β-氢和季氮的相对构型。β-碳上烷基取代多则 β-氢不易消除;β-碳上有芳香环或其他吸电子取代基时 β-氢易消除。β-氢与季氮处在反式构型比处在顺式构型易于消除。

2. **埃姆特(Emde)降解法**　Emde 改进了霍夫曼降解方法,将季铵碱卤化物溶液或水溶液用钠—汞齐或钠—液氨处理,使 N—C 键断裂,得到脱胺化合物和三甲胺。多用于无 β-H 的生物碱中 N—C 键的裂解。

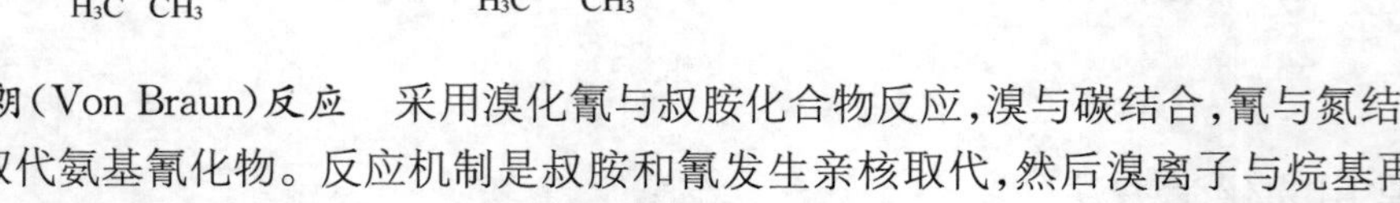

3. **布朗(Von Braun)反应**　采用溴化氰与叔胺化合物反应,溴与碳结合,氰与氮结合,生成溴代烷和二取代氨基氰化物。反应机制是叔胺和氰发生亲核取代,然后溴离子与烷基再发生亲核取代,使 N—C 键断裂,生成二取代氨基氰化物,此氰化物再进一步水解生成羧酸,脱羧即成仲胺。

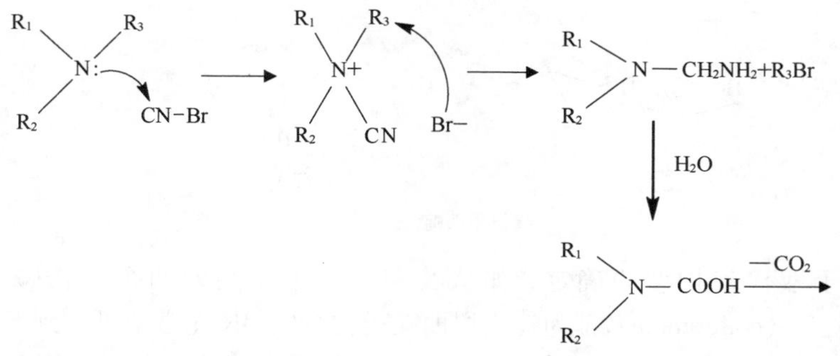

　　此反应直接使 N—C 键断裂,不要求氮原子的 $\beta$ 位有氢原子,故可用于无 $\beta$-氢,不能进行霍夫曼降解的含氮化合物。

　　4. 其他化学方法　生物碱结构测定的化学方法还有脱氢反应、氧化反应、还原反应等方法,此处不再一一赘述。

## 二、波谱解析

　　同前述其他类型天然化合物一样,波谱法也是确定生物碱化学结构的主要手段。常用的波谱法有 UV、IR、MS 和 NMR ($^1$H、$^{13}$C 和 2D NMR),其中 NMR 能提供更多的结构信息。

### (一) 紫外光谱

　　生物碱的紫外光谱可提供生物碱的基本骨架或分子中有较强紫外吸收共轭系统结构信息。根据共轭系统在生物碱结构中的地位,其作用可以分为三种情况。

　　1. 生物碱的整体结构部分具有完整的共轭系统　UV 可反映生物碱的基本骨架与类型特征,且受取代基影响较小。如喹啉和吲哚类生物碱等。

　　2. 生物碱主体结构部分具有共轭系统　此类生物碱的 UV 特点是不同类型的生物碱具有相同或相似的 UV,故不能由 UV 推断该生物碱的母体结构类型,UV 仅有辅助的推断作用。如莨菪烷类、苄基四氢异喹啉类、吗啡碱类等。

　　3. 生物碱的非主体部分具有共轭系统　此类生物碱的 UV 不能反映生物碱的骨架特征,对于测定结构来说,其作用十分有限。

### (二) 红外光谱

　　生物碱的结构类型较多,红外光谱的共同特征很少。红外光谱主要用于分子中功能基团种类的判断或用于与已知结构的生物碱进行对照鉴定,对于一些生物碱骨架的立体构型和功能基构型的确定也具有一定的帮助。

　　Bohlmann 吸收带:是指具有喹诺里西啶环结构的生物碱,在反式稠和环中,氮原子的邻位有两个以上直立键氢与氮的孤对电子成反式,在 2 800～2 700 cm$^{-1}$ 区域有两个以上明显的吸收峰 ($\nu_{C-H}$),此峰称为 Bohlmann 吸收带。而顺式异构体在此区域无峰或极弱。

　　除喹诺里西啶外,吐根碱类、四氢原小檗碱类以及某些吲哚和甾体生物碱类也具有 Bohlmann 吸收带,而反式喹诺里西啶的盐、季铵盐、N-氧化物及内酰胺等,因氮原子上没有孤对电子,故无 Bohlmann 吸收带。

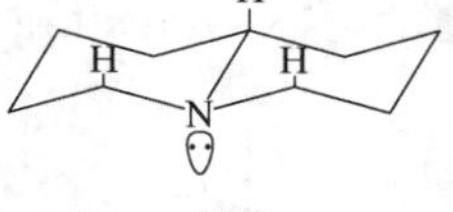

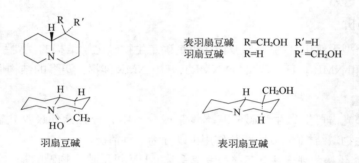

IR 光谱也可用于取代基构型的确定。如从黄羽扇豆中得到的两个生物碱,羽扇豆碱 (lupinine) 和表羽扇豆碱 (epilupinine),都为喹诺里西啶类化合物,IR 光谱都可见到 Bohlmann 吸收峰,前者为 2 786 cm$^{-1}$,后者为 2 765 cm$^{-1}$,故这两个化合物母核都是反式喹诺里西啶环。两者的区别是羽扇豆碱的羟基吸收峰为 3 270 cm$^{-1}$,而表羽扇豆碱的羟基吸收峰为 3 580 cm$^{-1}$。这表明羽扇豆碱的羟基存在分子内氢键缔合,向低波数方向移动。因此羽扇豆碱结构中 CH$_2$OH 为 $\alpha$ 型,而表羽扇豆碱中 CH$_2$OH 为 $\beta$ 型。因此,确定羽扇豆碱的绝对构型为 1$R$,10$R$;表羽扇豆碱的绝对构型为 1$R$,10$S$。

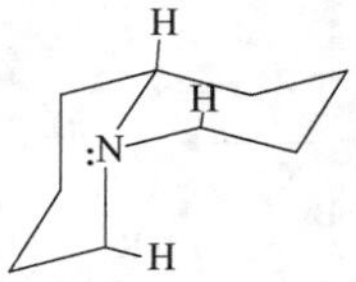

表羽扇豆碱　R=CH$_2$OH　R′=H
羽扇豆碱　　R=H　　　R′=CH$_2$OH

羽扇豆碱

表羽扇豆碱

### (三) 质谱

生物碱的结构测定,常采用电子轰击质谱 (EI - MS) 法,其化合物的裂解碎片对于结构推定可提供重要信息。但对于不稳定或难以气化的生物碱,EI - MS 测出的分子离子峰 (M$^+$) 很弱或测不出来,可选用电喷雾电离质谱 (ESI - MS)、场解吸质谱 (FD - MS) 和快速原子轰击质谱 (FAB - MS) 等进行测定。有关生物碱 EI - MS 法中常见的几种裂解规律如下。

1. $\alpha$ - 裂解　此种裂解主要发生在与氮原子相连的 $\alpha$ 位碳和 $\beta$ 位碳之间的键。裂解的特征是含氮的基团部分多为基峰或强峰。此外,当氮原子的 $\alpha$ 碳连接的基团不同时,则所连接的大基团易于发生裂解,如辛可宁 (cinchonine)、甾体生物碱等。

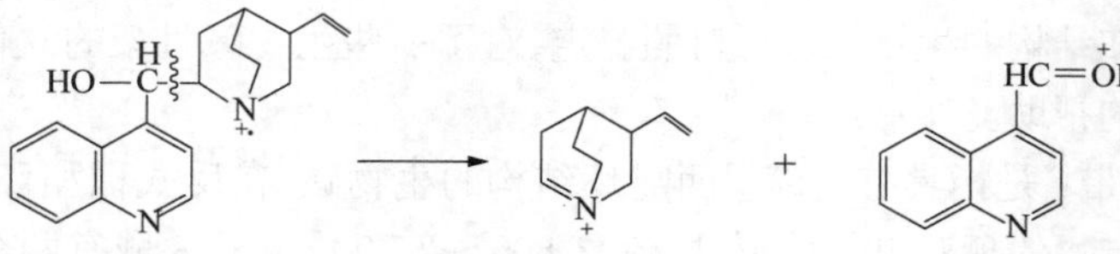

辛可宁 M+：$m/z$ 294　　　　$m/z$ 136 (100%)　　　$m/z$ 158

2. RDA 裂解　当生物碱结构中存在相当于环己烯结构部分时,常可发生 RDA 裂解,产生一对互补离子,如四氢原小檗碱型生物碱从 C 环发生的 RDA 裂解,产生保留 A、B 环和 D 环的一对互补离子,根据它们碎片峰的 $m/z$ 值可推断 A 环和 D 环上取代基的类型和数目。该类型生物碱的分子离子峰及由 RDA 裂解产生的 a、b、c、d 共 4 个离子碎片对于结构推断具有参考价值。现以四氢黄连碱为例,介绍其 RDA 裂解的过程。

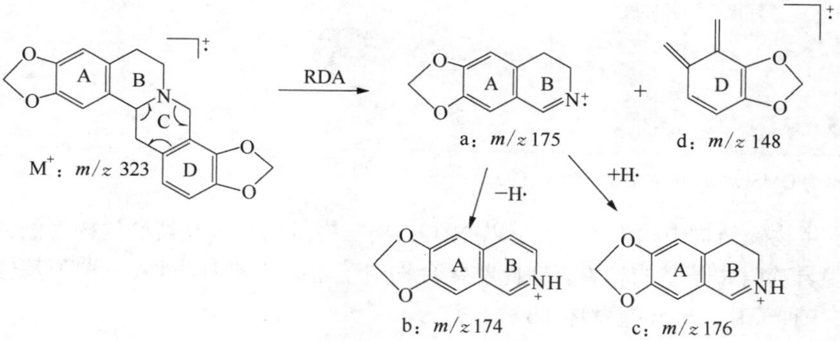

### 3. 其他裂解

(1) 母核难于裂解或由取代基及侧链裂解产生的离子:当生物碱的母核主要为芳香体系组成,或环系较多、分子结构紧密时,环裂解较为困难。这类生物碱的 MS 特点是 $M^+$ 或 $[M-1]^+$ 多为基峰或强峰。一般观察不到由骨架裂解产生的特征离子,裂解主要发生在取代基或侧链上。如喹啉类、去氢阿朴啡类、苦参碱类、吗啡碱类、秋水仙碱类、萜类生物碱和某些甾体类生物碱等可产生此类裂解。

(2) 苄基型裂解:此种裂解相当于氮原子的 $\beta$ 键裂解,非常易于发生。是苄基四氢异喹啉类和双苄基四氢异喹啉类生物碱的主要裂解方式,裂解产生的二氢异喹啉离子碎片多为基峰。

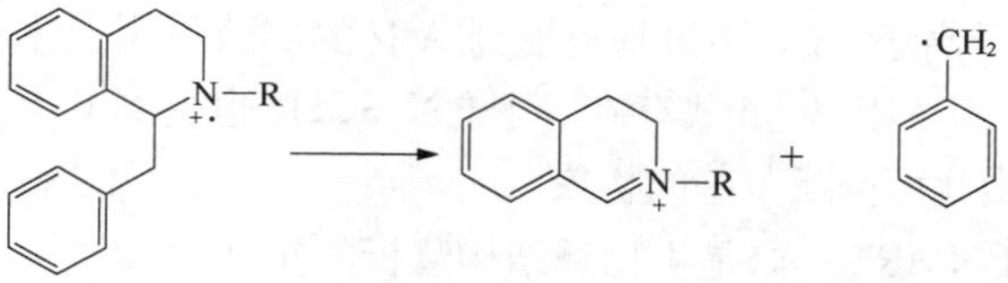

### (四) 核磁共振谱

核磁共振是生物碱结构测定的最强有力的工具之一。生物碱的核磁共振测定常采用 $CDCl_3$ 做溶剂。

1. $^1H$ NMR　对于大多数生物碱来说,结构解析同其他类型化合物的区别不大。现将生物碱中常见基团的化学位移值范围和 $^1H$ NMR 在其结构解析中的某些应用给予简单介绍。

(1) 生物碱中常见基团的化学位移:不同类型 N 上质子的 $\delta_H$ 值范围:脂肪胺:0.3~2.2;芳香胺:2.5~5.0;酰胺:5~10。

亚甲二氧基:5.5~6.5;与芳环相连的—$OCH_3$:3.2~4.2。

(2) 生物碱不同类型 N—$CH_3$ 的 $\delta$ 值范围:见表 11-1。

表 11-1　不同类型 N—$CH_3$ 的化学位移值($CDCl_3$)

| N 原子类型 | $\delta$(N—$CH_3$) |
|---|---|
| 仲胺 | 2.3~2.5 |
| 叔胺 | 1.9~2.6 |

| N 原子类型 | $\delta(N—CH_3)$ |
|---|---|
| 芳叔胺和芳仲胺 | 2.6～3.1 |
| 杂芳环 | 2.7～4.0 |
| 酰胺 | 2.6～3.1 |
| 季铵 | 2.7～3.5* |

\* 测定溶剂为 DMSO-$d_6$ 或 $C_5D_5N$ 或 $CD_3OD$。

（3）用于生物碱结构中构象的推定：以 N,O,O-三甲基乌药碱及其衍生物为例，应用 [1]HNMR 确定苄基四氢异喹啉中苄基的构象。在此类化合物中苄基的构象有两种，一种苄基位于喹啉环的下方（a 式），一种苄基远离异喹啉环（b 式）。

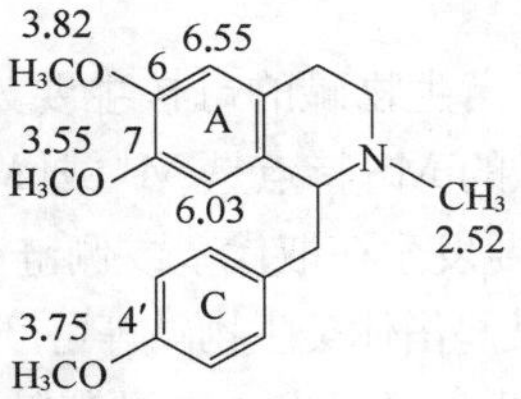

a 式 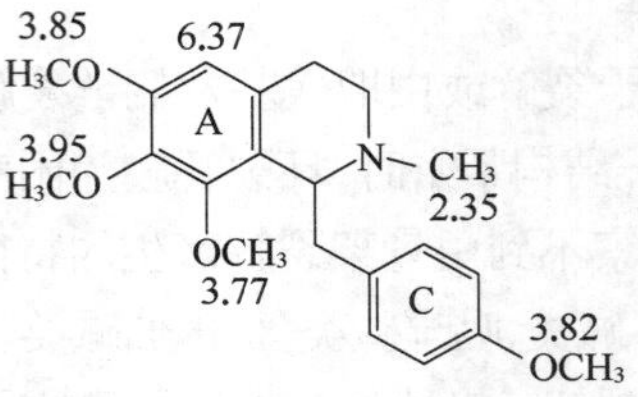　　　　　　b 式

a 式中 $C_7$-甲氧基位于 C 环的正屏蔽区，化学位移比 $C_6$-甲氧基向高场位移。同理 $C_8$-H 受此屏蔽作用比 $C_5$-H 位于高场。$C_4'$-甲氧基也受到 A 环的屏蔽作用但比 $C_7$-甲氧基小。当 $C_8$ 位有甲氧基存在时，由于空间位阻，以 b 式存在，同样 N—CH$_3$ 也受到 C 环的屏蔽作用，b 式的 N—CH$_3$ 比 a 式处在高场。由此可推断苄基的构象。

2. $^{13}$C NMR　与 $^1$H NMR 一样，是生物碱结构解析的重要手段之一，其他类化合物碳谱的规律同样也适用于生物碱的结构解析。由于生物碱结构变化较大，应用碳谱进行结构推定时常采用碳谱数据与类似参照化合物的数据进行对比分析方法。下面只对与生物碱有关 $^{13}$C NMR 谱的某些特殊规律给予介绍。

（1）生物碱中氮原子对邻近碳原子的化学位移影响：在生物碱中，氮原子一般处在脂肪环或芳香环中，对邻近的碳原子常产生吸电子的诱导效应。在脂环时，其诱导效应使其邻近的 $\alpha$-碳大幅度向低场位移，$\beta$-碳也向低场位移，但 $\gamma$-碳略向高场位移或不变（$\gamma$-效应，环己烷碳的化学位移值为 $\delta_C$ 26.2）；在芳环上时一般使得 $\alpha$-碳（邻位）和对位碳向低场位移，其中邻位碳位移幅度较大；氮原子作为芳环的取代基时一般符合供电取代基团位移规律。在 N→O 化物和季铵中氮原子使邻位 $\alpha$-碳向低场位移幅度更大。另外由于氮原子的电负性，使与之相连的甲基化学位移通常处于较低场，N—CH$_3$ 的 $\delta_C$ 值一般在 30～48。

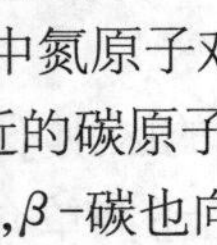

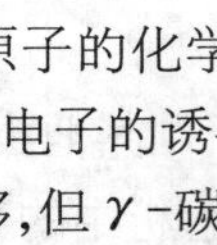

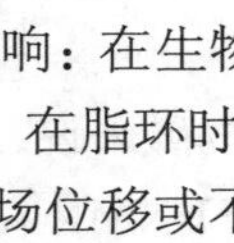

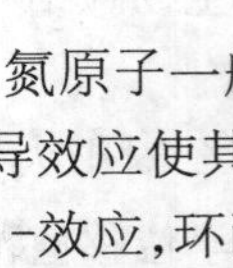

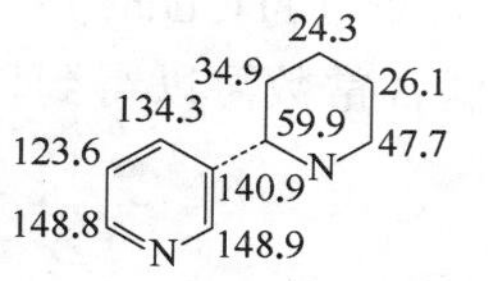

毒藜碱

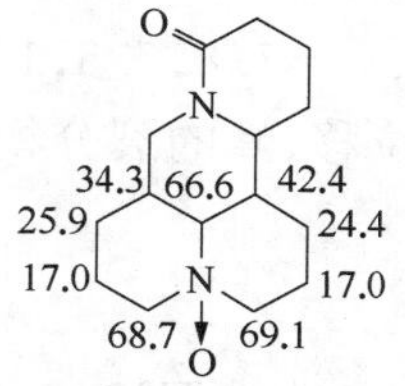

氧化苦参碱

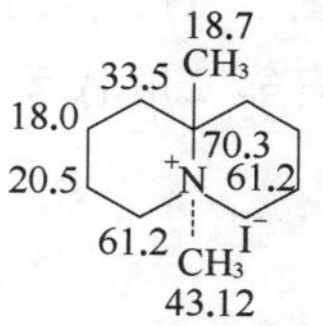

喹诺里西啶甲基碘化物

（2）生物碱结构中构型的研究：如紫堇碱和中紫堇碱是一对 $C_{13}$-甲基异构体，两者 B/C 环的构象和 $C_{13}$-$CH_3$ 的构型不同。C-14 为 S 构型（$C_{14}$-$\alpha$-H），C-13 连 $\beta$-甲基的 C-5、C-6、C-13 要比 C-13 连 $\alpha$-甲基的相应碳位于低场，而 C-14 略处高场，所连接的-$CH_3$ 向高场位移较大。借此可判断 $C_{13}$-$CH_3$ 的构型（表 11-2）。

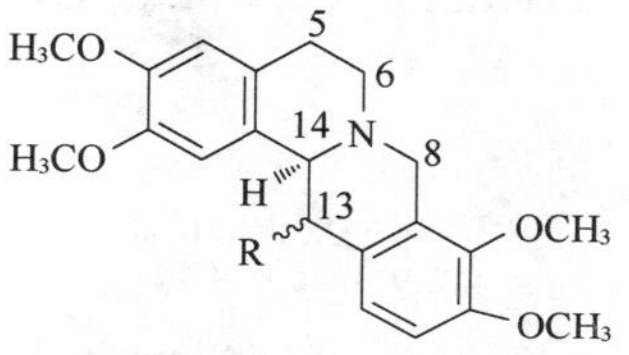

紫堇碱　　R=CH₃
中紫堇碱　R=CH₃

**表 11-2　$C_{13}$-$CH_3$ 构型不同所引起的相关碳原子的化学位移变化**

| 生 物 碱 | C-5 | C-6 | C-13 | C-14 | $C_{13}$-$CH_3$ |
|---|---|---|---|---|---|
| 紫堇碱 | 29.4 | 51.5 | 38.4 | 63.1 | 18.4 |
| 中紫堇碱 | 28.1 | 47.0 | 34.6 | 64.2 | 22.4 |

（3）超导核磁共振技术的应用：多数生物碱环系较多，结构复杂。单凭一般的氢谱和碳谱很难进行结构完全解析和氢、碳的全归属，还需要借助于其他更多的核磁共振技术进行综合解析。如应用 DEPT 谱区分伯、仲、叔、季碳；2D NMR 方法中 HMQC（$^{13}C$-$^1H$ COSY）可提供碳、氢相关信息，HMBC 可提供 $^{13}C$-$^1H$ 远程耦合（$^2J_{CH}$，$^3J_{CH}$ 相关信息），NOESY 提供二维 NOE 相关信号。值得注意的是含氮化合物在不均匀电场中，$^{14}N$ 核的电四极矩与氮原子相邻的氢核和碳核有时会发生相互作用，使相邻的碳和氢信号变宽，造成解析困难。一般更换测试溶剂后即可消除。

## 三、生物碱结构测定实例

### 柳穿鱼酸的结构研究

柳穿鱼为玄参科植物柳穿鱼 *Linaria vulgaris* 的全草，其性味甘、寒。具有清热、润肺、止咳等功效。从柳穿鱼中分离得到一个喹唑啉类生物碱，命名为柳穿鱼酸（Linarinic acid）。现对其结构解析如下：

柳穿鱼酸为无色针状结晶（MeOH），$[\alpha]_D^{18}$：-217°（MeOH），碘化铋钾反应阳性。HR-EIMS 显示分子离子峰 $m/z$ 216.090 0，示分子式为 $C_{12}H_{12}O_2N_2$（MW 计算值，216.089 9）。IR $\upsilon_{max}^{KBr}$ cm⁻¹：1 666（C=O）、1 614,1 586，示有羰基和苯环。

1. **苯环结构的确定** $^1$H NMR (MeOH-$d_4$)：6.97 (1H,dd,$J$ =7.8,1.0 Hz),7.13 (1H,dd,$J$ =7.8,1.9 Hz),7.16 (1H,ddd,$J$ =7.8,7.5,1.0 Hz),7.26 (1H,ddd,$J$ =7.8,7.5,1.9 Hz) 示有邻二取代苯,根据化学位移、峰的裂分模式及其偶合常数可以得到以下结构及归属。

2. **其他碎片结构的确定** AB 系统的 CH$_2$ 信号 $\delta$ 4.92,4.68 (1H each,d,$J$ =15.0 Hz),较一般 CH$_2$ 低,结合分子式可知与氮原子相连,结构为 N—CH$_2$—。一组质子信号 $\delta$ 2.91 (2H,m),2.21 (1H,m),2.53 (1H,m),4.21 (1H,dd,$J$ =9.0,4.5 Hz),结合 $^1$H -$^1$H COSY 推测有片段—CH$_2$—CH$_2$—CH—,归属如下。

$^{13}$C NMR 给出取代苯的碳信号($\delta$ 134.6,130.0,128.0,127.4,119.0,119.0) 及片段—CH$_2$—CH$_2$—CH—的碳信号 ($\delta$ 30.4,25.6,69.7) 其中 134.6 及 69.7 示与氮原子相连的碳信号;此外还给出一个羧基碳信号 $\delta$ 175.6,结合 EI - MS 的碎片峰 171 (M$^+$—COOH),及在 IR 谱中,3 200～2 500 cm$^{-1}$ 区间有一宽的吸收峰,为羧酸结构的重要特征标志,表明有羧基存在。

3. **分子式结构的确定** 由上述分析可知含有如下碎片：N—CH$_2$、—CH$_2$—CH$_2$—CH—、—COOH 及一邻二取代苯。HMBC 谱显示 $\delta_H$ 4.21 (dd,$J$ =9.0,4.5 Hz) 与碳信号 175.6,165.0 (C - 3a),46.4 (C - 9),30.4 (C - 3),25.6 (C - 2) 有远程相关,表明羧基连接在 1 位上,N—CH$_2$ 的结构与 C - 1 相连。另在 HMBC 谱中,N—CH$_2$ 中的氢 $\delta$ 4.92,4.68 (d,$J$ =15.0 Hz) 又与碳信号 165.0 (C - 3a),134.6 (C - 4a),128.0 (C - 8),119.0 (C - 8a)有远程相关,表明 N—CH$_2$ 的结构又与 C - 8a 相连。这些碎片分子总数为 C$_{11}$H$_{12}$O$_2$N$_1$,与分子式相比较少一个碳原子和一个氮原子,结合$^{13}$C NMR 给出的数据,烯碳原子 ($\delta_C$ 165.0) 与两个氮原子相连。

根据以上数据推测该化合物可能为本属植物所含有的吡咯并[2,1 - b]喹诺唑啉类生物碱。结合 HMQC 对其$^1$H NMR 和$^{13}$C NMR 信号进行了完全归属。X - ray 单晶衍射分析进一步确定结构为 1,2,3,9 -四氢吡咯并[2,1 - b]-喹诺唑啉- 1 -酸,命名为柳穿鱼酸 (linarinic acid)。

表 11-3　柳穿鱼酸 NMR 相关数据

| No. | H | C | $^1$H-$^1$H COSY | HMBC |
|---|---|---|---|---|
| 1 | 4.21 dd (9.0, 4.5) | 69.7 | H-2 | C-2, C-3, C-3a, C-9, C-10 |
| 2 | 2.53 m, 2.21 m | 25.6 | H-1, H-3 | C-1, C-3, C-3a, C-10 |
| 3 | 2.91 m | 30.4 | H-2 | C-2, C-3a |
| 3a | | 165.0 | | |
| 4a | | 134.6 | | |
| 5 | 6.97 dd (7.8, 1.0) | 119.0 | H-6, H-7 | C-4a, C-6, C-7, C-8a |
| 6 | 7.26 ddd (7.8, 7.5, 1.9) | 127.4 | H-5, H-7 | C-5, C-8 |
| 7 | 7.16 ddd (7.8, 7.5, 1.0) | 130.0 | H-6, H-8 | C-5, C-8, C-8a |
| 8 | 7.13 dd (7.8, 1.9) | 128.0 | H-6, H-7 | C-4a, C-6, C-7, C-8a, C-9 |
| 8a | | 119.0 | | |
| 9 | 4.92, 4.68 d (15.0) | 46.4 | | C-3a, C-4a, C-8, C-8a |
| 10 | | 175.6 | | |

# 第七节　含生物碱的中药实例

## 一、麻黄

麻黄是麻黄科植物草麻黄 *Ephedra sinica*、木贼麻黄 *E. equisetina*、中麻黄 *E. intermedia* 的干燥草质茎,为常用中药,也是我国特产药材。麻黄性温,味辛、苦;有发汗散寒、宣肺平喘、利水消肿等作用。主治风寒感冒、发热无汗和咳喘、水肿等症。

### (一) 化学成分

麻黄中含有多种生物碱,以麻黄碱(ephdrine)和伪麻黄碱 (pseudoephedrine) 为主,含量达1%以上,其次为甲基麻黄碱、甲基伪麻黄碱和去甲基麻黄碱(norephedrine)、去甲基伪麻黄碱。《中国药典》以盐酸麻黄碱和盐酸伪麻黄碱为指标,规定两者总量不得少于 0.80%。

| | | |
|---|---|---|
| *l*-麻黄碱 (1*R*、2*S*)　　R=H,　R'=CH₃ | *l*-麻黄碱 | *d*-伪麻黄碱 |
| *d*-伪麻黄碱 (1*S*、2*S*)　R=R'=CH₃ | *l*-甲基麻黄碱 | *d*-甲基伪麻黄碱 |
| 　　　　　　　　　　　R=R'=H | *l*-去甲基麻黄碱 | *d*-去甲基伪麻黄碱 |

麻黄中主要以左旋麻黄碱和右旋伪麻黄碱为主,两者属于仲胺衍生物,且互为立体异构体,它们结构间的区别在于 C-1 的构型不同。在 $^1H$ NMR 中麻黄碱的 $J_{1,2}=4$ Hz,伪麻黄碱的 $J_{1,2}=8$ Hz,故可用上述纽曼投影式来分别代表它们的结构,前者 H-1 和 H-2 在交叉式同侧,后者为反式。

现代药理研究表明,麻黄碱有收缩血管、兴奋中枢作用,能兴奋大脑、中脑、延脑和呼吸循环中枢,有类似肾上腺素作用,增加汗腺及唾液腺分泌,缓解平滑肌痉挛。伪麻黄碱有升压、利尿作用。甲基麻黄碱具有舒张支气管平滑肌作用。

### (二) 麻黄碱和伪麻黄碱的理化性质

1. **性状**　游离麻黄碱和伪麻黄碱均为无色结晶,前者含水物的熔点为 40℃。都具有挥发性。

2. **碱性**　麻黄碱和伪麻黄碱为苯丙胺类衍生物,碱性较强。伪麻黄碱的碱性 (pKa 9.74) 稍强于麻黄碱 (pKa 9.58),这是因为伪麻黄碱的共轭酸和 $C_1-OH$ 形成分子内氢键的稳定性大于麻黄碱的共轭酸。

3. **溶解性**　游离的麻黄碱可溶于水 (1∶20),但伪麻黄碱在水中溶解度小,主要是因为后者能形成较稳定的分子内氢键所致。麻黄碱和伪麻黄碱在氯仿、乙醚、苯及醇中的溶解度较大。两者盐的溶解性能也不完全相同,如两者的盐酸盐可溶于水,但麻黄碱草酸盐难溶于水,而伪麻黄碱草酸盐则易溶于水。

4. **鉴别反应**　麻黄碱和伪麻黄碱都是仲胺衍生物,不易和多数生物碱沉淀试剂发生沉淀。但下列显色或沉淀反应可供鉴别。

(1) 二硫化碳—硫酸铜反应:在麻黄碱或伪麻黄碱的乙醇溶液中加入二硫化碳、硫酸铜试液和氢氧化钠试液各一滴即产生棕色或黄色沉淀。这是仲胺的一般鉴别反应,而具有叔胺结构的甲基麻黄碱无此反应。

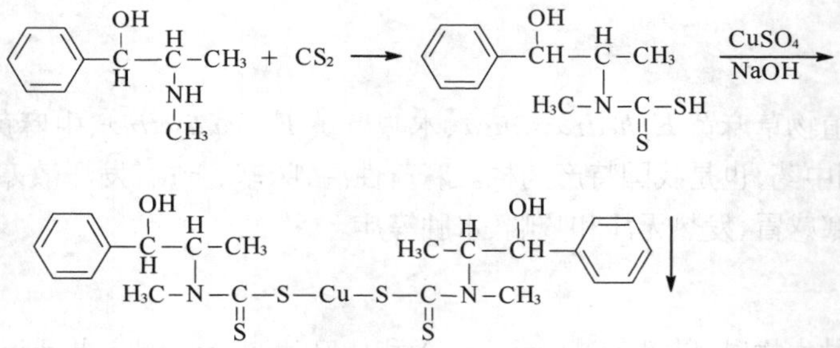

(2) 铜盐络合反应:在麻黄碱或伪麻黄碱的水溶液中加硫酸铜试剂,随即加入氢氧化钠试剂呈碱性后,溶液显蓝紫色,再加入乙醚振摇放置分层,乙醚层为紫红色,水层变蓝色。反应方程如下。

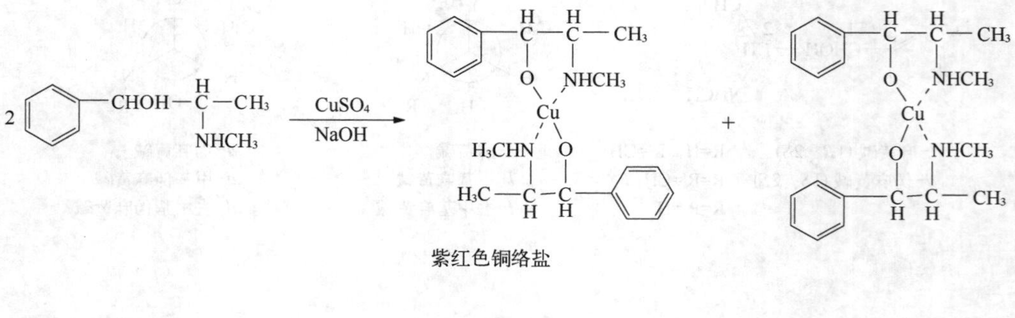

紫红色铜络盐

紫红色铜络盐可溶于乙醚中,如溶于水中则转为四水合物呈现蓝色。

### (三) 麻黄碱和伪麻黄碱的提取分离

1. **溶剂法**　根据麻黄碱和伪麻黄碱既能溶于热水又能溶于甲苯等有机溶剂的性质进行提取,利用两者草酸盐在水中溶解度不同进行分离。现行生产方法的流程如下。

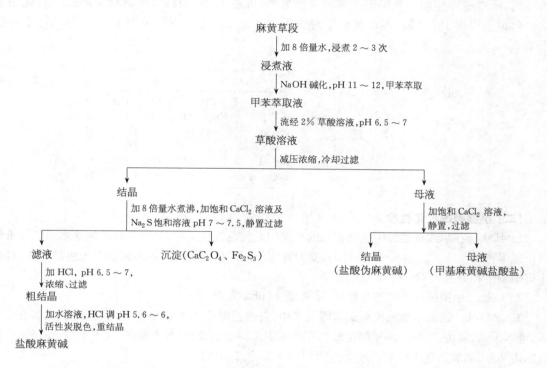

2. **水蒸气蒸馏法**　麻黄碱和伪麻黄碱等在游离状态时具有挥发性,能随水蒸气蒸馏出来,再利用两者草酸盐在水中溶解度不同将两者分离。此法优点是不用有机溶剂,操作简便而安全,设备易解决。但该法需先将麻黄草的煮提液浓缩成膏,碱化后再行水蒸气蒸馏,在此过程中温度较高、加热时间较长,部分麻黄碱被分解产生胺和甲胺从而影响产品质量和提取率,是其缺点。

3. **离子交换树脂法**　此法是生物碱常用的提取方法。先把生物碱酸化成的盐交换到强酸型阳离子交换树脂上,然后用酸性水或碱性乙醇洗脱。由于麻黄碱的碱性较伪麻黄碱弱,其盐的稳定性差,可先从树脂上洗脱,从而达到两者分离。

## 二、黄连

黄连是毛茛科植物黄连 *Coptis chinensis*、三角叶黄连 *C. deltoidea* 或云莲 *C. teeta* 的干燥根茎,是常用中药。黄连性寒,味苦,具有清热燥湿、泻火解毒的功效。黄连的主要活性成分小檗碱具有明显的抗菌作用。近代实验研究表明,黄连所含的小檗碱、黄连碱、巴马丁等小檗碱型生物碱都有明显的抗炎作用。小檗碱已制成各种制剂应用于临床,如黄连素片、黄连素注射液、三黄片 (小檗碱、黄芩、大黄) 及双黄片 (小檗、黄芩) 等。

**（一）化学成分**

黄连的有效成分主要是原小檗碱型生物碱,如小檗碱(berberine)、巴马丁(palmatine)、黄连碱(coptisine)、甲基黄连碱(methylcoptisine)、药根碱(jatrorrhizine)、表小檗碱(epiberberine)、木兰花碱(magnoflorine)等,以上除木兰碱外都是季铵型生物碱。这些生物碱具有抗菌、抗病毒、抗肿瘤、降血糖等作用。其中以小檗碱含量最高,可达10％左右。《中国药典》规定,黄连中小檗碱含量不得少于5.5％,表小檗碱不得少于0.80％,黄连碱不得少于1.6％,巴马汀不得少于1.5％。

| | $R_1$ | $R_2$ | $R_3$ | $R_4$ | $R_5$ |
|---|---|---|---|---|---|
| 小檗碱 | —CH$_2$— | | CH$_3$ | CH$_3$ | H |
| 巴马丁 | CH$_3$ | CH$_3$ | CH$_3$ | CH$_3$ | H |
| 黄连碱 | —CH$_2$— | | —CH$_2$— | | H |
| 甲基黄连碱 | —CH$_2$— | | —CH$_2$— | | CH$_3$ |
| 药根碱 | H | CH$_3$ | CH$_3$ | CH$_3$ | H |
| 表小檗碱 | CH$_3$ | CH$_3$ | —CH$_2$— | | H |

**（二）小檗碱的理化性质**

1. **性状** 在水或稀乙醇中结晶析出的小檗碱是黄色针状晶体,含5.5分子结晶水,100℃干燥后仍能保留2.5分子结晶水,热至110℃变为黄棕色,于160℃分解。除木蓝碱为无色结晶外,其余小檗碱型生物碱呈现不同程度的黄色。

2. **碱性** 小檗碱属季铵型生物碱,呈强碱性,pKa为11.6。

3. **溶解性** 游离小檗碱能缓缓溶解于水中,在冷乙醇中的溶解度不大,但易溶于热水或热乙醇,难溶于苯、氯仿、丙酮。小檗碱盐酸盐在冷水中溶解度小,较易溶于沸水,几乎不溶于乙醇,小檗碱的硫酸盐、磷酸盐在水中溶解较大,分别为1:30和1:15。

小檗碱和有机酸生成的盐在水中的溶解度都很小。因此,当黄连和甘草、黄芩、大黄等中药配伍时,因为小檗碱能和甘草酸、黄芩苷、大黄鞣质形成难溶于水的盐或分子复合物而析出。这个问题在复方配伍、制剂过程中须注意。

4. **互变异构** 小檗碱一般以季铵盐的状态存在,能溶于水,溶液为红棕色。在溶液中加入过量碱,抑制了季铵离子的解离则部分地转变为醛式或醇式,溶液颜色也转变为棕色或黄色,醇式或醛式小檗碱亲脂性强,易溶于乙醚等亲脂性有机溶剂。

小檗碱的三种互变异构体

5. **鉴别反应** 除能与一般的生物碱沉淀试剂反应外,小檗碱还有以下特征性鉴别反应。

（1）生成小檗红碱的反应:盐酸小檗碱加热至220℃左右分解,生成小檗红碱,继续加热至285℃左右完全熔融。

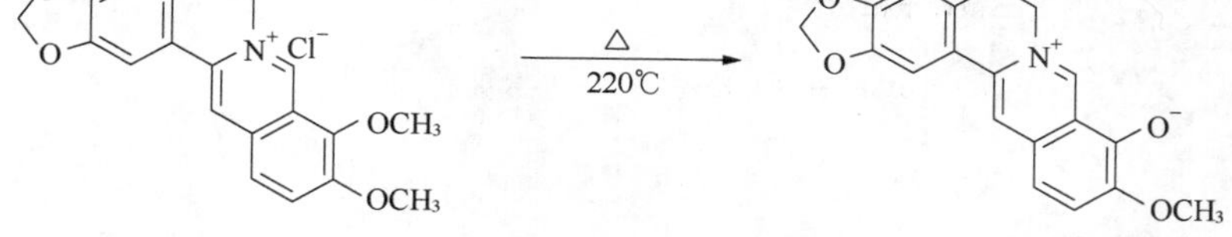

盐酸小檗碱　　　　　　　　　　小檗红碱

（2）与丙酮反应：在小檗碱盐酸盐水溶液中，加入氢氧化钠使呈强碱性，然后滴加丙酮数滴，即生成黄色结晶性的小檗碱丙酮加成物，可作鉴别。

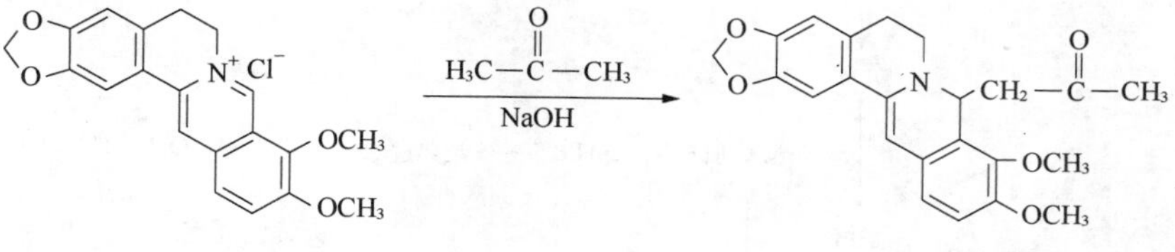

丙酮小檗碱

（3）与漂白粉反应：在小檗碱酸性水溶液中加漂白粉（或通入氯气），溶液即变樱红色。

### （三）小檗碱的提取分离

小檗碱在自然界分布很广，如毛茛科的黄连属和唐松草属、防己科的古山龙属、芸香科的黄柏属、小檗科的小檗属和十大功劳属中均有存在。黄连中虽然小檗碱含量很高，但由于黄连生长缓慢，资源有限，故不作为提取药用小檗碱的原料。生产上曾用黄柏作为原料，后来发现三颗针中富含小檗碱并且资源丰富，目前生产小檗碱的原料主要采用三颗针为原料。

三颗针为小檗科小檗属的毛叶小檗 *Berberis brachypoda*、细叶小檗 *B. Poiretii schneid.* 等多种同属植物的根或根皮。三颗针中所含生物碱和黄连相似，以小檗碱为主，其他尚有巴马丁、药根碱及小檗胺（berbamine）。

小檗胺为白色结晶，mp 197～210℃，为双苄基异喹啉类酚性叔胺碱，中等强度碱性，可溶于乙醇、氯仿、乙醚或石油醚，难溶于水，可溶于酸水和碱水。小檗胺和碘甲烷反应生成的异粉防己碱双季铵碘化物（檗肌松）为白色结晶，能溶于水，有明显的肌肉松弛作用，临床用作中药麻醉的肌松剂。

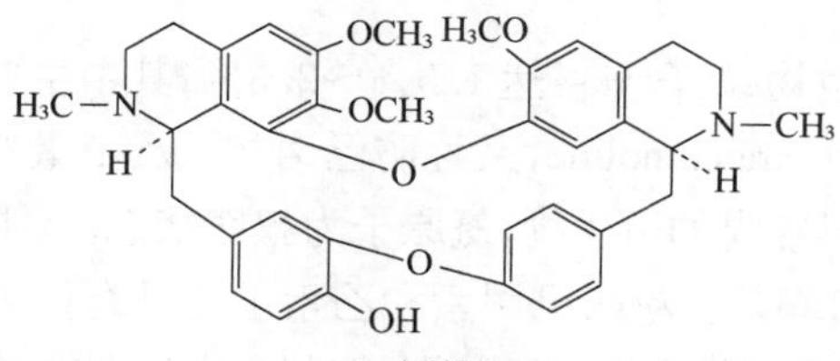

小檗胺

从三颗针中提取小檗碱和小檗胺等的流程如下。

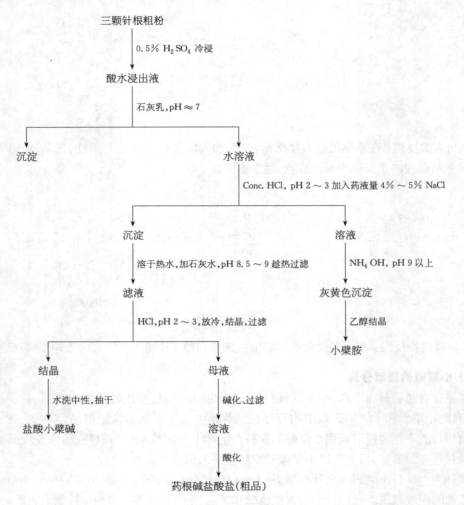

## 三、粉防己

粉防己又称汉防己,为防己科植物粉防己 *Stephania tetrandra* 的干燥根。粉防己性寒,味苦;具有利水消肿、祛风止痛的功效。防己总生物碱具有镇痛、消炎、松弛肌肉及抗肿瘤等作用。

### (一)化学成分

粉防己中的有效成分是生物碱,含量可达 1.5%~2.3%,其中主要是粉防己甲素(tetrandrine,又称粉防己碱)、粉防己乙素(fangchinoline,又称防己诺林)及少量的轮环藤酚碱(cyclanoline)。粉防己甲素和乙素是双苄基异喹啉的衍生物,氮原子为叔胺状态。《中国药典》规定这两种生物碱的含量在粉防己中不得少于 1.6%。粉防己甲素和乙素主要具有抗炎镇痛的作用,且前者镇痛作用比后者强。此外,粉防己甲素还具有抗心肌缺血、抑制血小板聚集、保肝等作用,粉防己乙素有抗氧化、降压、抗肿瘤等作用。粉防己甲素和乙素在碱性条件下和碘甲烷反应生成的碘化二甲基粉

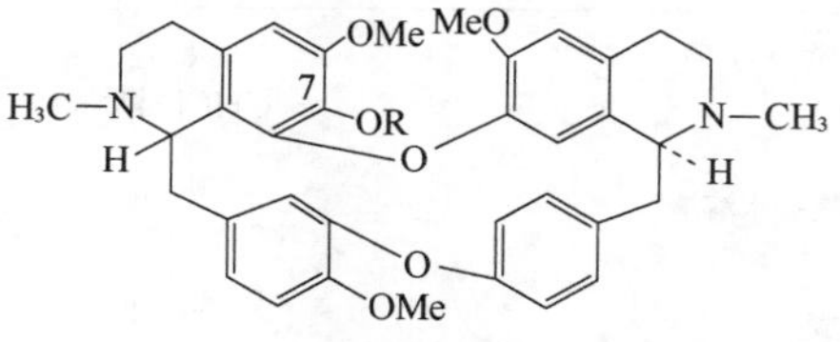

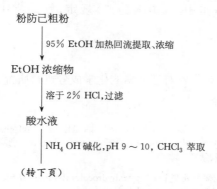

R=CH₃　粉防己甲素
R=H　粉防己乙素

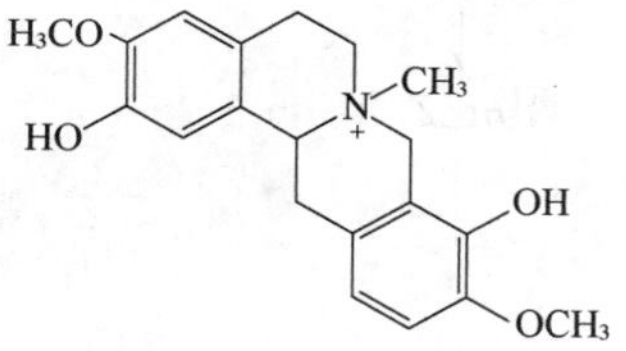

轮环藤酚碱 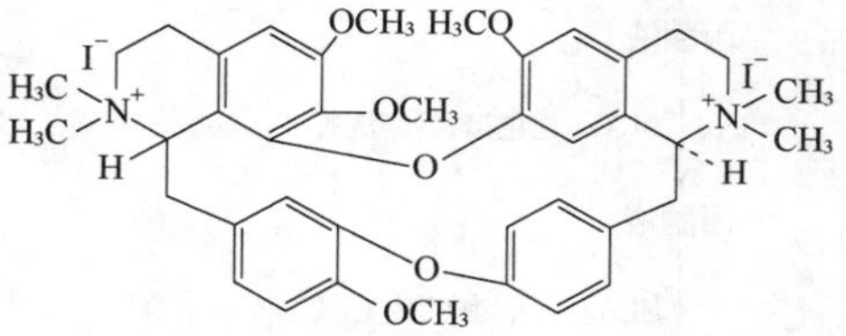　　　　　　碘化二甲粉防己碱 (汉肌松)

防己碱有肌肉松弛作用。

### （二）粉防己生物碱的理化性质

1. **性状**　粉防己甲素和乙素均为白色结晶，甲素 mp 217～218℃ [(Me)₂CO]，$[\alpha]_D^{28}$ +286.7° (CHCl₃)。乙素由丙酮中结晶具双熔点，126～177℃熔融，200℃固化，再加热到 237～238℃再熔融，$[\alpha]_D^{28}$ +275° (CHCl₃)。

2. **酸碱性**　粉防己甲素和乙素结构中的氮原子均为叔胺，属中强碱。轮环藤酚碱属原小檗碱型季铵碱，显示强碱性。粉防己乙素虽有酚羟基，但因处于两个含氧基团之间，由于空间位阻而无酚羟基的通性，难溶于 NaOH 溶液，故称为隐性酚羟基。

3. **溶解性**　粉防己甲素和乙素均为双苄基异喹啉类生物碱，亲脂性较强。但由于两者 7 位取代基引起极性的差异，前者可溶于冷苯，后者难溶于冷苯。可利用这一性质可将两者分离。轮环藤酚碱为季铵碱，可溶于水、甲醇、乙醇、氯仿，不溶于苯。

### （三）提取分离

粉防己甲素、粉防己乙素及轮环藤酚碱的提取和分离流程如下。

粉防己粗粉

　　↓ 95% EtOH 加热回流提取、浓缩

EtOH 浓缩物

　　↓ 溶于 2% HCl，过滤

酸水液

　　↓ NH₄OH 碱化，pH 9～10，CHCl₃ 萃取

（转下页）

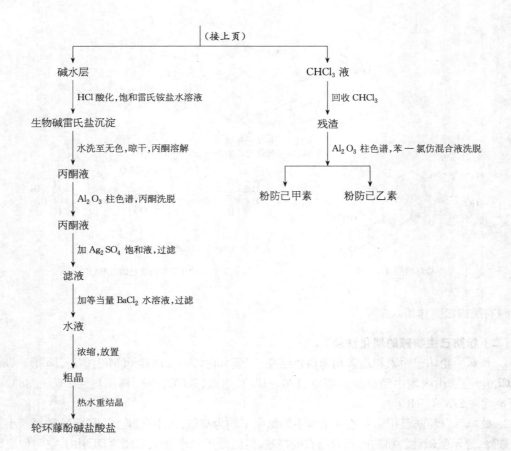

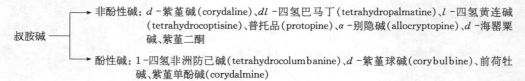

## 四、延胡索

延胡索是罂粟科紫堇属延胡索 *Corydalis yanhusuo* 的干燥块茎,又称元胡。其性温,味辛、苦,是一种常用中药。具有活血、利气、止痛之功效。临床上用于胸胁、脘腹疼痛,经闭痛经,跌打肿痛等症。《本草纲目》记载"延胡索专治一身上下诸痛,用之中的,妙不可言"。现代研究表明,延胡索的主要有效成分为生物碱,其多种生物碱具有显著的生物活性,如延胡索乙素(*dl*-四氢巴马丁)具有明显的镇痛镇静、催眠、抑制血小板聚集、拮抗钙等作用,去氢紫堇碱具有扩张冠状动脉和中枢镇静作用。《中国药典》规定,延胡索中延胡索乙素含量不得少于0.050%。

### (一) 化学成分

我国学者早在 20 世纪 30 年代就对延胡索的化学成分进行研究,目前已经分离出 20 多种生物碱,这些生物碱的类型归纳如下。

叔胺碱 —— 非酚性碱:*d*-紫堇碱(corydaline)、*dl*-四氢巴马丁(tetrahydropalmatine)、*l*-四氢黄连碱(tetrahydrocoptisine)、普托品(protopine)、*α*-别隐碱(allocryptopine)、*d*-海罂粟碱、紫堇二酮

酚性碱:1-四氢非洲防己碱(tetrahydrocolumbanine)、*d*-紫堇球碱(corybulbine)、前荷牡碱、紫堇单酚碱(corydalmine)

季铵碱 ⟶ 非酚性碱：$l$-黄连碱（coptisine）、去氢紫堇碱（dehydrocorydaline）、南天竹灵

季铵碱 ⟶ 酚性碱：非洲防己胺（columbamine）

| | $R_1$ | $R_2$ | $R_3$ | $R_4$ | $R_5$ |
|---|---|---|---|---|---|
| $d$-紫堇碱 | CH$_3$ | CH$_3$ | CH$_3$ | CH$_3$ | CH$_3$ |
| $dl$-四氢巴马丁 | CH$_3$ | CH$_3$ | CH$_3$ | CH$_3$ | H |
| $l$-四氢黄连碱 | —CH$_2$— | | —CH$_2$— | | H |
| $l$-四氢非洲防己胺 | CH$_3$ | H | CH$_3$ | CH$_3$ | H |
| $d$-紫堇球碱 | H | CH$_3$ | CH$_3$ | CH$_3$ | CH$_3$ |
| 紫堇单酚碱 | CH$_3$ | CH$_3$ | CH$_3$ | H | H |

| | $R_1$ | $R_2$ | $R_3$ | $R_4$ | $R_5$ |
|---|---|---|---|---|---|
| 黄连碱 | —CH$_2$— | | —CH$_2$— | | H |
| 去氢紫堇碱 | CH$_3$ | CH$_3$ | CH$_3$ | CH$_3$ | CH$_3$ |
| 非洲防己胺 | CH$_3$ | H | CH$_3$ | CH$_3$ | H |

| | $R_1$ | $R_2$ |
|---|---|---|
| 普托品 | —CH$_2$— | |
| $\alpha$-别隐品碱 | CH$_3$ | CH$_3$ |

## （二）生物碱的理化性质

延胡索中主要生物碱为异喹啉类生物碱，主要有叔胺碱和季铵碱两种类型。

1. **性状**　游离延胡索乙素为淡黄色结晶，mp 148～149℃。其酸性硫酸盐为无色针状结晶，mp 246℃。紫堇碱为柱状结晶，mp 136℃。

2. **溶解性**　游离延胡索乙素易溶于氯仿、乙醚及热乙醇，难溶于水。紫堇碱易溶于氯仿、乙醚，微溶于甲醇和乙醇，难溶于水。其他生物碱也与叔胺或季铵的性质类似。酚性叔胺碱的极性较非酚性叔胺碱大，显示两性生物碱特点，既可溶于酸水也可溶于碱水。

## （三）提取分离

延胡索中生物碱数目较多，分离难度大，主要采用溶剂法结合柱色谱法分离。近年来发现其他植物也可作为制备延胡索生物碱的药源。如在防己科植物华千金藤 *Stephania sinica* 中 $l$-四氢巴马丁的含量较高，约为 1.5%，可作为提取 $l$-四氢巴马丁（俗称颅痛定）的原料。中药黄藤 *Fibraurea tinctoria* 的根及根茎中巴马丁的含量达 3%，也可用黄藤作原料制取延胡索乙素。其制备流程如下。

黄藤粗粉
↓ 1% HAc 浸渍
酸水浸渍液
↓ NH₄OH 调 pH ≈ 9,放置,过滤
沉淀
↓ 80℃ 干燥,80% ~ 90% EtOH 回流提取
EtOH 提取液
↓ HCl 至 pH 2 ~ 3,沉淀,过滤
├── 滤液
└── 黄色沉淀
    ↓ H₂SO₄、Zn 粉或 NaBH₄ 还原至溶液无色,过滤
    热滤液
    ↓ 冷却、过滤
    ├── 滤液
    └── 白色沉淀
        ↓ 加热溶于 75% EtOH,趁热过滤,NH₄OH
        ↓ 至 pH 8.5 ~ 9,析晶,过滤
        白色结晶
        ↓ EtOH 重结晶
        四氢巴马丁(mp 147 ~ 148℃)

## 五、苦参

苦参为豆科植物苦参 *Sophora flavescens* 的干燥根。苦参性寒,味苦。具有清热燥湿、杀虫、利尿等功效。苦参总生物碱具有多方面的药理活性,如消肿、利尿、抗肿瘤、抗缺氧和降血脂等作用。在我国已开发多种苦参制剂应用于临床,如苦参片、苦参注射液、当归苦参丸、妇炎栓、洁尔阴洗液、湿疹散和脂溢性皮炎宁等,多为外用,主要用于盆腔炎、阴道炎等妇科疾病和湿疹、荨麻疹、银屑病、皮炎等各种皮肤病的治疗。

### (一) 化学成分

苦参中主要生物碱成分是氧化苦参碱和苦参碱,还含有羟基苦参碱 (hydroxymatrine)、N-甲基金雀花碱 (N-methylcytisine)、安那吉碱 (anagyrine)、巴普叶碱(baptifoline) 和去氢苦参碱 (苦

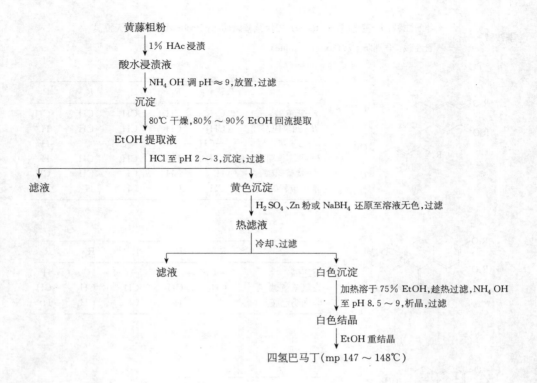

苦参碱　　　　氧化苦参碱　　　　羟基苦参碱　　　　去氢苦参碱

N-甲基金雀花碱　　　　巴普叶碱　　　　安那吉碱

参烯碱,sophocarpine)等。具有利尿消肿、抗肿瘤、抗炎、抗病毒、抗心律失常、免疫抑制及保肝等作用。《中国药典》规定,苦参中苦参碱和氧化苦参碱的总量不得少于 1.2%。

**（二）生物碱的理化性质**

苦参中所含的主要生物碱为喹诺里西啶类生物碱,除 N-甲基金雀花碱外,都是由两个喹诺里西啶环骈合而成。

1. **性状** 苦参碱有四种形态,其中 $\alpha$、$\beta$、$\delta$ 三种为结晶体,它们的熔点分别是 76℃、87℃、84℃;$\gamma$ 形为液体,沸点是 223℃/0.79 kPa。氧化苦参碱为方晶,无水物的 mp 207~208℃（分解）,有强吸水性,水溶液呈强碱性,含 1 分子结晶水的氧化苦参碱的 mp 77~78℃。

2. **碱性** 苦参中所含的生物碱均含有两个氮原子。一个为叔胺,呈碱性;另一个为酰胺氮,几乎不显碱性。故它们只相当于一元碱。呈叔胺状态的氮原子处于骈合环之间,立体效应影响较小,所以碱性较强。

3. **溶解性** 苦参碱可溶于水和亲脂性有机溶剂,如氯仿、乙醚、苯、二硫化碳,微溶于石油醚。氧化苦参碱具有半极性配位键,水溶性比苦参碱强,也可溶于氯仿,但难溶于乙醚。可利用两者的溶解性差异进行分离。去氢苦参碱因有 $\alpha$、$\beta$-不饱和内酰胺结构,增强了酰胺键的稳定性,不易和氢氧化钾乙醇溶液成盐,可利用这一性质将它们和苦参碱分离。

4. **化学转化** 苦参碱在有氧化剂如过氧化氢、臭氧等作用下,可生成氧化苦参碱,氧化苦参碱在还原剂（KI）的作用下可还原成苦参碱;苦参碱在 5%KOH 作用下可水解成苦参酸钾,酸化后又环合为苦参碱。

**（三）提取分离**

苦参总生物碱的提取可采用酸水—阳离子交换树脂法,然后利用生物碱极性差异进行溶剂法和色谱法分离。工艺如下（见下页）。

将混合生物碱再进行 $Al_2O_3$ 柱色谱,以苯、苯—乙醚、甲醇—乙醚等溶液顺次洗脱。在苯洗脱部分中先后得到苦参碱、安那吉碱、N-甲基金雀花碱;在苯—乙醚（20%~50%）洗脱部分中先后得到 N-甲基金雀花碱、羟基苦参碱;在甲醇—乙醚（10∶1）洗脱部分先后得到巴普叶碱及少量氧化苦参碱。

附注:山豆根为豆科植物越南槐 *Sophora tonkinensis* 的干燥根和根茎,性寒,味苦,有毒。具有清热解毒,消肿利咽的功效。主要用于火毒蕴结,乳蛾喉痹,咽喉肿痛,齿龈肿痛,口舌生疮等。山豆根制剂如鼻咽灵片、喉疾灵胶囊、山豆根口服液等,多为内服,用于治疗急慢性咽炎、牙龈肿痛、支气管及肺部感染、肝炎和脑炎等疾病。山豆根的主要活性为生物碱类,且与苦参基本相同,但《中国药典》规定山豆根中的苦参碱和氧化苦参碱两者总量不得少于 0.70%,略低于苦参中的含量要求。山豆根中生物碱的理化性质和提取分离过程与苦参基本一致,可参考苦参中的相关内容。

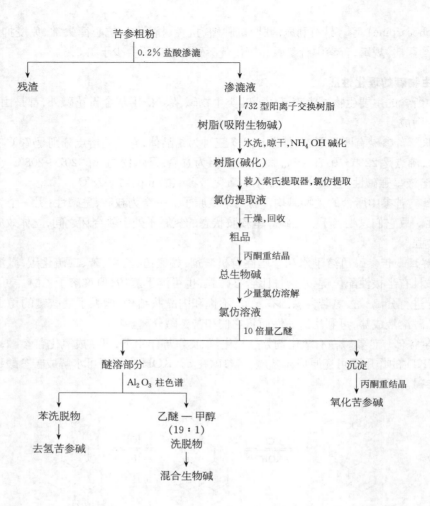

## 六、洋金花

洋金花为茄科植物白曼陀罗 *Datura metel* 的干燥花。洋金花性温,味辛,有毒。具有止咳平喘,镇痛解痉的功效。用于哮喘咳嗽,脘腹冷痛,风湿痹痛,小儿慢惊,外科麻醉等。以洋金花为主药的中药麻醉剂,自古以来就有应用,"麻沸散"是其应用实例之一。洋金花中含有莨菪烷类生物碱。茄科植物颠茄 *Atropa belladonna* 和多种莨菪中均含有莨菪烷类生物碱。

### (一) 化学成分

洋金花的主要成分是托品类生物碱,以东莨菪碱(scopolamine)、莨菪碱(hyoscyamine)、去甲莨菪碱(norhyoscyamine)为主,它们都有较强的生理活性。莨菪碱及其外消旋体阿托品(atropine)有解痉镇痛、解有机磷中毒和散瞳作用;东莨菪碱的生理活性与阿托品相似,并还有镇静麻醉作用。洋金花中东莨菪碱含量较高,故为中药麻醉药物的主要组成,《中国药典》规定,洋金花中东莨菪碱含量不得少于0.15%。近年来,又从茄科植物山莨菪中分离得到山莨菪碱(anisodamine)和樟柳碱(anisodine),它们都有明显的抗胆碱作用。这些生物碱的化学结构如下。

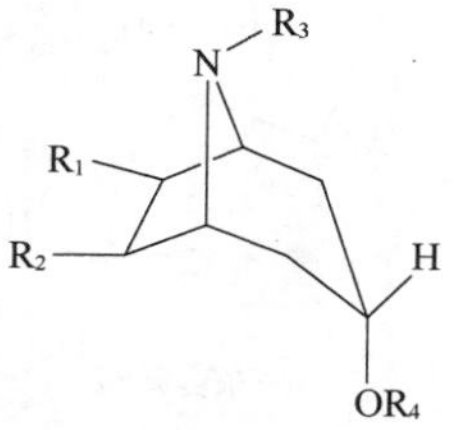

| | $R_1$ | $R_2$ | $R_3$ | $R_4$ |
|---|---|---|---|---|
| 莨菪碱(阿托品) | H | H | $CH_3$ | 莨菪酰基 |
| 东莨菪碱 | | O | $CH_3$ | 莨菪酰基 |
| N-去甲莨菪碱 | H | H | | 莨菪酰基 |
| 山莨菪碱 | H | OH | $CH_3$ | 莨菪酰基 |
| 樟柳碱 | | O | $CH_3$ | 羟基莨菪酰基 |

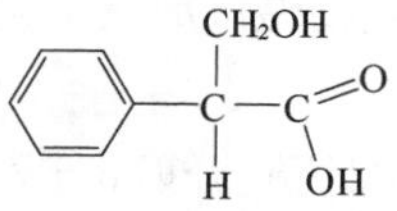

莨菪酸 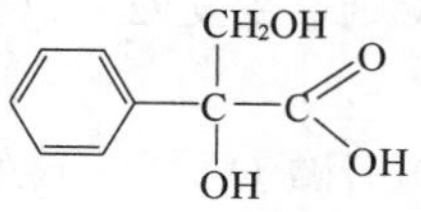    羟基莨菪酸

## （二）理化性质

1. **性状**  莨菪碱为针状结晶，mp 108℃。莨菪碱的外消旋体阿托品是长柱状晶体，mp 118℃，具有升华性。临床用硫酸阿托品，mp 195～199℃。东莨菪碱为黏稠状液体，其一水合物为结晶体，mp 59℃。山莨菪碱为针状结晶，自苯中结晶含一分子苯，mp 62～64℃。樟柳碱和东莨菪碱相似，但其氢溴酸盐为白色针晶，mp 164℃。

2. **碱性**  这些生物碱由于周围氮原子的化学环境、空间效应等因素的不同，使得碱性差别较大。莨菪碱 pKa 9.7，东莨菪碱和樟柳碱碱性较弱，pKa 7.5。主要是由于立体效应和诱导效应引起。山莨菪碱的立体效应较东莨菪碱小，碱性介于莨菪碱和东莨菪碱之间。

3. **溶解性**  莨菪碱的亲脂性较强，易溶于乙醇、氯仿，可溶于四氯化碳、苯，难溶于热水。东莨菪碱和樟柳碱类似，有较强的亲水性，可溶于水，易溶于乙醇、丙酮、乙醚、氯仿，难溶于强亲脂性溶剂，如苯、四氯化碳、石油醚。山莨菪碱由于结构中多一个羟基，亲脂性弱，能溶于水和乙醇。

4. **旋光性**  图示中的几个莨菪烷类生物碱都呈左旋性，除山莨菪碱的旋光是由整个分子结构贡献之外，其余均来自莨菪酸部分。阿托品是外消旋体，主要是由于莨菪碱的莨菪酸部分手性碳原子上的氢位于羰基的 $\alpha$ 位，易发生互变异构，当受热或与碱接触时，发生外消旋化。这种外消旋化在莨菪碱提取或储存过程中即可发生，临床上采用外消旋体阿托品应用。

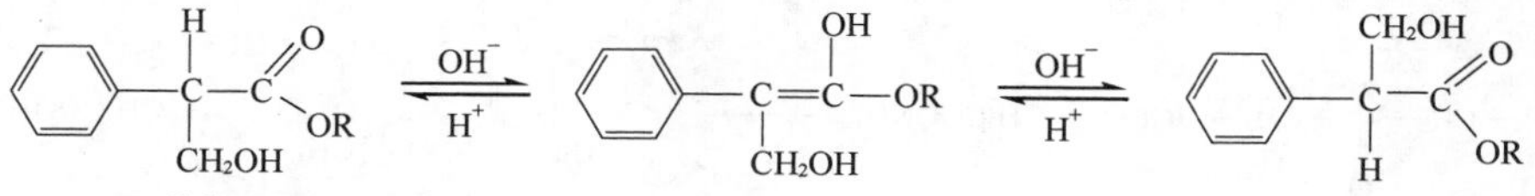

R=莨菪醇部分

莨菪酸的互变异构

5. **酯键水解**  莨菪烷类生物碱具有酯键，易水解，尤其在碱性水溶液中更易进行，水解生成莨菪醇和莨菪酸，如阿托品水解生成莨菪醇和莨菪酸。但东莨菪碱和樟柳碱被碱液水解，生成的东莨菪醇不稳定，立即异构化生成异东莨菪醇。

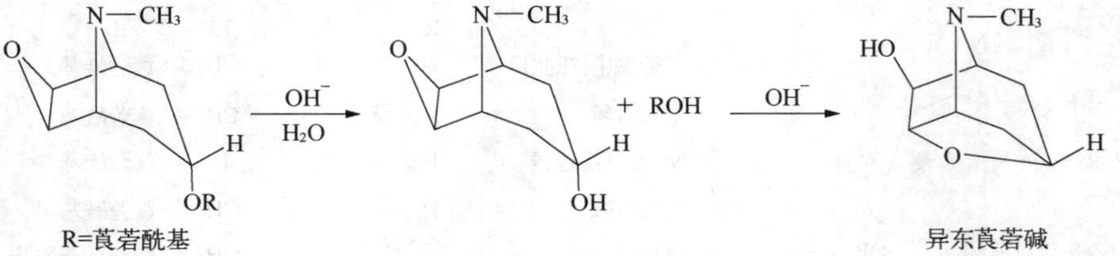

R=莨菪酰基　　　　　　　　　　　　　　　　　　　　　　　　　异东莨菪碱

**6. 莨菪烷类生物碱的鉴别反应**　这类生物碱除能与多种生物碱沉淀试剂发生反应外,还可以用下列反应检识。

(1) Vitali 反应：莨菪碱 (阿托品)、东莨菪碱等分子结构中具莨菪酸部分者,当用发烟硝酸处理时,产生硝基化反应,生成三硝基衍生物,此物再和苛性碱的醇溶液反应,发生分子内双键重排,生成醌样结构的衍生物而呈深紫色,渐转暗红色,最后颜色消失。

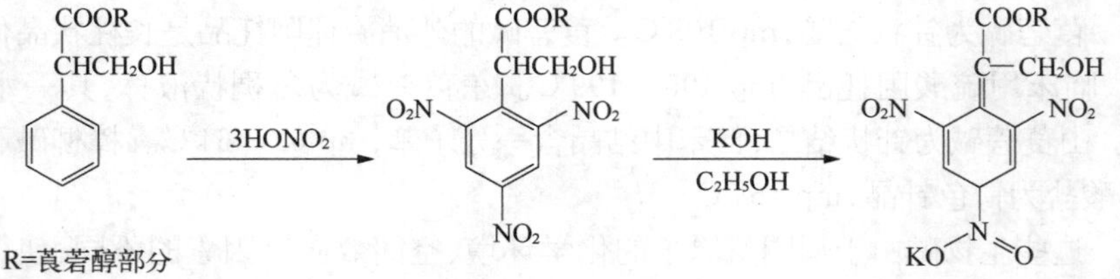

R=莨菪醇部分

(2) 氯化汞沉淀反应：莨菪碱 (或阿托品) 能和氯化汞的乙醇溶液反应,生成黄色沉淀,加热后沉淀转为红色。在同样条件下东莨菪碱只能生成白色沉淀。这是因为莨菪碱的碱性强,加热时使氯化汞转变为氧化汞 (砖红色) 所致,而东莨菪碱和氯化汞只能生成白色的分子复盐沉淀。

(3) 过碘酸氧化乙酰丙酮缩合反应：樟柳碱分子中的羟基莨菪酸具有邻二羟基结构可被过碘酸氧化生成甲醛,然后甲醛与乙酰丙酮在乙酸铵溶液中加热,缩合成二乙酰基二甲基二氢吡啶 (DDL) 而显黄色。

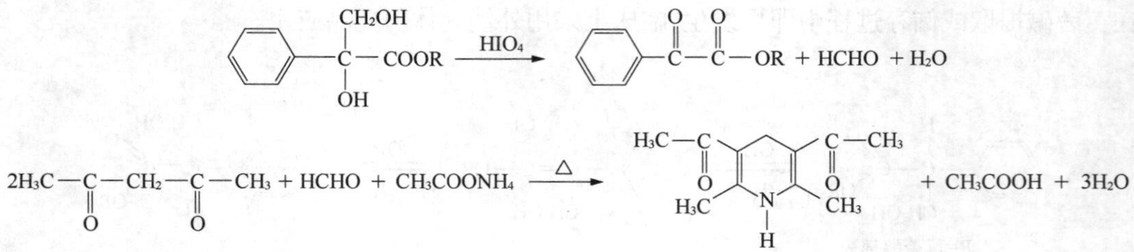

### (三) 提取分离

洋金花中提取分离莨菪碱和东莨菪碱,采用酸水提取,通过离子交换树脂提取总生物碱,然后用不同强度的碱洗脱树脂。由于东莨菪碱的碱性比莨菪碱碱性弱,用 10% 碳酸氢钠就可以洗脱下来,树脂进一步用氨水碱化,则可将莨菪碱洗脱下来。

附注：天仙子为茄科植物莨菪 *Hyoscyamus niger* 的干燥成熟种子,性温,味苦、辛,有大毒。天仙子具有解痉止痛,平喘安神的功效,临床上用以治疗癫痫、胃痉挛、喘咳、神经痛等症。与洋金花相同,天仙子的主要生物碱成分为托品类生物碱,《中国药典》中亦以东莨菪碱和莨菪碱为指标,但规定天仙子中两者总量不得少于 0.080%。天仙子中生物碱的理化性质与提取分离过程与洋金花基本一致,可参考洋金花中的相关内容。在提取分离生物碱时,由于天仙子为莨菪的种子部位,因先采用石油醚脱脂,然后再用酸提取法。

## 七、马钱子

马钱子是马钱子科植物马钱 *Strychnos nux-vomica* L. 的干燥成熟种子,为剧毒性中药。马钱子性温,味苦,有大毒。具有通络止痛、散结消肿等功效。

### (一) 化学成分

马钱子中生物碱的含量为 1.5%～5%,其中主要成分为士的宁(又称番木鳖碱,strychnine)和马钱子碱(brucine)。《中国药典》规定,士的宁含量为 1.20%～2.20%,马钱子碱含量不得少于 0.80%。硝酸士的宁能兴奋中枢神经,但毒性极大,中毒者常因呼吸肌强直性收缩窒息死亡。马钱子碱的药理作用与士的宁相似,但作用强度比士的宁弱,也有较大毒性,大剂量时可阻断神经肌肉传导呈现箭毒样作用。士的宁和马钱子碱都属于吲哚类生物碱。

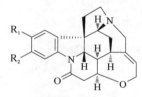

士的宁　　　$R_1=R_2=H$
马钱子碱　　$R_1=R_2=OCH_3$

### (二) 理化性质

1. **性状**　士的宁为单斜柱状结晶体,味极苦,mp 286～290℃ (随加热速度而定),$[\alpha]_D^{20}-104°$ (EtOH)。供药用的硝酸士的宁是无色无臭的针状结晶或白色结晶性粉末。马钱子碱为针状结晶,mp 178℃,$[\alpha]_D^{20}-127°$ (CHCl$_3$),味极苦。

2. **碱性**　士的宁和马钱子碱的分子结构中有 2 个氮原子,吲哚环上的氮原子呈内酰胺结构,几无碱性,故它们相当于一元碱,碱度中等 (pKa$_1$ 8.16,pKa$_2$ 2.50)。

3. **溶解性**　士的宁和马钱子碱可溶于乙醇、氯仿,难溶于水。但两者盐的溶解性相差较大,马钱子碱硫酸盐在水中溶解度小,易从水中结晶析出,而士的宁碱盐酸盐在水中溶解度小,也易从水中结晶出来。根据这个性质,可分离士的宁和马钱子碱。

4. **鉴别反应**

(1) 与硝酸反应：士的宁碱与硝酸作用显淡黄色,再于 100℃加热蒸干,残渣遇氨气即转变为紫红色。马钱子碱和浓硝酸接触即显深红色,再加氯化亚锡溶液,即由红色转变为紫色。

(2) 浓硫酸/重铬酸钾：士的宁碱加浓硫酸 1 ml,加一小块重铬酸钾晶体,最初显蓝紫色,缓缓变为紫堇色、紫红色,最后为橙黄色,加水则迅速变黄。马钱子在此条件下不产生相似的颜色反应。

## 八、乌头（附子）

乌头为毛茛科乌头属植物乌头 *Aconitum carmichaeli* 的干燥母根。陕西、四川栽培的乌头称为川乌，其子根加工品称为附子。同属植物北乌头的块根称为草乌。乌头、附子是中医临床常用中药，性味辛、甘，大热有毒。乌头具有祛风除湿，温经止痛等功效，用于风寒湿痹、关节疼痛等；附子能回阳救逆，补火助阳，临床上各有其应用特点。

### （一）化学成分

乌头、附子中主要含有二萜类生物碱，属于四环或五环二萜类衍生物。乌头中发现的生物碱结构复杂、类型多。现对其主要结构类型介绍如下。

(1) $C_{19}$-二萜类：主要为牛扁碱型和异叶乌头碱型。其中前者又根据C-7是否有含氧取代分为牛扁碱型和乌头碱型。

(2) $C_{20}$-二萜类：主要有阿替生和维替碱型。

(3) $C_{18}$-二萜类：阿克诺辛碱型。

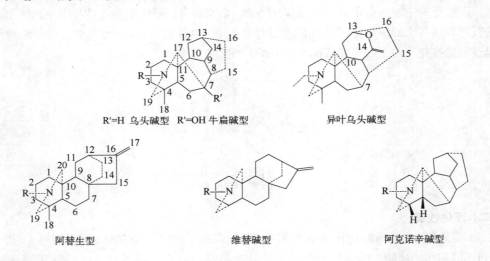

R′=H 乌头碱型　R′=OH 牛扁碱型　　　　　　　异叶乌头碱型

阿替生型　　　　　　　维替碱型　　　　　　　阿克诺辛碱型

### （二）理化性质

乌头中主要生物碱为 $C_{19}$-二萜型的乌头碱型和牛扁碱型，主要的生物碱有乌头碱（aconitine）、次乌头碱（海帕乌头碱，hypaconitine）和美沙乌头碱（新乌头碱，mesaconitine），其C-8和C-14的羟基常和乙酸、苯甲酸结合成酯，故也称为二萜双酯型生物碱。如此类乌头碱毒性大，在炮制过程中水解生成单酯型乌头次碱和醇胺型乌头原碱，毒性降低但疗效不低。《中国药典》规定，乌头中含乌头碱、次乌头碱和新乌头碱的总量应为 $0.050\% \sim 0.17\%$。

|  | $R_1$ | $R_2$ | $R_3$ | $R_4$ |
|---|---|---|---|---|
| 乌头碱 | $C_2H_5$ | OH | $CO-C_6H_5$ | $COCH_3$ |
| 次乌头碱 | $CH_3$ | H | $CO-C_6H_5$ | $COCH_3$ |
| 美沙乌头碱 | $CH_3$ | OH | $CO-C_6H_5$ | $COCH_3$ |
| 乌头次碱 | $C_2H_5$ | OH | $CO-C_6H_5$ | H |
| 乌头原碱 | $C_2H_5$ | OH | H | H |

1. **性状**　乌头碱为片状结晶,mp 204℃;次乌头碱为白色针状结晶,mp 185℃;美沙乌头碱为白色结晶,mp 206℃。

2. **碱性**　上述乌头主要生物碱成分的分子中含有一个叔胺氮,其碱性与一般叔胺的碱性类似,能与酸成盐。

3. **溶解性**　乌头碱、次乌头碱、美沙乌头碱等双酯型生物碱的亲脂性较强,易溶于乙醇、氯仿、苯等有机溶剂,微溶于石油醚,难溶于水。三种生物碱的水解产物由于失去苯甲酰基和乙酰基,极性增大,亲水性较强,亲脂性减弱。

4. **水解**　乌头碱、次乌头碱、美沙乌头碱均为双酯型生物碱,具有麻辣味,毒性极强,是乌头有大毒的主要毒性成分。在碱水中加热或直接在水中浸泡长时间或加热的条件下,这些双酯型生物碱可水解成毒性较小的单酯型生物碱或无酯键的醇胺型生物碱。如乌头碱水解生成乌头次碱和乌头原碱。单酯型碱的毒性小于双酯型碱,而醇胺型生物碱几乎无毒,但它们并不降低乌头(或附子)的疗效,这就是中药乌头(或附子)的炮制减毒的原理。

### (三) 提取分离

乌头生物碱的提取主要采用酸碱—有机溶剂反复萃取得到总生物碱,再经柱层析进行分离,得到各种乌头生物碱。

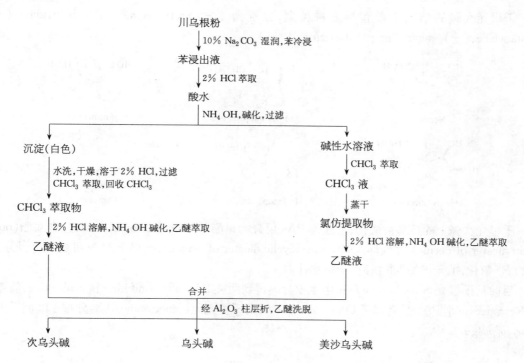

### 九、千里光

千里光为菊科 Compositae 千里光属植物千里光 Senecio scandens 的干燥地上部分。千里光性寒,味苦、辛。具有清热解毒、杀虫、明目、凉血、生肌、祛风除湿的功效。千里光属植物有 1 000 多种,我国有 60 多种目前已在临床上使用的含千里光的中成药品种有感冒安片、感冒消炎片、千柏鼻炎胶囊、千紫红颗粒等。

### （一）化学成分

千里光属植物中所含生物碱主要是吡咯里西啶类生物碱（Pyrrolizidine alkaloids, PAs）。PAs 的结构由两个基本部分组成：千里光次碱（necine）部分和千里光次酸（necic acid）部分。次碱部分可以是饱和的，也可以是具有 1,2 位不饱和双键；次酸部分一般为 5～10 个碳原子，可以是一元酸或二元酸，并带有侧链，或具有羟基等取代。两者可形成单酯、11～14 元大环双酯型 PA 等结构类型。其中次碱部分 1,2-位具不饱和双键的大环双酯型 PA 具有明显的肝脏毒性，称之为肝毒性吡咯里西啶生物碱（Hepatotoxic pyrrolizidiue alkaloids, HPAs）。《中国药典》规定，阿多尼弗林碱含量不得过 0.004%。

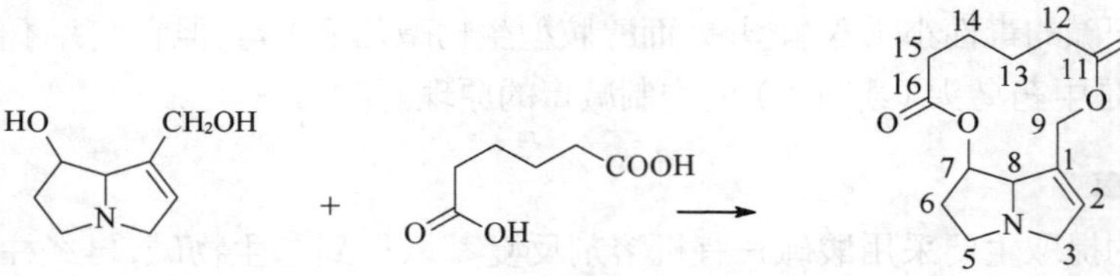

Necine + Necic acid → PAs

千里光次碱的结构主要包括五种类型，分别为（＋）-retronecine，（＋）-helitridine，（＋）-crotanecine，（－）-supinidine 和 Otonecine。

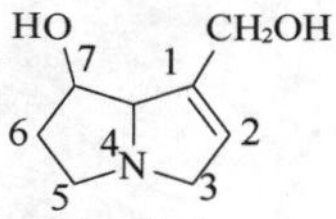

Necine 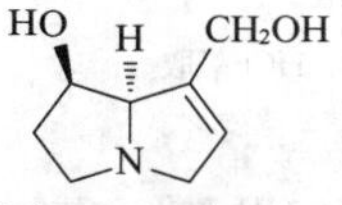  (+)-retronecine 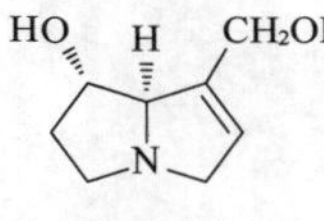  (+)-helitridine

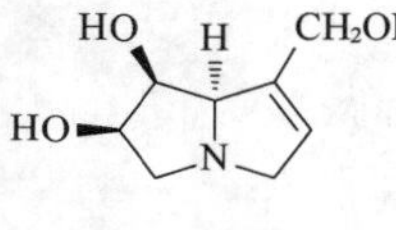

(+)-crotanecine 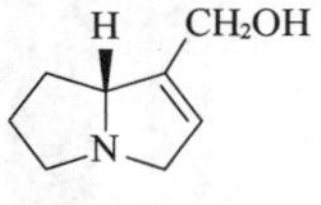  (−)-supinidine 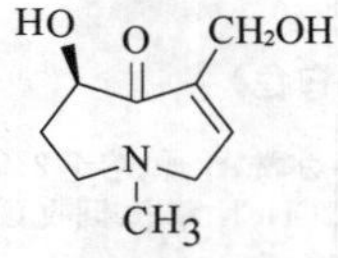  Otonecine

千里光次碱上的羟基被酯化，形成的 PAs 可分为单酯（monoester of necine），开链双酯（open-chain diester of necine）和大环双酯（macrocyclic diester of necine）；次碱上的 N 可被氧化，形成相应的 N-氧化物，与 PAs 同时存在于植物体内。

目前从千里光 *Senecio scandens* 中主要分离得到两种 PAs，即 adonifoline 和 senkirkine，前者属于 Retronecine 型 PA，后者属于 Otonecine 型 PA；而千里光碱（senecionine）主要分布于欧洲千里光 *Senecio vulgaris* 中。

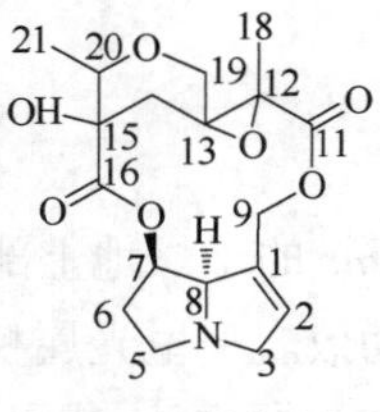

Adonifoline 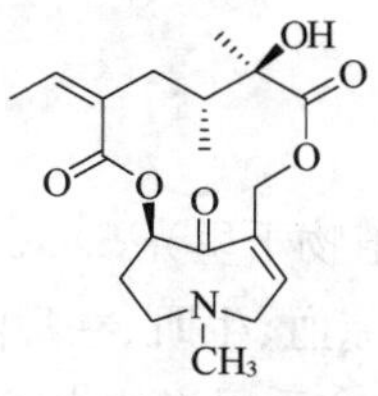  Senkirkine 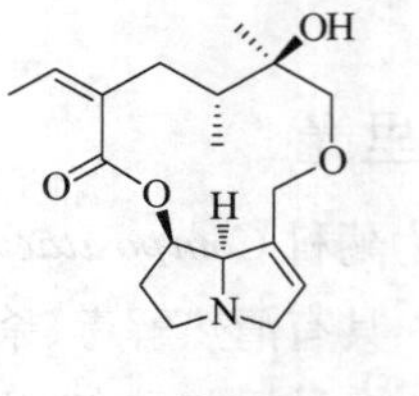  Senecionine

一般认为，HPAs 须经肝脏微粒体 P450 酶代谢活化，产生代谢吡咯（metabolic pyrroles），后者具很强的亲电性，能迅速地与酶、蛋白质、DNA 及 RNA 结合，引起肝脏毒性，继而产生其他脏器毒性。

### （二）理化性质

1. **性状**　Adonifoline 为针状结晶（氯仿—甲醇），$[\alpha]_D^{25}+84.7°$，mp 200℃；Senkirkine 为无色油状物，$[\alpha]_D^{25}-16°$；千里光碱为块状结晶（无水乙醇），$[\alpha]_D^{25}-56°$，mp 243～245℃。

2. **碱性**　吡咯里西啶生物碱含有一个叔胺氮原子，属于一元碱，碱性较强。N-氧化物也有一定碱性，但较弱。

3. **溶解性**　Adonifoline 和 Senkirkine 易溶于氯仿、丙酮、甲醇；千里光碱（senecionine）难溶于氯仿，丙酮，可溶于无水乙醇，易溶于稀酸水溶液中；PAs－N-氧化物具半极性配位键，可溶于水。

### （三）提取分离

千里光生物碱的提取一般采用酸水提取，经强酸型阳离子交换树脂分离得到总生物碱，然后利用总碱中各成分极性的差异，采用溶剂法和色谱法进行分离。

## 十、雷公藤

雷公藤为卫矛科植物雷公藤 *Tripterygium wilfordii* 根的木质部。雷公藤性凉，味苦、辛，有毒。具有祛风除湿，活血通络，消肿止痛，杀虫解毒的功效。目前临床上使用的制剂雷公藤片用于治疗类风湿关节炎、系统性红斑狼疮、慢性肾炎等症。

### （一）化学成分

雷公藤主要生物碱成分是倍半萜大环内酯类生物碱，具有明显的抗炎、免疫抑制、抗肿瘤、抗生育作用，且具有一定的毒性作用，主要损害肝脏，并可破坏红细胞，引起进行性贫血。以雷公藤次碱(雷公藤灵碱，wilforine)和雷公藤碱乙(雷公藤吉碱，雷公藤晋碱，wilforgine)为主，还有雷公藤碱(雷公藤定碱，wilfordine)、雷公藤碱戊(wilforidine)、雷公藤碱丁(雷公藤春碱，wilfortrine)等。

现代药理学研究表明，雷公藤碱乙、次碱、碱丁具有明显的体液免疫抑制作用，碱戊的淋巴细胞免疫抑制作用高，且细胞毒性小，其免疫抑制作用与细胞的直接毒性作用无直接关系，其有效浓度与毒性浓度差距大。这些化合物的结构如下。

|  | $R_1$ | $R_2$ |
|---|---|---|
| 雷公藤次碱 | benzoyl | H |
| 雷公藤碱乙 | furanoyl | H |
| 雷公藤碱丁 | 3-furanoyl | OH |
| 雷公藤碱戊 | H | OH |

### （二）理化性质

1. **性状**　雷公藤碱乙为无色菱晶，$[\alpha]_D^{25}+16.7°$，mp 210～211℃；雷公藤碱戊为无色针状结晶,$[\alpha]_D^{25}-3.7°$,mp 176~178℃;雷公藤春碱为无色片晶,$[\alpha]_D^{25}+10°$,mp 235~237℃;雷公藤次碱为白色晶体,$[\alpha]_D^{25}+22.1°$,mp 169~170℃。

2. **碱性** 倍半萜大环内酯类生物碱含有一个吡啶环,碱性较弱。

3. **溶解性** 雷公藤碱乙、碱丁、次碱等大环类生物碱为脂溶性,易溶于乙醇、甲醇、乙醚等脂溶性溶剂。

### (三) 提取分离

雷公藤生物碱的提取一般采用有机溶剂回流法提取,并以有机溶剂分段结晶法和色谱法分离。雷公藤总生物碱的提取工艺流程如下。

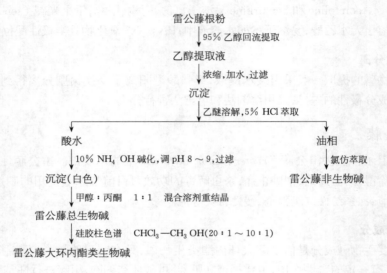

# 第十二章 其他类成分

**导学**

1. 掌握脂肪酸的结构特点、分类依据。
2. 熟悉天然色素的结构类型、理化性质。
3. 了解有机含硫化合物、氨基酸、蛋白质和酶、天然聚烯炔类、神经酰胺类的结构特点及理化性质。

## 第一节 脂 肪 酸

脂肪酸(fatty acid)是脂肪族中含有羧基的一类化合物。在生物体内以乙酰辅酶 A 或丙酰辅酶 A 等为起始物质,经缩合及还原反应生成各种碳链长度不同的脂肪酸。许多脂肪酸都具有显著的生理活性。例如,地龙 *Pheretima aspergillum* 中的丁二酸(succinic acid)具有止咳平喘作用,巴豆 *Croton tiglium* 中的巴豆酸(tiglic acid)和巴豆油酸(crotonic acid)具有致泻作用,党参 *Codonopsis pilosula* 中的壬二酸(azelaic acid)具有抑制蛋白酶合成和减少滤泡过度角化作用,独活 *Angelica pubescens* f. *biserrata* 中的当归酸(angelic acid)具有细胞毒活性和镇静作用,黑大豆皮 *Glycine max* 中的乙酰丙酸(levulinic acid)具有抑制丙氨酸脱水酶的活性和抗辐射的作用。此外,枸橼酸(citric acid)、苹果酸(malic acid)、酒石酸(tartaric acid)等亦广泛存在于中药中,如五味子 *Schisandra chinensis* 中含有苹果酸、枸橼酸、酒石酸等,甘遂 *Euphorbia kansui* 中含枸橼酸、苹果酸等。

### 一、脂肪酸的结构与分类

脂肪酸可按其结构、碳链长度不同进行分类。按碳链长度不同可分成短链(含<6 个碳原子)脂肪酸,中链(含 6～12 个碳原子)脂肪酸,长链(含>12 个碳原子)脂肪酸和超长链(含 20 个或更多碳原子)脂肪酸四类。按饱和度不同可分为饱和脂肪酸、不饱和脂肪酸两类。

1. **饱和脂肪酸** 分子中无碳-碳双(叁)键,如含 16 个碳原子的棕榈酸(palmitic acid)和含 18 个碳原子的硬脂酸(stearic acid)。饱和脂肪酸能促进人体对胆固醇(cholesterol)的吸收,使血中胆固醇含量升高,并沉积于血管壁,是血管硬化的主要原因之一。

2. **不饱和脂肪酸** 根据不饱和脂肪酸分子中双键数目的不同,可分为单不饱和脂肪酸和多不饱和脂肪酸。

（1）单不饱和脂肪酸：分子中只有一个双键，如含 16 个碳原子的棕榈油酸（palmitoleic acid）和含 18 个碳原子的油酸（oleic acid）。因陆地动物细胞不能合成更多的脂肪酸双键，故脂肪中只含有单不饱和脂肪酸。单不饱和脂肪酸对人体胆固醇的代谢影响较小。

（2）多不饱和脂肪酸：分子中含有两个以上的双键。含 2～3 个双键的脂肪酸多存在于植物油中，含 4 个以上双键的多不饱和脂肪酸主要存在于海洋动物的脂肪中。多不饱和脂肪酸主要包括亚油酸（linoleic acid）、$\alpha$ - 亚麻酸（$\alpha$ - linolenic acid）、$\gamma$ - 亚麻酸（$\gamma$ - linolenic acid）、花生四烯酸（arachidonic acid）、二十碳五烯酸（eicosapentaenoic acid, EPA）和二十二碳六烯酸（doesahexaenoic acid, DHA）等，EPA 和 DHA 主要存在于鱼油中。人体能利用糖和蛋白质合成饱和脂肪酸及单不饱和脂肪酸，但不能合成多不饱和脂肪酸中的亚油酸和 $\alpha$-亚麻酸，两者必须从食物或药物中摄取，故又被称为人体必需脂肪酸。亚油酸在人体内可转化为花生四烯酸和 $\gamma$ -亚麻酸，花生四烯酸是合成前列腺素的前体物质，前列腺素具有调节机体代谢的重要作用；$\alpha$-亚麻酸通过脱氢酶和碳链延长酶的催化作用，合成 EPA 和 DHA。多不饱和脂肪酸在人体中易于乳化、输送和代谢，具有降低血脂和胆固醇、减少动脉粥样硬化、抑制癌细胞生长和促进大脑发育等作用。其中，DHA 能通过大脑屏障进入脑细胞，对脑细胞的形成和生长、提高记忆力、延缓大脑衰老等具有重要的作用。

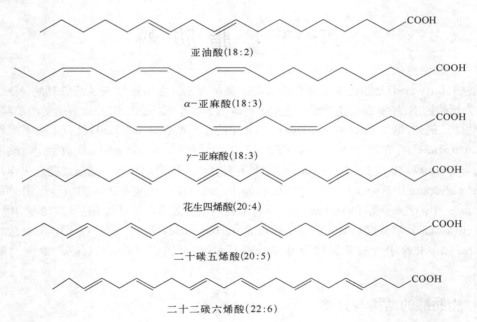

亚油酸(18:2)

$\alpha$-亚麻酸(18:3)

$\gamma$-亚麻酸(18:3)

花生四烯酸(20:4)

二十碳五烯酸(20:5)

二十二碳六烯酸(22:6)

## 二、脂肪酸的理化性质

1. **性状** 低级脂肪酸和不饱和脂肪酸大多为液体，高级脂肪酸大多为固体。
2. **溶解性** 高级脂肪酸不溶于水，可溶于热乙醇、乙醚、三氯甲烷、苯、己烷等有机溶剂。
3. **酸性** 高级脂肪酸含有羧基，可与碱结合成盐。
4. **酸败** 高级脂肪酸在空气中久置，会产生难闻的气味，这种变化称为酸败。
5. **显色反应** 高级脂肪酸特别是一些不饱和脂肪酸，可与某些试剂产生颜色反应。常用显色反应有：

（1）碘酸钾—碘化钾试验：取样品适量溶于乙醇中，加2％碘化钾溶液及4％碘酸钾溶液各2滴，沸水浴加热1 min，冷却，加0.1％淀粉溶液1～4滴，呈蓝色。

（2）溴的四氯化碳试验：取样品适量溶于四氯化碳中，加2％溴的四氯化碳溶液2滴，振摇，溶液褪色。

（3）高锰酸钾试验：取样品适量溶于丙酮中，加1％高锰酸钾溶液2滴，振摇，溶液褪色。

（4）溴—麝香草酚蓝试验：取样品适量溶于乙醇中，加溴—麝香草酚蓝试液，呈蓝色。

## 三、脂肪酸的提取与分离

### 1. 提取方法

（1）有机溶剂提取法：常用乙醚、石油醚及环己烷等亲脂性有机溶剂进行提取，回收溶剂即得粗脂肪酸。

（2）水或碱水提取法：中药材中的脂肪酸以水溶性有机酸为主或以盐的形式存在时，可以用水或稀碱水溶液（如5％碳酸氢钠溶液）进行提取。

（3）$CO_2$ 超临界流体萃取法：通常在压力为0.1～5 kPa、温度为30～45℃的条件下，提取总脂肪酸。

### 2. 分离方法

（1）蒸馏法：通过控制温度及真空度，即减压降低沸点、减少热变性等手段达到分离纯化的目的，常与尿素结晶法配合使用。

（2）丙酮冷冻法：碳链长度及饱和程度不同的脂肪酸，在过冷的丙酮中溶解度不同，借此达到分离的目的。将总脂肪酸加到预冷至－25℃以下的丙酮中，搅拌，滤过，除去沉淀，浓缩后，即得含有较高浓度的EPA及DHA。

（3）脂肪酸盐结晶法：总脂肪酸经氢氧化钠醇溶液皂化为脂肪酸盐，冷却，使饱和脂肪酸及单不饱和脂肪酸盐析出，滤过，滤液酸化，得多不饱和脂肪酸。适用于工业生产。

（4）尿素结晶法：尿素与脂肪酸形成加合物的能力与脂肪酸的饱和程度有关，不饱和程度越低，越易形成加合物。利用这一原理可将多不饱和脂肪酸与饱和脂肪酸、单不饱和脂肪酸分离。将总脂肪酸与尿素醇溶液混合，搅拌，冷却，滤过，得较高浓度的EPA和DHA。

（5）色谱法：结构相似的脂肪酸混合物常需色谱法分离，才能获得脂肪酸单体。

## 四、含脂肪酸的中药实例

紫苏子为唇形科植物紫苏 *Perilla frutesceus* 的干燥成熟果实。具有降气化痰，止咳平喘，润肠通便的功效。药理研究证明，紫苏子油（perilla oil）能降血脂、降血压、降血糖、提高学习记忆力，改善视力等。

紫苏子中脂肪酸的提取：粉碎紫苏子，加入超临界流体萃取釜中，对萃取釜、解析釜、分离柱、储罐（冷却釜）等进行加热、冷却，当上述设备的温度分别达到42℃、70℃、60℃、36.5℃时，打开 $CO_2$ 气体瓶，通过压缩泵对四种设备进行加压，当压力分别达到3 kPa、0.8 kPa、0.75 kPa、0.7 kPa时，开始循环萃取，调 $CO_2$ 流量为40 kg/h，保持恒温恒压，萃取4 h后，从解析釜出料口出料，得透明的淡黄色油状液体。

紫苏子脂肪酸成分的GC-MS分析：取上述SFE-CO₂所得脂肪油，经皂化和甲酯化后，用

GC－MS联用仪进行分析测定,以峰面积归一化法定量,分离、鉴定了α-亚麻酸等 12 种脂肪酸成分,占总脂肪酸的 99.91％,主要有效成分 α-亚麻酸的含量达 73.46％。

# 第二节 | 有机含硫化合物

## 一、概述

硫是所有生物的必需元素。含硫化合物如氨基酸、维生素、辅酶 A、多肽及蛋白质等在机体内具有诸多重要的作用。存在于中药中的含硫的二次代谢产物分布虽不甚多,但却有一定的生物活性,如芥子苷具有较强的抗菌、抗霉菌及杀虫作用,大蒜素(alltride)和蔊菜素(rorifone)均具有显著的抗菌作用。

## 二、含硫化合物及中药实例

1. **芥子苷类**  芥子苷是一类以硫原子为苷键原子的葡萄糖苷类化合物,是存在于自然界中 S-苷的典型代表。芥子苷类化合物在植物体内通常以盐的形式存在,其化学结构可用以下通式表示。黑芥子 *Brassica nigra* 中的黑芥子苷(sinigrin)是钾盐,白芥子 *Sinapis alba* 中的白芥子苷(sinalbin)除钾盐外,还曾得到过由芥子碱组成的季铵盐。

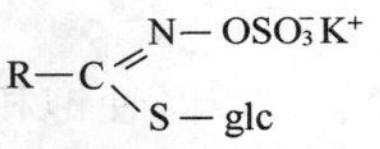

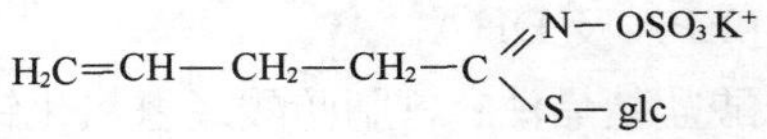

芥子苷类化合物在中性条件下以芥子苷酶进行水解,生成葡萄糖和硫代羟肟酸,后者经转位最后产生异硫氰酸酯,具有强烈的辛辣味。

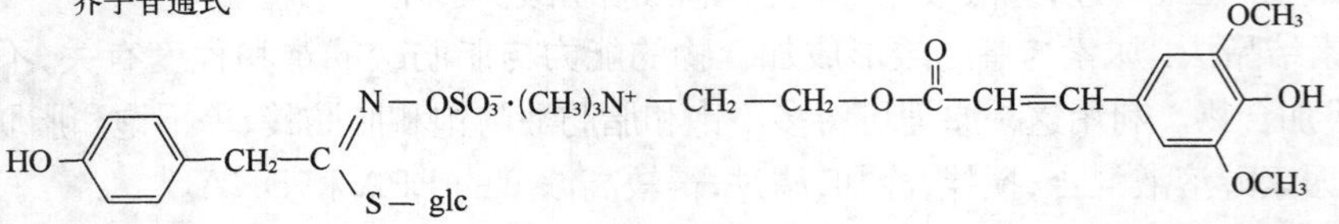

2. **大蒜**  大蒜为百合科植物蒜 *Allium sativum* 的地下鳞茎,已有悠久药用历史。具有抗肿瘤作用、防治心血管疾病、抗病原微生物等作用。《中国药典》以大蒜素为指标成分,对大蒜进行鉴别和含量测定。要求含大蒜素不得少于 0.15％。

其所含有的大蒜辣素(allicin)为二烯丙基硫代亚磺酸酯,系由大蒜中蒜氨酸(alliin)在蒜氨酸酶(allinase)的作用下生成的,稀释至 1：85 000～125 000,仍可抑制葡萄球菌、链球菌等,但其性质不稳定,易分解失去活性。大蒜素为二烯丙基化三硫,为淡黄色油状液体,相对密度 1.085,折光率 1.580(20℃)。药理实验证明,大蒜新素具有抗病原微生物、抗肿瘤、降血脂、清除自由基及保肝护胃等作用。现已人工合成并用于临床。

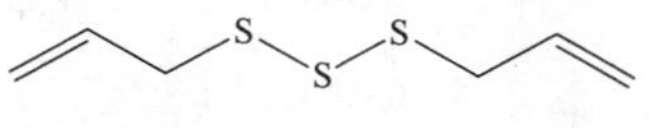

大蒜素 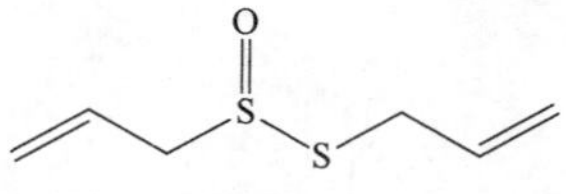　　大蒜辣素

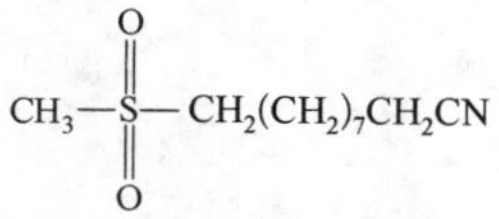

$$CH_3-\overset{O}{\underset{O}{S}}-CH_2(CH_2)_7CH_2CN$$

葶菜素

3. **葶菜**　葶菜为十字花科植物葶菜 *Rorippa montana* 的全草或花。具有清热利尿,活血通经的功能。从葶菜分得的抗菌成分葶菜素(rorifone),遇碘化铋钾试剂显橙红色。

4. **板蓝根**　板蓝根为十字花科植物菘蓝 *Isatis indigotica* Fort. 的干燥根,具有清热解毒,凉血利咽等功效。从中发现的含硫化合物($R,S$)-告依春(epigoitrin),具有抗病毒活性。《中国药典》以其为指标成分,对板蓝根进行鉴别和含量测定。要求含($R,S$)-告依春不得少于 0.020%。

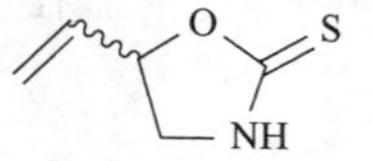

$R,S$告依春

# 第三节　氨基酸、蛋白质和酶

## 一、氨基酸

### (一) 概述

氨基酸有两种来源,一类是组成蛋白质的氨基酸,另一类是非蛋白质组成的氨基酸称为天然游离氨基酸。后者具有特殊的生物活性,如使君子 *Quisqualis indica* 中的使君子氨酸(quisqualic acid)和鹧鸪茶 *Caloglossa leprieurii* 中的海人草氨酸(kainic acid)都是驱蛔虫的有效成分;南瓜 *Cucurbita moschata* 种子中的南瓜子氨酸(cucurbitine)具有抑制血吸虫幼虫生长发育的作用;天冬 *Asparagus cochinchinensis*、玄参 *Scrophularia ningpoensis* 和棉花根 *Gossypium herbaceum* 中均含有天门冬素(asparagine)具有止咳、平喘作用;三七 *Panax notoginseng* 中的田七素(dencichine)具有止血作用;半夏 *Pinellia ternata*、天南星 *Arisaema erubescens* 和蔓荆 *Vitex trifolia* 中的 $\gamma$-氨基丁酸($\gamma$-aminobutyric acid)有短暂降压和抗心律失常的作用,临床上用于降低血氨。

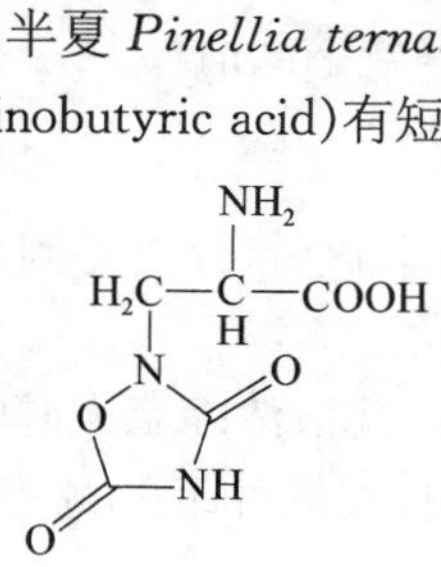

使君子氨酸 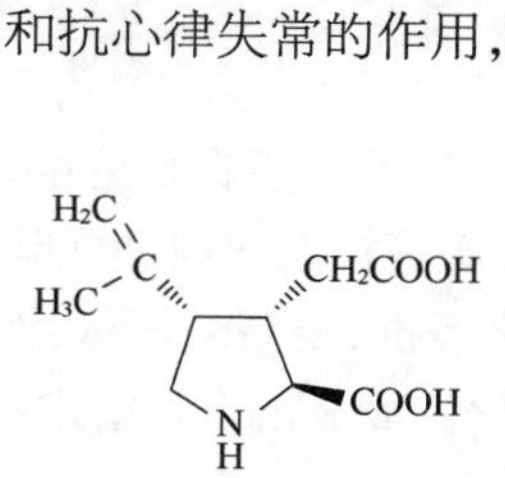　　海人草氨酸 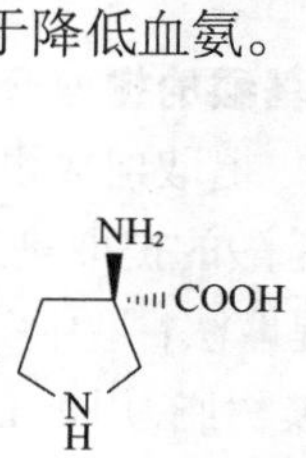　　南瓜子氨酸

$$NH_2-\overset{\overset{\displaystyle O}{\|}}{C}-CH_2-\underset{\underset{\displaystyle H_2N}{|}}{CH}-COOH$$

天门冬素

$$\underset{\displaystyle H_2C}{\overset{\displaystyle COOH}{|}}\underset{\underset{\displaystyle NH}{|}}{\overset{\overset{\displaystyle C=O}{|}}{}}\underset{\underset{\displaystyle CH}{|}}{}\underset{\underset{\displaystyle NH_2}{|}}{}-COOH$$

田七素

### (二) 氨基酸的理化性质

1. 性状　氨基酸为无色结晶,有较高熔点。

2. 溶解性　多数氨基酸易溶于水,难溶于乙酸乙酯、乙醚、三氯甲烷、苯等有机溶剂。

3. 成盐　氨基酸既有碱性又有酸性,为两性化合物。可与强酸、强碱成盐;分子内的氨基和羧基可相互作用生成内盐。

4. 等电点　不同的氨基酸,具有不同的等电点。在氨基酸的等电点时,分子以内盐的形式存在,因而其溶解度最小。

### (三) 氨基酸的检识

供试液的制备:中药粗粉 1~2 g,加水 10 ml,温浸 1 h,滤过,取滤液,即得。

1. 理化检识

(1) Ninhydrin 反应:取供试液 1 ml,加 0.2%茚三酮溶液 2~3 滴,摇匀,水浴加热 5 min,冷却,显蓝色或蓝紫色,表明含有氨基酸、多肽或蛋白质。此反应亦可做色谱检识,但有的氨基酸产生黄色斑点,并受氨气、麻黄碱、伯胺、仲胺等杂质的干扰而产生假阳性。

(2) Isatin 反应:取供试液滴于滤纸上,晾干,喷以吲哚醌试液,加热 5 min,不同的氨基酸显不同的颜色。

(3) Folin 试剂:取 1,2-萘醌-4-磺酸钠 0.02 g,溶于 5%碳酸钠溶液 100 ml 中,临用时现配。不同的氨基酸显不同的颜色。

2. 色谱检识

(1) 纸色谱:展开剂:① 正丁醇—乙酸—乙醇—水(4:1:1:2)。② 甲醇—水—吡啶(20:20:4)。③ 水饱和的酚。可用单向纸色谱法或双向纸色谱法,较好的双向展开系统是正丁醇—乙酸—水(3:1:1)与酚—水(3:1)溶剂。

(2) 薄层色谱:展开剂:① 正丁醇—醋酸—水(4:1:5,上层)。② 三氯甲烷—甲醇—17%氨水(2:2:1)。③ 酚—水(3:1)。

显色剂:① 茚三酮试剂。② 吲哚醌试剂。③ 1,2-萘醌-4-磺酸钠试剂。

### (四) 氨基酸的提取分离

1. 提取　提取组成蛋白质的氨基酸是将蛋白质经酸、碱或酶水解后,分离得到各种氨基酸。天然游离氨基酸的提取是采用水或烯醇等极性溶剂进行提取。

(1) 水提取法:取中药粗粉,加水浸泡,滤液减压浓缩,加乙醇,滤液浓缩至无醇味,通过强酸型阳离子交换树脂,用 1 mol/L 氢氧化钠或 2 mol/L 氨水溶液洗脱,收集对茚三酮呈阳性的流分,浓缩,得总氨基酸。

(2) 乙醇提取法:取中药粗粉,加 70%乙醇回流提取,滤液减压浓缩至无醇味,然后按水提取法通过阳离子交换树脂后即得总氨基酸。

2. **分离** 一般先通过色谱法检查含有几种氨基酸,然后选择适宜分离方法。

(1)溶剂法:根据各种氨基酸在水和乙醇等溶剂中溶解度的不同,将氨基酸彼此分离。例如,胱氨酸和酪氨酸在冷水中极难溶解,而其他氨基酸易溶;酪氨酸在热水中溶解度大,而胱氨酸在冷、热水中溶解度均小,故借此分离。

(2)成盐法:氨基酸与某些有机酸或无机酸结合,生成难溶性的氨基酸盐。例如,南瓜子氨酸能与高氯酸形成结晶型盐;亮氨酸可与邻二甲苯-4-磺酸反应生成亮氨酸磺酸盐,用氨水处理得亮氨酸。

(3)电泳法:氨基酸的电泳速度与氨基酸本身所带电荷、缓冲液离子性质、pH、黏度、温度等有关。溶液的 pH 越接近等电点,则氨基酸净电荷越低,离子移动速度越慢;反之,则加快。

(4)离子交换树脂法:在阳离子交换树脂上,酸性氨基酸和羟基氨基酸吸附力最弱,中性氨基酸较强,含芳香环的氨基酸更强,碱性氨基酸最强。常用洗脱液为枸橼酸钠和醋酸钠缓冲液。

**(五)含氨基酸的中药实例**

1. **南瓜子** 南瓜子为葫芦科植物南瓜 *Cucurbita moschata* 的种子。主治绦虫病、蛔虫病、产后手足浮肿等。其有效成分南瓜子氨酸为一种碱性氨基酸,分子式 $C_5H_{10}N_2O_2$,mp 260℃(分解),$[\alpha]_D^{27}-19.76°$(C=9.31%,水)。

2. **使君子** 使君子为使君子科植物使君子 *Quisqualis indica* 的种子,具有杀虫消积的功能。其有效成分使君子氨酸分子式为 $C_5H_7N_3O_5$,无色针状结晶(水),mp 187~188℃(分解);柱状结晶(稀乙醇),mp 190~191℃,$[\alpha]_D^{32}-5.0$(C=2.0,水)。

## 二、蛋白质和酶

**(一)概述**

蛋白质(protein)和酶(enzyme)是生物体最基本的生命物质。蛋白质分子中的氨基酸残基由肽键连接,形成含有多达几百个氨基酸残基的多肽链。酶是活性蛋白质。

近年来,发现许多植物来源的蛋白质具有很强的生物活性,如天花粉蛋白(trichosanthin)具有中期妊娠引产的功效,并可用于治疗恶性葡萄胎和绒癌;半夏蛋白(Pinellia ternat total protein)、菠萝蛋白酶(bromelin)不但具有驱虫效果,还有抗水肿及抗炎症的作用;番木瓜 *Carica papaya* 中木瓜蛋白酶(papain)可驱除肠内寄生虫;超氧化物歧化酶(superoxide dismutase, SOD)可阻止脂质过氧化物生成,降低自由基对人体损害,延缓机体衰老;麦芽 *Hordeum vulgare* 中的淀粉酶(amylase)常用于食积不消;苦杏仁 *Prunus armeniaca* 具有止咳平喘作用,其中的苦杏仁酶(emulsin)和羟基腈分解酶(hydroxynitrile lyase)参与重要的作用,前者包括苦杏仁苷酶(amygdalase)和樱苷酶(punnase)。

**(二)蛋白质的理化性质**

1. **溶解性** 可溶于水,难溶于有机溶剂。

2. **分子量** 蛋白质为高分子物质,分子量多在 1 万以上,高的可达 1 000 万左右,其水溶液具有胶体特性,不能透过半透膜,此性质可用于蛋白质分离纯化。

3. **两性和等电点** 蛋白质分子两端有氨基和羧基,具有两性和等电点。

4. **盐析和变性** 在水溶液中,蛋白质可被高浓度的硫酸铵或氯化钠溶液盐析而沉淀,此性质是可逆的。当蛋白质被加热或与酸、碱等作用时,则变性而失去活性。

5. **水解** 蛋白质在酸、碱、酶等作用下可逐步水解,最终产物为各种氨基酸。

6. **与酸作用** 蛋白质与鞣质、三氯醋酸、苦味酸或硅钨酸等反应产生沉淀。

7. **与金属盐作用** 蛋白质与过渡金属如 Cu、Fe 和 Hg 等离子形成稳定的络合物。

### (三) 蛋白质与酶的提取分离

1. **蛋白质的提取** 一般采用水或氯化钠水溶液提取蛋白质。

2. **蛋白质的分离**

(1) 按溶解度差异：蛋白质的溶解度受溶液的 pH、离子强度、溶剂的电解质性质及温度等多种因素的影响。在同一特定条件下，不同蛋白质有不同的溶解度，适当改变外界条件，可以有选择地控制某一种蛋白质的溶解度，达到分离的目的。属于此类的分离方法有：蛋白质的盐溶与盐析法、结晶法和低温有机溶剂沉淀法。盐析法中不同蛋白质达到盐析所需的离子浓度不同，可借此分离，常用盐有硫酸铵、氯化钠、硫酸钠。有机溶剂法中丙酮的介电常数小于乙醇，故丙酮沉淀能力比乙醇强。一般应在低温下操作，加不同量的有机溶剂，分段收集沉淀物。

(2) 按等电点差异：可利用蛋白质等电点时溶解度最小的特性分离蛋白质。两性物质的等电点会因条件不同(如在不同离子强度的缓冲溶液中，或不同浓度的有机溶剂)而改变。当盐存在时，蛋白质若结合了较多的阳离子(如 $Ca^{2+}$、$Zn^{2+}$ 等)，则等电点向较高的 pH 偏移。因为结合阳离子后相对地正电荷增多了，只有 pH 升高才能达到等电状态。例如，胰岛素在水中的等电点为 5.3，在含有一定锌盐的丙酮水溶液中等电点为 6.0。反之，蛋白质若结合较多的阴离子(如 $Cl^-$、$SO_4^{2-}$ 等)，则等电点移向较低的 pH。

(3) 按分子形状和大小差异：蛋白质的主要特点是分子大，且不同种类的蛋白质分子大小也不相同。由此可以用凝胶过滤法、超滤法、离心法及透析法等将蛋白质与其他小分子物质分离，也可将大小不同的酶与蛋白质分离。用超滤法时，超滤膜截留分子量常与实际情况不一致，分子量相近的蛋白质在特定的介质中会有呈线形和球形的区别，故可能出现不同的结果。粗蛋白质中的盐类及其他小分子杂质，可依分子大小进行分离。不同分子量的蛋白质经超速离心，其沉降速度有显著差异，借此也可分离不同分子量的蛋白质。

(4) 按电离性质差异：对蛋白质的离子交换色谱，一般多用离子交换纤维和以葡聚糖凝胶、琼脂糖凝胶、聚丙烯酰胺凝胶等为骨架的离子交换剂，主要是因为其有较大的蛋白质吸附容量、较高的流速和分辨率等优点。可按不同情况选择离子交换条件：① 一般来说，对已知等电点的物质，在 pH 高于其等电点时，用阴离子交换剂；在低于其等电点时，用阳离子交换剂。② 对等电点不明的物质，可参照其电泳结果。通常，在中性或偏碱性条件下进行电泳时向阳极移动较快的物质，在同样条件下可被阴离子交换剂吸附；而向阴极移动较快的，可被阳离子交换剂吸附。

酶是活性蛋白质，故蛋白质的分离纯化方法亦适用于酶的分离纯化。

### (四) 蛋白质和酶的检识

1. **蛋白黄(Xanthoprotein)反应** 蛋白质检液中加浓硝酸 3 滴，煮沸呈黄色，冷后加碱水碱化转橙黄色。硝酸的作用使芳环硝化，故蛋白质或多肽分子有酪氨酸、苯丙氨酸的呈色反应，生成 3-硝基或 3,5-二硝基酪氨酸。

2. **双缩脲(Braret)反应** 蛋白质分子相邻的两个肽键，当其在碱性水溶液中遇少量硫酸铜溶液时，可生成蓝紫色或红紫色。此反应不灵敏，阴性反应者尚不能证明无蛋白质类存在。

3. **米伦(Millon)反应** 蛋白质遇米伦试剂先生成白色沉淀，煮沸后转黄色或红色，沉淀可溶于硝酸，并生成红色溶液。蛋白质中含有酪氨酸者有此反应。

4. **苯骈戊三酮(Ninhydrin)反应** 将蛋白质的中性溶液与苯骈戊三酮水溶液(1∶400)1～2 滴

混合并加热放冷后,即产生蓝色。说明分子中有α位氨基存在。

5. **坂口(Sakaguchi)试验** A液:0.1% 8-羟基喹啉乙醇溶液或α-萘酚丙酮溶液;B液:NaBrO溶液(1 ml溴溶解于0.5%氢氧化钠500 ml中)。检液加A液数滴再加B液,对有胍基的化合物呈红色阳性反应。蛋白质含有精氨酸者有此反应。

### (五) 含蛋白质和酶的中药实例

**天花粉** 天花粉是葫芦科植物栝楼 *Trichosanthes kirilowii* 或双边栝楼 *Trichosanthes resthornii* 的根,具有清热生津、消肿排脓的功能。其有效成分天花粉蛋白,临床上已用于中期妊娠的引产和恶性葡萄胎、绒癌的治疗。天花粉蛋白的分子量约为18 000,等电点为9.4,为碱性蛋白质,对光、热、潮湿均不稳定。天花粉蛋白的提取分离工艺流程如下。

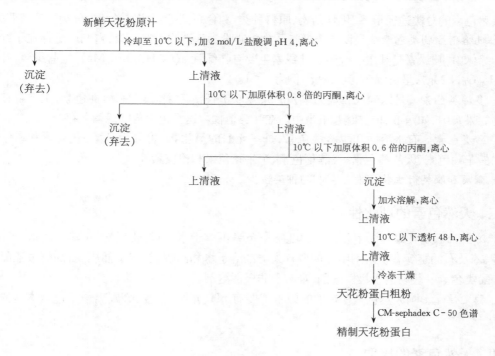

# 第四节 天然色素

## 一、概述

天然色素(natural pigment)具有较高的安全性和营养价值,并兼有一定的药理作用,又因色彩自然纯正,而备受青睐。天然色素种类繁多:① 黄酮类及花色素类是一类广泛分布于植物中的水溶性色素,具有清除氧自由基及抑制脂质过氧化的作用。如沙棘 *Hippophae rhamnoides* 果皮中的沙棘黄色素具有祛痰、利肺、养胃、健脾、活血化瘀等作用;菰米 *Zizania caduciflora* 中的黑色素属于花色苷类化合物,对过氧化氢有清除作用,还能明显地抑制卵黄脂蛋白的过氧化;密蒙花 *Buddleja of ficinalis* 含有的藏红花苷,有清肝明目等作用;商陆 *Phytolacca acinosa* 浆果中的紫红色素有防治各类眼科疾病的功效。② 叶绿素(chlorophyl)有促进组织再生的作用,对皮肤创伤、溃疡和烧伤等都有较好治疗效果;类胡萝卜素在机体中与一些易被氧化的物质竞争氧,起到抗氧化、抗癌和保护心血管作用。藏红花 *Crocus sativus* 柱头中的藏红花素、藏红花苦素、藏红花醛和藏红花酸具有明显的抗癌作用,可以从分子水平抑制原癌基因的启动以及癌细胞 DNA 和 RNA 合成。③ 萘醌类色素中紫草素有很强的抑菌作用,并能促进上皮生长,加速创口愈合。④ 姜黄色素是从姜黄中提取得到的一种植物多酚,有抗炎、抗氧化、抗动脉粥样硬化、抑癌及降血脂等作用。

## 二、天然色素的结构分类

天然色素的分类途径很多,化学结构、原料种类、颜色系列等。按化学结构分类主要有四大类:

1. **吡咯衍生物类色素**   是以 4 个吡咯环构成卟吩为基础的天然色素,它们广泛存在于绿色植物的叶绿体中,叶绿素是其主要代表。叶绿素主要有叶绿素 a($C_{55}H_{72}O_5N_4Mg$),呈蓝绿色;叶绿素 b($C_{55}H_{70}O_6N_4Mg$),呈黄绿色,其存在比例为 3∶1。

2. **多烯类色素**   是以异戊二烯为单元的共轭双键长链色素,属于脂溶性色素,主要存在于绿色植物的果实中,如南瓜、柿、辣椒、玉米中。在叶类植物中这类色素与叶绿素共存。

3. **酚类色素**   有水溶性和醇溶性色素,是多元酚的衍生物,可分为黄酮、花青素和单宁三大类。如矢车菊色素、天竺葵色素、飞燕草色素、牵牛花色素和橙皮素等。

4. **酮类和醌类衍生物色素**   它们的种类较少。

## 三、天然色素的理化性质

1. **溶解性**   以叶绿素为主要代表的吡咯类色素不溶于水,难溶于甲醇,可溶于乙醇、乙醚、三氯甲烷、苯及石油醚等有机溶剂中。胡萝卜素类难溶于水和乙醇,易溶于油脂、石油醚或乙醚等溶剂中。酚类色素一般易溶于极性溶剂,难溶于非极性溶剂。

2. **稳定性**   影响天然色素稳定性的因素主要有 pH、光照、温度、金属离子及色素本身的氧化还原性。

## 四、天然色素的提取

1. **溶剂提取法**   最常用的溶剂提取法是根据原料中被提取成分的极性和共存杂质的理化性质不同,遵循相似相溶原则,使色素从原料固体表面或组织内部向溶剂中转移的传质过程。溶剂提取法包括浸渍法、渗漉法、煎煮法和回流提取法。

2. **超临界流体萃取法**   在超临界流体萃取技术中使用最普遍的溶剂 $CO_2$ 是无毒、不燃和化学惰性的物质,价格便宜,纯度高,对环境无污染。例如,从番茄 *Lycopersicon esculentum* 中提取番茄红素的研究结果表明,SFE‐$CO_2$ 的最佳条件为:86℃,34.478 6 kPa。

3. **超声波提取法**   超声波是一种传递能量大的弹性波,将液体击成很多小孔穴,发生瞬间闭合,产生高达 3 000 MPa 的瞬间压力,即产生空化作用,导致植物细胞破裂。此外,超声波还具有机械振动、乳化扩散、击碎等多级效应,使植物中有效成分转移、扩散。因此,用超声波提取色素时操作简便、无需加热、速度快、提取效率高,且结构不被破坏。采用超声波技术从板栗壳中提取棕色素的优化条件是:30%的乙醇水溶液,70℃提取 2 次,每次 1 h。

4. **微波提取法**　本法具有升温快、易控制、加热均匀、节能等优点。以无水乙醇为溶剂,采用微波法提取野菊花黄色素,结果提取时间较溶剂提取法缩短,且提取率亦有提高。

5. **酶法**　用纤维素酶使植物细胞壁破坏,再进行提取,可提高天然色素的提取率。

6. **空气爆破法**　利用植物组织中的空气受压缩后,因突然减压而释放出的强大压力冲破植物细胞壁撕裂植物组织,使植物结构疏松,有效地增加溶剂与色素的接触面积。适用于植物的根、茎、皮、叶等多纤维组织的提取。

### 五、天然色素的分离

1. **溶剂分离**　利用色素在不同极性溶剂中的分配系数不同而进行分离,选择3～4种不同极性的溶剂如石油醚、三氯甲烷、乙酸乙酯和正丁醇等,可得到极性相异的提取物。

2. **膜分离**　利用色素与杂质的分子量差异,采用纤维超滤膜和反渗透膜,可阻留各种不溶性大分子如多糖、蛋白质等。该法工艺简单、效能高,可用于可可色素、红曲色素的分离。

3. **柱色谱**　大孔吸附树脂对色素的吸附作用较强,对多种天然色素具有良好的吸附和提纯效果,可达到分离目的。

### 六、含天然色素的中药实例

**辣椒**　本品为茄科植物辣椒 *Capsicum annuum* L. 或其栽培变种的干燥成熟果实。辛,热。归心、脾经。具有温中散寒、开胃消食的功能。用于寒滞腹痛,泻痢,冻疮。所含辣椒红素和辣椒黄素的提取分离工艺流程如下。

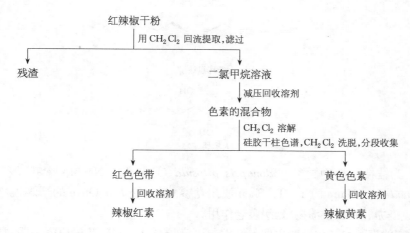

## 第五节　天然聚烯炔类化合物

### 一、概述

天然聚烯炔类化合物是一类分布广泛、具有多种生物活性的植物成分,是一类通常包含多个共轭烯炔键的长链烃类化合物,是以脂肪族化合物为前体,经过几次脱氢、$\beta$-氧化之后转化而来,这种次生物质多在高等植物中存在。天然聚烯炔类化合物多分布于五加科 *Araliaceae*、桔梗科 *Campanulaceae*、菊科 *Compositae*、伞形科 *Umbelliferae*、海桐花科 *Pittosporaceae*、木犀科 *Oleaceae*、檀香科 *Santalaceae* 植物中,其中包括某些名贵、常用中药,如人参、西洋参、三七、党参、苍术、前胡中均报道含有聚烯炔类化合物,具有抗肿瘤、降压、抗凝、调节机体免疫和抗菌等多种药理活性。

植物中次生代谢产生的聚烯炔类化合物通常含量不高,且结构中多含羟基,性质不稳定,易受 pH、光照、温度、氧化剂等因素影响。一般采用有机溶剂从植物材料中提取,然后通过硅胶、凝胶柱色谱,制备薄层、制备液相等方法分离、纯化获得。

## 二、含聚烯炔类化合物的中药实例

1. **人参** 为五加科植物人参 *Panax ginseng* C. A. Mey. 的干燥根及根茎。

人参中含有人参炔醇(panaxynol)、人参环氧炔醇(panaxydol)、人参炔三醇(panaxytriol)等多个聚烯炔类成分,具有神经保护和神经营养作用,显示对神经退行性疾病如阿尔茨海默病等具有潜在应用价值。同时,能抑制细胞增殖和诱导分化,从而起到推迟或减缓肿瘤进展的作用。还能够降压、调节前列腺素(PG)代谢、抑制血小板聚集和血小板 ATP 释放及血栓形成。

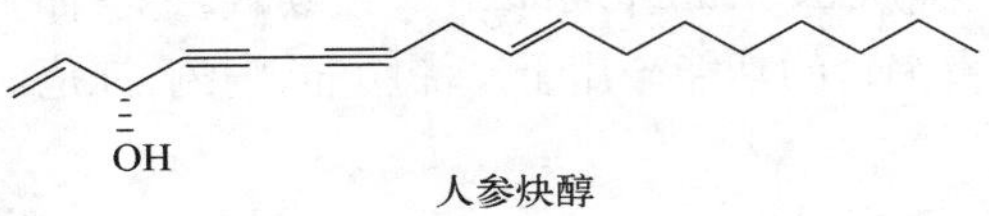

人参炔醇

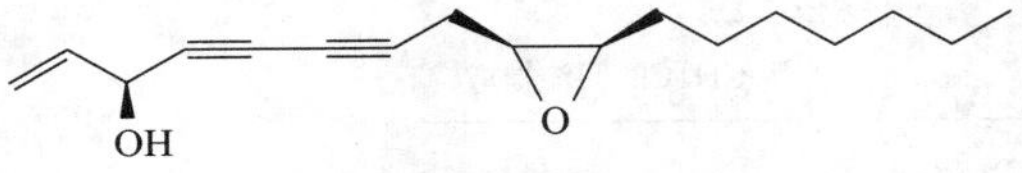

人参环氧炔醇

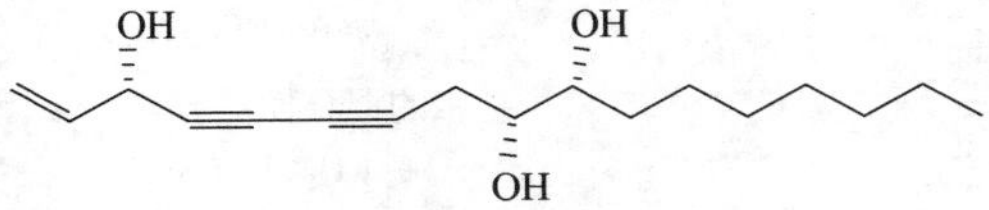

人参炔三醇

2. **党参** 为桔梗科植物党参 *Codonopsis pilosula*(Franch.)Nannf.、素花党参 *C. pilosula* Nannf. var. *modesta*(Nannf.)L. T. Shen 或川党参 *C. tangshen* Olive 的干燥根。药用历史悠久,具有增强免疫力、抗炎、抗溃疡、延缓衰老作用。

党参中含有的聚烯炔类化合物主要包括党参炔醇、党参炔苷等,药理研究证明,党参中聚烯炔类成分能够有效对抗由乙醇造成的胃黏膜损伤,对由乙醇、氯化钠、吲哚美辛引起牛蛙的跨膜电压、短路电流和跨膜电阻变化具有恢复作用,能促进前列腺素合成,是党参抗胃溃疡的有效成分。

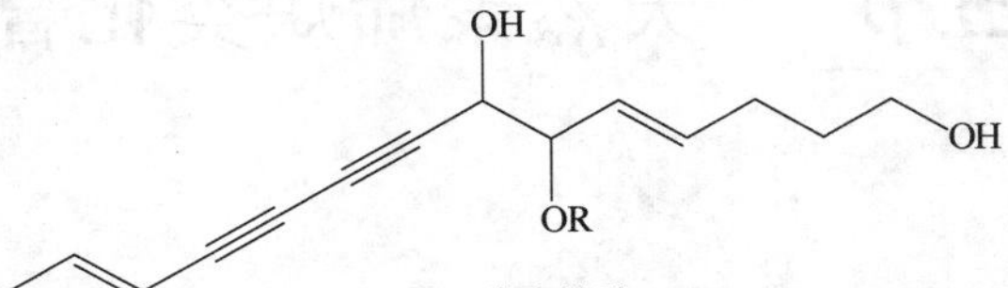

党参炔醇 R=H
党参炔苷 R=Glc

3. **苍术**　为菊科植物苍术 *Atractylodes lancea*（Thunb.）DC. 或北苍术 *A. chinensis*（DC.）Koidz. 的干燥根茎，为常用传统中药。苍术中聚烯炔类成分具有很强的 5-脂氧合酶、环氧合酶-1 和黄嘌呤氧化酶抑制作用，是苍术抗炎活性的主要成分。

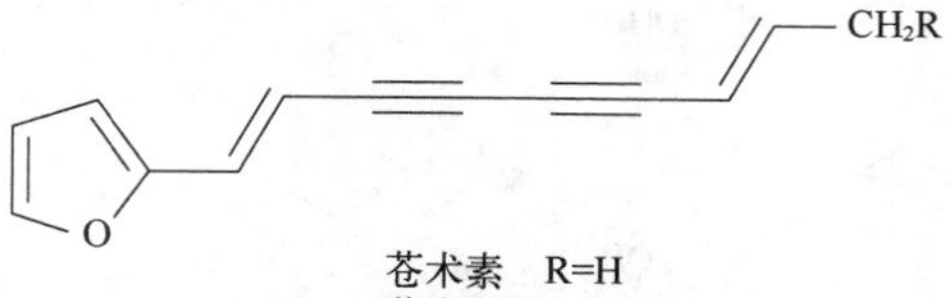

苍术素　R=H
苍术醇　R=OH

# 第六节　神经酰胺类化合物

## 一、概述

神经酰胺（ceramide）是由神经鞘氨醇长链碱基与脂肪酸形成的一种神经鞘氨脂。1884 年德国医师 Thudichum 发现人脑中存在神经鞘氨脂，之后人们又陆续从众多的海洋生物如海星、海葵、海绵、珊瑚中分离得到，也从被囊类动物和某些高等植物如大豆、洋葱、雷公藤、枸杞子中得到。人体中神经酰胺是皮肤角质层的重要组分，具有屏障、粘合、保湿、延缓衰老和抗过敏作用。天然海洋生物及植物中分离到的神经酰胺具有多种生物活性，如酶激活、抗微生物、抗肿瘤、抗病毒、抗肝毒、抗溃疡及类神经生长因子活性等作用。如从许多组织中发现的神经酰胺三糖（GB₃）被证实为 P 血型系统 PK 抗原，是细胞表面受体，它与 Burkitt 淋巴瘤、人畸胎瘤、人胚胎瘤和其他类型瘤细胞有关；从绿藻分离制得神经酰胺在体内和体外具有抗脑心肌炎病毒（EMCV）作用；从枸杞子分离得到两个神经酰胺，能显著阻断 CCl₄ 毒化的初级培养大鼠肝细胞谷丙转氨酶（GPT）和琥珀酸脱氢酶（SDH）释放，具有抗 CCl₄ 诱导肝细胞毒作用；从海绵得到神经酰胺具有抑制组氨酸脱羧酶作用，对麻醉大鼠具有降压作用。此外，神经酰胺在化妆品中具有高效保湿、美白、延缓衰老和屏障作用。

## 二、神经酰胺的结构分类

神经酰胺由长链鞘氨醇通过酰胺键与脂肪酸共价结合而成，其中鞘氨醇和脂肪酸的碳链长度、不饱和度和羟基数目都是可变的。脂肪酸根据碳链中是否含有羟基分成非羟基脂肪酸（Nonhydroxy fattyacid, NHFA）和羟基脂肪酸（Hydroxy fatty acid, HFA）。鞘氨醇有三种结构，含有不饱和双键的鞘氨醇称为神经鞘氨醇（Sphingosine），饱和的鞘氨醇称为二氢神经鞘氨醇（Sphinganine），含有三个羟基的鞘氨醇称为植物鞘氨醇（Phytosphingosine）。神经酰胺一般按照其饱和度和羟基含量的不同分成七种，几种常见神经酰胺的基本结构示意图如下。

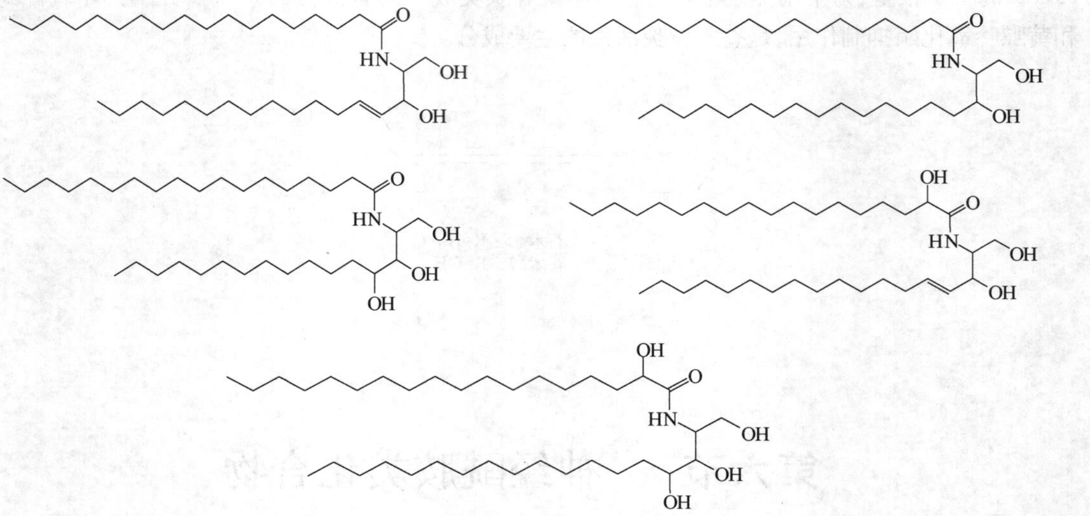

如从印度短指软珊瑚 *Sinularia crassa* 中发现两个具有抗病毒活性作用的神经酰胺 N-heneicosanoyl-1,3,4-trihydroxy-2-aminotetra-decane(Ⅰ)和 N-hexadecanoyl-1,3-dihydroxy-2-amino-4,8-octadecadiene(Ⅱ);从海南三亚海域的针荔海绵 *Raphiedotethya* sp. 中分离到一个神经酰胺类化合物(2*S*,3*S*,4*R*,2′*R*)-N-(2′-羟基-二十二碳酰基)-1,3,4-三羟基-2-氨基-二十一烷(Ⅲ)。

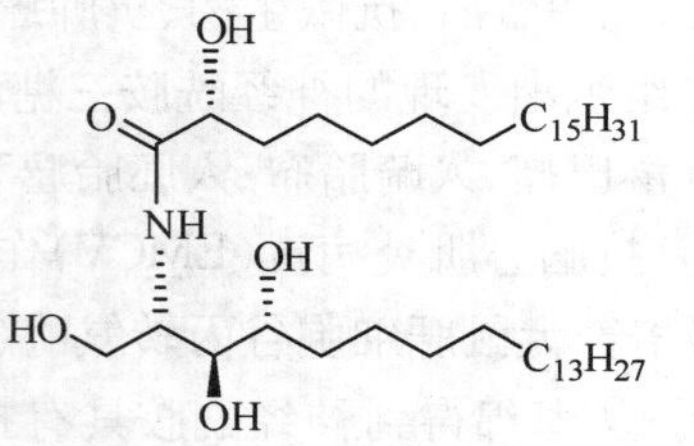

（Ⅰ） 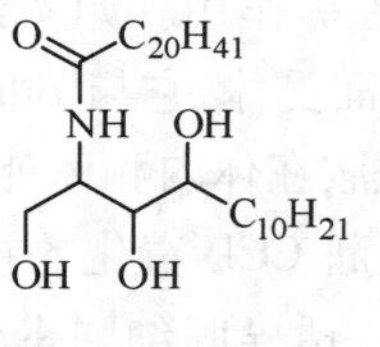　　　　　　　　　（Ⅱ） 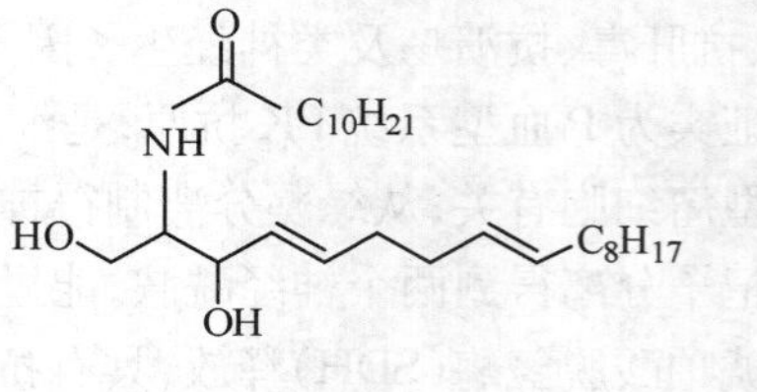　　　　　　　　　（Ⅲ）

## 三、含神经酰胺类化合物的中药实例

雷公藤 *Tripterygium wilfordii* Hook. f. 系卫矛科雷公藤属植物,是我国传统中草药,早期用作杀虫剂及治疗类风湿性关节炎和某些皮肤病。现在临床广泛应用于多种免疫系统紊乱而致的疾病,获得了良好的疗效。大量药理及临床研究已证明其提取物和某些成分具有免疫调节、抗炎、抗肿瘤、男性抗生育作用。该植物除具有抗 HIV 作用的二萜和生物碱,还有两个已知的神经酰胺类化合物：N-(2′-羟基二十四碳酰基)-1,3,-4-三羟基-2-氨基-十八烷(Ⅰ)、N-(2′-羟基二十五碳酰基)-1,3,4-三羟基-2-氨基-Δ^{8,9}(E)-十八碳烯(Ⅱ)。其提取分离工艺流程如下。

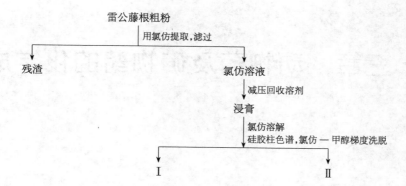

# 第十三章　动物药及矿物药的化学成分

**导学**

1. 掌握牛黄、蟾酥、麝香、斑蝥、水蛭的主要有效成分。
2. 熟悉常用矿物药的成分及功效。
3. 了解动物药的化学成分类型。

## 第一节　动　物　药

我国历代有关中药的文献虽称"本草",其实亦收载许多动物药。例如,《本草纲目》和《本草纲目拾遗》共收载动物药 600 多种,《中国动物药志》收载我国动物药 975 味,《中国药典》(一部)收载动物类中药 47 种,其中不少疗效非常显著,为临床所习用,如牛黄、麝香、熊胆、蟾酥、阿胶等。随着对动物药的药理和临床研究的深入,活性成分的研究取得了迅速的发展。例如,从蟾酥中分离出 30 余种蟾毒配基,其中脂蟾毒配基兼有升压、强心、兴奋呼吸、抗肿瘤等作用,可用于呼吸循环衰竭、失血性低血压休克和肿瘤。从胆汁中发现的胆汁酸不下百种,其中鹅去氧胆酸、熊去氧胆酸有溶解胆结石作用。从猪脑、骆驼脑分别得到脑啡肽、内啡肽等内源性吗啡类物质,它们不但可调节痛觉,而且对内分泌、心血管、呼吸等系统也有作用,尤其对情绪、欲望、思维、记忆、睡眠等精神行为有明显影响。其他如蜂毒明肽是蜂毒治疗风湿性关节炎的有效成分之一;斑蝥素是斑蝥属、豆芫青属、芫青属动物的防御物质和警告信息素,有的含量高达 3.5%,可抑制癌细胞分裂,其半合成品 N-羟基斑蝥胺作用类似,毒性却远较斑蝥素小。近 30 年来,海洋药物,尤其是海洋动物药成为研究热点,许多具有抗肿瘤、抗真菌、抗病毒、抗凝血等作用的活性成分被分离得到,有的已进入 Ⅰ 期、Ⅱ 期、Ⅲ 期临床或上市。如从红树海鞘中分离得到的 ecteinascidin 743 (Et-743) 对乳腺癌、黑色素瘤、非小细胞肺癌、卵巢癌、肾癌、前列腺癌等具有显著的抑制作用,已开发成抗肿瘤新药曲贝替定(trabectedin)于 2015 年 10 月由美国 FDA 批准上市,用于治疗软组织肉瘤、卵巢癌。河豚毒素阻滞神经轴突传导的效果相当于古柯碱的 16 万倍;沙海葵毒素是已知最毒的生物碱,也是最强的冠脉收缩剂,作用与强心苷相似,但活性较强心苷强 100 倍以上,并具有抗癌活性。

## 一、动物药化学成分的结构类型

1. **氨基酸、多肽、蛋白质和酶**　动物体内游离的氨基酸,虽然含量较少,但种类多,往往具有显著的生理活性。$\gamma$-氨基丁酸是哺乳动物中枢神经系统的抑制性突触化学传导递质,也是甲壳动物神经肌肉接头传导递质。哺乳动物脑中含大量牛磺酸。甲壳类动物药中一般游离的牛磺酸、脯氨酸、甘氨酸、丙氨酸、精氨酸含量较高。鹿茸中游离氨基酸含量较高,且从其基部至顶端含量逐渐增多。

动物体内的活性多肽与高血压、糖尿病、胃肠疾病、精神病、癌症、免疫功能低下等疑难性疾病的起因与治疗直接相关。如动物脑内的脑啡肽类、内啡肽类为内源性吗啡样物质,麝香、牛黄中的抗炎肽具有显著抗炎作用;水蛭中的水蛭素(hirudin)是水蛭唾液腺中一种强力凝血酶抑制剂,属于一种高效抗凝血剂和抗栓剂;从海兔 *Dolabella auricularia* 中得到的直链肽 dolastatin 10 对一些人类白血病、淋巴瘤和实体瘤细胞系(如 OVCAR－3 和 NSCLC)具有显著抑制活性作用。牛黄中的平滑肌收缩肽类(SMC)可使胆囊平滑肌收缩。

蛋白质种类繁多,如胶类(如阿胶、龟甲胶、鹿角胶等)、角类(如水牛角、羚羊角、鹿茸等)、贝壳类(如石决明、牡蛎、珍珠等)、鳞甲类(如穿山甲、鳖甲等)、蛇类(如乌梢蛇等)、昆虫类(如九香虫、土鳖虫等)等,均含有丰富的氨基酸和蛋白质。

酶是一类由生物细胞合成的具有催化活性和高度专一性的特殊蛋白质。各种动物体内酶的种类和数量差别甚大,功能各异。如蛇毒类凝血酶用于治疗静脉血栓、脑血栓等血管栓塞性疾病,地龙中的溶纤维蛋白酶也具有溶栓作用。鸡内金中的淀粉酶、蛋白酶具有促消化作用。

有些动物蛋白质具有极强的毒性,被称为动物蛋白质毒素,如蛇毒中的神经毒素(neurotoxin),能使动物产生迟缓性麻痹和呼吸衰竭,其他还有海绵毒素(halitoxin)、海葵类毒素、蝎毒、蜂毒等。

2. **生物碱及其他含氮化合物**　动物药中除蛋白质、氨基酸外,含氮类化合物种类繁多,分布较广,有的具极强的生物活性。生物碱的主要类型有吡咯类(如牛黄、熊胆中的胆红素)、吲哚类(如蟾酥色胺、褪黑激素、5-羟色胺)、咪唑类、吡啶类(如麝香吡啶)、嘧啶类、蝶啶类(如蜈蚣、蝉蜕)、嘌呤类(如地龙、蛤蚧)、胍类(如河豚毒素 tetrodotoxin,TTX)、甾类(如箭毒蛙碱类)。此外,核苷、核苷酸类广泛分布于动物的各种组织器官中,如猪肝作为生产辅酶 A 的原料,牡蛎中含丰富的核苷酸。

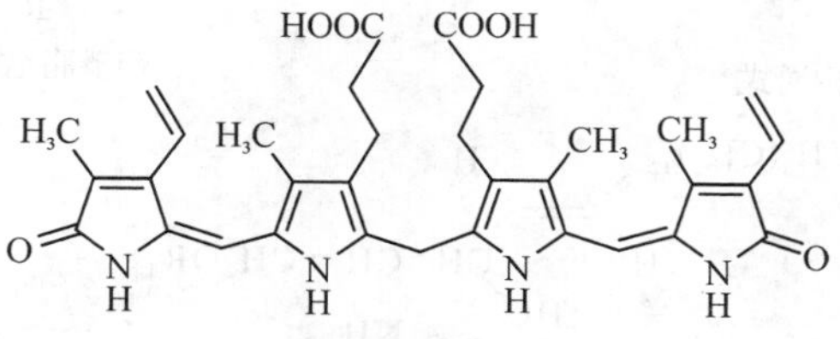

胆红素

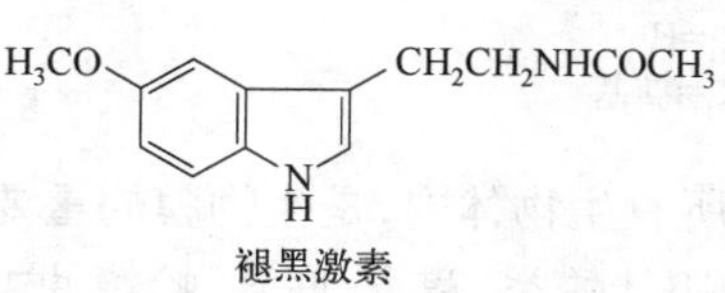

褪黑激素

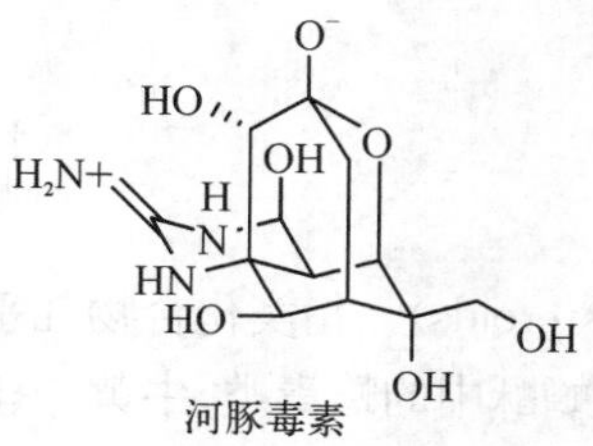

河豚毒素

环外含氮类物质是动物体内常见的成分,有的与生命活动有关,具有显著生理活性,如乙酰胆碱、5-羟色胺、儿茶酚胺等。具有极强毒性的岩沙海葵毒素(palytoxin,PTX)是具有酰胺的长链的聚醚类化合物。

3. **黏多糖** 黏多糖是由氨基己糖和糖醛酸组成的杂多糖,为动物界所特有,是动物药常见的活性成分,如皮类(阿胶、蝉蜕、蛇蜕、海参等)、角类(羚羊角、犀角、鹿茸等)、贝壳类(石决明、牡蛎、皱红螺等)、鳞甲类(穿山甲、龟甲、鳖甲、玳瑁等)、黏液(蜗牛、泥鳅等)及骨类(猫骨、狗骨等)等药材中均含有。黏多糖具有抗动脉粥样硬化、降血脂、抗凝血、抗炎、抗肿瘤等作用。

几丁质(chitin)主要存在于昆虫、甲壳类动物的外壳中,肝素主要存在于肝、肺、肠、血等组织器官中,硫酸软骨素在软骨、骨、角、血管壁、皮等组织器官中有分布,透明质酸分布于玻璃体液、关节液、皮肤等中。

4. **皂苷** 皂苷在动物界分布不广,目前仅从海洋动物中发现,且数目不多。已知棘皮动物及海洋动物中含有皂苷。棘皮动物海参纲及海星纲的动物受到攻击时分泌的防御性黏稠物质含有皂苷,具有毒性。海参皂苷及海星皂苷具有抗肿瘤、抗真菌、抗放射等多种活性。

5. **脂类** 脂类一般指由脂肪酸($C_4$ 以上的)和醇(包括甘油醇、神经鞘氨醇、高级一元醇和甾醇)等所组成的酯类及其衍生物,如甘油酯、甘油磷脂(glycerophosphatide)、甘油糖脂(glycosyl glyceride)、鞘氨醇磷脂(sphingophospholipid)、鞘氨醇糖脂(脑苷,cerabroside)等。动物腹腔的脂肪组织、肝组织、神经组织的脂质含量均很高。磷脂(phospholipid)具有增强神经组织功能的作用,调节高级神经活动过程,可用于神经衰弱的患者。卵磷脂用于治疗小儿湿疹及神经衰弱症,也作为肝病及动脉粥样硬化的辅助治疗。脑苷,又称神经鞘苷,是由神经酰胺(ceremide)与糖结合而成,具有抗肿瘤、抗病毒、抗肝毒、免疫促进等多种生物活性,已引起广泛的关注。

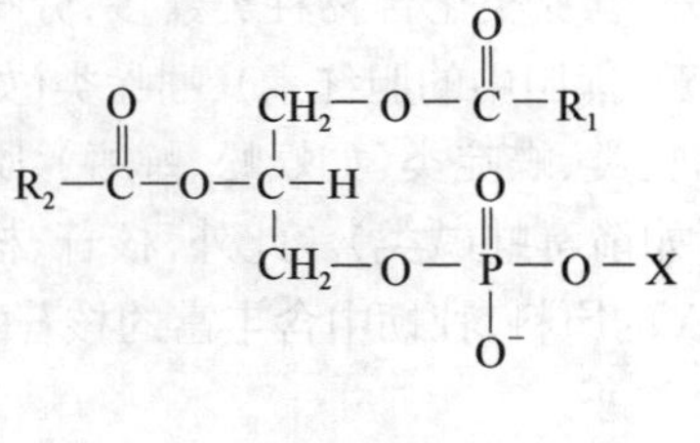

甘油磷脂结构通式

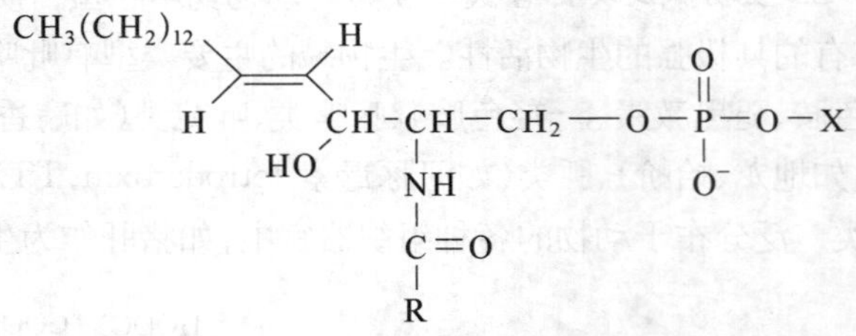

鞘磷脂结构通式

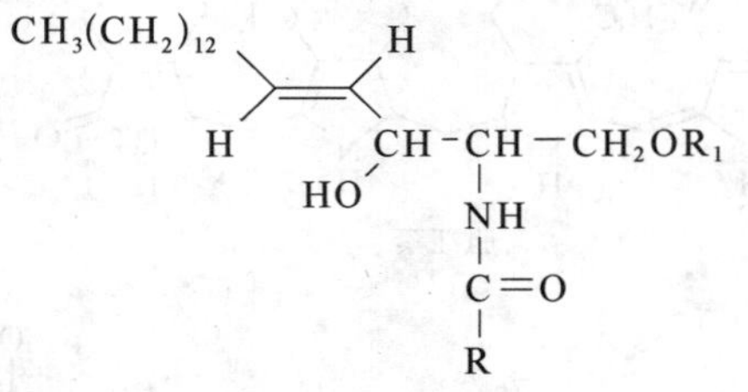

神经酰胺 $R_1$=H
脑苷 $R_1$=糖基

6. **甾类**(steroids) 甾类化合物几乎存在于所有生物体内,是生物膜的重要组成部分和一些激素的前体。蟾酥中的蟾毒类,牛黄、熊胆等中的胆汁酸类,麝香、鹿茸、蛤蟆油中的甾体激素以及蜕皮激素、甾体皂苷均具有甾体母核，它们的主要差别在 C - 17 位侧链的不同。

7. 萜类　动物中萜类化合物类型较多。昆虫中的信息素和防御物质含有单萜和倍半萜成分，如斑蝥中的单萜类成分斑蝥素（cantharidin）。昆虫保幼激素（juvenile hormone）为倍半萜类，如保幼酮、法呢醇等。二萜、二倍半萜、三萜在海洋动物中有分布，其中二萜、二倍半萜主要分布于海绵、柳珊瑚中。三萜类化合物如主要来源于鲨鱼肝油及其他鱼类的鱼肝油中的角鲨烯、龙涎香中龙涎香醇、棘皮动物中的某些皂苷元等。类胡萝卜素类存在于昆虫、海洋动物中，包括甲壳类、海绵、软体动物、棘皮动物等，如牡蛎等动物药中含有该类成分。

表 13 - 1　常用动物药化学成分简表

| 品名 | 动物学名 | 主　成　分 | 功　效 |
|---|---|---|---|
| 九香虫 | *Aspongopus chinensis* Dallas | 含甲壳质、蛋白质、脂肪酸和脂肪、氨基酸。维生素有 $V_A$、$V_E$、$V_{B1}$、$V_{B2}$，铜、钼、锌等微量元素。本品臭味为醛或酮类物质 | 理气止痛，温中助阳 |
| 土鳖虫 | *Eupolyphaga sinensis* Walker<br>*Steleophaga placyi* (Boleny) | 含豆蔻酸、棕榈酸等 7 种脂肪酸；丙氨酸、酪氨酸等 17 种氨基酸；丝氨酸蛋白酶类（具有血纤维蛋白溶酶原激活物样作用）；无机元素；萘类（占挥发油 22.19％）及挥发油类成分 | 破血逐瘀，续筋接骨 |
| 瓦楞子 | *Arca subcrenata* Lischke<br>*A. granosa* L.<br>*A. inflata* Reeve | 贝壳含大量碳酸钙（90％）和少量磷酸钙，总钙含量以碳酸钙计算在 93％ 以上，又含硅酸盐、硫酸盐、磷酸盐及镁、铁等无机元素 | 消痰化瘀，软坚散结，制酸止痛 |
| 牛黄 | *Bos taurus domesticus* Gmelin | 含 72％～76.5％ 胆红素、8％ 胆汁酸、胆固醇、麦角甾醇和多种氨基酸、无机盐等 | 清心，豁痰，开窍，凉肝，息风，解毒 |
| 乌梢蛇 | *Zaocys dhumnades* (Cantor) | 含骨胶原、蛋白质 22.1％、脂肪 1.7％、果糖 - 1,6 - 二磷酸酯酶、蛇肌醛缩酶及胶原蛋白；多种氨基酸；钙、铜、铁、锶等无机元素 | 祛风，通络，止痉 |
| 水牛角 | *Bubalus bubalus* L. | 含角蛋白、肽类、胍类、胆甾醇，天门冬氨酸、脯氨酸等 17 种氨基酸，铁、锌、铜、锰等微量元素 | 清热解毒，凉血，定惊 |
| 水蛭 | *Whitmania pigra* Whitman<br>*Hirudo nipponica* Whitman<br>*W. acranulata* Whitman | 水蛭主含蛋白质，新鲜水蛭唾液中含有水蛭素（hirudin），有抗凝血作用。尚含有吻蛭素（bdellins）、肝素、抗血栓素、纤维蛋白溶酶活化剂（bementin）、中性粒细胞蛋白抑制剂（eglins）、裂纤酶（hementin）及一种组胺样物质 | 破血通经，逐瘀消癥 |
| 石决明 | *Haliotis diversicolor* Reeve<br>*H. discus hannai* Ino<br>*H. ovina* Gmelin,<br>*H. rubber* (Leach).<br>*H. asinina* L.<br>*H. laevigata* (Donovan) | 含碳酸钙、微量元素、色素、核酸类物质，尚含有氨基酸、无机元素、脂肪、蛋白质 | 平肝潜阳，清肝明目 |
| 地龙 | *Pheretima aspergillum*<br>*P. vulgaris* Chen<br>*P. guillelmi* (Michaelsen)<br>*P. pectinifera* Michaelsen | 含有脂类蛋白、抗微生物蛋白、溶血和凝血兼具的蛋白、蚯蚓新钙蛋白等多种蛋白质。纤溶酶、胆碱酯酶、碱性磷酸酶等酶类。还有地龙素、地龙毒素、蚯蚓解热碱、类血小板活化因子（PAF）、碳水化合物及色素等 | 清热定惊，通络，平喘，利尿 |
| 全蝎 | *Buthus martensii* Karsch | 鲜全蝎中含有蝎毒（buthotoxin），其中含马氏钳毒神经毒素Ⅰ、Ⅱ；三甲胺、甜菜碱、苦味酸羟胺、胆甾醇、蝎酸及卵磷脂，还含有苦味质类。此外，尚含有蝎酸钠盐。蝎子油中含有硬脂酸等脂肪酸，无机元素 | 息风镇痉，攻毒散结，通络止痛 |

| 品名 | 动物学名 | 主 成 分 | 功 效 |
|---|---|---|---|
| 牡蛎 | *Ostrea gigas* Thunberg<br>*O. talienwhanensis* Crosse<br>*O. rivularis* Gould | 含有 80%～95% 的碳酸钙、磷酸钙及硫酸钙,并含有钴、铜等微量元素及钠、钾、镁、铝、硅等无机元素;不饱和脂肪酸;甾体化合物:含有胆甾醇、22E-脱氢胆甾醇等。含有丰富的肌醇 | 重镇安神,潜阳补阴,软坚散结 |
| 龟甲 | *Chinemys reevesii* (Gray) | 骨胶原、脂类、钙盐、水浸出物 4.5%、醇浸出物 2.98%。氨基酸、微量元素。还含有十六烷酸胆甾醇酯、胆甾醇、GABA、角蛋白、胶质、脂肪 | 滋阴潜阳,益肾强骨,养血补心,固精止崩 |
| 阿胶 | *Equus asinus* L. | 多由骨胶原及部分水解产物组成,总 N 量 16%。含 L-羟脯氨酸(>18.0%)、甘氨酸(>18.0%)、丙氨酸(>7.0%)、L-脯氨酸(>10.0%)、赖氨酸等多种游离氨基酸。蛋白质、含糖胺聚糖类、硫酸皮肤素 | 补血滋阴,润燥,止血 |
| 鸡内金 | *Gallus gallus domesticus* Brisson | 胃激素、角蛋白、糖蛋白、维生素 $B_1$、$B_2$、C、氨基酸、多糖、微量元素 | 健胃消食,涩精止遗 |
| 金钱白花蛇 | *Bungarus multicinctus* Blyth | 蛇体含顺-17-三十四烷-4,31-二酮、6,21-三十五烷二酮-1-醇、2-二十烷醇、胆固醇、蛋白质、脂肪、氨基酸和微量元素、胆酸;毒素有 $\alpha$-环蛇毒素、$\beta$-环蛇毒素、$\beta_1$-环蛇毒素、$k_2$-环蛇毒素、$k_3$-环蛇毒素 | 祛风,通络,止痉 |
| 珍珠 | *Pteria martensii* (Dunker)<br>*Hyriopsis cumingii* (Lea)<br>*Cristaria plicata* (Leach) | 氨基酸;钙、铁、铜、锰、锌等无机元素;碳酸钙、磷酸钙及硫酸钙 | 安神定惊,明目消翳,解毒生肌,润肤祛斑 |
| 珍珠母 | *Hyriopsis cumingii* (Lea)<br>*Cristaria plicata* (Leach)<br>*Pteria martensii* (Dunker) | 碳酸钙 90% 以上,有机质 0.34%,尚含少量镁、铁等无机元素,硅酸盐、硫酸盐、磷酸盐、氨基酸 | 平肝潜阳,安神定惊,明目退翳 |
| 蛤蟆油 | *Rana temporaria chensinensis* David | 氨基酸、脂肪酸、胆甾-3,6-二酮、胆甾-4-烯-3-酮、胆甾醇及睾酮、孕酮、雌二醇、雌酮、17$\beta$-雌二醇等激素,磷脂酰胆碱(PC)、磷脂酰乙醇胺(PE)、鞘磷脂(SM)、维生素 A 等 | 补肾益精,养阴润肺 |
| 穿山甲 | *Manis pentadactyla* L. | 氨基酸,硬脂酸、胆甾醇、二十三酰丁胺、L-丝-L-酪环二肽、D-丝-L-酪环二肽、穿山甲碱、角蛋白等及无机元素 | 通经下乳,消肿排脓,搜风通络 |
| 海马 | *Hippocampus kelloggi* Jordan et Snyder<br>*H. histrix* Kaup<br>*H. kuda* Bleeker<br>*H. trimaculatus* Leach<br>*H. japonicus* Kaup | 氨基酸,脂肪酸,磷脂有溶血磷脂酰胆碱(LPC)、神经鞘磷脂(SM)、磷脂酰胆碱(PC)、磷脂酰肌醇(PI)、磷脂酰丝氨酸(PS)、磷脂酰乙醇胺(PE)、磷脂酰甘油(PG)、双磷脂酰甘油(DPG)、磷脂酸(PA) | 温肾壮阳,散结消肿 |
| 海龙 | *Solenognathus hardwickii* (Gray)<br>*Syngnathoides biaculeatus* (Bloch)<br>*Syngnathus acus* L. | 氨基酸、脂肪酸、磷脂、胆甾-4-烯-3$\beta$,6$\beta$-二醇、胆甾-3,6-二酮等甾体 | 温肾壮阳,散结消肿 |
| 海螵蛸 | *Sepiella maindroni* de Rochebrune<br>*Sepia esculenta* Hoyle | 含 $CaCO_3$ 86.0% 以上,壳角质 6%～7%,黏液质 10%～15%,无机元素及甲硫氨酸、天冬氨酸、谷氨酸等氨基酸 | 收敛止血,涩精止带,制酸,收湿敛疮 |

| 品名 | 动物学名 | 主　成　分 | 功　效 |
|---|---|---|---|
| 桑螵蛸 | *Tenodera sinensis* Saussure *Statilia maculata* (Thunberg) *Hierodula patellifera* (Serville) | 含糖蛋白、脂蛋白、蛋白质、脂肪、枸橼酸钙 | 固精缩尿,补筋助阳 |
| 蛇蜕 | *Elaphe taeniura* Cope *E. carinata* (Guenther) *Zaocys dhumnades* (Cantor) | 含骨胶原,氨基酸,糖原、抗毒因子、酯酶、肽酶等多种酶,以及相对分子量在 67 000 kD 左右的酸性蛋白质 | 祛风,定惊,退翳,解毒 |
| 猪胆粉 | *Sus scrofadomestica* Brisson | 含胆汁酸(如鹅去氧胆酸、猪去氧胆酸)、胆色素(如胆红素)、卵磷脂、脂肪酸、蛋白质、胆碱、胆固醇、还原糖,另含氯、钠、镁、钾、钙、铁等无机成分。含牛磺猪去氧胆酸 ($C_{26}H_{45}O_6NS$)不得少于 2.0% | 清热润燥,止咳平喘,解毒 |
| 鹿茸 | *Cervus nippon* Temminck *C. elaphus* L. | 含大量蛋白质、氨基酸、棕榈酸、棕榈油酸、硬脂酸、油酸、亚油酸等有机酸,雌二醇、前列腺素 $PGE_1$、$PGE_2$、胆甾醇肉豆蔻酸酯等和钙、镁多种无机元素 | 壮肾阳,益精血,强筋骨,调冲任,托疮毒 |
| 羚羊角 | *Saiga tatarica* L. | 含角蛋白、磷酸钙,多种氨基酸及无机元素 | 平肝息风,清肝明目,散血解毒 |
| 斑蝥 | *Mylabris phalerata* Pallas *M. cichorii* L. | 含 0.060% ～ 1.825% 斑蝥素、羟基斑蝥素、12% 的油脂及树脂、蚁酸、色素等 | 破血逐瘀,散结消癥,攻毒蚀疮,引赤发泡 |
| 蛤壳 | *Meretrix meretrix* L. *Cyclina sinensis* Gmelin | 壳含碳酸钙 95% 以上,壳角质含有机钙、有机锶、可溶性铝络合物,富含有机镧、微量元素、CaO、$Al_2O_3$ 等固体氧化物 | 清热化痰,软坚散结,制酸止痛 |
| 蛤蚧 | *Gekko gecko* L. | 氨基酸、微量元素、磷脂、多种不饱和脂肪酸。还含有胆固醇、甘油酯、生物碱、性激素样物质和鸟嘌呤、肌酸、肌肽、胆碱、肉碱类等 | 补肺益肾,纳气定喘,助阳益精 |
| 蜈蚣 | *Scolopendra subspinipes mutilans* L. Koch | 脂肪酸、氨基酸,蛋白水解酶、透明质酸酶等酶、蝶啶、蓝绿素、细胞花色素、虾青素等色素 | 息风镇痉,通络止痛,攻毒散结 |
| 蜂蜜 | *Apis cerana* Fabricius, *A. mellifera* L. | 主要成分为果糖 36% 和葡萄糖 35%、蔗糖 2.6%、麦芽糖、糊精等。此外含有维生素 A、C、D、$B_2$、胆碱,枸橼酸、苹果酸、琥珀酸、乙酸等有机酸 | 补中,润燥,止痛,解毒 |
| 蝉蜕 | *Cryptotympana pustulata* Fabricius | 氨基酸。尚含大量的几丁质以及蝶啶类色素的异黄质蝶啶,赤蝶和多聚糖,微量元素,还含有酚性化合物 | 疏散风热,利咽,透疹,明目退翳,解痉 |
| 蕲蛇 | *Agkistrodon acutus* (Guenther) | 蛇毒毒液中含有多种酶类,如磷脂酶 A 和 $A_2$、5′-核苷酸酶、缓激肽释放酯酶、凝血成分、$AC_2$-蛋白酶、抗凝血成分-1($A_1$)和抗凝血成分 2($A_2$);出血毒素 I、血凝因子 Cf-1、Cf-2、出血蛇毒素 I、AaH-IV(一种糖蛋白) | 祛风,通络,止痉 |
| 僵蚕 | *Bombyx mori* L. | 虫体含脂肪 4.14%、总糖 8.26%、蛋白质 64.73%。氨基酸、微量元素。3 种水解酶即酯酶、蛋白酶和甲壳质酶,还能合成纤维蛋白酶等 | 息风止痉,祛风止痛,化痰散结 |

| 品名 | 动物学名 | 主　成　分 | 功　效 |
|---|---|---|---|
| 蟾酥 | *Bufo bufo gargarizans* Cantor<br>*B. melanostictus* Schneider | 含蟾蜍甾二烯类、强心甾烯蟾毒类、吲哚碱类、甾醇类及肾上腺素、多糖、蛋白质、氨基酸、有机酸等 | 解毒，止痛，开窍醒神 |
| 鳖甲 | *Trionyx sinesis Wiegmann* | 多种氨基酸，微量元素，氨基半乳糖等单糖与多糖，骨胶原、碳酸钙、磷酸钙、碘质、维生素 D 等 | 滋阴潜阳，退热除蒸，软坚散结 |
| 麝香 | *Moschus berezovskii* Flerov<br>*M. sifanicus* Przewalski<br>*M. moschiferus* L. | 含有麝香酮、麝香醇、降麝香酮、3-甲基环十三酮、环十四烷酮、5-顺式环十四烯酮、5-顺式(14-甲基)环十五烯酮、5-顺式环十五烯酮、羟基麝香吡啶 A 等 | 开窍醒神，活血通经，消肿止痛 |

## 二、动物药实例

### （一）胆汁酸类及主要代表中药

1. 胆汁酸类结构与命名　　天然胆汁酸是胆烷酸(cholanic acid)的衍生物,在动物胆汁中通常与甘氨酸或牛磺酸以肽键结合成甘氨胆酸或牛磺胆酸并以钠盐形式存在。甾体母核部分,B/C 环以反式稠合,C/D 环几乎都以反式稠合;A/B 环有顺反两种稠合方式,以顺式稠合者为正系如胆酸(cholic acid),以反式稠合者为别系如别胆酸(*allo*-cholic acid)。C-10、C-13 位甲基和 C-17 位的侧链均为 β-构型,C-3、C-6、C-7、C-12 位可有羟基取代,多为 α-构型。

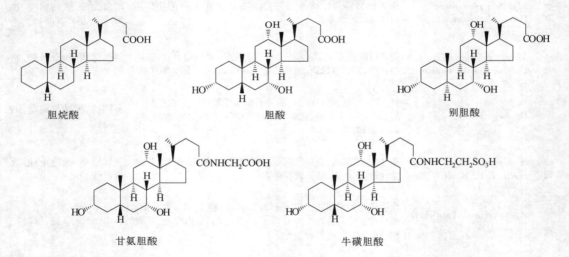

胆烷酸　　　　　　　　　胆酸　　　　　　　　　别胆酸

甘氨胆酸　　　　　　　　　牛磺胆酸

　　　胆汁酸的命名法有普通命名法和系统命名法。普通命名法根据最先发现的动物来源予以命名,如鹅去氧胆酸,最先是从鹅胆汁中分离出来的。系统命名法是由胆烷酸衍生出来的,如胆酸命名为 3α, 7α, 12α-三羟基-5β-胆烷酸;别胆酸命名为 3α, 7α, 12α-三羟基-5α-胆烷酸;甘氨胆酸命名为 3α, 7α, 12α-三羟基-5β-胆烷酸-N-(羧甲基)-酰胺;牛磺胆酸命名为 3α,7α, 12α-三羟基-5β-胆烷酸-N-(磺酸乙基)-酰胺。在系统命名法中,字首冠以"别"(*allo*)字表示 C-5 上氢原子和 C-10 上甲基取向不同;"表"(*epi*)字表示甾核上一个羟基的取向不同,"异"(*iso*)字表示甾核上一个羟基的位置不同。如 3α, 12α-二羟基胆烷酸,又名去氧胆酸;而 3α,12β-二羟基胆烷酸又名 12 表-去氧胆酸,7α, 12α-二羟基胆烷酸又名异-去氧胆酸。

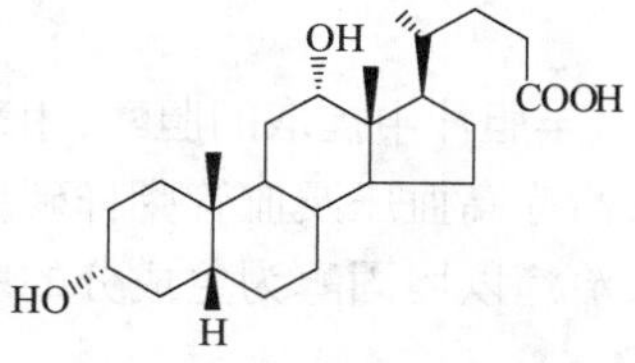

3α,12α-二羟基胆烷酸
（去氧胆酸）

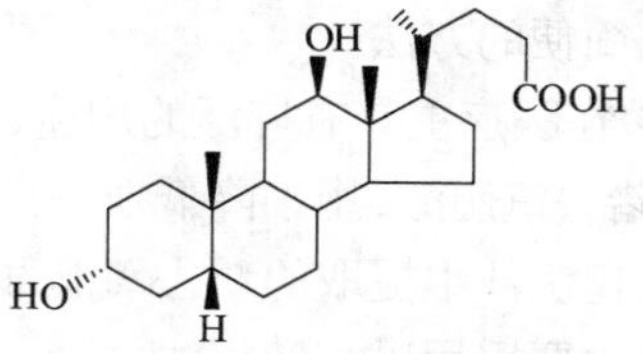

3α,12β-二羟基胆烷酸
（12表-去氧胆酸）

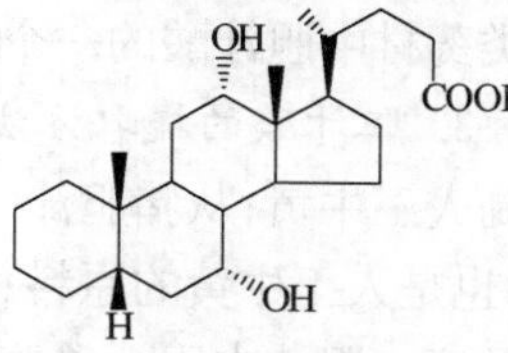

7α,12α-二羟基胆烷酸
（异-去氧胆酸）

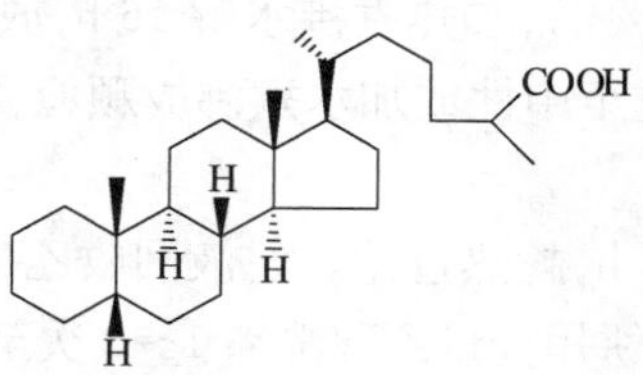

粪甾烷酸

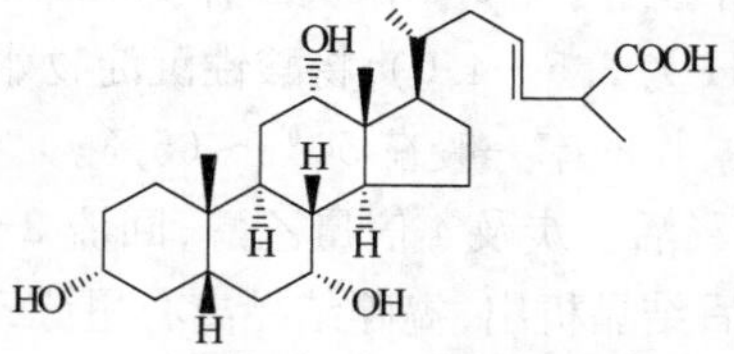

3α,7α,12α-三羟基-Δ²³-粪甾烯酸

在高等动物中的胆汁中,通常发现的胆汁酸是含有 24 个碳原子的胆烷酸衍生物,其中最常见的有胆酸、去氧胆酸、鹅去氧胆酸、熊去氧胆酸、猪去氧胆酸、β-猪去氧胆酸及石胆酸等。而在鱼类、两栖类和爬行类动物中发现的胆汁酸则有 27 个或 28 个碳原子,这类胆汁酸是粪甾烷酸(coprostanic acid)的羟基衍生物,如 3α, 7α, 12α-三羟基-Δ²³-粪甾烯酸等,且通常是和牛磺酸相结合。

**2. 胆汁酸的颜色反应和检识**

(1) 颜色反应：胆汁酸常见的颜色反应如下。

1) Pettenkofer 反应：原理是蔗糖经浓硫酸作用生成羟甲基糠醛,后者可与胆汁酸结合成紫色物质。试验方法：取未稀释胆汁 1 滴,加蒸馏水 4 滴及 10％蔗糖溶液 1 滴,摇匀,倾斜试管,沿管壁加入浓硫酸 5 滴,置冷水中冷却,则在两液分界处出现紫色环。

2) Gregory Pascoe 反应：取胆汁 1 ml 加 45％$H_2SO_4$ 6 ml 及 0.3％糠醛 1 ml,塞紧振摇后,在 65℃水浴中放置 30 min,胆酸存在的溶液显蓝色。本反应可用于定量分析。

3) Hammarsten 反应：取少量样品,用 20％铬酸溶液($20 g CrO_3$ 在少量水中,加乙酸至 100 ml)溶解,温热,胆酸为紫色,鹅去氧胆酸不显色。

改良的 Hammarsten 反应：取少量胆酸用乙酸溶解,温热并加几滴浓硫酸,水浴加热片刻直至变混浊和黄色后,室温放置 1～2 h 则变为紫色。

(2) 色谱检识

1) 薄层色谱：硅胶薄层色谱广泛应用于动物胆汁中胆汁酸的分离和鉴定。分离游离胆汁酸的展开剂有异辛烷—乙酸乙酯—冰醋酸(15：7：5)、异辛烷—异戊醚—冰乙酸—正丁醇—水(10：5：5：3：1)等。分离结合型胆汁酸的展开剂有甲苯—冰乙酸—水(10：10：1)等。常用的显色剂有磷钼酸、30％硫酸、乙酐—浓硫酸、茴香醛浓硫酸、碘等。

2) 纸色谱：纸色谱对胆汁酸的分离效果较好,但展开时间比较长。溶剂系统可分为酸性和碱性两大类。在酸性溶剂中,大多数以 70％ HAc 做固定相,展开剂常用异丙醚—庚烷(85：15→10：90)等。碱性溶剂系统中,常以正丙醇—氨水—水(90：2：8)等为展开剂。

纸色谱的显色剂有 10％磷钼酸乙醇液、15％磷酸、罗丹明 B 等。

3) 高效液相色谱法：应用高效液相色谱法、超高效液相色谱法—质谱联用技术是分析动物胆汁类药材中胆汁酸的一个灵敏而又简便的方法。

3. **胆汁酸的提取方法**　胆汁酸在医疗上具有广泛的用途，如从牛、羊胆汁中提取的胆酸，用来配制人工牛黄；从猪胆汁中提取的猪去氧胆酸，用来降低血液胆固醇，治疗高血压及血管粥样硬化症，也是人工牛黄的原料；从鹅、鸡、鸭胆汁中提取的鹅去氧胆酸，用来治疗以胆固醇为主成分的胆结石症。胆汁中胆汁酸的提取纯化主要采用碱溶酸沉法。

胆酸，mp 198℃，$[\alpha]_D^{20}+37°$（乙醇），可溶于乙酸、丙酮和碱溶液，易溶于温乙醇和乙醚，微溶于水，溶于浓硫酸成黄色溶液并带绿色荧光。提取方法如下：

称取新鲜的牛羊胆汁，加 0.1 倍量固体 NaOH($W/W$)，加热煮沸水解 16 h，放冷，盐酸酸化至刚果红试纸变蓝（pH 为 3.5～4.0），将酸性沉淀物水洗至中性或加水煮沸成颗粒，沥干，并在 50～60℃烘干，得粗胆酸，收取率一般在 50%～65%。

取粗胆酸，加 2%活性炭及 4 倍量乙醇，回流 2～3 h，趁热过滤。滤液回收乙醇至 1/3 量时放出，冷却，放置数日后结晶析出，捣碎结晶离心甩滤，滤饼用少量乙醇洗涤 1～3 次至无腥味，再以乙醇重结晶一次得精制品，收率一般为胆汁的 1.5%～3.0%，含量应在 80%以上。

4. **含胆汁酸的中药实例**

(1) 牛黄 Bovis Calculus：牛黄为牛科动物黄牛 *Bos taurus domesticus* Gmelim 或水牛 *Bubalus bubalis* L. 的胆囊结石，少数为胆管、肝管结石。甘、凉。归心、肝经。具有清心，豁痰，开窍，凉肝，息风，解毒的功效。用于热病神昏，中风痰迷，惊痫抽搐，癫痫发狂，咽喉肿痛，口舌生疮，痈肿疔疮。牛黄为镇痉、镇静、解热、解毒中药，许多著名中成药如安宫牛黄丸、牛黄解毒丸、牛黄清心丸、珠黄散等中均含有牛黄。

牛黄含 72%～76.5%胆红素、胆汁酸类〔主要成分为胆酸（占 5.57%～10.66%）、去氧胆酸（占 1.96%～2.29%）、鹅去氧胆酸、石胆酸等〕、7%平滑肌收缩肽类（smooth muscle contractor，SMC）、胆固醇、麦角甾醇、维生素 D 和多种氨基酸、无机盐等。《中国药典》以胆酸和胆红素为指标成分，对牛黄进行鉴别和含量测定。要求牛黄中胆酸不得少于 4.0%，胆红素不得少于 25.0%。

由于天然牛黄的药源有限，远远不能满足医疗需要。从 20 世纪 50 年代开始，我国就参考天然牛黄的化学组成，研制成功人工牛黄，于 20 世纪 70 年代初制定了统一配方及主要原料的质量规格。人工牛黄由牛胆粉、胆酸、猪去氧胆酸、牛磺酸、胆红素、胆固醇、微量元素等制成。

(2) 熊胆：熊胆是熊科动物黑熊 *Selenarctos thibetanus* G. Cuvier、棕熊 *Ursus arctos* L. 的干燥胆囊胆汁，有清热、镇痉、明目、杀虫的功效。

熊胆的化学成分为胆汁酸，主要有效成分为牛磺熊去氧胆酸，含量约 20%，还有牛磺鹅去氧胆酸、牛磺胆酸、游离熊去氧胆酸、鹅去氧胆酸及胆固醇类、胆红素、氨基酸、微量元素等。熊胆的解痉作用的主要成分是熊去氧胆酸，但不同来源的熊胆中含量差异较大，含量高的可达 44.2%～74.5%，含量低的仅有微量，甚至不含熊去氧胆酸。分布在我国的熊主要是黑熊和棕熊，均含熊去氧胆酸，可作为熊胆鉴别依据之一。

由于熊胆来源较少，目前引流熊胆常用于代替天然熊胆使用。熊去氧胆酸为熊胆的特有成分，多用半合成法制取。

### (二) 蟾酥

蟾酥 Bufonis Venenum 是由蟾蜍科动物中华大蟾蜍 *Bufo bufo gargarizans* Cantor、黑框蟾蜍

*B. melanostictus* Schneider 等的耳下腺及皮肤腺的白色分泌物(称蟾蜍浆)经加工干燥制成,是中成药六神丸、痧药丸等的组成之一。蟾酥辛、温;有毒。归心经。具有解毒,止痛,开窍醒神之功效。用于痈疽疔疮,咽喉肿痛,中暑神昏,痧胀腹痛吐泻。还具有强心、抗肿瘤、局部麻醉、镇痛、抗炎等作用。20 世纪 80 年代蟾酥制剂投入临床应用以来,在抗肿瘤等方面取得了很好的疗效。

蟾酥的化学成分复杂,主要成分有蟾蜍甾二烯类、强心甾烯蟾毒类、吲哚类生物碱、甾醇类以及肾上腺素、多糖、蛋白质、氨基酸、有机酸等,前两类成分属于强心苷元类,具有强心作用,蟾蜍甾二烯类还具有抗肿瘤活性。《中国药典》以华蟾酥毒基和脂蟾毒配基为指标成分,对蟾酥进行鉴别和含量测定。要求蟾酥中华蟾酥毒基和脂蟾毒配基的总量不得少于 6.0%。

**1. 蟾蜍甾二烯类**　蟾蜍甾二烯类(bufodienolides)母核具有 24 个碳原子,属于六元内酯环强心苷元的衍生物。甾体母核 4 个环的稠合方式为:A/B 环为顺式,B/C 环为反式,C/D 环为顺式。C-3、C-14 位都有羟基取代,3-OH 大多是 $\beta$-构型,少数是 $\alpha$-构型。此外在 C-5、C-6、C-11、C-12、C-16、C-19 等位上有羟基、酮基、乙酰氧基等取代。天然产物的羟基取向为 $5\beta$、$6\beta$、$11\alpha$、$12\alpha$ 或 $12\beta$、$16\beta$。结构中还含有环氧基团,如 $14\beta$,$15\beta$-环氧和 20,21-环氧。

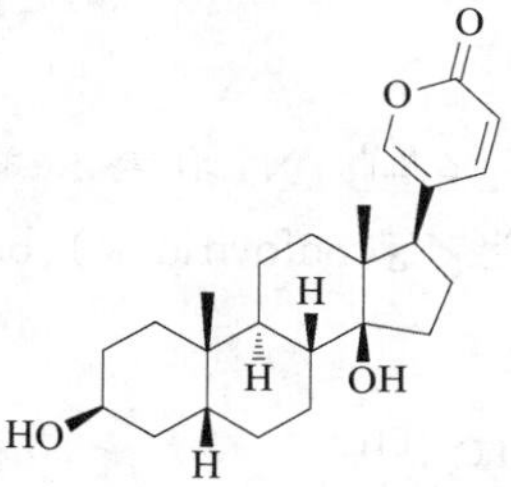

蟾蜍甾二烯 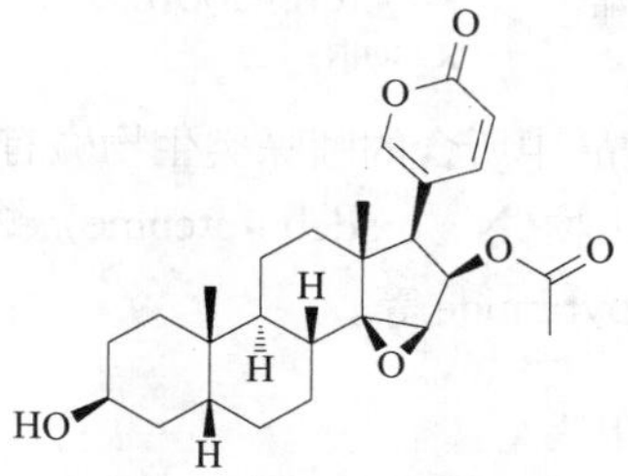　　　　　华蟾酥毒基 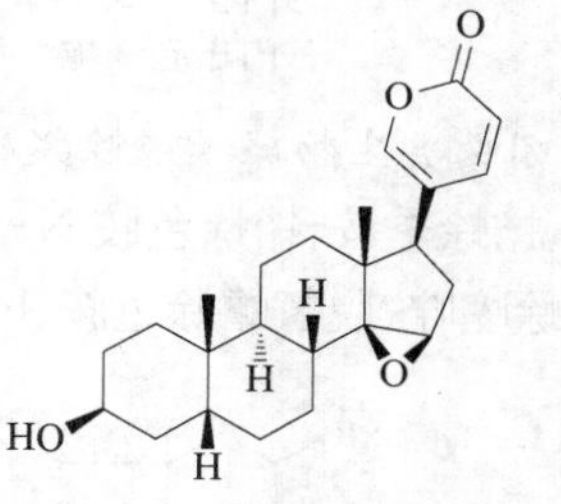　　　　　脂蟾毒配基

蟾蜍甾二烯类化合物有游离型和结合型。游离型称蟾毒配基(bufogenins),至今已发现 30 多种。结合型称蟾毒类(bufotoxins,BTXs),系蟾毒配基的 3-OH 成酯,包括蟾毒配基的 3-OH 与辛二酰、庚二酰、戊二酰、己二酰和丁二酰 L-精氨酸等结合所形成的酯(如蟾毒灵-3-辛二酰精氨酸酯),也有以 L-谷氨酸、L-组氨酸、L-1-甲基组氨酸和 L-3-甲基组氨酸代替精氨酸部分的蟾毒类成分,以及蟾毒配基脂肪酸酯(如蟾毒灵-3-半辛二酸酯)和蟾毒配基硫酸酯(如蟾毒灵-3-硫酸酯)。

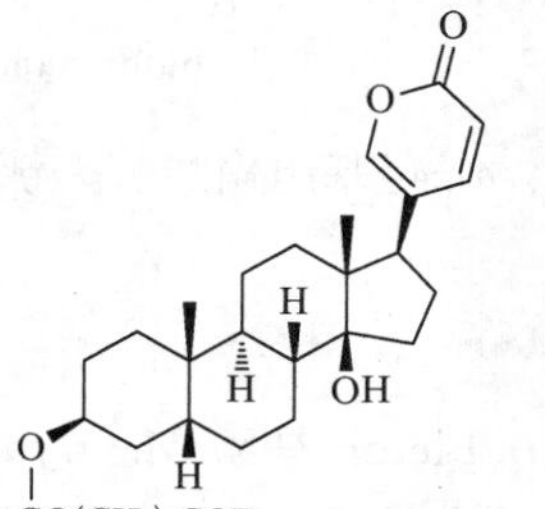

蟾毒灵-3-半辛二酸酯　　R=OH
蟾毒灵-3-辛二酰精氨酸　R=NHC(CH₂)₃NHCNH₂
　　　　　　　　　　　　　　CH₂OOH　NH

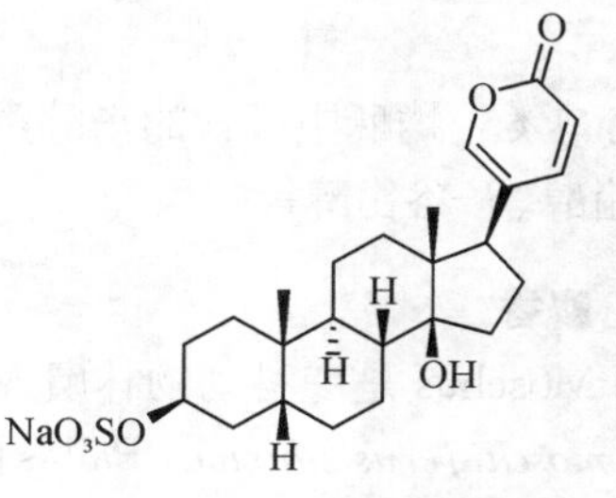

蟾毒灵-3-硫酸酯

　　蟾毒存在于新鲜的蟾蜍浆中,可被蟾蜍体内的酶水解或在加工成蟾酥过程中被水解或部分水解。蟾酥的化学成分多系蟾毒水解或部分水解产物,包括蟾毒配基以及蟾毒配基脂肪酸酯(已报道有辛二酸酯和甲酸酯),如日蟾毒它灵-3-半辛二酸酯等。

　　**2. 强心甾烯蟾毒类**　这类化合物以具有五元不饱和内酯环的强心甾烯(cardenolide)为母核,3-OH形成酯。如从新鲜蟾蜍浆中分离出的沙门苷元-3-辛二酰精氨酸酯、沙门苷元-3-硫酸酯,及从蟾酥中分离出的沙门苷元-3-半辛二酸酯等。

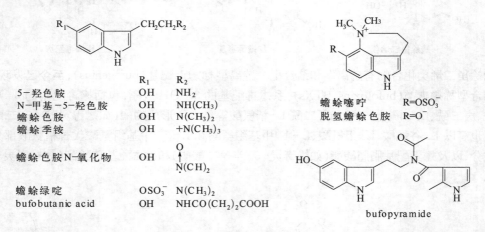

| 沙门苷元-3-辛二酰精氨酸酯 | R=OC(CH$_2$)$_6$CONH(COOH)(CH$_2$)$_3$NHC=N(NH$_2$) |
| 沙门苷元-3-半辛二酸酯 | R=OC(CH$_2$)$_6$COOH |
| 沙门苷元-3-硫酸酯 | R=SO$_3$Na |

　　**3. 吲哚类生物碱**　蟾蜍浆和蟾酥中所含的吲哚类生物碱有5-羟色胺、N-甲基-5-羟色胺、蟾蜍色胺、蟾蜍季铵、蟾蜍色胺N-氧化物(N-oxidebufotenine)、蟾蜍绿啶(bufoviridine)、bufobutanic acid、蟾蜍噻咛、脱氢蟾蜍色胺、bufopyramide等。

| | R$_1$ | R$_2$ |
| 5-羟色胺 | OH | NH$_2$ |
| N-甲基-5-羟色胺 | OH | NH(CH$_3$) |
| 蟾蜍色胺 | OH | N(CH$_3$)$_2$ |
| 蟾蜍季铵 | OH | +N(CH$_3$)$_3$ |
| 蟾蜍色胺N-氧化物 | OH | N(CH)$_2$ (O) |
| 蟾蜍绿啶 | OSO$_3^-$ | N(CH$_3$)$_2$ |
| bufobutanic acid | OH | NHCO(CH$_2$)$_2$COOH |

蟾蜍噻咛　　R=OSO$_3^-$
脱氢蟾蜍色胺　　R=O$^-$

bufopyramide

　　**4. 甾醇类**　蟾酥中所含的甾醇类化合物有胆甾醇、7α-羟基胆甾醇、7β-羟基胆甾醇、麦角甾醇、菜油甾醇、β-谷甾醇等。

### (三) 麝香

　　麝香 Moschus 是鹿科动物林麝 *Moschus berezorvskii* Fleror、马麝 *M. sifanicus* Przeuwalski、原麝 *M. moschiferus sibiricus* Pallas 的雄体香囊中的干燥分泌物。味辛,温。归心,脾经。具有开窍醒神,活血通经,消肿止痛的功效。用于热病神昏,中风痰厥,气郁暴厥,中恶昏迷,经闭,癥瘕,难产死胎,胸痹心痛,心腹暴痛,跌仆伤痛,痹痛麻木,痈肿瘰疬,咽喉肿痛。自古以来,麝香就是一种名贵的香料和中药,具有兴奋中枢神经、刺激心血管、雄性激素、抗炎等活性,以及导致β-肾上腺素功能增强的作用。至今已有近400种中成药配伍使用了麝香,如安宫牛黄丸、六神丸、犀黄丸、速效救心丹、云南白药和苏合香丸等。由于麝香资源匮乏,根据天然麝香组成成分研制的人工麝香目前已应用于临床。

麝香的组成复杂,包括大环类、性激素类、多肽、氨基酸等。

1. **大环化合物**　麝香中主要含有麝香酮(muscone)、麝香醇(muscol)、降麝香酮(normuscone)等16余种大环化合物,它们的结构如下图。其中,麝香酮是主要有效成分之一,也是麝香的香味成分,有特异强烈香气,对冠心病有如硝酸甘油同样的疗效,而且副作用小。《中国药典》以麝香酮为指标成分,对麝香进行鉴别和含量测定。要求麝香中麝香酮含量不得少于2.0%。

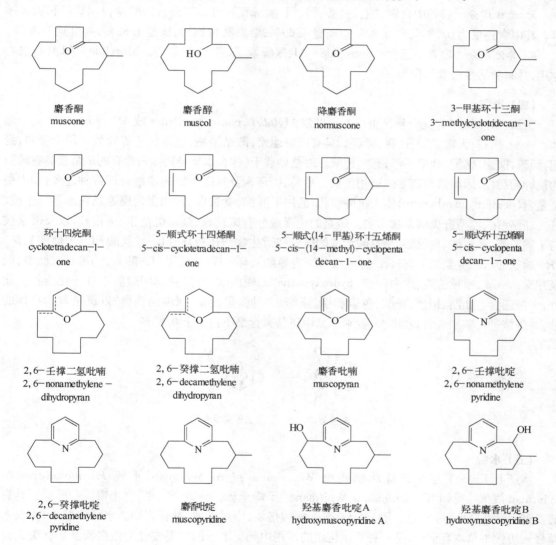

| 麝香酮<br>muscone | 麝香醇<br>muscol | 降麝香酮<br>normuscone | 3-甲基环十三酮<br>3-methylcyclotridecan-1-one |
|---|---|---|---|
| 环十四烷酮<br>cyclotetradecan-1-one | 5-顺式环十四烯酮<br>5-cis-cyclotetradecan-1-one | 5-顺式(14-甲基)环十五烯酮<br>5-cis-(14-methyl)-cyclopentadecan-1-one | 5-顺式环十五烯酮<br>5-cis-cyclopentadecan-1-one |
| 2,6-壬撑二氢吡喃<br>2,6-nonamethylene-dihydropyran | 2,6-癸撑二氢吡喃<br>2,6-decamethylene dihydropyran | 麝香吡喃<br>muscopyran | 2,6-壬撑吡啶<br>2,6-nonamethylene pyridine |
| 2,6-癸撑吡啶<br>2,6-decamethylene pyridine | 麝香吡啶<br>muscopyridine | 羟基麝香吡啶A<br>hydroxymuscopyridine A | 羟基麝香吡啶B<br>hydroxymuscopyridine B |

2. **性激素**　麝香中含有10余种性激素,质量较佳的麝香,雄性激素含量在0.5%左右。主要有5$\beta$-雄甾烷-3,17-二酮、5$\alpha$-雄甾烷-3,17-二酮、雄甾-4-烯-3,17-二酮、雄甾-4,6-二烯-3,17-二酮、3$\alpha$-羟基-雄甾-4-烯-17-酮、3$\alpha$-羟基-雄甾-5-烯-17-酮、3$\alpha$-羟基-5$\beta$-雄甾烷-17-酮、3$\beta$-羟基-5$\alpha$-雄甾烷-17-酮、5$\alpha$-雄甾烷-3$\beta$,17$\alpha$-二醇、5$\beta$-雄甾烷-3$\alpha$,17$\alpha$-二醇、5$\beta$-雄甾烷-3$\alpha$,17$\beta$-二醇、3$\alpha$-羟基-5$\alpha$-雄甾烷-17-酮、睾丸酮、雌二醇、胆甾醇、胆甾-4-烯-3-酮、3$\beta$-

羟基-雄甾-5-烯-17-酮等。

**3. 蛋白质、多肽和氨基酸** 麝香中含蛋白质约 25%。多肽有 MP(musk peptide fraction)和麝香 65 等,MP 是分子量为 1 000 的多肽,有很强的抗炎活性,至少是氢化可的松的 40 倍;麝香 65 是分子量为 5 000～6 000 的多肽,无定形的淡棕色粉末,抗炎活性为氢化可的松的 20 倍,水解检出 15 种氨基酸,其中主要氨基酸是甘氨酸、丝氨酸、谷氨酸、缬氨酸和天门冬氨酸。

**4. 脂肪酸、胆固醇酯和蜡** 麝香中脂肪酸含量约 5.16%,它们在麝香中与胆甾醇或脂肪酸结合成酯或蜡。麝香中含胆固醇 0.78%～1.19%。

**5. 无机成分** 麝香中含钾、钠、钙、镁、铝、铅、氯、硫酸盐(1.25%)、磷酸盐(1.41%)和碳酸铵等。其中含钙量为 0.28%,铁 0.3%,总磷量 1.69%,游离氨 0.24%,铵盐 1.88%,有机氮 1.80%。

**6. 其他成分** 麝香中还含有 musclide - AI、尿囊素、尿素、纤维素等。Musclide - AI 具有强心作用,并有激活蛋白激酶作用。

### (四) 斑蝥

斑蝥(Mylabris)为芫青科昆虫南方大斑蝥 *Mylabris phalerata* Pallas 或 *M. cichorii* L. 的干燥体。味辛,热;有大毒。归肝、胃、肾经。具有破血逐瘀,散结消癥,攻毒蚀疮等功效。用于癥瘕,经闭,顽癣,瘰疬,赘疣,痈疽不溃,恶疮死肌。斑蝥始载于《神农本草经》,体内含有的斑蝥素具有较强的抗肿瘤活性,因而具有重要的药用价值。目前,斑蝥素及其衍生物的制剂有近百种之多,如去甲斑蝥素(demethylcantharidin)作为抗肿瘤药,适用于肝癌、食管癌、胃和贲门癌等及白细胞低下症、肝炎、肝硬化、乙型肝炎病毒携带者。斑蝥的化学成分有斑蝥素、羟基斑蝥素、斑蝥胺,以及斑蝥胺与丁酸乙酯、赖氨酸、鸟氨酸、精氨酸形成的酰亚胺衍生物。还有环-(L-脯氨酸- L -丙氨酸)、环-(R -脯氨酸-R -亮氨酸)、环-(S -脯氨酸-R -亮氨酸)、环-(D-脯氨酸- L -酪氨酸)等环二肽类,以及吲哚- 3 -醛、吲哚乙酸、戊内酰胺、hydroxyphthalid、硬脂酸、对羟基苯甲酸等小分子化合物。此外,斑蝥还含有脂肪、蜡质、蚁酸、色素和锰、镁等 17 种微量元素。《中国药典》以斑蝥素为指标成分,对斑蝥进行鉴别和含量测定。要求本品中斑蝥素含量不得少于 0.35%。

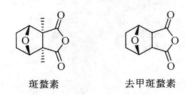

斑蝥素　　　　　去甲斑蝥素

### (五) 水蛭

水蛭(Hirodo)为水蛭科动物蚂蟥 *Whitmania pigra* Whitman、水蛭 *Hirudo nipponica* Whitman 或柳叶蚂蟥 *W. acranulata* Whitman 的干燥全体。味咸、苦,平;有小毒。归肝经。具有破血通经,逐瘀消癥等功效。用于血瘀经闭,癥瘕痞块,中风偏瘫,跌仆损伤。水蛭始载于《神农本草经》,历代本草均有记载,是一种活血化瘀的常用中药。水蛭的主要成分为蛋白质及多肽类大分子,其中可按药理作用大致分为两类,一类为直接作用于凝血系统的活性成分,如水蛭素(hirudin)、吻蛭素、类肝素、组织胺等。另一类是其他蛋白酶抑制剂,如凝血因子 Xa 抑制剂(antistasin、ghilanten)、凝血因子 XIIIa 抑制剂(tridigen)、血小板糖蛋白拮抗剂(decorsin、ornatin)、胶原诱导血小板聚集抑制剂(calin、LAPP)、纤维蛋白溶酶活化剂(bementin)、中性粒细胞蛋白抑制剂(eglins)、裂纤酶(hementin)等。水蛭素是一种由 66 个氨基酸残基组成的单链多肽,其分子量约 7 000。水蛭素是水蛭活血化瘀的主要成分,是目前鉴定出的最强的凝血酶特异性抑制剂。水蛭中含有 17 种氨基酸,其中包含的人体必需氨基酸有 8 种。此外,水蛭也含有糖脂类、蝶啶类、嘌呤类、甾体类和脂肪酸酯类等小分子类成分,以及含有铁、锰、锌、钴等 14 种微量元素。《中国药典》以抗凝血酶活性为指标成分,对水蛭进行含量测定。要求每 1 g 含抗凝血酶活性水蛭应不低于 16.0 U;蚂蟥、柳叶蚂蟥应不低于 3.0 U。

# 第二节 | 矿 物 药

## 一、概述

矿物药在中医临床应用历史悠久,从《神农本草经》起,历代本草均有记载。在《中国药典》(一部)中收载的 618 种中药材中,矿物药有 23 种。矿物药主要成分多系无机化合物,所含有机质甚微。从中药分类来看,矿物药散在于各类中药中,如石膏为清热泻火药、朱砂为安神药、赤石脂为收敛药等。表 13 - 2 列出《中国药典》(一部)所收载的中药矿物药及其主成分和功效等。

表 13 - 2 部分矿物药简介

| 品 名 | 主 成 分 | 功 效 |
|---|---|---|
| 石膏 | $CaSO_4 \cdot 2H_2O$ 含量不少于 95.0% | 清热泻火,除烦止渴 |
| 煅石膏 | $CaSO_4$ 含量不少于 92.0% | 收湿,生肌,敛疮,止血 |
| 白矾 | $KAl(SO_4)_2 \cdot 12H_2O$ 含量不少于 99.0% | 外用解毒杀虫,燥湿止痒;内服止血止泻,祛除风痰 |
| 玄明粉 | $Na_2SO_4$ 含量不少于 99.0% | 泻下通便,润燥软坚,清火消肿 |
| 芒硝 | $Na_2SO_4 \cdot 10H_2O$ 含 $Na_2SO_4$ 不少于 99.0% | 泻下通便,润燥软坚,清火消肿 |
| 朱砂 | $HgS$ 含量不少于 96.0% | 清心镇惊,安神明目解毒 |
| 自然铜 | $FeS_2$ | 散瘀止痛,续筋接骨, |
| 红粉 | $HgO$ 含量不少于 99.0% | 拔毒,除脓,去腐,生肌 |
| 赤石脂 | $Al_4(Si_4O_{10})(OH)_8 \cdot 4H_2O$ | 涩肠,止血,生肌敛疮 |
| 花蕊石 | Ca 和 Mg 的碳酸盐,$CaCO_3$ 不少于 40.0% | 化瘀止血 |
| 皂矾(绿矾) | $FeSO_4 \cdot 7H_2O$ 不得少于 85.0% | 解毒燥湿,杀虫补血 |
| 青礞石 | Mg、Al、Fe 和硅酸 | 坠痰下气,平肝镇惊 |
| 金礞石 | K、Mg、Al 和硅酸 | 坠痰下气,平肝镇惊 |
| 炉甘石 | $ZnCO_3$ 含 ZnO 不少于 40.0% | 解毒明目退翳,收湿止痒敛疮 |
| 轻粉 | $Hg_2Cl_2$ 含量不少于 99.0% | 外用杀虫,攻毒,敛疮;内服祛痰消积,逐水通便 |
| 钟乳石 | $CaCO_3$ 含量不少于 95.0% | 温肺,助阳,平喘,制酸,通乳 |
| 禹余粮 | $FeO(OH)$ | 涩肠止泻,收敛止血 |
| 硫黄 | 矿物硫族自然硫 含硫不少于 98.5% | 外用解毒杀虫疗疮;内服补火助阳通便 |

| 品 名 | 主 成 分 | 功 效 |
| --- | --- | --- |
| 雄黄 | $As_2S_2$ 含砷量以二硫化二砷计不少于 90.0% | 解毒杀虫,燥湿祛痰,截疟 |
| 紫石英 | $CaF_2$ 含量不少于 85.0% | 温肾暖宫,镇心安神,温肺,平喘 |
| 滑石 | $Mg_3(Si_4O_{10})(OH)_2$ | 利尿通淋,清热解暑;外用祛湿敛疮 |
| 磁石 | $Fe_3O_4$ 含铁不少于 50.0% | 镇惊安神,平肝潜阳,聪耳明目,纳气平喘 |
| 赭石 | $Fe_2O_3$ 含铁不少于 45.0% | 平肝潜阳,重镇降逆,凉血止血 |

《中国药典》(一部)收载的中成药中,有 100 余种含有矿物药,如朱砂、石膏、雄黄等。这些矿物药在复方中所起的药力作用,尚有待于深入研究。

## 二、矿物药的检测

根据矿物药的特点,在《中国药典》(四部)的附录中列出了铁盐检查法、重金属检查法、砷盐检查法等,对矿物药中所含的铅、镉、砷、汞、铜等微量元素尚可用原子吸收分光光度法、火焰光度法等仪器分析的方法进行检测。当中成药中含有矿物药时,可对各味矿物药的主成分做含量测定。同时也应对矿物药中的重金属盐和微量砷的存在进行检查。重金属盐检查法系在实验条件下能与硫代乙酰胺或硫化钠作用显色的重金属盐,通过纳氏比色管做目视比色,估计它们存在的情况。砷盐检查法系指成药中微量砷(以 As 计算)的限量检查法,具体检查方法有砷斑法和二乙基二硫化氨基甲酸银法,后者可做砷的含量测定用。

## 三、矿物药实例

1. **石膏** 甘、辛,大寒。归肺、胃经。具有清热泻火,除烦止渴的功效。用于外感热病,高热烦渴,肺热喘咳,胃火亢盛,头痛、牙痛。石膏系硫酸盐矿物石膏的矿石,主成分为 $CaSO_4 \cdot 2H_2O$,常有黏土、砂粒、硫化物和有机物等杂质混入,尚夹微量的 $Fe^{3+}$ 及 $Mg^{2+}$。根据《中国药典》规定,水合硫酸钙的含量不得少于 95%,重金属不得过 10 mg/kg,含砷量不得过 2 mg/kg。烧之,染火焰为淡红黄色,能熔成白色磁状小球。烧至 120℃时失去部分结晶水即成白色粉末或块状的煅石膏。《中国药典》以硫酸钙为指标成分,对石膏进行鉴别和含量测定。要求含水硫酸钙($CaSO_4 \cdot 2H_2O$)不得少于 95.0%,含重金属不得过 10 mg/kg,含砷量不得过 2 mg/kg。

生用清热泻火,除烦止渴。用于外感热病,高热烦渴等。煅石膏收湿,生肌,敛疮,止血。外治溃疡不敛,湿疹瘙痒。

药理实验证明,单味石膏即可退热,但有研究认为其退热作用与主成分硫酸钙无关,可能与其所含微量元素有关。近年来研究发现,在感染引起高热时,应用铁、铜含量较高的石膏等清热降火药,将通过内源性白细胞递质(LEM)的作用,加速铁、锌流入肝细胞内和导致铜蓝蛋白复合物及急性期反应蛋白的加速合成,从而增强机体防御能力和杀伤微生物的能力。

2. **雄黄、砒石和三氧化二砷** 雄黄为硫化物类矿物雄黄族雄黄,主含二硫化二砷($As_2S_2$)。性辛,温;有毒。归肝、大肠经。具有解毒杀虫,燥湿祛痰,截疟的功效。用于痈肿疔疮,蛇虫咬伤,虫积腹痛,惊痫,疟疾。《中国药典》以二硫化二砷为指标成分,对雄黄进行含量测定。要求含砷量以二硫化二砷($As_2S_2$)计,不得少于 90.0%。

砒石为氧化物类矿物砷华或硫化物类矿物毒砂、雄黄、雌黄经加工制成的三氧化二砷。砒石

　　少量来源于天然砷华矿石,除去杂质即可;而多数是用毒砂、雄黄或雌黄加工制成。砒石经升华而成的三氧化二砷的精制品,称砒霜,又名白砒。

　　砒石系传统中药之一,辛、热,有毒,归肠、胃、肺经,功能平喘化痰、截疟、蚀疮祛腐。作为中药已有 1 500 余年的历史,但因其峻烈大毒,临床应用较为谨慎。我国科学家自 20 世纪 70 年代初从民间验方砒石、轻粉及蟾酥治疗皮肤癌中得到启发,在中医"以毒攻毒"理论指导下,运用现代科学技术,通过动物试验及临床观察,发现其对急性早幼粒细胞白血病(APL)疗效独特。并经筛选研究,由复方简化为单方乃至目前的三氧化二砷。三氧化二砷注射剂已在中国、美国和欧洲等批准上市,成为治疗复发和难治性 APL 的首选药物。

　　三氧化二砷抗癌作用机制为:它能与肿瘤细胞中含巯基的化合物高度结合,使含巯基的酶的活性受到严重抑制,阻止肿瘤细胞的核酸代谢,干扰 DNA、RNA 的合成,从而抑制肿瘤细胞的增殖;三氧化二砷还能诱导肿瘤细胞凋亡和分化,并能抑制肿瘤细胞端粒酶的活性。三氧化二砷对恶性淋巴瘤、肝癌、鳞状上皮癌、食管癌、肺腺癌、胃癌、结肠癌、胰腺癌、宫颈癌等瘤细胞均具有抑制和凋亡诱导作用。

# 第十四章 中药活性成分的筛选与评价

**导学**

1. 熟悉针对分子和细胞水平、组织器官水平和整体动物水平的筛选等中药活性成分常用的研究方法。

2. 了解中药活性成分的研究途径。

## 第一节 概　　述

中医药在我国已有数千年的应用历史,其疗效经过了实践的检验,是人类共同拥有的健康资源。中药是中医药学防病、治病的物质基础,其中含有的化学成分是中药的作用物质基础。中药活性成分的筛选与评价就是将中药化学、药理和临床三者密切结合,通过中药化学提取、分离、分析等手段明确中药化学成分的类型、结构、理化性质、含量等各个方面信息,结合中药药理探讨中药的有效成分,研究具有新的治疗作用的药物,为中药生产、加工、中成药质量标准、合理用药等方面提供依据,并为探讨中药药性理论和化学成分之间的关系提供验证。

近数十年来,中药化学成分的研究取得了可喜的进展,已对 500 余种常用中药进行了系统的化学成分研究,发现了数万种化合物,从中也寻找到了一些有较强药用活性的中药成分,如青蒿素、紫杉醇、人参皂苷、东莨菪碱、靛玉红等。

然而中药活性成分的研究还存在以下几个问题。

(1) 由于中医药理论本身与西医药理论有很大的差异,中医药理论中关于中药的功能、主治很难采用现代医学的筛选模型来表征,因此通过现代药理活性筛选所得的中药活性成分在某种程度上不能真正体现中医药理论的精髓。

(2) 很多中药化学研究者往往偏重于微量的、新的化合物的研究,而忽略了与临床药效相关的主要成分。

(3) 活性成分研究因循于天然药物的思路,多是先分离得到单体化合物,测定结构后再进行体外的药理活性筛选。

(4) 活性筛选与评价研究手段相对滞后。

# 第二节　中药活性成分研究的途径

中药活性成分是指中药及复方中发挥药理作用的化学成分,也是中药质量控制的科学基础。由于中药作用的整体性、中药成分和作用机制的复杂性,如何在中药复杂体系中结构多样、含量各异的成分中发现并鉴定真正的有效成分或活性成分,阐明中药药效物质基础和作用机制,是限制中药现代化的主要"瓶颈"。随着人们对中药、传统药物的兴趣越来越浓厚,从中药中寻找、发现有效成分和先导化合物,开发创新药物已成为当今世界药物研发的热点,这也符合当前"回归自然"的世界新潮流。

中药活性成分研究的途径主要有以下几个方面。

## 一、结合中医药基本理论和临床经验进行研究

### （一）对中医临床经验加以整理提高

中医药学在长期实践中所积累的传统经验是药物研究和寻找新药的一个极为重要的源泉和基础。

例如,根据中医经验和历代医书上的记载,中药青蒿对"截疟"有效。东晋葛洪著《肘后备急方》中记载"青蒿一握,水二升渍,绞取汁尽服之",说明青蒿中抗疟有效成分在加热时可能破坏,根据这一启示青蒿进行低温提取分离,研制出抗疟有效成分青蒿素,在速效、低毒及抗耐药等方面较之现有的抗疟药物有显著优越性。又通过构效关系的研究合成了新的衍生物,疗效更高且具有水溶性的特点。为此,屠呦呦获 2015 年诺贝尔医学奖。

从中药麻醉药洋金花中筛选出来的有效成分东莨菪碱是从中医古典文献中挖掘出来的。历代医书中应用中药进行麻醉和镇痛的记载很多。南北朝陶弘景提出莨菪能治癫狂疯痫,明代李时珍《本草纲目》中关于曼陀罗(即洋金花)的记载中有"八月采此花,七月采大麻子花,阴干,等分为末,热酒调服三钱,少顷昏昏如醉,割疮灸火,宜先服此,则不觉苦也"。由洋金花、乌头、当归、川芎组成的中麻药,通过实验证明其主要麻醉成分为洋金花中的东莨菪碱。

慢性粒细胞白血病在中医学中并无这样的病名记载,但可以根据这类疾病在临床所表现的症状,用中医学的理论和传统方法来诊断和治疗。据此采用了"当归芦荟丸"(由当归、芦荟、龙胆草、栀子、黄芩、黄柏、黄连、大黄、青黛、木香、麝香组成)进行治疗,临床疗效确切,并从中找到抗癌先导化合物靛玉红。

### （二）结合中医治则理论研究

中医辨证施治的"治"字是指治则或方法,治则是中医治疗疾病的中心环节之一,决定着疗效的成败。近年来国内对活血化瘀、扶正固本、清热解毒、通里攻下、清热利湿等治则的研究很活跃,通过对治则的研究,不仅阐明了一些方药的作用,而且对某一类方药作用的相互联系均有阐明,是研究中药有效成分的重要途径(表 14 - 1)。

表 14-1 中医治则与可能治疗某些疾病的联系

| 中 医 治 则 | 治疗的疾病举例 | 中药活性成分举例 |
|---|---|---|
| 活血化瘀 | 冠心病、血栓闭塞性脉管炎、脑血栓、烧伤、瘢痕、硬皮病、宫外孕、新生儿溶血症等 | 川芎嗪（川芎）、丹参酮Ⅱ-A（丹参）、羟基红花黄色素A（红花），等 |
| 扶正固本 | 治疗一般性衰弱症 | 人参皂苷（人参）、灵芝多糖（灵芝）、枸杞多糖（枸杞）等 |
| 清热解毒 | 抗菌、抗病毒、肿瘤等 | 小檗碱（黄连）、靛玉红（青黛）、黄芩素（黄芩）等 |

例如,中医辨证认为脑血栓是属于中风的范畴,根据"治风先治血、血行风自灭"的中医学理论,多采用活血化瘀、通经活络的方法进行治疗。通过对活血化瘀药川芎的研究发现,其活性成分川芎嗪(四甲基吡嗪)试用于急性闭塞性脑血管疾病的治疗收到了良好的效果,给中医气滞血瘀、活血化瘀的治则理论提出了科学的论证。根据同样的原理,从丹参的系统研究中开发出丹参酮Ⅱ-A的磺酸钠盐作为治疗冠心病和脑血栓的新药。

### （三）挖掘民族药和民间药

我国有少数民族 55 个,有自己独特的民族药物,据不完全统计,蒙药有 300 余种,藏药有 400 余种,彝药有 300 余种,畲药有 200 余种,傣药有 1 000 余种,这些是寻找新药的重要途径,已有一些成功的例子。

山莨菪是青海藏医应用的一种民族药,临床上发现使用过量会产生阿托品样毒性,经过进一步研究,从中分离出莨菪碱、东莨菪碱、山莨菪碱及樟柳碱等。药理研究发现,山莨菪碱的中枢作用要比阿托品低 6~25 倍,而樟柳碱的外围作用要比阿托品和东莨菪碱弱。山莨菪碱在临床上用于治疗各种毒性休克及眩晕病,樟柳碱在临床上用于治疗偏头痛型血管性头痛、视网膜血管性痉挛、脑血管意外引起的急性瘫痪均有较好疗效,并能用于中药的复合麻醉。

鹤草芽是蔷薇科植物龙芽草(仙鹤草)的根芽,民间用其干粉治疗绦虫病,疗效显著。但经临床验证发现,水煎剂口服无效,进一步调查始知当地服用仙鹤草芽是直接口服植物粉末,空腹服下 5~6 h 即可驱虫。民间服用经验为有效成分的分离方法作出重要启示,选用与临床驱绦作用基本一致的体外灭囊虫试验,从中找出石油醚提取物为有效部分,进一步分离出有效成分鹤草酚。

诸如此类还有很多从民族和民间药物中发现的活性成分,如从治疗偏瘫的云南民间药灯盏细辛中发现了治疗脑血管病后遗症瘫痪有效药物黄芩素苷(灯盏乙素);从傣族药锡生藤中发现的肌肉松弛药傣肌松;从湖南土家族民间流传的治疗肺痨咳嗽的草药矮地茶中分离得到的具镇痛作用的矮地茶素(岩白菜内酯);从河南济源民间治疗食管癌、贲门癌的草药冬凌草中分离得到的抗癌新药冬凌草素等。

## 二、活性指导下的靶向追踪分离

活性指导下的靶向追踪分离是采用多指标活性筛选体系进行中药活性成分的导向分离,即用药效活性追踪的办法对中药材分离的各个部分进行分离后的活性筛选,跟踪具有活性的有效部位或有效组分,最后找出活性成分,再用现代化学、波谱学等手段鉴定活性成分的结构。这种思路是近期中药化学和中药药理研究的热点。目前活性指导下的中药化学靶向分离主要有如下做法。

### （一）活性指导下的中药单体成分的寻找

主要是采用中药化学的方法进行化学成分的系统提取、分离、纯化和结构的鉴定,同时结合中药药理学方法对各个分离部位进行活性的筛选、跟踪,最终寻找到中药活性先导化合物。如从中药复方当归龙荟丸中寻找的抗癌先导化合物靛玉红就是很好的例证,当归龙荟丸经减方研究并配合 L7212 小鼠白血病模型进行药物筛选,证明只有青黛有效,进一步研究青黛抗癌有效成分证明是靛玉红,这一成分对大鼠瓦克癌、小鼠 Lewis 肺癌、小鼠乳腺癌 Ca 615 和小鼠 L7212 有不同程度的抑制作用。经过小动物亚急性毒性实验和大动物慢性毒性实验证明无毒性表现,又经过 314 例慢性粒细胞白血病患者的再验证,总有效率达到 87.26%,其疗效与抗癌药马利蓝相仿,但副作用小且不抑制骨髓。

#### (二)活性指导下的中药有效部位的寻找

有效部位是指介于中药或中药复方和单体化学成分之间的一个层次,是具有相近化学性质的一大类化合物(药效成分群),是当今创新中药研发的热点,如丹参总酚酸、三七总皂苷、乌药总生物碱等。

### 三、中药单体化合物活性筛选

化合物活性筛选系指通过规范化的实验手段从大量化合物中筛选到对某一特定作用靶点具有高活性的创新药物的过程。化合物活性筛选是寻找新药的起点,创新药物的发现离不开运用适当的作用靶点对大量化合物样品进行筛选。随着筛选规模越大,发现新药的机会也就越多。同时,通过大量化合物的活性筛选发现一批先导化合物,对其结构进行一定的修饰和改造,获得理想的药物,这是目前国际上大多药物研发公司采用的创新药物研发模式。虽然通过中药单体化合物活性筛选的途径获得活性成分进而开发成新药的成功率不高,但是通过筛选可发现大量的先导化合物。

### 四、中药活性成分成药性的评价

作为候选药物或新药必须满足药效、药代动力学、安全性、稳定性和质量可控性等多方面的严格要求,任何一方面达不到要求均会导致药物研发的失败。目前的中药活性成分筛选方法存在明显的缺陷,可以得到的信息大多局限于抑制和激活靶标的活性,而忽视了影响中药活性成分药效的其他信息,如体内药动、药代及安全性方面的数据,因此很多活性成分在后续的临床前和临床研究阶段,往往因为药物安全性和代谢动力学性质的缺陷而淘汰。在新药研发过程中,临床前和临床研究阶段花费的费用和时间最多,若新药研发在这阶段失败将大大增加研发代价和风险。因此,提高中药活性成分的成药性也是中药研发面临的一个突出问题。应当积极发展建立在中药活性成分筛选阶段可以同时进行活性成分药代,安全性等方面的早期预测和评价的技术,从而提高中药活性成分的成药性。

## 第三节　中药活性成分研究的方法

中药活性成分的发现和确证是中医药现代化系统工程中一个十分重要的内容。阐明中药的活性成分,有利于科学地解释中药的作用机制,制定科学的中药生产加工质量控制标准,也有利于实现中药现代剂型的研制及中药的二次开发。传统的中药活性成分筛选方法主要有:分子细胞水平的筛选模型、组织器官水平的筛选模型、整体动物水平的筛选模型。随着分子、细胞生物学的快速发展,涌现出许多新的筛选技术和手段,如高通量筛选、高内涵筛选、基于系统生物学的中药活性成分筛选等。

## 一、细胞水平中药活性成分筛选模型

近年来随着分子生物学和细胞生物学技术的快速发展,分子药理学的研究也不断深入,新的药物作用靶分子、功能蛋白质和基因、内源生物活性成分不断发现,为中药活性成分筛选提供了大量的新靶点,包括新的酶和受体。尽管分子、细胞水平的体外模型不能反映中药活性成分的全面药理作用,然而与整体动物和组织器官水平的筛选模型相比较,在细胞、分子水平的筛选模型具有材料耗量少、活性作用机制明确、可实现高通量大规模筛选等特点,因此成为目前中药活性成分筛选甚至药物筛选的主要方法。

### (一)分子水平的中药活性成分筛选模型

分子水平的活性筛选模型最大特点是活性作用靶点明确,可以直接得到中药活性成分作用机制的信息。根据生物分子的类型,分子水平的中药活性成分筛选主要有受体、酶和其他靶点的筛选模型。

受体是位于细胞膜表面或细胞内可以与体内激素、神经递质、药物或细胞内信号分子结合并能引起细胞功能变化的生物大分子,它能把识别和接收的信号正确无误地放大并传递到细胞内部,进而引起生物学效应。筛选作用于受体的中药活性成分,通常使用放射免疫竞争结合分析法,这一方法具有灵敏度高、特异性强等特点。如胆碱受体抑制剂东莨菪碱,表皮生长因子受体酪氨酸激酶抑制剂染料木黄酮,可以与雌激素受体结合发挥类雌激素和抗雌激素样作用的大豆异黄酮等,作用的靶点都是受体。

酶是由生物体内活细胞产生的一种生物催化剂,能在机体中十分温和的条件下,高效率地催化各种生物反应,促进生物体的新陈代谢,是细胞赖以生存的基础。检测酶活性的方法有很多,酶的反应底物和产物都可以用作检测指标,并由此来指征酶的反应速度即酶活性。筛选作用于酶的中药活性成分,主要是观察中药成分对酶活性的影响,如我国首创的可逆性强效第二代乙酰胆碱酯酶抑制剂石杉碱甲就是从中草药石杉属植物千层塔中分离得到的生物碱类活性成分。

筛选作用于其他靶点如离子通道的中药活性成分,可以直接选取靶离子通道,采用放射性配体进行竞争性结合实验进行筛选。现有发现的四氢巴马汀、小檗碱等都是影响离子通道的中药活性成分。

近年来又涌现了一些新的筛选方法,大多是检测中药活性成分与靶分子的结合情况。如将生物体活性物质,如酶、受体、转运蛋白等,固定于色谱填料中,利用色谱技术研究这些生物大分子有效物质之间的特性相互作用,分离纯化和测定具有活性的化合物和生化参数,即基于分子识别原理的分子生物色谱方法。

### (二)细胞水平的中药活性成分筛选模型

基于细胞水平的中药活性筛选模型根据作用方式不同主要分为:基于位于细胞膜或细胞内的靶分子的筛选与基于细胞整体活性的筛选。

基于位于细胞膜或细胞内的靶分子的筛选具有明确的靶分子,所以作用机制清楚。如通过转基因的方法在细胞上表达特定的目标受体、酶、离子通道等即可实现在细胞上进行中药活性成分对受体、酶、离子通道影响的筛选;通过基因工程技术将疾病相关基因和报告基因相嵌合导入模型细胞中,报告基因是一种编码可被检测的蛋白质或酶的基因,此类基因的蛋白活性已被确认,因此通过观察药物对该基因表达的影响来筛选中药活性成分,如受体激动剂的筛选可以用一个包含完整受体应答绿色荧光蛋白基因,导入细胞内建立细胞系用于筛选此受体的激动剂。

基于细胞整体活性的筛选,如细胞增殖筛选模型,主要反应的是中药活性成分对细胞整体的影响,可以用于靶标不明的中药活性成分筛选,如采用细胞增殖法高通量筛选出人类细胞巨化病毒的抑制剂。同时还主要用于抗肿瘤活性中药成分的高通量筛选,通过重复实验得到中药活性成分对肿瘤细胞生长的半数抑制率($IC_{50}$),从而得到高活性的抗肿瘤先导化合物。近年来有人将人或动物的活性细胞膜作为固定相固定于色谱填料中,这样细胞膜的整体性、膜受体的立体结构、周围环境和酶活性得以保持,可用于研究药物与细胞膜、膜受体、酶的相互作用,即细胞膜色谱法。

## 二、组织器官水平的中药活性成分筛选模型

随着现代医学和药理学的发展,采用动物组织、器官制备的中药活性成分筛选模型也越来越多,通过观察中药活性成分对特定组织或器官的作用,可以分析中药活性成分作用原理和可能具有的药理作用。组织、器官水平的筛选模型可以反映生理条件下的中药活性成分作用,也可以制备成病理模型,观察中药活性成分对病理条件下组织器官的作用。应用离体组织器官模型筛选药物,在一定程度上克服了整体动物模型的不足,可以降低筛选样品和动物用量。

## 三、整体动物水平的中药活性成分筛选模型

在整体动物水平进行中药活性成分的筛选就是以动物作为药物筛选的观察对象,以动物对药物的反应来证明其药理活性,评价其药用价值。用整体动物进行筛选的优点在于可以从整体水平,直观地反映中药活性成分的药效治疗作用,并可一定程度上反映其潜在的安全性。整体动物模型包括正常动物和病理动物模型,通常在中药活性成分筛选中应用更多的是整体动物病理模型。理想的整体病理动物模型应具备的基本条件是病理机制与人类疾病的相似性、病理表现的稳定性和药物作用的可观察性。

在中药药理研究的过程中,在中医学理论的指导下采用生物学等方法也建立了一些能表现中医证候的动物模型,如用加尾法制作大鼠肝郁证模型,用糖皮质激素喂饲制作大鼠或小鼠阴虚模型,用利血平给药制作小鼠阳虚模型等。随着分子生物学的发展,转基因技术和转基因动物的出现,近年来又形成了一些新的模拟人类疾病的动物模型,主要有:① 遗传性病理动物模型,如高血压大鼠、糖尿病大鼠等。② 基因敲除和转基因动物模型,如老年痴呆大鼠,动脉粥样硬化大鼠等。

## 四、中药活性成分的高通量、高内涵筛选

### (一)高通量筛选技术在中药活性成分筛选中的应用

高通量药物筛选技术是 20 世纪 80 年代后期形成的高新技术,经过近年来的实践得到不断发展和完善,已逐步成为目前寻找新药的重要手段。高通量药物筛选采用的筛选方法一般是以药物作用靶点为主要对象的细胞和分子水平的筛选模型,根据样品与靶点结合的表现,判断化合物的生物活性。由于这些筛选方法是在微量条件下进行,同时采用自动化操作系统,可以实现大规模

的筛选,因而称为高通量药物筛选。随着高通量筛选技术的迅速发展,高通量筛选技术在中药研究领域中的应用也表现出越来越明显的优势。但是,高通量筛选作为药物筛选的方法,并不是一种万能的手段,特别是在中药研究方面,局限性也是十分明显的,因为采用的主要是分子、细胞水平的体外实验模型,因此不可能充分反映中药活性成分的全面药理作用。

### (二) 高内涵筛选技术在中药活性成分筛选中的应用

高内涵筛选技术是分析软件、自动化控制、生物学以及显微观测技术最新发展的综合运用,是一种应用高分辨率的荧光数码影像系统,是指在保持细胞结构和功能完整性的前提下,同时检测筛选药物对细胞形态、生长、分化、迁移、凋亡、代谢途径及信号转导各个环节的影响,在单一实验中获取大量相关信息,确定其生物活性和潜在毒性的一种药物筛选方法。早在 1997 年就有人提出高内涵筛选的概念,在高通量筛选的基础上进一步发展而来,其实质上是相对于高通量药物筛选结果单一,而其筛选结果多样化的一种筛选手段。目前,高内涵筛选技术已经引起了国际制药大公司的高度重视。2004 年,我国的国家新药筛选中心正式启用了高内涵筛选技术,标志着我国创新药物的研究策略和技术手段进入了一个崭新的发展阶段,对于在创新药物研究中应用系统生物学思想、建立基因组时代的药物研究新模式都具有重要意义。

## 五、基于系统生物学理论的中药活性成分筛选

系统生物学是随着生命科学飞速发展而形成的一门新兴生物学分支,是研究一个生物系统中所有组成成分(如基因、mRNA、蛋白质等)的构成,以及特定条件下这些组分间相互关系的学科。系统生物学认为生物系统具有"整体、动态、层次、整合"的特点,生物机体内无数个大小网络是一个通过层次与层次之间、网络与网络之间、系统与系统之间的联系和整合而建立起来的复杂系统,其通过不同网络之间的信息传递和整合,使基因或蛋白质产生出最终的生物学功能。系统生物学的概念与传统中医学强调整体的观念不谋而合,为中药研发提供了有力的理论和技术支持。系统生物学的技术平台是各种组学,如基因组学、蛋白质组学、代谢组学、转录组学等的综合运用。对系统生物学的理解与运用将为中药活性成分的研究开辟科学现代的研究道路。利用色谱、质谱联用、高通量筛选、高内涵筛选等新技术新方法,充分吸收基因组学,蛋白质组学,代谢组学和中药复方安全性评价等关键技术,同时引入生物信息学,化学计量学和计算机辅助药物设计技术平台等信息整合技术,将会大大加快中药活性成分研究和创新药物发现的进程。

# 附录　药用活性成分

## 一、苯丙素类、香豆素、木脂素类

| 中文名 | 别名 | 英文名 | 主要来源 | 作用与用途 |
|---|---|---|---|---|
| 咖啡酸 | 血宁酸 | caffeic acid | 菊科植物一枝黄花 *Soligado decurrens* | 抗菌、抗肿瘤和蛇毒。止血、促进白细胞增生 |
| 天麻素 | 天麻苷 | gastrodine | 兰科植物天麻 *Gastrodia elata* | 镇静、催眠、抗惊厥 |
| 绿原酸 | 氯原酸、咖啡鞣酸 | chlorogenic acid | 忍冬科植物金银花 *Lonicera japonica* | 抗菌、抗病毒作用。用于治疗上呼吸道感染,消炎解热 |
| 丹皮酚 | 牡丹酚、芍药醇 | paeonol | 芍药科植物牡丹 *Paeonia suffruticosa* | 祛风、镇痛、抗菌、消炎、解痉,用于肌肉、关节、神经等各种钝痛 |
| 红景天苷 | 柳得洛苷 | rhodioloside | 景天科植物红景天 *Rhodiol arosea*,杜鹃花科植物越橘 *Vaccinium vitisidaea* | 抗疲劳、延缓衰老 |
| 双香豆素 | 败坏翘摇素、双香豆精、紫苜蓿酚 | dicoumarin | 豆科植物红车轴草 *Trifolium pratense*,紫苜蓿 *Medicago sativa* | 抗凝血药 |
| 补骨脂素 | 补骨脂内酯、补骨脂香豆素 | psoralen | 存在于豆科植物补骨脂 *Psoralea corylifoli*,桑科植物无花果 *Ficus carica* | 具有光敏、止血、抗癌作用 |
| 秦皮乙素 | 七叶停、七叶苷元、七叶内酯 | esculetin | 木犀科植物苦枥白蜡树 *Fraxinus rhynchophylla* | 抗炎、抗菌、平喘、祛痰 |
| 8-甲氧基补骨脂素 | 敏白灵、甲氧沙林、肤乐仙、花椒毒素 | 8-methoxypsoralen | 豆科植物补骨脂 *Psoralea corylifolia* | 光敏作用,用于治疗白癜风,牛皮癣 |
| 牛蒡子苷 | 牛蒡苷 | arctiin | 菊科植物牛蒡 *Arctium lappa* | 松弛横纹肌,降血压,扩张冠状血管其他作用 |
| 五味子素 C | 五味子丙素 | schisandrin C | 木兰科植物五味子 *Schisandra chinensis*(Turcz.)Baill. 的种子 | 具有保肝和降低血清转氨酶作用 |
| 五味子酯甲 | Goisin C | schisantherin A | 木兰科植物五味子 *Schisandra chinensis*,华中五味子 *S. sphenanthera* | 具有保肝、降低血清丙氨酸氨基转移酶作用,可用于治疗慢性肝炎 |

## 二、醌类

| 中 文 名 | 别 名 | 英 文 名 | 主 要 来 源 | 作 用 与 用 途 |
|---|---|---|---|---|
| 丹参酮ⅡA | 丹参醌Ⅱ,丹参醌ⅡA | tanshinone IIA | 唇形科植物丹参 *Salvia miltiorrhiza* | 具有显著扩张冠状动脉,增加冠脉血流量,降低心肌耗氧量,减慢心率和增加心肌收缩力的作用 |
| 番泻苷A | 无 | sennoside A | 豆科植物狭叶番泻 *Cassia angustfolia*,尖叶番泻 *C. acutifolia*,蓼科植物掌叶大黄 *Rheum palmatum* | 具有泻下作用 |
| 番泻苷B | 无 | sennoside B | 豆科植物狭叶番泻 *Cassia angutifolia*,蓼科植物掌叶大黄 *Rheum palmatum* | 具有泻下作用 |
| 金丝桃素 | 金丝桃属素,海棠素 | hypericin | 藤黄科植物贯叶金丝桃 *Hypericum perforatum*,小连翘 *H. erectum* | 具有中枢抑制作用,可用作抗抑郁剂 |

## 三、黄酮类

| 中 文 名 | 别 名 | 英 文 名 | 主 要 来 源 | 作 用 与 用 途 |
|---|---|---|---|---|
| 黄芩苷 | 贝加灵 | baicalin | 唇形科植物黄芩 *Scutellaria baicalensis* | 抑菌、利尿、抗炎、抗变态及解痉作用,用于治疗传染性肝炎,及上呼吸道感染 |
| 大豆素 | 大豆苷元、大豆黄酮 | daidzein | 豆科植物红车轴草 *Trifolium pratense* | 具有雌激素样作用,解痉、抗缺氧作用 |
| 木犀草素 | 黄色黄素、黄示灵、藤黄菌素 | luteolin | 豆科植物落花生 *Arachis hypogaea*,忍冬科植物忍冬 *Lonicera japonica* | 具有抗癌、抗菌、抗炎、祛痰、解痉、抗过敏和免疫增强等作用 |
| 芦丁 | 芸香苷、维生素P、紫槲皮苷 | rutin | 豆科植物槐 *Sophora japonica* | 能降低毛细管的通透性和脆性,维持其正常抵抗力,用于心血管疾病的辅助治疗 |
| 水飞蓟素 | 西里马灵、益肝灵、利肝素、利肝隆 | silymarin | 菊科植物水飞蓟 *Silybum marianum* | 保肝、抗辐射及降血脂作用,用于急慢性肝炎 |
| 葛根素 | 葛根黄素 | puerarin | 豆科植物葛 *Pueraria lobata* | 扩张冠状血管,降低心肌耗氧,改善心肌功能,促进血液循环。用于治疗冠心病、心绞痛、高血压等 |
| 淫羊藿苷 | 淫羊藿素 | icariin | 小檗科植物淫羊藿 *Epimedium grandiflorum* | 增加心脑血管血流量、促进造血功能、免疫功能及骨代谢,具有延缓衰老等功效 |
| 灯盏花素 | 灯盏乙素,野黄芩苷 | breviscapine | 菊科植物短葶飞蓬 *Erigeron breviscapus* | 具有扩张脑血管的作用,能降低脑血管阻力,增加脑血流量,改善微循环,并有对抗血小板聚集作用 |
| 牡荆素 | 牡荆黄素 | vitexin | 马鞭草科新西兰牡荆 *Vitex lucens*,蔷薇科英国山楂 *Crataegus oxyacantha* | 具有扩张冠状血管和降低高血压、抗肿瘤、抗炎、解痉等作用 |

## 四、鞣质、其他酚类

| 中文名 | 别　名 | 英文名 | 主　要　来　源 | 作　用　与　用　途 |
|---|---|---|---|---|
| 没食子酸 | 五倍子酸、3,4,5-三羟基苯甲酸、棓酸 | gallic acid | 五倍子鞣质水解而得 | 抑菌、止血收敛剂、制药工业原料 |
| 土大黄苷 | 大黄降脂素 | rhaponticin | 蓼科多种植物 | 降血脂药,治疗高血脂 |

## 五、萜类、挥发油

| 中文名 | 别　名 | 英文名 | 主　要　来　源 | 作　用　与　用　途 |
|---|---|---|---|---|
| 龙脑 | 樟醇、冰片、2-莰醇 | borneol | 樟科植物樟 Cinnamomum camphora | 开窍醒神,清热止痛 |
| 樟脑 | 2-莰酮、潮脑、樟冰、油脑 | camphor | 樟科植物樟 Cinnamomum camphora | 具有局部刺激和强心作用 |
| 薄荷脑 | 薄荷醇、薄荷冰 | menthol | 唇形科植物薄荷 Mentha haplocalyx | 外用可以消炎,止痛,止痒,活血消肿等;内服可缓解局部炎症(咽喉炎)及治疗感冒 |
| 麝香草酚 | 百里酚、百里香酚、麝香草脑 | thymol | 唇形科植物百里香 Thymus serpyllum,麝香草 T. vulgaris | 杀菌,驱蛔虫 |
| 斑蝥素 | 斑蝥酸酐 | cantharidin | 芫青科昆虫南方大斑蝥 Mylabris phalerata | 抗肿瘤药 |
| 鱼腥草素 | 癸酰乙醛 | decanoyl acetaldehyde | 三白草科植物蕺菜 Houttuynia cordata | 抗菌、抗病毒和利尿作用 |
| 芍药苷 | 芍药甙 | paeoniflorin | 毛茛科植物芍药 Paeonia. lactiflora,牡丹 P. suffruticosa | 有扩张冠状动脉、镇痛、镇静、抗炎、解热、解痉等作用 |
| 青蒿素 | 黄花蒿素、黄蒿素 | artemisinin | 菊科植物黄花蒿 Artemisia annua | 抗疟药 |
| 羟基马桑毒素 | 杜廷、吐丁内酯 | tutin | 马桑科植物新西兰马桑 Coriaria ruscifolia,桑寄生 Loranthus parasiticus | 具有控制兴奋、消除幻觉妄想以及使退缩少动患者增加外界活动能力的作用。临床上用于治疗精神分裂症 |
| 穿心莲内酯 | 穿心莲乙素 | andrographolide | 爵床科植物穿心莲 Andrographis Paniculata | 抗菌,抗炎,抗钩端螺旋体 |
| 雷公藤甲素 | 雷公藤内酯醇 | triptolide | 卫矛科植物雷公藤 Tripterygium wilfordii,昆明山海棠 T. hypoglaucum | 具有抗肿瘤、抗炎及免疫抑制作用,临床用于治疗银屑病、类风湿关节炎和白血病等 |
| 甜菊苷 | 甜叶菊苷、斯忒维苷、甜菊糖苷 | stevioside | 菊科植物甜叶菊 Stevia rebaudiana | 甜味剂 |
| 紫杉醇 | 紫杉酚 | taxol | 红豆杉科植物短叶红豆杉 Taxus brevifolia,中间红豆杉 T. media | 抗肿瘤植物药,适用于卵巢癌和乳腺癌等 |
| 芫花萜 | 芫花酯甲 | yuanhuacin A | 瑞香科植物芫花 Daphne genkwa,瑞香 D. odora | 中期妊娠引产药,另具有抗癌活性及对皮肤、肌肉的刺激作用 |

| 中文名 | 别名 | 英文名 | 主要来源 | 作用与用途 |
|---|---|---|---|---|
| 银杏内酯 A | 无 | ginkgolide A | 银杏科植物银杏 *Ginkgo biloba* | 抑制血小板聚集和血栓的形成，降低脑血管阻力、增加脑血流量、促进脑血循环，用于预防和治疗脑血栓等脑血管疾病 |
| 冬凌草素 | 毛叶香茶菜素 G、冬凌草甲素 | Rubescensin | 唇形科植物延命草 *Isodon trichocarpus*，毛叶香茶菜 *Rabdosia japonica* | 具有抗癌、抗菌作用 |
| 梓醇 | 脱对羟基苯甲酸梓苷 | catalpol | 玄参科植物地黄 *Rehmannia glutinosa*，毛蕊花 *Verbascum thapsus* | 降血糖作用，并有很好的利尿及迟发性的缓下功能 |

## 六、三萜及其苷类

| 中文名 | 别名 | 英文名 | 主要来源 | 作用与用途 |
|---|---|---|---|---|
| 甘草次酸 | 甘草亭酸、甘皮酸钠、甘珀酸钠 | glycyrrhetinic acid | 豆科植物甘草 *Glycyrrhiza uralensis* | 抗炎药物，具有抗菌 抗肿瘤及肾上腺皮质激素样作用 |
| 齐墩果酸 | 土当归酸 | oleanolic acid | 木犀科齐墩果 *Olea europaea*，女贞 *Ligustrum lucidum* | 具有消炎、镇静，强心、利尿、降血脂、降血糖以及护肝降酶、增强免疫和抑制 S180 瘤株生长等作用 |
| 川楝素 | 苦楝素 | toosendanin | 楝树科植物苦楝 *Melia azedarach*，川楝 *M. toosendan* | 驱蛔药 |
| 甘草皂苷 | 甘草甜素、甘草酸 | glycyrrhizic acid | 豆科植物甘草 *Glycyrrhiza uralensis* Fisch | 抗炎，抗变态反应，抗肿瘤，降胆甾醇，促肾上腺皮质激素样作用 |
| 人参皂苷 Rc | 人参三醇 | ginsenoside Rc | 五加科植物人参 *Panax ginseng*，西洋参 *P. quinquefolium* | 促进蛋白质脂质和合成，抗疲劳 |
| 人参皂苷 Rg3 | 无 | ginsenoside Rg3 | 五加科植物人参 *Panax ginseng*，西洋参 *P. quinquefolium* | 培元固本，补益气血，抗肿瘤，与化疗配合用药，有助于提高原发性肺癌、肝癌的疗效，可改善肿瘤患者的症状 |
| 柴胡皂苷 A | 无 | saikosaponin A | 伞形科植物北柴胡 *Bupleurum chinense*，狭叶柴胡 *B. scorzonerifolium* | 具有显著的抗炎、抗病毒及镇静、镇痛、抗惊厥作用 |

## 七、甾体及其苷类

| 中文名 | 别名 | 英文名 | 主要来源 | 作用与用途 |
|---|---|---|---|---|
| 薯蓣皂苷元 | 薯蓣皂素、薯蓣皂苷配基 | diosgenin | 薯蓣科多种植物所含皂苷的水解产物 | 雌激素样作用，是半合成甾族化合物的重要原料 |
| 蟾毒灵 | 蟾毒配质 | bufalin | 蟾蜍科动物中华大蟾蜍 *Bufo bufo gargarizans* | 有显著兴奋呼吸和升压作用，临床作呼吸兴奋剂；具有较强的局部麻醉作用 |

续　表

| 中文名 | 别　　名 | 英文名 | 主要来源 | 作用与用途 |
|---|---|---|---|---|
| 牛黄胆酸 | 无 | taurocholic acid | 由动物胆囊中提取 | 去氢胆酸的中间体 |
| β-谷甾醇 | 麦固醇、β-谷固醇 | β-sitosterol | 豆科等多种植物 | 祛痰、镇咳，抗炎、抗癌。降低血胆固醇 |
| 海柯皂素 | 海柯吉宁、海柯皂苷元 | hecogenin | 龙舌兰科植物剑麻 *Agave sisalana* | 合成甾体激素原料 |
| 铃兰毒苷 | 君草毒苷 | convallatoxin | 百合科植物铃兰 *Convallaria keiskei*，欧铃兰 *C. majalis* | 强效强心药 |
| 去乙酰毛花苷丙 | 毛花强心苷丙、西地兰 | deslanoside | 玄参科植物毛花洋地黄 *Digitalis lanata* | 速效强心药 |
| 洋地黄毒苷 | 狄吉妥辛、地吉妥辛、洋地黄毒素 | digitoxin | 玄参科植物洋地黄 *Digitalis purpurea*，毛花洋地黄 *D. lanata* | 强心药，临床主要用于维持治疗各种原因引起的慢性心功能不全 |
| 地高辛 | 狄戈辛 | digoxin | 毛花洋地黄苷丙去葡萄糖，去乙酰基化物 | 中速强心药 |
| 蟾力苏 | 脂蟾毒配基、残余蟾蜍配基 | resibufogenin | 蟾蜍科动物中华大蟾蜍 *Bufo bufo gargarizans* | 用于治疗心力衰竭、呼吸抑制、外伤性休克等 |
| 毒毛花苷K | 毒毛苷、绿毒毛旋花子苷、康毗箭毒子素 | k-strophanthoside | 夹竹桃科植物绿毒毛旋花 *Strophanthus kombe* | 用于抢救病情紧急的心力衰竭和某些室上性心律失常，特别是对洋地黄无效者 |

## 八、生物碱类

| 中文名 | 别　　名 | 英文名 | 主要来源 | 作用与用途 |
|---|---|---|---|---|
| 3-乙酰乌头碱 | 新乌宁痛 | 3-acetylaconitine | 毛茛科植物伏毛铁棒锤 *Aconitum flavum* | 镇痛作用 |
| 硫酸阿托品 | 无 | atropine sulfate | 茄科植物莨菪 *Hycscyamus niger* 和白曼陀罗 *Datura. metel* | 抗胆碱药，主要解除平滑肌痉挛，用于胃、肠、胆、肾等绞痛，有机磷中毒、儿童验光前散瞳等 |
| 盐酸莨菪碱 | 天仙子碱、天仙子胺 | hyoscyamine hydrochloride | 茄科植物东莨菪 *Swpolia japonica*，颠茄 *Atropa balladonna*，曼陀罗 *D. stramonium* | 副交感神经抑制剂，药理作用似阿托品。有止痛解痉功能，对坐骨神经痛有较好疗效，有时也用于治疗癫痫、晕船等 |
| 氢溴酸东莨菪碱 | 亥俄辛、莨菪胺 | scopolamine hydrobromide | 茄科植物东莨菪 *Swpolia japonica*，颠茄 *Atropa balladonna*，白曼陀罗 *D. metel* | 作用与阿托品相似，其散瞳及抑制腺体分泌作用比阿托品强，对呼吸中枢有兴奋作用，但对大脑皮质有明显的抑制作用 |
| 氢溴酸山莨菪碱 | 654、654-1、654-2 | anisodamine hydrobromide | 由茄科植物唐古特山莨菪 *Anisodus tanguticus* | 阻断M-胆碱受体的抗胆碱药，作用与阿托品相似或稍弱 |
| 盐酸小檗碱 | 盐酸黄连素、小檗碱盐酸盐 | berberine hydrochloride | 小檗科植物十大功劳 *Mahonia Japonica*，毛茛科植物黄连 *Coptis chinensis* | 主要用于细菌性痢疾，伤寒、肺结核、流行性脑脊髓膜炎、肺脓肿、高血压等 |

| 中文名 | 别名 | 英文名 | 主要来源 | 作用与用途 |
|---|---|---|---|---|
| 咖啡因 | 甲基可可碱、咖啡碱、无水咖啡因 | caffeine | 茜草科植物咖啡 *Coffea atraica*，山茶科植物茶 *Camellia Sinenlesis* | 中枢兴奋药 |
| 喜树碱 | 喜树素 | damptothecine | 珙桐科植物喜树 *Camptotheca acuminata* | 抗肿瘤药，对胃癌疗效较好 |
| 磷酸可待因 | 磷酸甲基吗啡 | codeine phosphate | 罂粟科植物罂粟 *Papaver somniferum* | 具强大镇咳作用，镇痛作用弱于吗啡，不产生睡眠，成瘾性低 |
| 盐酸可卡因 | 盐酸古柯碱 | cocaine hydrochloride | 古柯科植物古柯叶 *Erythoxylum coca* | 局部麻醉药，主要用于表面麻醉 |
| 秋水仙碱 | 秋水仙素 | colchicine | 百合科植物丽江山慈姑 *Iphigenia indica* 和秋水仙 *Colohicum autumnale* | 有一定的抗肿瘤作用，主要用于急性痛风 |
| 北山豆根碱 | 山豆根碱 | dauricine | 防己科植物蝙蝠葛 *Menispermum dauricum* | 具有解热、镇痛、解痉、降压、降胆固醇、利尿、短暂的呼吸兴奋等作用 |
| 盐酸麻黄碱 | 盐酸麻黄素 | ephedrine hydrochloride | 麻黄科植物草麻黄 *Ephedra sinica* | 具有松弛支气管平滑肌、兴奋心脏、收缩血管、升高血压等作用 |
| 酒石酸麦角碱 | 酒石酸麦角胺 | ergotamine tartrate | 麦角菌科麦角菌 *Claviceps purpures* | 能使脑动脉血管的过度扩张与脉搏恢复正常。主要用于偏头痛 |
| 水杨酸毒扁豆碱 | 依色林、卡拉巴豆碱、卡拉巴亚碱 | physostigmine salicylate | 豆科植物毒扁豆 *Phsostigma venenosum* | 有抗胆碱酯酶作用，临床仅用于青光眼及验光后对抗扩瞳药 |
| 氢溴酸加兰他敏 | 强肌片、尼瓦林 | galanthamine hydrobromidum | 石蒜科植物紫花石蒜 *Lycoris squamigera*，石蒜 *L. radiate* | 有抑制胆碱酯酶作用，主用于重症肌无力、脊髓灰白质炎静止期和后遗症 |
| 高三尖杉酯碱 | 高哈林通碱、高粗榧碱 | homoharring-tonine | 粗榧科植物三尖杉 *Cephalotaxus fortunei* | 抗肿瘤药 |
| 刺乌头碱 | 拉普乌头碱、高乌甲素 | lappaconitine | 毛莨科植物高乌头 *Aconitum sinomontanum* | 止痛、局麻 |
| 山梗菜碱 | 洛贝林、祛痰菜碱 | lobelini | 桔梗科植物山梗菜 *Lobelia sessilifolia*，北美山梗菜 *L. inflata* | 为中枢兴奋药，临床用于治疗呼吸衰竭、麻醉药中毒等 |
| 野百合碱 | 大叶猪屎豆碱、可洛他林、农吉利碱 | monocrotaline | 豆科多种植物 | 临床主要用于皮肤癌的局部治疗，也可用于宫颈癌和急性白血病 |
| 盐酸吗啡 | 吗啡 | morphine hydrochloride | 罂粟科植物罂粟 *Papaver somniferum* | 中枢镇痛药 |
| 那可丁 | 那可可、乐咳平、诺司咳平 | noscapine | 罂粟科植物罂粟 *Papaver somniferum*，丽春花 *P. rhoeas* | 镇咳药，用于干咳 |
| 盐酸罂粟碱 | 盐酸帕帕非林 | papaverini hydrochloride | 罂粟科植物罂粟 *Papaver somniferum* | 扩张脑、心脏及其他平滑肌的血管 |

续　表

| 中文名 | 别　名 | 英文名 | 主要来源 | 作用与用途 |
|---|---|---|---|---|
| 硝酸毛果芸香碱 | 匹鲁卡品、匹罗卡品 | pilocapine nitrate | 芸香科植物毛果芸香 *Pilocarpus jaborandi* | 拟胆碱药,可缩瞳、降低眼压、调节痉挛,用于治疗青光眼 |
| 硫酸奎尼丁 | 奎尼丁、硫酸异性金鸡纳碱、异奎宁、异奎宁硫酸盐 | quinidine sulfate | 茜草科植物金鸡纳 *Cinchona ledgeriana* | 抗心律失常药 |
| 盐酸奎宁 | 盐酸金鸡纳碱 | quinidine hydrochloride | 茜草科植物金鸡纳 *Cinchona ledgeriana* | 抗疟药 |
| 利血平 | 血安平、蛇根碱 | reserpine | 夹竹桃科植物国产萝芙木 *Rauwolfia verticillata* | 具降压和安定作用 |
| 颅痛定 | 左旋四氢巴马汀、左旋延胡索乙素 | rotundine | 防己科植物华千金藤 *Stephania rotunda* | 镇痛、催眠、镇静、降血压作用 |
| 硝酸一叶萩碱 | 叶底珠碱 | securinine nitrate | 大戟科植物一叶萩 *Securinega suffruticosa* | 用于小儿麻痹后遗症,面神经麻痹 |
| 川芎嗪 | 四甲基吡嗪 (TMPZ) | chuanxiongzine | 伞形科植物川芎 *Ligusticum chuanxiong* | 扩张冠脉、抗血栓形成、解痉、降血压等 |
| 粉防己碱 | 汉防己碱、粉防己甲素 | tetrandrine | 防己科植物粉防己 *Stephania tetrandra* | 镇痛、肌松、抗过敏、抗心律失常、抗菌、抗肿瘤、降压、抗血凝等 |
| 可可碱 | 可可豆碱 | theobromine | 梧桐科植物可可 *Theobroma cacao*,山茶科植物茶 *Camellia sinensis* | 利尿,扩张冠状动脉,兴奋心肌及松弛支气管平滑肌 |
| 茶碱 | Theocin | theophylline | 山茶科植物茶 *Camellia sinensis* | 松弛平滑肌、兴奋心脏肌、利尿 |
| 硫酸长春碱 | 长春花碱 | vinblastine sulfate | 夹竹桃科植物长春花 *Vinca rosea* | 抗肿瘤药,抑制有丝分裂 |
| 硫酸长春新碱 | 醛基长春碱、硫酸长春醛碱、新长春碱 | vincristine sulfate (VCR) | 夹竹桃科植物长春花 *Vinca rosea* | 抗肿瘤药,抑制有丝分裂 |
| 靛玉红 | 炮弹树碱-B、靛玉 | indirubin | 豆科植物木蓝 *Indigofera tinctora*,十字花科植物菘蓝 *Isatis tinctoria* | 抗肿瘤药,用于治疗慢性粒细胞白血病 |
| 士的宁 | 番木鳖碱、马钱子碱 | strychnine | 马钱科植物马钱 *Strychnosnux-vomica* | 中枢兴奋药。对脊髓有选择性的兴奋作用,能增强骨骼肌的紧张度。主要用于轻瘫与弱视症等 |
| 盐酸水苏碱 | L-水苏碱盐酸盐 | stachydrine hydrochloride | 唇形科植物益母草 *Leonurus sibiricus* | 心血管系统疾病药,具有祛痰、镇咳、松弛支气管平滑肌的作用 |
| 汉防己乙素 | 去甲汉防己碱、去甲粉防己碱、防己诺林碱 | hanfangichin B | 防己科植物粉防己 *Stephania tetrandra* | 抗炎镇痛、降压、抗肿瘤等作用 |
| 槟榔碱 | 无 | arecoline | 棕榈科植物槟榔 *Areca catechu* | 拟胆碱药,能使瞳孔缩小、眼内压下降,滴眼用于青光眼治疗 |

续　表

| 中 文 名 | 别　名 | 英 文 名 | 主 要 来 源 | 作 用 与 用 途 |
|---|---|---|---|---|
| 苦参碱 | 母菊碱、α-苦参碱 | matrine | 豆科植物苦参 *Sophora flavescens* | 抗肿瘤,抗菌消炎药,用于慢性宫颈炎、菌痢、肠炎等 |
| 石杉碱甲 | 哈伯因 | Huperizine A | 石杉科植物千层塔 *Huperiza serrata* | 用于良性记忆障碍、脑血管疾病、脑创伤等 |
| 千里光碱 | 千里光宁 | senecionine、aureine | 菊科千里光属 *Senecio scandens* | 对肝脏有明显毒性,并有致突变和致癌作用 |

## 九、其他类

| 中 文 名 | 别　名 | 英 文 名 | 主 要 来 源 | 作 用 与 用 途 |
|---|---|---|---|---|
| 海藻酸 | 藻酸、藻朊酸、褐藻酸 | alginic acid | 海带科植物海带 *Laminaria japonica*,翅藻科植物昆布 *Ecklonia kurome* | 降压、降脂作用,用于保健食品的添加剂、饮料、啤酒等 |
| 南瓜子氨酸 | 无 | cucurbitine | 葫芦科植物南瓜 *Cucurbita moschata*,西葫芦 *C. pepo* | 驱虫药 |
| 天门冬素 | 天门冬酰胺、L-天冬酰胺 | asparagine | 百合科植物石刁柏 *Asparagus officinalis*,天门冬 *A. cochinchinensis* | 降血压,镇咳,平喘,抗消化性溃疡及胃功能障碍 |
| 巴豆苷 | 异鸟苷 | crotonoside | 大戟科植物巴豆 *Croton tiglium* | 生化研究 |
| 苦杏仁苷 | 苦杏仁苷、维生素B17 | amygdalin | 蔷薇科山杏 *Prunus armeniaca*、西伯利亚杏 *Prunus sibirica*、东北杏 *Prunus mandshurica* 或杏 *Prunus armeniaca* | 有毒,少量服用可以镇咳,大量可引起呼吸窒息 |
| 马兜铃酸 A | 马兜铃酸 I、马兜铃酸、木通甲素 | aristolochic acids A | 北马兜铃 *Aristolochia contorta* 或马兜铃 *Aristolochua debilis* | 致癌物,有肾毒性和致突变作用 |